倪 青——主编

中医内分泌科教学查房实录

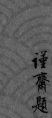

谨斋题

中国科学技术出版社
·北京·

图书在版编目（CIP）数据

中医内分泌科教学查房实录 / 倪青主编 . —北京：中国科学技术出版社，2019.8

ISBN 978-7-5046-8295-6

Ⅰ . ①中… Ⅱ . ①倪… Ⅲ . ①中医学—内分泌学 Ⅳ . ① R259.8

中国版本图书馆 CIP 数据核字（2019）第 104020 号

策划编辑	王久红　焦健姿
责任编辑	王久红
装帧设计	华图文轩
责任校对	龚利霞
责任印制	李晓霖

出　　版	中国科学技术出版社
发　　行	中国科学技术出版社有限公司发行部
地　　址	北京市海淀区中关村南大街 16 号
邮　　编	100081
发行电话	010-62173865
传　　真	010-62179148
网　　址	http://www.cspbooks.com.cn

开　　本	787mm×1092mm　1/16
字　　数	449 千字
印　　张	20.25
版　　次	2019 年 8 月第 1 版
印　　次	2019 年 8 月第 1 次印刷
印　　刷	河北鑫兆源印刷有限公司
书　　号	ISBN 978-7-5046-8295-6/R · 2408
定　　价	88.00 元

编著者名单

主　编　倪　青

副主编　张润云　陈世波　闫秀峰　李云楚　王竹风　许宏亮

编　委　（以姓氏笔画为序）

王　凡	王　欢	王一同	王艺超	王文燕	王秋虹
王静茹	王赢健	邓　岚	邓　彦	左舒颖	石　白
史丽伟	白　煜	冯春鹏	巩　勋	刘　美	刘　瑶
刘文科	刘迎新	刘津源	刘嘉斌	闫秀峰	关宣可
安　然	许宏亮	孙　瑶	孙少馨	苏　宁	苏　浩
李　乔	李　勤	李云楚	李玉秀	李鸣镝	李金博
李晓文	李舒意	杨美莲	肖月星	吴　瑞	吴　熙
宋　军	张　婕	张　颖	张园媛	张秋菊	张润云
陈　宇	陈世波	陈亚光	陈劲舟	陈宝光	陈思兰
武　佶	范佳莹	周晟芳	柳红良	秦　莉	倪　青
倪　恬	郭　欢	郭丰年	郭彩霞	黄　达	隋歌川
彭艳文	靳　敏	甄　仲	赫兰晔	潘继波	

主编简介

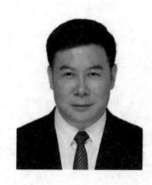

　　倪青，医学博士，博士后，主任医师，教授，博士生导师。国家具有突出贡献中青年专家、享受国务院政府特殊津贴专家、"唐氏中医药发展奖"获奖专家。中国中医科学院广安门医院内分泌科主任。已主持和参加完成国家级课题56项。已获国家奖2项，省级奖18项。曾获北京科技新星、北京学习之星、中国中医科学院"中青年名中医"等称号。已发表学术论文460余篇，其中SCI收录21篇，主编学术著作32本。

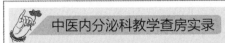

内容提要

　　本书由中国中医科学院广安门医院内分泌科的专家们组织编写，原汁原味地记录了病例讨论的全过程；系统介绍了科室教学查房的实际病例23例；内容涉及110多个病症（包括糖尿病、甲状腺疾病等内分泌代谢疾病及其并发症、合并症等）的中西医双重诊断及治疗方案的讨论；反映了中医内分泌科临床糖尿病及其相关病的"病证结合"诊疗技术的应用现状；体现了国内外糖尿病等内分泌及代谢疾病诊断与治疗的中医、西医最新进展。本书引经据典，强调循证证据与临床经验有机结合，可作为各级医院采用中医药治疗糖尿病等内分泌代谢疾病及其并发症的教学、临床工作参考书，可供基层医务工作者、住院医师、规培医师、医学生学习参考。

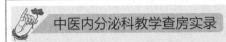中医内分泌科教学查房实录　　　活学活用中医　妙治内分泌疾病

前　言

　　教学查房是在临床带教老师组织下，以学生为主体的、师生互动的、以临床真实病例为教授内容并行归纳总结的临床教学活动，是医学知识传授的一种重要方法，是培养住院医师、规培医师、进修医师和医学生掌握临床基本诊疗技术、提高临床专科疾病诊疗水平的重要途径之一。

　　中国中医科学院广安门医院内分泌科是国家"中医内分泌重点临床专科""中医内分泌科重点学科""内分泌病区域诊疗中心""住院医师规范化培训内分泌专业基地""国家中医临床研究基地——糖尿病"，也是本专业本科生、硕士生、博士生培养基地和博士后流动站。长期以来，科室一直重视教学工作，已为中医内分泌专业培养博士 120 余名，硕士 300 余名，进修规培人员 1400 余名，博士后 30 余名。

　　内分泌科病房教学严格执行中医"三级查房制度"，每天实行早交班中医方剂学、中医经典基本功诵读、解析。周周教学查房，特别注重实效。查房目标明确，重点突出。既体现以中医为主的基本理论、基本知识训练，更注重中医为主的临床基本技能、基本诊疗思维的培养。每次教学查房均有专业设计，综合应用、实践了现代教学理念中的 CBL（case-based learning，案例教学查房法）、PBL（problem-based learning，以问题为基础的学习式教学查房法）和 Balint（小组讨论式疑难病例教学法查房法），深受各级医师、主管部门和同行的好评。

　　本书由中国中医科学院广安门医院内分泌科糖尿病及其并发／合并症为主的教学查房实例记录汇总而来。教学内容涉及病种有 1 型糖尿病、LADA、2 型糖尿病、2 型糖尿病合并／并发糖尿病酮症与酮症酸中毒、高脂血症、高尿酸血症、肥胖症、脂肪肝、高血压病、低血糖症、周围神经病变、周围血管病变、肾病变、心肌病变、冠心病、肝损害、贫血、上呼吸道感染、睡眠呼吸暂停综合征、胃溃疡、骨质疏松症、肿瘤转移、多发血管病变、溃疡性结肠炎、左内踝骨折、失眠、月经紊乱、卵巢囊肿、多囊卵巢综合征、肝功能不全、焦虑抑郁状态、慢性丙型病毒性肝炎等；甲亢、甲减、桥本甲状腺炎、甲状腺结节、白细胞减少症等 110 多个病症的中西医双重诊断与治疗方案讨论。反映了中医内分泌科临床糖尿病及其相

关病的临床"病证结合"诊疗技术的应用现状。综观全书，每每引经据典，强调循证证据与临床经验相结合，体现了国内外糖尿病诊断与治疗的中医、西医最新进展。编者精心挑选，原汁原味地记录了病例讨论的全过程，以其对读者有所启发。发言医生层次不同、地域差异，语言风格迥异，为了保持真实性未作修改、修饰，恳请读者理解编者的良苦用心。病例中所用的方剂、主要疾病定义等均按出现先后次序，以链连形式附于文后，特别方便读者检阅、学习和记诵。

　　本书可作为各级医院采用中医药治疗糖尿病及其并发症的教学、临床工作参考书。可供基层医务工作者、住院医生、规培医生、医学生，学习、了解糖尿病中医诊疗知识、应用中医药治疗糖尿病时参考使用。

　　书中如有错漏之处，恳请同道批评指正。编写过程中，引用大量文献资料，在章节后参考文献未能详尽列示，恳请原作者和出版单位谅解。

中国中医科学院广安门医院

己亥年早春

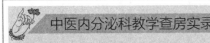

目录

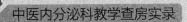
第1章　查房病历实录

一、糖尿病合并肿瘤转移、高血压病

【病例汇报】

患者李某，女，76岁，已婚，汉族，退休，主因"口干12年，加重2周"于2017年5月28日由门诊收住入院。

[病情要点] 患者2005年自觉口干，体检查空腹血糖7.8mmol/L，就诊于北京友谊医院诊断为2型糖尿病，予阿卡波糖片50mg口服每日3次控制血糖，未规律监测，偶测空腹血糖在7mmol/L以下，餐后血糖在10mmol/L以下。1年前患者自觉口干加重，未予重视，半年前参加公益讲座后自行加服格列喹酮片30mg口服每日3次，空腹血糖控制在8.1～10.1mmol/L。2017年4月19日患者口干症状加重，自觉小便异味，无尿量改变，无尿频、尿急、尿痛，次日就诊于我科门诊，查指血空腹血糖12.8mmol/L，尿糖150（2+）mg/dl，尿蛋白10mg/dl（弱阳性），为求进一步诊治收入我科。刻下症：口干口渴，口苦咽干，小便异味，无尿量改变，无尿频、尿急、尿灼热感，视物不清，左足前脚掌麻木感，多汗，时有心慌，无胸闷气短，时有食欲差，控制食量，纳尚可，眠可，大便2～3日1行，稍干。

[既往史] 2005年诊断为高血压病，血压最高180/100mmHg，现服用苯磺酸左旋氨氯地平片2.5mg口服每日1次、吲达帕胺片2.5mg口服每日1次、富马酸比索洛尔片5mg口服每日1次控制血压，血压控制不详；2012年于我院诊断为青光眼；2015年8月诊断左眼视网膜中央静脉阻塞、黄斑水肿；2016年6月诊断为高脂血症；2016年8月诊断老年性白内障；1997年诊断为坐骨神经痛；2005年于北京肿瘤医院行右乳腺癌切除手术，2016年12月复发，于北京肿瘤医院再次行手术治疗，现口服依西美坦片25mg口服每日1次治疗。血栓通注射液过敏，否认其他药物食物过敏史。否认输血史，否认结核等传染病病史。

[查体] T 36.4℃，P 68/min，R 18/min，BP 148/81mmHg，体重67kg，身高163cm，BMI 25.2kg/m²，神清，精神可，面色萎黄，右前胸可见一长约5cm横行手术瘢痕，上唇人中处可见纵行瘢痕，右下腹长约4cm斜形手术瘢痕，双侧球结膜未见水肿，巩膜未见异常，

双侧角膜透明。甲状腺无肿大。右乳缺如。双肺呼吸音清，未闻及干、湿啰音，心率 68/min，律齐，各瓣膜区未闻及病理性杂音。腹软，无压痛及反跳痛，未触及包块，肝脾肋下未触及，双下肢无水肿，双足背动脉未见异常，双手指甲、足趾甲增厚。双足背动脉搏动未见明显异常，下肢皮温正常，左前足掌痛觉减退，位置觉正常、温度觉正常。

[望闻问切] 神色形态：神清，精神可，营养良好；声息气味：语利，气息平；舌象：舌淡暗，脉象：脉沉。

[辅助检查] 生化全项 + 全血肌钙蛋白 I：GLU 8.8mmol/L，TG 2.46mmol/L，CHO 3.59mol/L，LDL-C 2.31mmol/L，HDL-C 0.87mmol/L，UA 405μmol/L；HbA1c：8.4%。

[初步诊断] 中医诊断：消渴病，气阴亏虚证；视瞻昏渺，气阴亏虚证。西医诊断：2型糖尿病；高血压病 3 级（极高危）；高脂血症；左眼视网膜中央静脉阻塞；左眼黄斑水肿；双眼老年性白内障；双眼正常眼压性青光眼；右乳腺癌切除术后。

[目前治疗] 阿卡波糖片 50mg 口服每日 3 次、格列喹酮片 30mg 口服每日 3 次，控制血糖；苯磺酸左旋氨氯地平片 2.5mg 口服每日 1 次、吲达帕胺片 2.5mg 口服每日 1 次、富马酸比索洛尔片 5mg 口服每日 1 次，控制血压；匹伐他汀钙片 2mg 口服每晚 1 次控制血脂；灭菌注射用水 2ml + 注射用腺苷钴胺 1.5mg 肌内注射，每晚 1 次，营养神经。中药汤药以益气养阴为主，方用参芪麦味地黄丸加减。

【医师讨论实录】

1. 规培医师 1：患者老年女性，除糖尿病外，同时患有高血压病、血脂代谢异常、乳腺癌切除术后。为了防止患者进一步血管病变、糖尿病肾病的发生，应积极控制高血压病、高脂血症。中医方面，患者口干，口苦，舌淡暗，其脉沉，考虑阴虚挟瘀证，方用玉液汤[3]和丹参饮[4]加减。

2. 规培医师 2：患者有高血压病、糖尿病、肿瘤病史，可能患者生活习惯、生活方式及环境都对患者产生了影响，应该在饮食、情志、生活习惯方面加强调摄。患者双下肢皮肤变薄，舌胖大，有气血不足、脾虚的表现，方用八珍汤[5]加减。

3. 规培医师 3：患者既往有乳腺恶性肿瘤病史，曾行手术治疗。现患者口服抗肿瘤药物治疗控制雌激素水平，入院检查示骨质疏松，应休息，补充钙质及维生素 D。

4. 规培医师 4：患者老年女性，糖尿病病史 12 年，现口服控制血糖药治疗，对于启动胰岛素治疗的适应证以及胰岛素禁忌证方面存在疑问。中医方面，患者久病，有阴虚表现，但现在患者口苦，苔黄腻，脉弦滑，有痰热征象，以小柴胡和温胆汤加减。患者纳食不佳，大便干，小柴胡汤[6]也有调和肠胃的功效。

5. 规培医师 5：患者老年女性，12 年前发现血压升高，常见继发性高血压病包括肾实质、肾血管、原发性醛固酮增多症（见第 2 章十五）、库欣综合征（见第 2 章十八）、嗜铬细胞瘤（见第 2 章十七）等疾病，患者本次入院予以排除，且口服单一控制血压药物可较好控制，结合患者高血压病家族遗传病史，考虑患者为原发性高血压病，且与乳腺恶性肿瘤无明显相关性。

6. 进修医师1：患者老年女性，糖尿病病史长，合并恶性肿瘤，病程中血糖控制欠佳，一方面与生活方式有关，另一方面与化疗药物副作用有关，因化疗药物可直接损伤胰腺、肝细胞，抑制糖酵解，降低葡萄糖利用率，减少肝糖原合成，所以控制血糖方案主张应用胰岛素治疗。中医方面，因患者老年，病史长，甲状腺、乳腺均有结节，此为肝经循行之处，结合症舌脉，辨为气虚肝郁证，宜用四君子汤[1]合逍遥散[2]加减。

7. 进修医师2：患者口苦咽干，视物模糊，表情淡漠，饮食欠佳，脉弦滑，符合少阳提纲证：口苦，咽干，目眩；又存在"默默不欲饮食"表现，少阳证悉具，方用小柴胡汤。患者口干，便干，辨证兼有阴虚，加用消渴方[3]滋阴清热。

8. 进修医师3：患者目前胰岛功能提示胰岛素抵抗，建议控制血糖的同时，改善胰岛素抵抗。降血压药物，不建议继续使用寿比山，选用钙离子拮抗药（CCB）、血管紧张素转换酶抑制药（ACEI）类为宜，并建议积极完善冠脉血管造影（CTA）检查，必要时做好心脏保护。骨质疏松诊断明确，是否可以加钙片、骨化三醇、双膦酸盐类药物。中医建议治以化痰通脉为法，方选温胆汤[7]和四逆散[8]加减。

9. 住院医师：患者老年女性，既往2005年诊断为乳腺癌，且2016年年底复发再次行手术治疗，患者有肿瘤家族史。考虑目前病情相对平稳，一般情况可，口干口苦，咽干，偶心慌，建议治疗当从缓急考虑，缓则治其本，中医从"癥瘕""积聚"论治，治法从痰从瘀论治，并兼顾扶正之法。建议汤药可考虑小陷胸汤[9]合血府逐瘀汤[10]，再佐以扶正之四君子之类。西医方面，患者老年女性，盐酸二甲双胍片不建议长期服用。

10. 主治医师：患者初步诊断较明确，考虑2型糖尿病，控制血糖方面考虑患者老年、高龄，且既往肿瘤手术病史，建议基础胰岛素联合短效促胰岛素分泌药物，建议甘精胰岛素联合瑞格列奈片控制血糖。中医方面，建议在基础治疗的基础上，加入单味、对药抗肿瘤药物，如山慈菇、半枝莲、半边莲、白花蛇舌草等。

【主任医师总结发言】

大家各抒己见，中西医内容都有，我从以下几方面总结一下。

1. 诊断方面 此患者老年女性，血糖高、血压高和乳腺癌是同时发生的，当时发病年龄约60岁，乳腺癌发病时血糖高，而乳腺癌之前患者是何种情况无法明确，如胰岛素抵抗（见第2章一）、RAAS系统紊乱、其他激素水平的异常，当时的情况未知且无法获知。虽然目前胰岛功能提示为2型糖尿病，综观患者糖尿病发病特点，与肿瘤、高血压病同时发现，不符合2型糖尿病发病特点，更像是继发于癌症的糖尿病。我们日常会诊工作中，肿瘤科放化疗后血糖波动的病例经常碰见，与此患者特点相符。故建议诊断调整为"糖尿病暂不分型"。

2. 血糖控制方面 患者多年放化疗治疗，以及长期口服依西美坦片等药物，承受双重打击，胰岛功能受损，目前糖化血红蛋白8.8%，故建议控制血糖方案为用胰岛素控制血糖。

至于口服药，如 α 糖苷酶抑制药的阿卡波糖片，对于所有有贫血倾向、营养不良倾向、脑梗死患者，α 糖苷酶抑制药均应慎用或禁用，而患者恰为肿瘤病史伴有营养不良；二甲双胍片有抗癌说法，目前二甲双胍片只是有提示对生殖系统肿瘤的抑制作用，其他部分的肿瘤尚无证据，考虑患者高龄且多年放化疗病史，为预防肝肾功能受损，不建议用二甲双胍片；噻唑烷二酮类，患者目前已是重度骨质疏松（见第 2 章三十），且放化疗患者易加重骨质疏松，故不建议用；格列美脲为长效磺脲类促泌药，以降空腹血糖为主，夜间低血糖风险较高，老年人不建议口服长效类磺脲类控制血糖药；只有非磺脲类促泌药，如瑞格列奈类药物，必要时可以考虑。关于胰岛素注射液和肿瘤，尤其是甘精胰岛素注射液，在 2009 年，欧洲糖尿病研究学会（EASD）的官方刊物《糖尿病学》发表了 4 项研究结果，提示会增加癌症发病风险；但是 2011 年 1 月，FDA 在一份最新的安全性调查报告中总结说，目前并没有足够的证据证明它可以增加糖尿病患者的致癌风险。目前甘精胰岛素是否会增加癌症发病风险，尚存争议，我们尚且持谨慎态度吧，尽量不用。考虑此患者不能进行强化控制血糖，采用三餐餐时控制血糖即可，故可考虑三餐前注射胰岛素类似物，如门冬胰岛素注射液三餐前注射，从小剂量开始逐渐调整剂量，谨防低血糖。此患者老年，合并高血压病、高脂血症、乳腺癌术后，根据中华医学会内分泌学分会《中国成人 2 型糖尿病 HbA1c 控制目标的专家共识 2011 版》，若老年糖尿病患者（＞65 岁）合并其他疾病、预期生存期 5～15 年，可适当放宽糖化血红蛋白＜8%，目标空腹血糖 8mmol/L、餐后 2 小时血糖 10mmol/L 左右即达标。注意患者控制血糖目标的制定，以及整体、预后的考虑。

3. 控制血压药方面　不要增加脏器损害、电解质紊乱风险，不要增加其他的不良反应。建议钙离子拮抗药（CCB）和血管紧张素受体阻滞药（ARB）。中国医师协会高血压病专业委员会制定的《高血压病合理用药指南 2015 版》明确指出，60 岁以上的老年高血压病（见第 2 章三十二）患者，如合并糖尿病、冠心病、心力衰竭和肾功能不全等，血压目标值＜140/90mmHg。而之前 2014 年美国推出指南 JNC8 即《美国成人高血压病治疗指南》中推荐≥60 岁患者，血压控制目标值为＜150/90mmHg，此目标值对于中国人是否合适，尚存争论。

4. 在动脉硬化与血脂方面　他汀类降脂药物，对于高龄、肿瘤病史、放化疗患者的肝肾功能有易于损害的倾向，而瑞舒伐他汀钙片在各种剂量下都能显著升高高密度脂蛋白胆固醇水平，并降低低密度脂蛋白胆固醇水平，能使更多患者的低密度脂蛋白胆固醇水平达到控制目标。瑞舒伐他汀钙片不经过肝脏 P450 细胞色素酶系统氧化代谢，可用于肝功能不好的冠心病患者；轻度和中度肾功能损害的患者无须调整剂量；重度肾功能损害的患者禁用本品的所有剂量。所以他汀类应该选择瑞舒伐他汀钙片，从小剂量开始，10mg 口服每晚 1 次。阿司匹林肠溶片、氯吡格雷是否应用，需要查凝血功能，该用就用，不该用就不用，能不用就不用，建议首选氯吡格雷片 25mg 口服每晚 1 次。

5. 心脏方面　心脏保护的药物应该跟上，在 β 受体阻断药、血管紧张素受体拮抗药

（ARB）等药物基础上，应加上硝酸酯类药物，建议短效的硝酸异山梨酯片，心率控制在 65 ～ 75/min。对于糖尿病合并冠心病的患者，更应该及早启动冠心病二级预防。一般来讲，40 岁以上的糖尿病患者，即使尚未发现冠心病征兆，也应该进行冠心病的二级预防（见第 3 章五）。

另外在治疗的同时，重视护理和心理康复。雌激素水平低于正常范围，如雌激素水平未达标，可以请肿瘤科会诊。

6. 中医方面　乳腺、甲状腺均属于肝经范畴，从经络归属，应该从肝经论治，先症见口干、口苦、咽干、偶心慌，舌淡暗，苔薄白，脉弦滑，可考虑逍遥散[2]加减，或者小柴胡汤[6]加减。小柴胡汤调理三焦，出自医圣张机《伤寒杂病论》，方药组成：柴胡、黄芩、半夏、人参、炙甘草、生姜、大枣等七味药，组成特点是寒热并用，攻补兼施；功用为和枢机、解郁结、行气机、畅三焦、化痰浊。柯韵伯喻其："少阳机枢之剂，和解表里之总方。"药理研究证明：小柴胡汤能解热、抗炎、抗菌、抗病毒、抗肿瘤；调节肺、肝、胰腺、胃肠功能；增强机体免疫力。处方用药时，当注意随症加减。患者肿瘤、复发、术后，并伴有甲状腺结节（见第 2 章二十七），考虑与肿瘤转移密切相关，汤药当辨证加入化痰散结之品，如山慈菇、黄药子，注意此二者均有毒，当从小剂量开始，半枝莲、白花蛇舌草、半边莲、全瓜蒌、瓜蒌皮等抗癌、散结药物。四诊合参，辨证论治，做到辨证准确，处方精准，方能药到病除，效如桴鼓，并大量减少西药用量。

二、2 型糖尿病合并高血压病、冠心病、左内踝骨折

【病例汇报】

患者张某，男，52 岁，已婚，汉，工人，主因"反复乏力、头晕 10 余年，加重 1 个月"于 2017 年 5 月 12 日由门诊收住入院。

[病情要点] 患者 10 余年前无明显诱因出现乏力、头晕，体重下降约 10 斤，查血糖空腹 19mmol/L，先后服用二甲双胍片、阿卡波糖片、格列喹酮片，用药不规律，症状稍有改善，监测血糖空腹 9 ～ 10mmol/L，餐后 12 ～ 13mmol/L。5 年前自行开始规律服用阿卡波糖片 50mg 口服每日 3 次、格列齐特缓释片 90mg 早餐前口服 1 次至今，未规律监测血糖。1 个月前自觉乏力、头晕加重，现患者为求进一步治疗，收入我科。刻下症：乏力、头晕、口苦、视物模糊，口中异味，纳眠可，小便有泡沫，夜尿 2 ～ 3 次，大便呈球状，1 日 1 行。近 1 个月体重下降 5 斤。

[既往史] 1995 年诊断为高血压病，最高 190/110mmHg，现厄贝沙坦片 150mg 口服每日 1 次，血压控制在 150 ～ 160/95mmHg。1995 年诊断为冠心病，未治疗。2010 年于宣武医院行左内踝骨折手术，术后恢复良好。否认肝炎、结核等病史，否认其他手术史，否认输

血史，否认药物食物过敏史。

[查体] T 36.4℃，P 82/min，R 18/min，BP 144/87mmHg，神清，精神可，双肺呼吸音清，未闻及干、湿啰音，心界正常，心率 82/min，律齐，各瓣膜区未闻及病理性杂音。腹软，无压痛及反跳痛，未触及包块，肝脾肋下未触及，墨菲征阴性，移动性浊音阴性，肠鸣音未见异常，双下肢无水肿，双足背动脉未见异常。双下肢痛觉位置未见异常。生理反射存在，病理反射未引出。

[家族史] 父母皆因脑出血去世，有高血压病、糖尿病病史。3 个哥哥有高血压病、糖尿病病史。否认其他家族遗传性病史。

[个人史] 吸烟史 35 年，20 支 / 日。否认饮酒史。

[望闻问切] 神色形态：神清，精神可，营养良好；声息气味：语利，气息平；舌象：舌淡红，苔黄厚腻；脉象：脉弦滑。

[辅助检查] 血常规 +C 反应蛋白：WBC 6.45×10⁹/L，NEUT% 62.3%，HGB 158.0g/L，PLT 308.0×10⁹/L，C 反应蛋白 1.00 mg/L；尿常规未见明显异常；HbA1c：7.7%。

[初步诊断] 中医诊断：消渴病，湿热内蕴证；眩晕病，湿热内蕴证。西医诊断：2 型糖尿病；高血压病 3 级（极高危）；冠状动脉粥样硬化性心脏病，心功能Ⅱ级。

[目前治疗] 厄贝沙坦片 150mg 口服每日 1 次控制血压；阿卡波糖片 100mg 三餐餐中嚼服，盐酸二甲双胍片 500mg 口服每日 3 次控制血糖。中医治以清利湿热为主，方用三仁汤[11]加减。

【医师讨论实录】

1. 规培医师 1：患者中年男性，2 型糖尿病病史 10 余年，高血压病史、冠心病 20 余年，无论是糖尿病、高血压病、冠心病的二级预防患者，教育和生活方式改变都是指南里所推荐的，结合患者父母脑出血家族史，哥哥高血压病、糖尿病家族史，健康教育及生活方式改变就极为重要。中医方面，综合患者症状及舌脉，诊断为湿热中阻，建议用藿朴夏苓汤[12]和三仁汤[11]。

2. 规培医师 2：首先西医方面：①该患者父母均有脑出血的病史，建议直接做脑MRI，明确是否有脑血管畸形的情况；②自诉有冠心病病史，但是追问既往史，诊断依据不足，建议行冠脉血管造影（CTA），并监测 BNP，评估心功能，根据检查结果再决定是否用拜阿司匹林、他汀类药物；③患者 40 岁左右就发现糖尿病，发病年龄较轻，建议目前加做胰岛抗体，明确是否 2 型糖尿病或成人隐匿性免疫性糖尿病，并决定是否加用胰岛素等药物。其次中医方面：根据患者症状舌苔脉象，考虑湿热中阻，清阳不升。治则以清热化湿，升清降浊，方用药用清震汤[16]加减。清震汤，又名升麻汤，出自《素问病机气宜保命集》，方剂组成：苍术、升麻、荷叶。功效：清热燥湿，清上止痛。主治：雷头风，头面疙瘩肿痛，憎寒壮热，状如伤寒。

3. 规培医师 3：患者左脉弦无力，寸脉弦浮，右脉弦滑有力，寸脉壅盛，此为阳明虚，太阴实证。阳气不升，浊阴不降，当辛苦为法。七味白术散[17]（去四君，用平胃散），运脾升清，葛根是主药，因患者舌苔厚腻，湿邪壅滞，甘能使人中满助湿，遂去四君，换平胃散运脾通腑，增加流通之性；太阴实，当去腐秽之气，以苦涌泻为法，可用黄芩、黄连、大黄之属。综上，斡旋中焦，散脾精，除陈气；腐秽之气去后，可行甘苦温补益祛邪之法。

4. 规培医师 4：西医方面：患者现口服二甲双胍片和阿卡波糖片控制血糖，空腹及餐后血糖控制不理想，可考虑给予基础胰岛素或胰岛素促泌药治疗。中医方面：患者属木火体质，面暗红，唇暗，舌暗红，苔黄腻，脉弦滑。辨证为痰瘀互结证，方以黄连温胆汤[15]和血府逐瘀汤[10]加减。

5. 规培医师 5：患者 2 型糖尿病 10 余年，高血压病、冠心病 22 年余，高血压病、糖尿病家族史，应嘱患者积极控制高血压病、高血糖，避免进一步脏器损伤，嘱患者儿女积极锻炼，控制饮食，以预防高血压病及糖尿病。中医方面，可闻及患者酸腐口中异味，时有腹胀，舌暗红苔黄腻，脉弦滑，小便量少，辨证为湿热中阻，可用藿朴夏苓汤[12]加少量活血药治疗。

6. 规培医师 6：患者 52 岁男性，正值中年，高血压病、冠心病等慢性病史 20 余年，糖尿病 10 余年，家族脑血管病史、心脑血管疾病高危，一旦发病严重影响寿命及生活质量，住院期间不仅需要制订出治疗方案，还要告知患者目标血压、血糖值，健康宣教，积极做好二级预防，降低急性心脑血管发病风险，延长寿命。中医方面，患者口干苦纳差，苔黄腻，脉弦滑，辨证为湿热内阻少阳，可予温胆汤[7]加味。

7. 规培医师 7：患者症见口干，口苦，口气重，视物模糊，小便黄，舌苔黄厚腻，辨证为阴亏胃热证，可考虑用玉女煎[18]加减。另外，患者体型肥胖，当嘱患者积极控制饮食及均衡运动，控制体重达标。

8. 进修医师 1：从患者胰岛素功能结果考虑，符合 2 型糖尿病诊断。患者 22 年前诊断为冠心病，没有确切证据，可行冠脉血管造影（CTA）确诊。另外，患者有胸闷、心慌表现，如果患者无眼底出血及其他出血倾向，可加阿司匹林肠溶片。患者口苦、口中异味，舌红，苔黄厚腻，脉弦滑，辨证属肝胃气郁，脾胃湿热，方用大柴胡汤[13]合黄连温胆汤[15]加减。

9. 进修医师 2：①患者糖尿病发病早，虽然目前胰岛功能测定提示胰岛素抵抗，符合 2 型糖尿病，但仍需完善胰岛素抗体三项测定，排除其他类型糖尿病诊断。同意目前控制血糖方案，但血糖控制不佳，考虑选用 DPP-4 抑制药或启动基础胰岛素治疗。需进一步完善检查筛查糖尿病眼底病变、周围血管神经、肾病等并发症。②高血压病需进一步完善肾上腺检查及肾素测定，排除继发性高血压病可能，控制血压同意目前方案，但血压不达标，考虑联用钙离子拮抗药（CCB）。③冠心病需进一步确定，目前危险因素多：男性，50 岁（＞45 岁），吸烟，糖尿病，高血压病，高脂血症，家族中父母均患脑血管病（脑出血），兄弟均患血压病，心电图提示心肌缺血，建议进一步完善冠脉血管造影（CTA），必要时行冠状动脉造影、心脏核素扫描、心脏超声、颈部血管超声、BNP 等相关检查，治疗上需要二级预防，如阿司匹林、他汀类降脂药、扩血管药。④中医方面：辨证属肝胃郁热夹湿，以疏肝清热，和胃利湿为法，方选丹栀逍遥散[14]合黄连温胆汤[15]化裁。

10. 进修医师 3：中年男性患者，糖尿病病史长，口服药物控制血糖，血糖控制较差，建议合用 DPP-4 抑制药来控制血糖。再者，患者罹患高血压病时才三十多岁，且血压控制不理想，故应排除继发高血压病的可能。高血压病流行病学提示，继发性高血压病占总高血压病人群比率 5% ～ 10%，但已诊断原发性高血压病患者中，仍有 10% ～ 30% 的患者是合并继发性高血压病的因素。中医方面，患者症见口苦，腹胀，大便略干，舌苔黄腻，脉弦滑，建议应用大柴胡汤[13]合四君子汤[1]加减。

11. 进修医师 4：①患者既往长期有高血压病、冠心病、糖尿病病史，治疗上应注重对靶器官的保护，主要是心脑肾的保护。②患者自觉头晕，且有高血压病史，应进一步完善头颅 CT 检查，排除有无颅内疾病；表情淡漠，应进一步完善甲状腺功能检查排除有无甲状腺疾病。③治疗方面，患者入院前已服用 2 种控制血糖药，现糖化血红蛋白 7.7%、餐后血糖未达标，建议使用基础胰岛素加口服控制血糖药联合治疗。中医方面患者表现为口干苦、口臭，食后腹胀，面色暗红，舌红苔黄腻，右脉弦滑，左脉沉细，辨证为肝胃郁热，方选大柴胡汤[13]加减。

12. 住院医师：①患者初步诊断冠心病、高血压病、糖尿病，而冠心病已诊断 22 年，后未进行进一步诊断及规范治疗，目前患者诉偶心慌、胸闷，当进一步查冠脉血管造影（CTA），必要时心内科查冠脉造影，以明确冠脉情况，并建议在完善此相关检查之前，积极加入冠心病预防药物。②患者双亲均因脑出血去世，患者是否有脑血管畸形等家族史不明确，建议查经颅多普勒超声（TCD）或者磁共振血管造影（MRI），以明确相关疾病。③中医方面，辨证论治，结合症状和舌脉，辨证为湿热内结，建议在原方三仁汤[11]基础上，联合丹参饮[4]加减。

13. 主治医师：①患者中年男性，22 年前诊断冠心病，显示当时的诊断证据是不足的，当今检查手段已较完善，当积极明确相关诊断是否成立，建议查冠脉血管造影（CTA），如明确诊断为冠心病，当积极完善相关治疗，必要时请心血管专科会诊，多学科联合诊治。②目前患者口服两种口服控制血糖药物，血糖控制未达标，糖化血红蛋白 7.7%，建议患者控制血糖方案调整为基础胰岛素联合口服药物方案。③中医方面，患者胸闷，心慌，口干，口苦，咽干，视物模糊，舌暗红，苔黄厚腻，脉弦滑，当从湿热、血瘀辨证，建议方选小陷胸汤[9]合丹参饮[4]加减。

14. 副主任医师：患者多年冠心病、高血压病史，目前血压监测情况显示血压控制未达标，目前的控制血压药为厄贝沙坦片。此患者心室肥厚，心功能不全，在血管紧张素转换酶抑制药（ACEI）、血管紧张素受体拮抗药（ARB）的选择上，ARB 更多的是当 ACEI 存在使用禁忌时使用，而不推荐作为先于 ACEI 的首选药物。关于他汀的启用，有研究表明，他汀对于患者的获益应该是优先于降血脂的，他汀除了降血脂还有很多其他的获益，如抗炎、改善血管内皮功能等，血脂尚未达标，患者已然获益。患者血糖、血脂、血压、体型肥胖，代谢综合征表现，建议患者积极减体重，做到合理饮食，注意合理饮食不等于节食，必须寻求一个患者能够长期坚持的饮食方案，而不是短期而无法长期坚持的节食疗法。中医思路，大家积极发言，每个人的思路都很对，只是大家思考的切入点不同而已，个人觉得中医处方用药，还是从糖尿病本病出发。结合症状、体征，四诊合参，综合辨证处方用药。此患者多种慢性病，且病程长，必然虚实夹杂，虽然患者症状体征、舌脉一派实证表现，当注意顾护正气。综上，建议方剂选用藿朴夏苓汤[12]和丹参饮[4]，少佐扶正之品。

【主任医师总结发言】

大家的发言，有很多共性的地方，也有一些个性的见解。我主要从以下几个方面总结。

1. 教学查房，大家要提前做功课　提前查看病历，提前查看患者，提前查阅相关资料文献，带着问题和思考来进行教学查房，这样才能更容易达成共识，方能更快积累经验。今日教学查房，同一例患者，大家处方用药，从不同角度出发，开出处方十余首，希望下次病例讨论过程中，大家能有更好的共识，争取处方范围缩小至 2 ～ 3 首。

2. 重视诊断性检查　此患者 30 多岁时诊断为冠心病、高血压病（见第 2 章三十二）后未进一步系统诊断，诊断是否成立尚且存疑，首先应该完善排他性诊断：①冠脉血管造影（CTA）：评估冠心病的诊断是否成立，以及冠脉狭窄 / 堵塞程度如何；②颅内动脉超声：患者父母均因脑出血去世，查颅内动脉超声，以明确有无蛛网膜下腔出血、脑动脉瘤、脑动脉畸形等情况；③肾上腺、醛固酮等激素水平：患者诊断冠心病、高血压病时为 30 多岁，且血压控制欠佳，血压相对顽固，目前患者脸圆略似满月，且面色暗红，皮肤色素沉着，且冠心病及高血压病 10 余年后发现血糖代谢紊乱，是否存在继发性高血压病可能，如库欣综合征等。75% 的库欣综合征（见第 2 章十八）患者会继发高血压病。另外注意的是，男性患者，当追问患者是否合并男性性功能障碍、男性特征减少、性欲减退、阳痿及前列腺缩小。若肾上腺皮质雄性激素分泌增多，可导致痤疮，女性则多表现为闭经、月经量少、体毛增多等。

3. 患者教育方面需要加强

（1）戒烟：刚刚查房时，大部分医师都没发现，患者病号服口袋里装着一盒烟，戒烟很重要。关于糖尿病和吸烟的关系，《中国 2 型糖尿病防治指南 2013 版》明确指出，2 型糖尿病患者戒烟有助于改善代谢指标、降低血压和白蛋白尿。另有国外研究显示，吸烟能增加患者心血管疾病死亡率 50%，心血管死亡的风险与吸烟量直接相关。应劝诫每一位吸烟的糖尿病患者停止吸烟或停用烟草类制品，对患者吸烟状况以及尼古丁依赖程度进行评估，提供咨询、戒烟热线，必要时加用药物等帮助戒烟。

（2）限盐：目前我国北方人群食盐摄入量每人每天 12 ～ 18g，南方为 7 ～ 8g。膳食钠摄入量与血压水平呈显著相关性，北方人群血压水平高于南方。在控制了总热量后，膳食钠与收缩压及舒张压的相关系数分别达到 0.63 及 0.58，如果人群平均每人每天摄入食盐增加 2g，则收缩压和舒张压分别升高 2.0mmHg 及 1.2mmHg。WHO 建议每人每日食盐量不超过 6g，我国膳食中约 80% 的钠来自烹调或含盐高的腌制品，因此限盐首先要减少烹调用盐及含盐高的调料。

（3）减重：超重和肥胖（见第 2 章十四）是高血压病发病的危险因素，同时也是冠心病和脑卒中发病的独立危险因素，超重、腹型肥胖更是明显增加糖尿病的发病率。我国人群体重指数（BMI）水平虽低于西方，但近年来增长较快，且与心血管病发病密切相关。基线时 BMI 每增加 $1kg/m^2$，冠心病发病危险增高 12%，缺血性卒中危险增高 6%。超重和肥胖是我国人群冠心病和缺血性卒中发病的独立危险因素，《2013 中国高血压病防治指南（修订版）》中对我国 24 万成人数据汇总分析表明，$BMI \geq 24kg/m^2$ 者患高血压病的危险是体重正常者的 3～4 倍，患糖尿病的危险是体重正常者的 2～3 倍，具有 2 项及 2 项以上危险因素的高血压病及糖尿病危险是体重正常者的 3～4 倍；$BMI \geq 28kg/m^2$ 的肥胖者中 90% 以上患上述疾病或有危险因素聚集；男性腰围 $\geq 85cm$、女性 $\geq 80cm$ 者高血压病的危险为腰围低于此界限者的 3.5 倍，其患糖尿病的危险为 2.5 倍，其中有 2 项及 2 项以上危险因素聚集者的高血压病及糖尿病危险为正常体重的 4 倍以上。减重对健康的利益是巨大的，如在人群中平均体重下降 5～10kg，收缩压可下降 5～20mmHg。高血压病患者体重减少 10%，则可使胰岛素抵抗（见第 2 章一）、糖尿病、高脂血症和左心室肥厚改善。

（4）情绪管理：减轻精神压力，保持平衡心理，长期精神压力和心情抑郁是引起高血压病和其他一些慢性病的重要原因之一，对于高血压病患者，这种精神状态常使他们较少采用健康的生活方式，如酗酒、吸烟等，并降低对抗高血压病治疗的依从性。对有精神压力和心理不平衡的人，应减轻精神压力和改变心态，要正确对待自己、他人和社会，积极参加社会和集体活动。

（5）饮食管理：饮食方面，应当减少膳食脂肪，脂肪提供的能量不超过饮食总能量的 30%，补充适量优质蛋白质，膳食中糖类所提供的能量应占总能量的 50%～60%，不推荐糖尿病患者饮酒，若饮酒应计算酒精中所含的总能量。建议糖尿病患者达到膳食纤维每日推荐摄入量，即 14g/1000kcal。糖尿病患者容易缺乏 B 族维生素、维生素 C、维生素 D 以及铬、锌、硒、镁、铁、锰等多种微量营养素，可根据营养评估结果适量补充。此患者长期服用二甲双胍片者应防止维生素 B_{12} 缺乏。

（6）运动：运动锻炼在 2 型糖尿病患者的综合管理中占重要地位。流行病学研究结果显示：规律运动 8 周以上可将 2 型糖尿病患者 HbA1c 降低 0.66%；坚持规律运动 12～14 年的糖尿病患者病死率显著降低。但此患者目前心功能情况不明确，既往诊断"冠心病"，现偶有心慌胸闷，暂卧床休息，待病情控制稳定后可逐步恢复运动。糖尿病患者的生活调摄，个人在临床工作中，总结出十六字箴言：均衡饮食，适当运动，生活规律，情绪稳定。

4. 治疗方面注意 ①血糖方面：发病早，年龄轻，52 岁，尚属于中年患者，人生漫漫刚走完一半，所有的治疗措施，均应该围绕心脑肾的保护开展。根据中华医学会内分泌学分会 2011 年制定的《中国成人 2 型糖尿病 HbA1c 控制目标的专家共识》，对于糖尿病病史长，已患有脑血管疾病（CVD）或 CVD 极高危，推荐糖化血红蛋白 ≤ 7.5%，因为他们发生或再次发生脑血管疾病风险明显增加，低血糖（见第 2 章十一）风险较高，目前还没有足够的证据证明糖化血红蛋白控制在 7% 以下对大血管的益处。对该类患者血糖控制目标（见第 3 章二）要适当放宽，治疗过程中要避免血糖下降速度过快和发生低血糖；中华医学会糖尿病学分会《中国 2 型糖尿病防治指南（2013 版）》明确指出，2 型糖尿病患者在生活方式和口服控制血糖药联合治疗的基础上，若血糖仍未达到控制目标，即可开始口服控制血糖药和胰岛素的联合治疗。一般，经过较大剂量多种口服药物联合治疗后仍糖化血红蛋白＞ 7.0% 时，即可考虑启动胰岛素治疗。针对此患者具体情况，双胍类（如二甲双胍片），α 糖苷酶抑制药（如阿卡波糖片），患者胃肠反应大，二者均不适宜，且患者心脑血管状况较差，更不宜过分减少糖分的吸收。噻唑烷二酮类（如罗格列酮片），此患者"冠心病"多年，目前仍时有胸闷心慌，心功能情况不理想，应慎用或禁用此类控制血糖药；至于磺脲类药物，患者糖尿病病史多年，肝肾功能、心功能情况均不理想，且磺脲类药物低血糖风险较高，尤其是长效磺脲类，多以降空腹血糖为主，夜间低血糖风险高，显然对于此患者不太适宜。综上，方案建议基础胰岛素联合瑞格列奈片。瑞格列奈片对于肾功能不全患者，全程无须调整剂量，且用法用量灵活，用量从 0.5mg 口服每日 3 次至 4mg 口服每日 3 次均可，半衰期短，体内停留时间 2 ～ 4 小时，恢复胰岛素分泌第二时相峰以达到降低餐后血糖的作用。另外补充一下，那格列奈同为非磺脲类促泌药，主要是恢复第一时相峰。②血压方面：控制血压治疗的核心方式是 24 小时控制血压达标并长期保持。个体化选择控制血压方案是控制血压治疗的基本原则。中国医师协会高血压病专业委员会制定的《高血压病合理用药指南 2015 版》明确指出，血管紧张素受体拮抗药（ARB）＋ 钙离子拮抗药（CCB）优先适用于老年高血压病、高血压病合并糖尿病、冠心病、慢性肾脏病（CKD）或外周血管病患者。《中国高血压病防治指南（2010）》推荐，高血压病伴冠心病患者目标血压＜ 130/80mmHg。此患者高血压病、冠心病同时存在，且合并糖尿病，选择控制血压药的时候，应选择对糖代谢尽量小的药物，比如 β 受体阻断药可能会诱发新发糖尿病的风险，对于已诊断 2 型糖尿病患者，则会影响血糖代谢，且可能掩盖低血糖的症状，故对于合并糖尿病的高血压病患者，β 受体阻断药不宜首选。高血压病合并冠心病，选药的原则是在生活方式干预的基础上，既要控制血压以减少心脏负担，又要扩张冠状动脉以改善心肌血液供应，即"控制血压又护心"。美国最新高血压病指南 JNC8 对于合并冠心病的控制血压治疗推荐 β 受体阻断药和血管紧张素转换酶抑制药（ACEI）/ 血管紧张素受体拮抗药（ARB）作为首选，控制血压同时可降低心肌氧耗，改善心肌重构，鉴于钙离子拮抗药（CCB）具有抗心绞痛及抗动脉粥样硬化的作用，且钙离子拮抗药（CCB）类药物对代谢无不良影响，更适用于糖尿病与代谢综合征患者。综上，建议此患者在原有厄贝沙坦片基础上，加用钙离子拮抗药（CCB）类，可以从小剂量、短效制剂开始，建议联用硝苯地平缓释片 10mg 口服每日 1 次，密切监测血压情况，必要时调整为硝苯地平控释片。③血脂方面：此患者目前血脂未达标，而无论是糖尿病、高血压病、冠心病，均对血脂有控制要求，建议积极加用他汀类药物，鉴于此患者需要长期服用他汀类药物，故宜选用对血糖影响最小的他汀，建议选用阿托伐他汀钙片 20mg 口服每晚 1 次。④抗凝药物选择方面：查 DIC、血小板以及脑动脉有无血管畸形，在保证无出血倾向及风险的同时，加用抗血小板药物，我国多个冠心病指南均指出，如无禁忌证，则必须使用阿司匹林肠溶片，考虑此患者父母均因脑出血去世，出血风险相对较高，建议暂时调整为小剂量硫酸氢氯吡格雷片 25mg 口服每日 1 次。⑤肾保护方面：在血压、血糖、血脂、体重达标，均衡饮食等情况下，肾已得到最好保护，无须针对肾进行专项治疗。⑥中医方药选择方面：中医辨证论治，此患者症见乏力、头晕、耳鸣、口苦、腹胀、视物模糊、口中异味、颈项不适、表情淡漠、体型肥胖、怕热、多汗、饮食可、睡眠安、大便干、小便泡沫多，舌暗红，苔黄厚腻，右脉弦滑，左脉沉。患者长年吸烟史，且嗜好肥甘之品，伤脾生湿，湿邪久蕴化热，湿热阻滞气机，不能濡养，故见乏力，头晕，口中异味。湿热伤津，不能濡养眼络，故见视物模糊。结合患者舌暗红，苔黄厚腻，脉弦滑，病属消渴病、眩晕病，证属湿热内蕴证，病位在脾、肝、肾，病性属虚实夹杂，以实为主，预后不理想。治疗当从湿、从热论治，清利湿热为主方，建议方选藿朴夏苓汤[12]以宣通气机，燥湿利水。综观藿朴夏苓汤全方，善祛表湿、里湿之邪，兼化寒热之湿邪，兼祛五脏及上中下三焦之湿邪，集解表、运脾、利小便为一体，为祛湿解表、三焦兼顾之方，此外尚有学者报道本方可有效改善湿热体质人群的各种症状，且无明显肝肾毒性，若稍作剂量改良，则是一种值得推广的预防湿热证的方剂。此患者临床辨证为湿热内蕴，方证相符，当疗效确切。另外，患者耳鸣明显，耳鸣病名见于《黄帝内经》，是指患者自觉耳内有鸣响的听觉幻觉，往往伴随听力下降。《医学入门》卷五指出："耳鸣乃是聋之渐也。"《黄帝内经》论及耳鸣病因有外感寒、暑、湿、燥，脏腑内伤等。《灵枢·决气篇》说："精脱者，耳聋。"石菖蒲，其味辛性温，归心、胃经，功能芳香化湿、豁痰降浊、明耳目、通九窍，现临床广泛用于湿浊蒙蔽清窍之神志昏乱或癫狂，而其聪耳开窍功用临床应用者少。石菖蒲实乃开耳窍之圣药，有化痰开窍、通心气之用。香能醒神，辛可制风，温可通络，苦可燥湿化痰，辛苦之性能上能下，善治耳鸣耳聋闭气。《本经》云其"通九窍，明耳目"。《名医别录》亦谓其"聪耳明目，益心智"。《药性本草》云其"治……耳鸣"。患者另诉颈项不适，活动则舒缓，颈项从归经论治属太阳，很容易联想到《伤寒论·辨太阳病脉证并治》："太阳病，项背强几几，反汗出恶风者，桂枝加葛根汤主之。"考虑此患者无外感风寒所袭，无表症，故可考虑单用葛根一味主药，且我们临床工作中，治疗颈椎病最常用的药物之一当为葛根。葛根，其味甘，性平、微凉，入脾、胃经，有解肌退热、解项背之急，联合白芍以酸甘化阴，且可缓急止痛。综上，建议汤药选用藿朴夏苓汤加石菖蒲、葛根、白芍等。

三、2 型糖尿病并多发血管病变，合并高血压病、溃疡性结肠炎

【病例汇报】

患者吉某，女，64 岁，主因"间断口干乏力 19 年，加重 2 个月"于 2017 年 5 月 16 日收住入院。

[病情要点] 患者 1998 年无明显诱因出现口干、乏力，查空腹血糖 7.2mmol/L，诊断为"2型糖尿病"，未予重视。2001 年于西宁市当地医院就诊，予盐酸二甲双胍片肠溶片 250mg口服每日 3 次治疗，后因血糖控制仍不佳加用阿卡波糖片 50mg 口服每日 3 次，患者未规律服用阿卡波糖片。2008 年至当地医院调整用药，口服用药改为盐酸二甲双胍片 500mg 口服每日 3 次、阿卡波糖片 50mg 口服每日 3 次，联合应用精蛋白生物合成人胰岛素注射液（预混 30R）早 8U、晚 8U，后因血糖波动较大，测血糖 7 ～ 14mmol/L，停精蛋白生物合成人胰岛素注射液（预混 30R），改为门冬胰岛素 30 早 12U、晚 12U 餐前皮下注射，口服药方案不变。后患者根据血糖监测情况，逐渐调整门冬胰岛素 30 早 16U、晚 16U 餐前皮下注射控制血糖。2 个月前，患者口干、乏力症状加重，现为求进一步系统诊治收入我科。刻下症：口干、周身乏力，视物模糊，双眼干涩，偶有心悸及胸前跳痛感，偶有反酸，双足部麻木、肿胀感，腰部疼痛，双下肢发凉，易饥饿，情绪急躁，偶抑郁低落，纳可，入睡困难，小便调，大便干稀不调，一日一行。

[既往史] 1977 年因阑尾炎行阑尾切除术；1997 年因子宫肌瘤行经阴道子宫全切术并输血 400ml；1997 年诊断为高血压病、腰间盘突出；2000 年诊断为溃疡性结肠炎；2015 年因结肠息肉行手术治疗；2015 年诊断为双下肢动脉硬化伴斑块形成、双侧颈部动脉硬化。查体：血压 141/89mmHg，双侧眼球略突出，面色潮红，腹略膨隆，双下肢静脉充盈，双足可见大面积瘀斑及小静脉纡曲，双足背动脉搏动减弱，皮温低，足部皮肤干燥。双下肢位置觉减退。

[望闻问切] 神色形态：神清，精神可，营养良好；声息气味：语利，气息平，口中异味；舌象：舌暗红，苔薄黄腻，脉象：脉滑。

[辅助检查] 生化全项 + 全血肌钙蛋白 I：LDL-C 3.47mmol/L，DBIL 3.9μmol/L，UA 364μmol/L，GLU 7.1mmol/L；HbA1c：6.2%。甲状腺功能：TSH 1.946mU/L，FT4 1.06μg/ml，FT$_3$ 3.06pg/ml，AtG 97.9U/ml，A-TSHR ＜ 0.300U/L；女性激素：DHEA-SO 40.928μmol/L，PRL 5.05ng/ml；尿常规：ERY 30（1+），SG ＞ 1.030，KET 阴性；骨代谢：VITD-T 9.92 ng/ml；双光能 X 线骨密度：骨质疏松；胸部正侧位片：心胸比 0.59，主动脉硬化；甲状腺超声：甲状腺多发实性结节（TI-RADS 分级：3 级，右叶结节及左叶较大结节，TI-RADS 分级：4a ～ 4b 级），右侧颈部淋巴结异常；颈动脉超声：右侧颈动脉硬化伴斑块形成、左侧颈动

脉内膜增厚。

[**初步诊断**] 中医诊断：消渴病，肝郁脾虚夹瘀。西医诊断：2 型糖尿病，糖尿病周围神经病变，糖尿病性视网膜病变，糖尿病性周围血管病变，下肢动脉硬化，颈动脉硬化；高血压病 2 级（极高危）；高脂血症；溃疡性结肠炎；腰椎间盘突出症。

[**目前治疗**] 门冬胰岛素 30 注射液早餐前 16U、晚餐前 16U 皮下注射，盐酸二甲双胍片 500mg 口服每日 3 次；阿托伐他汀钙片 20mg 口服每晚 1 次、稳定斑块。中药汤药以急则治其标为原则，以疏肝健脾祛瘀为法，方用小柴胡汤[6]合四逆散[8]加减。

【医师讨论实录】

1. 规培医师 1：①患者糖尿病病史较长，目前合并有周围神经病变、周围血管病变、自主神经病变，目前控制血糖方案为胰岛素加二甲双胍片治疗，血糖控制理想，同意目前控制血糖方案。②骨质疏松，患者老年女性，首先考虑为绝经后激素水平紊乱所致，但是女性激素水平在正常范围。另外患者有溃疡性结肠炎病史，加上维生素 D 水平明显偏低，考虑与吸收较差有关，以治疗原发病为主。③甲状腺结节，建议定期复查，排除恶性病变。④中医方面，患者面色萎黄，疲乏无力，平常急躁易怒，脉弦滑，苔薄黄腻，辨证为脾虚肝旺、夹有痰热，建议选用小柴胡汤[6]和温胆汤[7]加减；另外患者睡眠不好，可以加一些重镇安神的药物，像龙骨、牡蛎之类的。

2. 规培医师 2：患者 19 年糖尿病病史，且有糖尿病家族史，既往子宫肌瘤并行手术切除，糖尿病是否合并继发的因素，尚不明确。目前颈动脉硬化、斑块，并颈部淋巴结肿大，血脂异常及动脉硬化的治疗是否要二级预防可待商榷。患者主诉口干，乏力，眼干，且有溃疡性结肠炎，目前舌暗红，苔黄，脉滑，肝胃湿热，建议清胃散[19]加减。

3. 规培医师 3：患者多年糖尿病病史，目前口服二甲双胍片，已停阿卡波糖片，糖化血红蛋白控制在 6.2%，达标，建议维持目前治疗方案。中医方面患者舌黄腻，脉弦滑，辨证少阳不和，湿热内蕴，建议方选小柴胡汤[6]和四逆散[8]。

4. 规培医师 4：患者糖尿病近 20 年，糖尿病的发病可能和子宫肌瘤有关，子宫肌瘤切除术后继发一系列病变，以致内分泌紊乱引起糖尿病。目前血糖控制较好，糖化血红蛋白 6.2%，基本达标。患者溃疡性结肠炎病史，每年发作，溃疡性结肠炎患者对血糖的要求是不是应该宽松一点，想请教各位老师。1997 年诊断为高血压病，先于糖尿病患病，此患者心界扩大，心室肥厚，合并大血管的病变，这些情况可能跟高血压病的关系更大。患者 24 小时动态血压是有个高峰的，建议监测一下是否有晨峰高血压病（见第 2 章三十二）情况，必要时调整控制血压策略，加用控制血压药物。汤药同意辨证为肝郁脾虚证，方用逍遥散[2]加减。

5. 规培医师 5：高血压病问题，监测 24 小时动态血压，是否应用高血压病药积极处理。骨质疏松多年，多次骨折，维生素 D 低，建议多晒太阳。中医考虑肝郁脾虚，纳差，舌苔腻，方选丹栀逍遥散[14]。

6. **规培医师 6**：患者糖尿病病史多年，下肢的痛觉、温觉减退，糖尿病的血糖控制要达标。高脂血症，应用阿托伐他汀钙片控制好血脂，避免血管病变的进展。中医方面，见患者口干，乏力，舌尖红，苔薄黄腻，齿痕，纳差，肝郁脾虚，方用丹栀逍遥散[14]，重用白术。

7. **规培医师 7**：患者溃疡性结肠炎病史，纳差，而二甲双胍片会增加患者胃肠反应，减少糖分吸收，口服药物尽量少用，建议改为全胰岛素方案。中医方面同意肝郁脾虚挟湿，方用柴胡汤。

8. **规培医师 8**：中医方面，辨证分为两组，便血考虑肝血不足，子宫全切考虑肾气亏虚，伴腰膝疼痛、疲乏、下肢凉，为本虚肝肾亏虚；情绪急躁，舌红，苔黄腻，脉弦滑为标实肝火旺，睡眠差，入睡困难，心火偏亢，肾水不足，心肾不交的表现；反酸，肝火反胃，心肝火旺，肾气不足，兼脾虚。建议方用丹栀逍遥散[14]合交泰丸[21]，加杜仲、牛膝补肾强腰膝，加瓦楞子、香附和胃行气制酸，加槐花兼顾便血。

9. **进修医师 1**：患者突眼，除外甲状腺眼病，当注意鉴别眼睛肿瘤相关疾病。患者甲状腺右侧结节较大、肥胖，建议小剂量左甲状腺素钠片治疗。中医方面患者见口干口苦，情绪波动，辨证为肝郁脾虚，建议小柴胡汤[6]和桂枝茯苓丸[20]加减。

10. **进修医师 2**：患者 45 岁患糖尿病，围绝经期时期，雌激素水平下降，促性腺激素升高，患糖尿病的风险高于男性，甲状腺疾病病史、子宫肌瘤病史相继出现，合并心脑血管、骨代谢疾病比率均升高，也可能合并肥胖、胰岛素抵抗等相关，性激素的下降，肾素的下降，合并较严重的脂肪肝，肝合成活性维生素 D 的功能下降，同时导致 1, 25-（OH）$_2$D$_3$ 的下降，导致严重骨质疏松。同时，患者合并周围神经、血管的病变、溃疡性结肠炎病史，均会加重骨营养障碍情况，加重骨质疏松。右侧甲状腺结节需要密切关注，应该排除甲状腺肿瘤。控制血糖方案，如单纯胰岛素治疗不达标，可加用 DPP-4 抑制药。骨质疏松方面，建议加用双膦酸盐类。中药汤药建议小柴胡汤[6]加藤类药物，如鸡血藤、络石藤等，活血化瘀通络。

11. **研究生 1**：患者女性，64 岁，查体发现患者心界扩大，考虑和患者多年糖尿病病史所致糖尿病性心脏病、糖尿病性心脏自主神经功能紊乱有关，建议进一步完善检查，如四肢血压监测，必要时请心内科会诊。中医方面，患者情绪波动，舌暗红，苔黄腻，脉弦滑，辨证为肝郁挟湿热之证，建议方用小柴胡汤[6]加减。

12. **研究生 2**：患者重度骨质疏松，其原因可能为绝经后女性，雌激素下降，增加骨质疏松风险有关，同时患者糖尿病后体重下降明显，雌激素会随着体重的下降而下降。另外，患者家住西北部，盐的摄入量较大，排泄钠的同时，可能会伴随钙的丢失，应对患者生活饮食进行宣教。中医方面，患者舌暗红偏绛，有齿痕，苔黄，脉弦，并结合症状，辨证为肝郁脾虚挟热，建议方用丹栀逍遥散[14]加减。

13. **研究生 3**：患者糖化血红蛋白不高，建议维持目前治疗方案。患者 45 岁做的子宫全切术后（主任提示卵巢非全切，而是一侧切除），考虑女性内分泌激素紊乱引发骨质疏松。

中医处方用药基本同意上述方案，目前舌暗红，热象明显，苔微腻，提示兼有湿热，建议方选丹栀逍遥散[14]，佐以清湿热之品。

14. 住院医师：①患者 64 岁，女性，目前的治疗方案，胰岛素联合二甲双胍片，之前的阿卡波糖片已停，糖化血红蛋白 6.2%，建议维持目前控制血糖方案。②患者甲状腺结节，最大者 2.0cm，TSH 为 1.946 mU/L，右侧可见淋巴结肿大，目前甲状腺分级为 4a ～ 4b 期，甲状腺分级 4 级的恶性风险是 5% ～ 50%，建议完善甲状腺功能、甲状腺超声、甲状腺核素扫描，以评估甲状腺结节的性质（冷热温凉），必要时行甲状腺细针穿刺，病理明确性质后方可决定是否加用小剂量的左甲状腺素钠。③患者多次骨折病史，维生素 D 较低，可能跟子宫切除、卵巢切除后雌激素水平下降有关，雌激素的下降会增加女性骨质疏松风险，治疗目前是骨化三醇和钙片，是否需再强化骨质疏松治疗。④中医方面，患者久病、多病，上中下三焦同病，且甲状腺、子宫均属肝经走行，从患者糖尿病发病年龄看，当从肝论治，小柴胡汤[6]和四逆散[8]加减，三焦同调，疏肝解郁。

15. 主治医师 1：患者多次骨折病史，且都为非暴力性骨折，诊断当为重度骨质疏松，完善治疗的同时，当嘱咐患者避免摔倒，防摔倒应该先于治疗，是第一位的。治疗方面，考虑磷酸盐类胃肠反应较大，患者可能难以耐受，是否可用唑来膦酸注射液（密固达）。糖尿病的控制，目前较理想，建议维持目前胰岛素方案，尽量少用口服药。甲状腺疾病如积极对待当行穿刺活检或者手术治疗。突眼的问题，需行眼科超声，除外眼相关肿瘤。中医考虑本虚标实，从肝论治，柴胡剂加补肾药物，如丹栀逍遥散[14]。

16. 主治医师 2：患者多次脆性骨折病史，重度骨质疏松，本应在目前治疗基础上加双膦酸盐，因胃肠反应故放弃，可咨询本人是否接受静脉制剂。甲状腺结节较大，吞咽异物感，目前无法穿刺，所以先行核素扫描检查，TSH 1.946 mU/L，左甲状腺素钠片的使用暂缓，本人偏向于建议患者出院后直接手术治疗。溃疡性结肠炎问题，患者糖化血红蛋白 6.2%，目前血糖达标，方案简单化，减胰岛素用量的同时，可以减掉阿卡波糖片，计划出院时拟订甘精胰岛素联合瑞格列奈片方案。中医方面，考虑患者口干，口苦，情绪低落，偶有情绪急躁；胃肠道不适，上中下三焦同病。因柴胡剂善于调理胃肠，故选用小柴胡汤[6]加减。

17. 副主任医师：前面医师说得比较全面了。控制血糖方面，此患者重度骨质疏松，形体略胖，建议尽量使用胰岛素控制血糖，因为根据临床证据，胰岛素是可以改善骨质疏松的，另外，此患者骨质疏松的原因，子宫的全切、卵巢一侧切除，雌激素水平下降、长期高血糖、尿糖的产生，患者为控制血糖而控制饮食，且合并糖尿病性周围神经病变，多年溃疡性结肠炎，都会影响到钙磷代谢，目前检查未发现糖尿病肾病问题，糖尿病肾病患者，α 羟化酶活性降低，同样会影响钙磷吸收，双膦酸盐对胃肠刺激较大，是保守维持目前方案，还是积极静脉制剂治疗待商榷。甲状腺结节，结合目前甲状腺超声相关描述及 TSH 情况、颈部淋巴结情况，结节性质诊断的金标准是穿刺，我们医师应行到告知义务。眼突的问题，建议排查是否合并眼眶后的增生甚至肿瘤，行眼部超声。治疗方面，病史多年，并发症诸多，且合并一系列内分泌问题,情绪异常和雌激素水平下降是相关的,建议滋补肝肾,建议知柏地黄汤[22]和丹栀逍遥散[14]加减。

【主任医师总结发言】

1. 管理患者不能轻描淡写　大家一分析,发现病例不简单,无论在哪个科室,哪个行业,均应该努力,建议大家自主组织学习,不能荒废学业和时光。自身没学好,医疗风险也增加了,对医院、对科室、对个人及患者都很不好。另外,病历书写要规范,如不能使用药品商品名,要写化学名或通用名,另外,对于重要的内科疾病,中医诊断要对应上。

2. 关于糖尿病方面　患者 64 岁,女性,发病时 45 岁,肥胖(见第 2 章十四)、甲状腺结节(见第 2 章二十七)、子宫肌瘤,对体内激素水平影响较大,且当时血糖数值不够,当时诊断 2 型糖尿病可能不成立,应继续询问患者既往血糖情况。控制血糖的方案,患者目前虽为胰岛素治疗,但每天总量较小,胰岛素每天用量小于 24U 时,可以一次性停用胰岛素,每天用量小于 48U 时,可以考虑慢慢停胰岛素,大家考虑过没有。此患者目前每天胰岛素总量为 22U,所以在无其他禁忌证的时候,可考虑单纯口服药物控制血糖。口服药物选择方面,绝经女性、骨质疏松(见第 2 章三十),噻唑烷二酮类肯定禁忌,不能考虑;患者溃疡性结肠炎,且重度骨质疏松,无论是二甲双胍片、阿卡波糖片均不能使用,除胃肠反应较大之外,影响钙磷吸收,加重骨质疏松也是一方面;磺脲类药物如格列美脲、格列齐特缓释片均可以酌情考虑,既能降空腹又能降餐后血糖。非医保药物因费用问题暂不考虑。

3. 关于甲状腺方面

(1)患者甲状腺结节较大,查体是可以触及的,应当尽早诊断及评估,必要时给予进一步检查及相关干预,而不应该等甲状腺超声结果回报后才诊断甲状腺结节,查体方面要继续加强。甲状腺结节评估的要点是良、恶性鉴别。根据《实用内科学》提示,甲状腺结节良性病变约占 95%,恶性病变仅约 5%(其中 91% 是分化型甲状腺癌、甲状腺髓样癌占 5%,甲状腺未分化癌仅占 3%)。根据 2012 年中华医学会内分泌学分会等多个学会联合发布的我国首部《甲状腺结节和分化型甲状腺癌诊治指南》意见,所有甲状腺结节患者均应检测血清 TSH 水平(推荐级别 A),高分辨率超声检查是评估甲状腺结节的首选方法,通过超声检查鉴别甲状腺结节良、恶性的能力与超声医师的临床经验相关。如超声提示甲状腺结节具有微小钙化、结节边缘不规则、结节内血流信号紊乱特点,提示恶性可能性较大。所有甲状腺结节患者均应行颈部超声检查(推荐级别 A)。直径＞ 1cm 且伴有血清 TSH 降低的甲状腺结节,应行甲状腺 ^{131}I 或 ^{99m}Tc 核素显像,判断结节是否有自主摄取功能(推荐级别 A)。大家不可拘泥于超声和核素结果判断结节性质,判断甲状腺结节良、恶性时须注意这四句话:①结节的良、恶性与结节的大小无关,直径小于 1.0cm 的结节中,恶性并不少见;②结节的良、恶性与结节是否可触及无关;③结节的良、恶性与结节单发或多发无关;④结节的良、恶性与结节是否合并囊性病变无关。综上,此患者现年 64 岁,预期寿命 10 年左右,甲状腺左右均有结节超过 2cm，且右侧颈部可见淋巴结肿大，此结节的风险等同于甲状腺癌，所以建议患者在完善甲状腺核素检查的同时，进一步行甲状腺细针穿刺检查，并请我院肿瘤科会诊。目前来看，癌胚抗原阴性，甲状腺结节目前未提示增大较快，建议 1 个月复查一次甲状腺超声，保守姑息治疗也可以考虑，但如检查结果提示甲状腺结节 1 个月内增加 50%，应当积极手术切除，如癌胚抗原阳性，且目前淋巴结肿大，应当选择手术切除。患者甲状腺结节等同于甲状腺癌，还给我们一个重要提示就是，甲状腺癌还可影响甲状旁腺，影响钙磷代谢，可加重患者骨质疏松，二者密不可分。

（2）查体可见患者双眼突出，应当诊断：甲状腺相关眼病（见第 2 章二十六），需要强调的是甲状腺相关眼病并不一定见于甲状腺亢进，可单纯合并某个抗体高，甚至可甲状腺功能及抗体完全正常。

4. 心脏问题 心脏的保护很重要，患者糖尿病约 20 年，目前叩诊心界扩大，胸片提示心胸比 0.59，提示我们应该高度重视可能合并糖尿病性自主神经功能病变，注意监测立卧位血压、四肢血压、测量患者心率变异性，监测夜间心率。治疗方面应注意减少心脏的变异，减少脉压差，减少心脏负荷。患者合并糖尿病性心脏自主神经功能病变，虽然失眠，对于艾司唑仑、地西泮等常用抗焦虑改善睡眠药物应当慎用，以免夜间心率更慢，引发心搏骤停以及其他相关心脏病变。从现在开始，给予心电监护，氧气吸入，密切监测患者心脏相关疾病。

5. 骨质疏松问题 根据世界卫生组织（WHO）定义，骨质疏松症是以低骨量和骨组织微结构退变为特征的一种全身性骨骼疾病，伴有骨脆性增加、易于发生骨折为特征的全身性骨病。①最常见的原因如女性绝经后骨质疏松，老年性骨质疏松，糖皮质激素所致骨质疏松。骨质疏松症可发生于不同性别和年龄，但多见于绝经后妇女和老年男性。根据中华医学会风湿病学分会制定的《原发性骨质疏松症诊治指南 2011 版》，骨质疏松分为原发性和继发性 2 大类。原发性骨质疏松症又分为绝经后骨质疏松症（Ⅰ型）、老年骨质疏松症（Ⅱ型）和特发性骨质疏松（包括青少年型类）。绝经后骨质疏松症一般发生在妇女绝经后 5 ～ 10 年，老年骨质疏松症一般指老年人 70 岁后发生的骨质疏松。而特发性骨质疏松主要发生在青少年，病因尚不明。继发性骨质疏松症指由任何影响骨代谢的疾病和（或）药物导致的骨质疏松。骨质疏松常见症状为疼痛、脊柱变形和发生脆性骨折，但许多骨质疏松症患者早期常无明显的症状，往往在骨折发生后径线或骨密度检查时才发现已有骨质疏松。②临床上用于诊断骨质疏松症的通用指标是发生了脆性骨折及或骨密度低下。目前尚缺乏直接测定骨强度的临床手段，因此，骨密度或骨矿含量测定是骨质疏松症临床诊断以及评估疾病程度的客观量化指标，其中双光能 X 线骨密度测量值是目前国际学术界公认的骨质疏松症诊断的金标准。脆性骨折指非外伤或轻微外伤发生的骨折，这是骨强度下降的明确体现，故也是骨质疏松症的最终结果及合并症。发生了脆性骨折临床上即可诊断骨质疏松症。此患者发作多次非暴力型骨折，所以骨质疏松诊断明确。③治疗方面，值得强调的是骨质疏松性骨折是可防、可治的。患者目前口服骨化三醇胶丸 0.25μg 每日 1 次，碳酸钙片 0.4g 每日

2 次，考虑患者子宫手术术后，发作多次脆性骨折，加入双膦酸盐制剂，但口服制剂胃肠反应较大，如患者经济情况允许，可建议患者使用静脉制剂唑来膦酸注射液，1 年 1 次，费用约 3000 多元，唑来膦酸的药理作用主要是抑制骨吸收，首次使用本品时应密切监测血清中钙、磷、镁以及血清肌酐的水平，如出现血清中钙、磷和镁的含量过低，应给予必要的补充治疗。饮食上建议增加含钙多的牛奶、海带、虾皮、豆制品、动物骨头等的食用量，同时适量增加运动，多做户外运动，增加接触阳光的机会，因为紫外线可增加人体自身维生素 D 的合成，促进食物中钙从肠道中的吸收。

6. 中医方面 中医讲究辨证论治，抓主症、抓主诉，这个患者的主诉是什么，是口干乏力吗？患者每年 3～4 次灌肠治疗溃疡性结肠炎，且胃中异物感，腰痛为甚，不能转侧及弯腰，患者疾苦是什么，主诉是什么，显然不是口干乏力，而是溃疡性结肠炎所致的一系列疾苦，当为主诉。中药汤药选择方面，患者溃疡性结肠炎病史多年，胃脘不适，胃胀，大便时干时稀，胃肠同病，当胃肠同治，可考虑半夏泻心汤[23]；另患者甲状腺结节，子宫、单侧卵巢切除术后，现舌暗红，苔薄黄腻，脉弦滑，当加强活血化瘀之力，建议合方桂枝茯苓丸[20]，以活血化瘀，缓解消化道症状；上两方合用基础上，辨证和辨病相结合，考虑甲状腺结节，佐以痰瘀论治，如瓜蒌皮、浙贝母、半夏、丹参、鸡血藤，以加强祛痰、活血作用；考虑患者重度骨质疏松、腰痛，既能补肾，又能缓解骨质疏松药物，加补骨脂、仙茅、淫羊藿；考虑患者胃肠疾病则暂不给予煅龙骨、煅牡蛎。

7. 中医治疗的是人，不是病 医者尊重生命，以人为本，在整体观念的基础上，讲究辨证论治，才是中医特色，希望大家在工作之余，能自发组织学习，三五人一起，茶余饭后，讨论自己所管理的病人，不明白的也可和自己上级老师一起探讨，方能拓展思路，积累经验，共同进步。

四、2 型糖尿病并多发血管病变、低血糖，合并高血压病

【病例汇报】

患者郭某，男，39 岁，已婚，汉族，主因"间断口干、乏力 12 年，加重伴左足肿痛 1 周"由门诊收住入院。

[病情要点] 患者 2005 年无明显诱因出现口干、乏力，视物模糊，半年体重下降 46kg，伴见酮症，于仁和医院诊断为"1 型糖尿病"，予预混 30R 胰岛素每日 34U 皮下注射控制血糖。2008 年改为门冬胰岛素 30 注射液每日 34U 皮下注射控制血糖。2009 年于我院经系统检查后诊断为"2 型糖尿病"，予门冬胰岛素 30 注射液皮下注射联合盐酸二甲双胍片、阿卡波糖片口服控制血糖，患者自行停用口服药。2011 年调整控制血糖方案为门冬胰岛素注射液联合甘精胰岛素注射液，每日总量 62U。2013 年诊断"糖尿病周围神经病变"，调整

控制血糖方案为盐酸二甲双胍片口服联合门冬胰岛素注射液、甘精胰岛素注射液每日 70U，曾出现频发低血糖及不明原因低血钾，当时体重 70kg，较 1 年前减轻 5kg。2014 年诊断"糖尿病视网膜病变"，曾两次出现严重低血糖，调整治疗方案为盐酸二甲双胍片口服联合门冬胰岛素注射液、甘精胰岛素注射液皮下注射，每日总量 65U，当时体重 70kg。2015 年调整控制血糖方案为盐酸二甲双胍片口服联合门冬胰岛素注射液、甘精胰岛素注射液皮下注射，每日总量 74U，当时体重 76kg。患者饮食控制欠佳，口服药物及注射胰岛素不规律，曾出现头晕、乏力等低血糖症状，进食后缓解，未系统监测血糖。1 周前进食羊肉、饮酒及剧烈运动后口干、乏力症状加重，并出现左足背肿痛，由门诊以"2 型糖尿病""糖尿病足"收入院。目前体重 78kg，近 1 年体重增加 10kg。刻下症：口干、乏力，视物模糊，双手时感麻木，偶见胸闷，左足背红肿疼痛，大便溏结不调。

[既往史] 2014 年诊断为高血压病，血压最高 180/100mmHg，现福辛普利钠片 10mg 口服每日 1 次、硝苯地平控释片 30mg 口服每日 1 次，偶测血压 130～180/100～110mmHg；动脉硬化 8 年，高脂血症、脂肪肝 6 年，间断服用他汀类药物；胆囊炎、胆囊息肉 6 年；鼻窦炎、鼻息肉 3 年；足癣 10 余年，未规律治疗。否认冠心病等其他慢性病史。11 年前诊断肺结核，已治愈，否认肝炎等其他传染病史。预防接种史不详。5 个月前左侧手腕外伤缝合术后，现遗留一约 7cm 斜形瘢痕，关节功能未受影响。否认药物过敏史。

[查体] 体温 36.5℃，脉搏 100/min，呼吸 20/min，血压 155/108mmHg，BMI 24.0kg/m²，腰臀比 0.93。神志清楚，表情自然，自主体位，对答切题，查体合作，心肺腹查体未见明显异常，左足背肿胀，皮色红，位于第 2～4 跖趾关节近心端，范围约为 3cm×5cm，皮温高，无破溃，足部皮肤散在脱皮，双侧足背动脉搏动正常，四肢痛觉正常，左足温度觉减退，10g 单丝试验阳性，音叉试验阴性，踝反射对称引出。

[家族史] 有高血压病、糖尿病家族史。祖母 60 余岁、父亲 50 余岁时诊断糖尿病。

[个人史] 吸烟 10 余年，每日 20～40 支；饮酒 10 余年，最高折合酒精约 64g/d。

[望闻问切] 神色形态：神清，精神可，营养良好；声息气味：语利，气息平；舌象：色暗红，齿痕，苔薄黄；脉象：弦滑数。

[辅助检查] 血常规：RBC 4.49×10¹²/L，WBC 5.4×10⁹/L，HGB 147g/L，PLT 212×10⁹/L，NEU% 58.0%，LYM% 30.6%，C 反应蛋白 2.1mg/L。生化：GLU 18.0mmol/L，CHOL 4.7mmol/L，TG 1.87mmol/L，HDL 1.03mmol/L，LDL 3.16 mmol/L，Na 135mmol/L，K 3.6mmol/L，UA 220.5μmol/L，ALT 9.0U/L，AST 16.0U/L。DIC：FIB 4.08g/L。红细胞沉降率 6mm/h。胰岛功能：Ins 3.25mU/L，C-Peptide 0.244nmol/L。甲状腺功能、骨代谢、乙肝五项定量、红细胞沉降率、ANA 抗体谱、风湿常规未见明显异常。尿常规曾有酮体弱阳性，复查尿 10 项未见异常。ABI：双下肢末梢动脉血管未见明显异常；神经传导速度：双下肢感觉神经轻度受损。胸片：双上肺病变。心电图：①窦性心律；②心电轴正常；③室性早搏；④左室高电压；⑤ ST-T 改变。颈动脉超声：双侧颈动脉未见明显异常。心脏超声：左室舒张功能减低。下

肢动脉超声：右侧股总动脉斑块形成。双足正侧斜位：双足踇趾退行性变。腹部超声：轻度脂肪肝，胆囊多发息肉样变。动态心电图：窦性心律，房性早搏（11个单发），室性早搏（437个单发），可见ST-T改变。

[初步诊断] 中医诊断：①消渴病，气阴两虚夹瘀夹湿证；②痹病，气阴两虚夹瘀夹湿证；③眩晕病，气阴两虚夹瘀夹湿证。西医诊断：①2型糖尿病，糖尿病性周围神经病变，糖尿病性视网膜病变，糖尿病性低血糖，糖尿病足（Wagner 0级）；②高血压病3级（极高危）；③动脉硬化；④高脂血症；⑤脂肪肝；⑥陈旧性肺结核；⑦胆囊息肉；⑧胆囊炎；⑨鼻窦炎，鼻息肉；⑩足癣。

[目前治疗] 门冬胰岛素早22U，中20U，晚22U；甘精胰岛素24U皮下注射；福辛普利钠、硝苯地平控释片控制血压；甲钴胺营养神经；羟苯磺酸钙胶囊改善微循环；头孢地尼分散片抗感染；匹伐他汀降脂稳定斑块；马来酸桂哌齐特注射液改善循环；硫辛酸注射液抗氧化应激；局部使用多黏菌素抗感染。中医耳穴压豆缓解症状；外用青鹏软膏消肿止痛，活血化瘀；辨证为气阴两虚夹瘀夹湿证，本虚标实，气虚阴虚为本，化热生湿夹瘀为标，急则治其标，治以清热利湿活血，方用四妙散[24]化裁。

【医师讨论实录】

1. 住院医师1：患者糖尿病病史12年，空腹C肽水平0.244nmol/L，糖化血红蛋白7.0%，空腹血糖18.1mmol/L，存在糖化血红蛋白与血糖水平不相符情况，表明患者可能存在低血糖情况。治疗上，建议胰岛素泵治疗，该方法可依据胰岛素分泌生理曲线进行分段，安全合理控制血糖。此外，该患者可适当放宽血糖控制目标，其目标血糖值设定在空腹6～7mmol/L，餐后8～9mmol/L。该患者依从性、自律性较差，应对其加强饮食宣教，嘱其戒酒。中医辨证，考虑该患者存在肝脾不调，瘀血阻滞，应在遣方时调和肝脾，加一些活血通络的药味，主方可选半夏泻心汤[23]加减。

2. 住院医师2：患者目前四针胰岛素治疗，体重78kg，入院后胰岛素最大用量超过1.0U/kg，考虑存在胰岛素抵抗。可以考虑使用DPP-4抑制药增强胰岛素分泌，抑制胰高血糖素分泌。患者病史长，存在心血管疾病危险因素，既往高血压病、动脉硬化病史，应使用他汀类药物及阿司匹林预防心血管疾病。患者血糖谱显示餐后血糖偏高，应注重饮食教育，适当减少糖类的摄入，或可分餐。中医辨证为肝脾不和，夹有痰湿，可使用半夏泻心汤[23]合二陈汤[25]化裁。

3. 主治医师1：治疗同意住院医师的意见，建议患者使用胰岛素泵，若患者经济条件允许，建议出院以后继续使用胰岛素泵治疗。患者存在心血管风险，建议必要时完善冠脉血管造影（CTA）检查。中医辨证属肝脾不和，可选用痛泻要方[26]化裁。

4. 主治医师2：治疗上同意胰岛素泵的观点，另外患者机体存在慢性炎症，值得关注。患者年轻发病，病程较长（12年），已出现周围神经病变、周围血管病变、自主神经病变等并发症，平素血糖控制不理想，应引起重视，改善预后。中医辨证考虑肝郁脾虚夹瘀，方药可选四逆散[8]合黄芪桂枝五物汤[27]加减，增加利湿、行气及消石利胆的药味。

5. 主治医师3：①患者存在急、慢性感染，感染因素与血糖控制之间的关系必须重视，高血糖加重感染，而感染存在时血糖会更难控制。目前患者存在胆囊炎、鼻窦炎等慢性感染，应予以处理。②患者存在胰岛素抵抗，夜间时有打鼾，还应注意低通气与血糖的关系，血糖状态与阻塞型睡眠呼吸暂停低通气综合征（见第2章三十三）的严重程度呈正相关，睡眠低氧血症与糖代谢紊乱的相关性可能更大，应关注患者睡眠状况。③患者依从性差，宣教特别重要，应严格控制血糖达标。出院后可继续目前四针胰岛素治疗，建议及时调整胰岛素用量。④中医方面，辨证为肝胆湿热，可考虑使用蒿芩清胆汤[28]化裁。

6. 副主任医师：前面各位意见都很全面，重点在控制感染及糖尿病教育。针对该患者依从性、自律性较差，应加强饮食教育，改善生活方式。对潜在心血管风险，建议完善冠脉血管造影（CTA）检查。控制血糖方面，胰岛素泵为最佳治疗方案，患者暂时不能接受，可选择基础＋餐时四针胰岛素联合DPP-4抑制药方案。中医辨证属肝脾不调，夹瘀夹湿，方药可选用半夏泻心汤[23]合桃红四物汤[29]加减。

7. 主管护师：从对患者的护理角度来谈，宣教很重要，一定强调戒烟限酒。患者自入院以来就赤脚，袒胸露脐，多次劝说注意保暖无效，自律性较差，应加强日常护理及宣教。

【主任医师总结发言】

1. **基本诊疗** 大家要提前看病历，提前查看患者，提前查阅相关资料文献，带着问题和思考来进行教学查房，这样才能更容易达成共识，方能更快积累经验。

患者虽然发病较早，但依据家族史与糖尿病发病的某些特点分析，与糖尿病家族史阴性相比，家族史阳性者发病年龄明显提前，可有1/3发病年龄在25－44岁，针对该患者2型糖尿病的诊断不存在疑问。患者低钾与其个人饮酒史有关，大量饮酒后就会出现电解质紊乱，导致低钾血症。

患者周围神经病变查体可见阳性体征，还应注意自主神经病变方面的检查，如立卧位血压、心率的变异，患者心脏自主神经病变加之睡眠呼吸暂停（见第2章三十三），大大增加了夜间猝死风险，应请心血管科会诊评估，根据具体情况考虑使用β受体阻断药。《中国2型糖尿病防治指南（2013版）》明确指出：2型糖尿病患者应使用阿司匹林作为心血管疾病的一级预防措施，其他抗血小板药物可作为替代治疗药物用于以下几类患者：如阿司匹林过敏、有出血倾向、接受抗凝治疗、近期胃肠道出血以及不能应用阿司匹林的活动性肝病患者。氯吡格雷已被证实可降低糖尿病患者心血管事件的发生率，可作为急性冠状动脉综合征发生后第1年的辅助治疗，对于阿司匹林不能耐受的患者，也可考虑氯吡格雷作为替代治疗。因此给予阿司匹林十分必要，但患者饮酒、胃肠道功能差，并存在胃肠自主神经病变，应慎防胃肠道出血，可选用小剂量硫酸氢氯吡格雷来抗血小板聚集，并加用他汀类药物。

2. **患者控制血糖方案的选择** 根据中华医学会内分泌学分会 2011 年制定的《中国成人 2 型糖尿病 HbA1c 控制目标的专家共识》，对于糖尿病病史长，已患有脑血管疾病（CVD）或脑血管疾病（CVD）极高危者，推荐糖化血红蛋白≤ 7.5%，因为他们发生或再次发生脑血管疾病风险明显增加，低血糖（见第 2 章十一）风险较高，目前还没有足够的证据证明糖化血红蛋白控制在 7% 以下对大血管的益处。对伴脑血管疾病或脑血管疾病极高危患者血糖控制目标（见第 3 章二）要适当放宽，治疗过程中要避免血糖下降速度过快和发生低血糖；中华医学会糖尿病学分会《中国 2 型糖尿病防治指南（2013 版）》明确指出，2 型糖尿病患者在生活方式和口服控制血糖药联合治疗的基础上，若血糖仍未达到控制目标，即可开始口服控制血糖药和胰岛素的联合治疗。一般经过较大剂量多种口服药物联合治疗后仍糖化血红蛋白＞ 7.0% 时，即可考虑启动胰岛素治疗。针对此患者具体情况，双胍类、α 糖苷酶抑制药二者均不适宜，因为患者目前胃肠道不适，且有脂肪肝、胆囊息肉、胆囊炎等慢性疾病。而 DPP-4 抑制药通过抑制 DPP-4 而减少 GLP-1 在体内的失活，使内源性 GLP-1 的水平升高。GLP-1 以葡萄糖浓度依赖的方式增强胰岛素分泌，抑制胰高血糖素分泌。单独使用 DPP-4 抑制药不增加低血糖发生的风险，对体重的作用为中性或增加，不良反应少，可选择使用。针对患者年轻，饮食不规律，血糖波动大的问题，优先选择胰岛素泵治疗，如果实现有困难，可采取四针胰岛素联合 DPP-4 抑制药，停用二甲双胍片。多种感染因素确实应引起重视，强化血糖控制的同时应强化抗感染治疗。患者目前口服药物种类较多，并可能继续增加，应想办法优化用药，尽量将口服药控制在 5 种以内，减轻肠胃负担，增加依从性。

3. **中医方面** 患者视物模糊，《素问·金匮真言论》：开窍于目，藏精于肝。《素问·五脏生成篇》认为"肝受血而能视"，即视力和肝血的调节功能有关，如肝血不足，目失所养，就会出现两眼干涩，视力减退或夜盲，故视物模糊责之于肝。大便溏薄病位在脾，胸闷病位在肺脾上中焦，肢体麻木属有瘀，皮肤红肿热属血热血毒，脏腑辨证病位主要在肝脾。患者平素饮食起居无常，劳倦太过，伤及脾气，结合舌体胖，有齿痕，苔薄黄腻，左关脉滑，右寸关弱，四诊合参，辨证属肝强脾弱，治以抑肝扶脾，方选痛泻要方[26]为主方，可合用一些健脾化浊的药味，如山药、白扁豆、莲子肉，红肿热可合用四妙丸[24]，依据现代理论研究，上呼吸道疾病如鼻息肉，以及与其相关的鼾症，可加用利咽散合解毒药味，如牛蒡子、夏枯草、诃子肉等，胆囊炎可合用三金、石韦等。日常护理强调热量的管理，发酵食物如面包等应尽量避免摄入，并可在食疗方面给予健脾保肝的饮食指导。

五、2 型糖尿病并高脂血症、失眠

【病例汇报】

患者祁某，女，57 岁，已婚，主因"多饮、多尿 2 年，加重伴体重减轻 3 个月"由门诊收住入院。

[病情要点] 患者2015年无明显诱因出现口干多饮、夜尿频多症状，日饮水量约2L，自测空腹血糖波动在10mmol/L左右，未监测餐后血糖，患者未予重视。2016年于当地社区医院诊断为2型糖尿病，予以口服盐酸二甲双胍片500mg每日3次控制血糖，自测空腹血糖波动于7～8mmol/L，近3个月自觉口干多饮明显，体重减轻约2kg。2017年5月5日欲行"摘取宫内环"手术于我院妇科就诊，查生化全项：ALP 147U/L，GLU 11.2mmol/L，TG 2.09mmol/L，LDL-C 3.51mmol/L；心电图未见明显异常；盆腔彩超：老年性子宫，宫颈多发腺体囊肿，宫内环。2017年5月27日于我科门诊就诊，查HbA1c：9.3%，空腹胰岛素：32.65mU/L，C肽：1.34nmol/L；尿常规：RBC：104.5/μl，EC：113.3/μl，尿A/C：125.17，患者为求进一步治疗收入我科。最大体重70kg，近3个月体重减轻2kg。刻下症：口干多饮，情绪易于激动，易汗出，眠差，入睡困难，大便调，小便频多，夜尿3次。

[既往史] 否认高血压病、冠心病、脑梗死病史，否认肝炎、结核病等传染病史。31年前于北京妇产医院行剖腹产手术。

[查体] 血压130/78mmHg，BMI 28.8kg/m²。腹型肥胖，眉毛稀疏，心肺查体未见明显阳性体征，腹部膨隆，双足皮色、皮温正常，双足背动脉搏动减弱，四肢痛觉正常，温度觉异常，10g单丝试验阴性，音叉试验阴性，踝反射对称引出，位置觉异常。

[家族史] 母亲心梗病史。

[个人史] 15岁月经初潮，3～5/30天，43岁绝经，25岁结婚，丧偶，巨大儿娩出史，儿子出生体重4kg。

[望闻问切] 神色形态：神清，精神可，营养良好；声息气味：语利，气息平，口气较重，舌象：舌暗红，苔黄厚，舌下络脉纡曲；脉象：脉弦。

[辅助检查] 生化全项：ALP 147U/L，GLU 11.2mmol/L，TG 2.09mmol/L，LDL-C 3.51mmol/L；心电图：未见明显异常；盆腔彩超：老年性子宫，宫颈多发腺体囊肿，宫内环。血生化检查：HbA1c 9.3%，空腹胰岛素32.65mU/L，空腹C肽1.34nmol/L；尿常规：RBC 104.5/μl，EC：113.3/μl，尿A/C：125.17（2017年5月27日我院门诊）。全血细胞分析、血沉、DIC初筛实验、乙肝五项定量、骨代谢、ABI、肌电图未见明显异常；尿常规：PRO Trace，BACT 546.70/μl，BACT-M 5.47×10⁵/ml，EC 70.70/μl，EC-M 12.73/HPF，尿ACR 192.20mg/g，便OB阳性，复查大便隐血阴性。胸片：双肺纹理增强；双光能X线骨密度：低骨量；眼科会诊：视网膜动脉硬化（Ⅰ期），玻璃体混浊，屈光不正。下肢血管超声：双下肢动脉点状硬化；心脏彩超：左室舒张功能减低。

[初步诊断] 中医诊断：①消渴病，阴虚热盛夹瘀证；②不寐，阴虚热盛夹瘀证。西医诊断：①2型糖尿病；②高脂血症；③失眠。

[目前治疗] 甘精胰岛素注射液联合盐酸二甲双胍片口服控制血糖；匹伐他汀钙片降脂。中医治疗予以耳穴压豆选取渴点、脾、胰、三焦辅助改善口干多饮；口服中药以养阴清热、

生津止渴。

【医师讨论实录】

1. 住院医师1：患者2型糖尿病诊断明确，同意目前控制血糖方案，以长效胰岛素联合口服药控制血糖，严格控制血糖。目前汗出、情绪激动等症状与更年期有关，应关注骨质疏松问题。中医辨证方面，考虑存在肾气虚夹瘀，选方考虑二仙汤[30]加减联合活血化瘀药物使用。

2. 住院医师2：患者空腹胰岛素水平高，符合2型糖尿病特点，同意目前治疗方案。但患者年轻，血糖目标应设置更为严格，目前餐后血糖仍偏高，控制血糖药物方面或可以选择DPP-4抑制药。患者舌暗红，苔白腻，舌下络脉纡曲，考虑肺脾气虚夹瘀，方选生脉饮[32]合桃红四物汤[29]加减。

3. 主治医师1：患者2型糖尿病，同意目前控制血糖方案。患者空腹胰岛素偏高，体型肥胖，腰围偏大，考虑中心型肥胖，以致胰岛素抵抗，二甲双胍片的应用以及生活方式干预可以改善胰岛素抵抗。患者两次查ACR水平偏高，考虑因血糖偏高影响，但不除外肾病变的可能性，虽然眼底尚未出现糖尿病视网膜病变，但据相关研究发现，眼底病变与肾微血管病变或并非同时出现，应严格控制血糖后复查并了解变化。中医方面考虑病位在肺、脾，辨证以脾气亏虚为主，选方以四君子汤[1]加减。

4. 主治医师2：患者目前血糖水平已基本达标，同意目前控制血糖方案，除此以外，糖尿病的宣教应更加重视，必要时可选用胰岛素增敏药来改善胰岛素抵抗。患者绝经年龄较早，查体见毛发稀疏，不除外卵巢早衰（见第2章二十八），应注重性腺、垂体方面等筛查。据现代研究结果表明多糖类物质如黄芪、枸杞子、葛根等药物可以改善胰岛素抵抗。中医从辨证方面考虑气阴两虚夹瘀，方用七味白术散[17]为主，联合活血通络药物。

5. 主治医师3：结合患者发病过程、年龄及相关辅助检查，可明确2型糖尿病诊断，患者有皮肤瘙痒，皮肤干燥，结合查体见感觉异常，考虑周围神经病变、自主神经病变，存在微血管病变，两次复查ACR偏高，考虑以下原因：①血糖偏高；②标本留取失误；③肾微血管病变，应注意复查。另外查体见双侧足弓改变，为糖尿病足高危因素，足部溃疡风险大，临床宣教应加强。患者口干、皮肤干燥为阴虚症状，汗出、肢冷为阳虚症状，中医辨证方面考虑阴阳两虚，方用金匮肾气丸[31]加减。

6. 主治医师4：首先考虑新发糖尿病，存在胰岛素抵抗，早期胰岛素分泌不足，血糖偏高、高脂血症、中心性肥胖，这些代谢综合征表现为大血管病变高危因素，同时，患者有心梗家族史，应更加注重心血管疾病的预防。治疗方面，生活方式的干预尤为重要，严格的血糖控制及他汀类药物使用可以减低心血管疾病的风险。

7. 主治医师5：在糖尿病治疗上，患者病程短，HbA1c为9.3%，依据指南应启动胰岛素控制血糖，在考虑体重控制下，地特胰岛素优于甘精胰岛素，另外，患者BMI是28.8kg/m^2，对于新发糖尿病来说，可以使用GLP-1受体激动药来控制血糖、减轻体重。糖尿病并发症方面：

通过查体发现，患者存在痛温觉异常，考虑存在糖尿病周围神经病变，可以使用中药泡洗以活血化瘀，改善循环，再者应注意泌汗、心律、血压情况，除外自主神经病变。最后患者汗出、情绪激动，为围绝经期症状，查体发现患者眉毛稀疏，通过再次详细询问病史，患者绝经年龄较早，存在性腺萎缩，应考虑生殖激素异常，完善生殖激素、甲状腺功能检查。

8. **主管护师**：患者口干明显，可以选取内分泌、脾、肾等穴位进行耳穴压丸改善症状。患者双下肢点状动脉硬化，在护理方面，应选择松口棉袜，注意保护足部皮肤，患者汗出较多，建议患者勤换衣服，注意卫生，注意保暖，避免外感。

9. **营养师**：患者身高150cm，BMI 28.8kg/m²，腰围96cm，为中心型肥胖，与饮食摄入过多和运动不足有关。结合患者生活方式，患者早、中餐油脂含量较高，晚餐常进食粥类，并喜加餐零食、水果、坚果，饮食不节制。在饮食方面，食物的种类和量会对胰岛素造成影响，低卡路里摄入有助于提高胰岛素敏感性，建议患者低盐低脂饮食，三餐定量，依据患者身高、体重计算，每日总热量1200kal，糖类180g，占总热量60%，蛋白质50g，占总热量16%，其中动物蛋白应占蛋白质的40%～50%，脂肪31g，占总热量24%。可选择的食物有银耳、洋葱、苦瓜等，有改善胰岛素抵抗作用，薏苡仁、山药等健脾益气。运动方面，每日吃第一口饭开始计时50分钟，运动0.5～1小时，以步行为主，进行中等强度的有氧运动。

10. **副主任医师**：患者2型糖尿病诊断明确，同意目前治疗方案。对于肥胖的新发2型糖尿病患者，可使用噻唑烷二酮类药物控制血糖，但考虑患者骨密度检查提示骨量低，且绝经后女性，为此类药物选择限制。关于患者垂体、性腺可能存在的问题应在有条件时完善定性定位检查；关于并发症、大血管方面，应完善24小时动态心电图检查；微血管应注意眼底和肾病变。结合患者四诊，中医辨证为脾虚夹瘀夹湿，口服中药选择参苓白术散[33]合二仙汤[30]加减。

【主任医师总结发言】

大家在接诊治疗该患者过程中将其病情过于轻视。

1. **病史**　患者主诉"多饮、多尿2年"，但追问病史，于产后就已出现血糖异常，其实际病程已30余年，这些将影响我们对并发症的一些判断。有研究显示糖尿病合并冠心病发生时间5～10年，其具有发生较早、症状不典型、病死率高、预后差和再发的特点；糖尿病并发脑血管病发生于糖尿病5～8年，主要包括脑动脉血管硬化、急性脑血管病，是糖尿病患者致死的又一主要原因；神经病变多发生于10年左右，是糖尿病主要慢性并发症之一，以周围对称性感觉和运动神经病变最常见，早期表现四肢远端的感觉异常、麻木、触觉敏感性下降；视网膜病变出现时间为10～15年，其发生和糖尿病病程及控制程度密切相关，随病变的发展，视力逐渐减退；糖尿病肾病多发生于诊断后15～20年，尿微量白蛋白是最早临床证据及筛选早期糖尿病肾病的重要指标。

2. **对患者的诊断存在遗漏**　除了显而易见的糖尿病及其并发症以外，应整体关注患者，通过查体、详细询问病史、症状，中医还应补充"胸痹"，西医还应补充"肥胖"（见第 2 章十四）、"更年期综合征"等诊断。

3. 对内分泌科其他腺体疾病关注度不够 通过查体，可见患者眉毛稀疏，四肢短粗，表情淡漠，追问患者病史，31 年前有巨大儿生育史，剖宫产，产后月经量减少，性腺存在萎缩，是否有垂体功能受损的表现？影响到性腺？甲状腺？此时应该可以想到"席汉综合征"（见第 2 章二十九），再有，患者绝经年龄较早，是否可以联想到"卵巢早衰"（见第 2 章二十八），应对以上内容进行回顾。

4. 应注意女性生理与糖尿病发生的关系 鉴于当时条件及观念影响，不能确定当时是否存在妊娠糖尿病，妊娠糖尿病患者发生 2 型糖尿病可能性会较无妊娠糖尿病者增加。追问患者病史，妊娠前 55kg，妊娠过程体重增加约 15kg，未进行血糖筛查，具体情况不得而知。另外，女性绝经后雌激素分泌减少，体内糖和脂肪的代谢、分布随之发生很大的变化，也是糖尿病的易发阶段。

5. 病史采集及查体不够详尽 围绕该患者还应重点询问其月经生育史，生产有无大出血，产后月经恢复情况，哺乳情况，绝经前后症状，身高、体重变化情况，家族史情况。查体可见毛发稀疏，四肢短粗，表情淡漠；围绕大、微血管并发症的查体，还可见患者下肢皮温低，足背动脉搏动减弱，皮肤干燥，温度感觉异常，肌肉萎缩，足弓较高，蹞外翻，灰指甲，均是糖尿病高危足表现。在这里提一句，感觉皮肤发凉而实际皮温高，血管病变更严重；感觉皮肤发热而实际皮温偏低，神经病变更明显。患者虽否认高血压病史，但应关注血压情况，注意自主神经病变方面的检查，如立卧位血压、心率的变异，并关注该患者心血管风险及猝死可能。

6. 生活方式的改良及疾病的顺承 以上医师、营养师已从生活方式方面给予患者评价，患者肥胖，带来诸多代谢问题，糖、脂代谢紊乱，肝功能异常，体重是关键，一定要减重，只有管理好体重，才能改善预后，提高生活质量。患者育有一子，现年 31 岁，身高 180cm，体重 100kg，BMI 是 30.86kg/m^2，肥胖，家族史，糖尿病高危，应关注其胰岛功能，尽早干预，减少疾病发生。

7. 针对糖尿病的治疗 真正目的是减少并发症、降低死亡率，降低血糖只是手段，治疗是次要的，主要是找到影响血糖的因素，如胰岛素抵抗（见第 2 章一）、感染等因素可引起血糖升高，不要总是对症治疗，应注意根本原因。①控制血糖方案的权衡选择及控制血糖目标。治疗要有充分依据，依据《中国 2 型糖尿病防治指南》，患者糖化血红蛋白大于 9% 应启动胰岛素控制血糖，目前以基础胰岛素控制基础血糖，二甲双胍片作为一线用药，通过减少肝葡萄糖的输出和改善外周胰岛素抵抗而降低血糖，其作用机制并不针对餐后高血糖，那么目前该患者餐后血糖控制靠的是 α 糖苷酶抑制药，通过抑制糖类在小肠上部的吸收而降低餐后血糖，阿卡波糖片 50mg 每日 3 次对该患者的摄入情况而言不够，应加量。患者检查提示乙肝小三阳，谷氨酰转肽酶＞100U/L，存在肝功能异常，可能限制部分药物的使用，在基础胰岛素使用上，应引起注意，由于经验有限，肝功能损害的患者使用甘精胰岛素的安全性和有效性尚待评估；《指南》指出，肝功能不全的患者，应暂停使用二甲双胍片，该患者应提高警惕，或可使用 DPP-4 抑制药，通过抑制 DPP-4 而减少 GLP-1 在体内的失活，使内源性 GLP-1 水平升高，以葡萄糖浓度依赖的方式增强胰岛素分泌，抑制胰高糖素分泌。另外，若肝损害严重，出现白蛋白低，营养状况差，α 糖苷酶抑制药也不适宜使用了，或可选用格列奈类药物，通过刺激胰岛素的早时相分泌而降低餐后血糖。依据患者目前状况，57 岁，无心、脑血管疾病明显症状及明确诊断，血糖应控制在理想到良好水平，控制血糖目标应设定在空腹血糖 4.4 ～ 6.1mmol/L，餐后血糖 4.4 ～ 8mmol/L，HbA1c 在 6.5%。②并发症及伴发疾病的治疗。《中国 2 型糖尿病防治指南（2013 版）》明确指出：2 型糖尿病患者应使用阿司匹林作为心血管疾病的一级预防措施。其他抗血小板药物可作为替代治疗药物用于以下几类患者：如阿司匹林过敏、有出血倾向、接受抗凝治疗、近期胃肠道出血以及不能应用阿司匹林的活动性肝病患者。氯吡格雷已被证实可降低糖尿病患者心血管事件的发生率，对于阿司匹林不能耐受的患者，也可考虑氯吡格雷作为替代治疗。该患者抗凝治疗十分必要，但患者入院查便隐血弱阳性，且存在一定程度肝功能异常，故应予其硫酸氢氯吡格雷 25mg 口服每日 1 次；患者存在胸闷症状，建议予硝酸异山梨酯片 5mg 口服每日 3 次；患者动脉硬化，还应予他汀类药物以调节血脂、稳定斑块；患者存在周围神经病变，皮温低，皮肤干燥，泌汗异常，提示神经营养不良，应予甲钴胺营养神经；患者中年、肥胖、绝经女性，双光能 X 线骨密度提示低骨量，应注意钙及维生素 D 的补充。

8.中医方面　辨证一定要注意四诊合参，不要一看到某个症状就急于开具处方，一见到口干就用玉女煎，就用竹叶石膏汤（见第 3 章十四），一定要整体来看。口干喜饮不一定就是肺胃热盛，还应兼有消谷善饥、便秘、小便热。患者目前口干，皮肤干燥，自汗，头汗及上身多见，闻诊还可见口气较重，提示患者低代谢状况。《素问•经脉别论》载"饮入于胃，游溢精气，上输于脾，脾气散精，上归于肺"。脾主运化水湿，配合肺、肾、三焦、膀胱等脏腑，维持水液代谢的平衡。如脾气虚弱，不能运化水湿，痰湿阻滞，则可发生津液失布，身重肥胖，肤烂如泥，缺乏弹性等症，痰湿阻滞，气机不畅，可见胸闷。《灵枢•决气》载"上焦开发，宣五谷味，熏肤，充身，泽毛，若雾露之溉，是谓气"。肺合皮毛，肺之精气具有润泽皮毛，固护肌表的作用，肺主宣发，司腠理的开合，皮毛上汗孔散气和排泄汗液亦由肺调节。患者存毛发稀疏，泌汗功能异常，病位与肺亦相关。结合舌体胖大，色紫暗，齿印，苔白腻，右脉滑，结代，左脉沉细。四诊合参，病位主要在肺脾，虚实夹杂，气虚兼有痰湿阻滞，选方可用七味白术散 [17]。七味白术散由四君子汤 [1] 加藿香叶、木香、葛根组成，诸药合用，共奏健脾化湿理气之功，可在此基础上进行化裁。畏寒是阳虚的最主要辨证特点，患者主诉无此，那么合用二仙汤的意义不大，但从预后的角度考虑，患者存在骨质疏松（见第 2 章三十），肾主骨生髓，方中仙茅、淫羊藿刚柔相济，补肾壮阳，强筋健骨，可以合用。

9.失眠的中医治疗　失眠并非只有实证，或者虚实夹杂，也有虚证。一般临床中，实证可以考虑为郁热证（栀子豉汤）、气郁证（柴胡加龙牡汤）、痰热证（小陷胸汤）、胃气不和证（旋覆代赭汤）；虚实夹杂可以考虑阴虚水热互结证（猪苓汤），肾阴不足、心火独亢证（黄连阿胶汤）；虚证可以考虑心阳虚（桂甘龙牡汤）、肾阳虚（干姜附子汤、茯苓四逆汤）、营卫不和证（桂枝汤）。所以，临床对于疾病的辨证分析，要从患者的症状入手，方能药到病除。

六、甲状腺功能减退症、慢性淋巴细胞性甲状腺炎并白细胞减少症、骨质疏松

【病例汇报】

患者许某，女，54 岁，已婚，汉族，退休，主因"间断乏力、嗜睡 3 年，加重伴心悸 3 个月"于 2017 年 5 月 27 日由门诊收住入院。

[病情要点] 患者 2014 年 10 月无明显诱因出现乏力、嗜睡，并体检查甲状腺功能异常（具体不详），同月就诊于北京医院诊断甲状腺功能减退症，予左甲状腺素纳片 50μg 每日 1 次口服治疗，服药后症状稍改善。2015 年 4 月，患者乏力症状加重，就诊北京医院调整左甲状腺素钠片为 62.5μg 每日 1 次，此后未复查甲状腺功能。2017 年 2 月，患者乏力、嗜睡症状加重，伴有心悸，现为求进一步诊疗收入我科。刻下症：见乏力，倦怠，面颊及眼睑虚肿，双下肢沉重，心慌，胸闷气短，偶有夜间憋醒，脱发，记忆力下降，怕冷，脘腹胀痛，食欲减低，二便调，体重两年内增加 10kg。

[既往史] 2000 年患者因宫外孕行单侧卵巢切除术，具体不详。

[个人史] 否认吸烟及饮酒史。

[月经及婚育史] 13 岁月经初潮，月经周期 24 ～ 28 天，经期 5 ～ 7 天，约 40 岁绝经。孕 2 产 1，儿子体健。

[家族史] 父亲因肺癌去世，母亲患有冠心病。

[查体] T 36.5℃，P 76/min，R 17/min，BP 121/70mmHg，体重 71kg，身高 1.6m，BMI 27.7kg/m²，神志清楚，形体肥胖，表情淡漠，近期记忆力减退，面颊及眼睑虚肿，未见明显满月脸，睫毛、眉毛及头发脱落，鼻唇轻度增厚。自主体位，伸舌居中，气管居中，甲状腺Ⅰ度肿大，未扪及结节，质地坚韧，活动度尚可，右侧颈动脉可闻及吹风样杂音。双肺呼吸音清，未闻及干、湿啰音，心界正常，心率 76/min，律齐，心尖搏动减弱，听诊心音低钝，各瓣膜听诊区未闻及病理性杂音。腹平软，无压痛及反跳痛，腹部未触及包块，肝脾肋下未触及，墨菲征阴性，移动性浊音阴性。肠鸣音未见异常。腹式呼吸存在。四肢无畸形，四肢无杵状指、趾，局部皮肤无破溃，皮肤温度未见异常，双足背动脉未见异常。双下肢痛觉位置未见异常。前臂、肘部及大腿皮肤粗糙、缺乏光泽。双下肢轻度黏液性水肿。

[望闻问切] 神色形态：神清，精神可，营养良好；声息气味：语利，气息平；舌象：

舌淡暗，苔薄；脉象：沉弱缓。

[辅助检查] ①甲状腺功能：FT_3 2.73pg/ml、FT_4 1.4μg/ml、TGAb 83.8U/ml、ATPOb 913.2U/ml、TSH 6.02mU/L（2017-05-13 北京医院）；②血常规：WBC 3.38×10^9/L，NEUT% 46.7%，PLT 272.0×10^9/L，RBC 4.21×10^{12}/L，HGB 136.0g/L；生化全项：Na 141mmol/L，K 4.12mmol/L，Cl 103mmol/L，Cr 57.1μmol/L，BUN 3.68mmol/L、AST 19U/L，ALT 17.2U/L，CHO 5.61mmol/L，TG 1.76mmol/L，LDL-C 3.84mmol/L；HbA1c 5.8%；甲状腺功能：TSH 5.340mU/L，FT_4 0.88μg/ml，FT_3 2.62pg/ml，aTG 52.3U/ml，aTPO 821.2U/ml；③心电图：动态心电图提示，间断性 ST-T 改变（2017-05-10 我院门诊）；普通心电图：窦性心动过缓，T 波改变（2017-05-06 我院门诊）；④冠脉血管造影（CTA）：冠状动脉粥样硬化（2017-05-11 我院门诊）。

[初步诊断] 中医诊断：虚劳，脾肾两虚挟瘀证。西医诊断：①甲状腺功能减退症，慢性淋巴细胞性甲状腺炎；②高脂血症；③白细胞减少；④冠状动脉粥样硬化；⑤单侧卵巢切除术后；⑥脂肪肝（轻度）；⑦左肾囊肿；⑧重度骨质疏松。

【医师讨论实录】

1. 规培医师 1：本病诊断考虑为慢性淋巴细胞性甲状腺炎引起，原发性甲状腺功能减退症（简称甲减，见第 2 章二十三）可能性大，患者的高血脂也可能与甲减有关。另外，关于甲减患者的甲状腺功能的治疗目标，有待讨论。

2. 规培医师 2：中医辨证为心脾两虚证，方用归脾汤[41]加活血药。

3. 规培医师 3：①患者根据甲状腺功能检查结果判断属于原发性甲减，由慢性淋巴细胞性甲状腺炎引发的自身免疫导致的甲减。②推测患者高脂血症应该是综合作用的结果，患者发现高脂血症早于甲减，结合冠状动脉硬化、颈动脉硬化，说明早就有动脉壁脂质斑块沉积。③中医方面辨证属脾阳虚，方用理中丸加减，患者目前心悸、胸闷，加用桂枝甘草龙骨牡蛎汤[34]。

4. 规培医师 4：患者现症见倦怠乏力，气短懒言，查体见面颊及脸部水肿，双下肢黏液性水肿，脉沉弱，舌暗淡，辨证为脾胃气虚挟痰，可用六君子汤加减。

5. 规培医师 5：甲减涉及多系统症状。该患者存在颜面水肿、心悸、记忆力减退、脱发、皮肤粗糙、下肢黏液性水肿等，均为甲减表现。中医辨证为脾肾阳虚证。方用金匮肾气丸[31]合参苓白术散[33]。

6. 规培医师 6：患者整体感觉偏懒，以气虚为主。可选用补中益气汤[40]加用走表行气的药物。如桂枝、麻黄等。

7. 规培医师 7：西医方面，患者慢性淋巴细胞性甲状腺炎诊断明确，现 TSH 升高，T_3、T_4 正常，左甲状腺素钠片已加量，定期复查甲状腺功能，根据结果调整左甲状腺素钠片剂量。中医方面，患者疲乏无力，胸闷气短，舌红，苔白，脉沉弱。病位在心脾，辨证为心脾两虚，方以归脾汤[41]加桂枝加减。

8. 进修医师：患者既往有慢性淋巴细胞性甲状腺炎病史，建议加用硒酵母片治疗。原发性甲减除要与肾上腺皮质功能减退（见第 2 章十六）相鉴别外，还应与继发性甲减相鉴别，必要时建议进一步完善相关检查，排除下丘脑及垂体病变。中医辨为脾肾阳虚兼瘀，方选倪主任自拟温阳健脾甲减方合桂枝茯苓丸[20]加减。

9. 主治医师 1：根据患者的甲状腺功能指标及肾上腺功能结果，患者继发性甲减可能性不大。中医从心脾两虚论治，方用归脾汤[41]合实脾饮加减。

10. 主治医师 2：患者心慌，心电图提示心动过缓，甲减症状仍存在，建议左甲状腺素钠片加量。中医辨证为痰湿内蕴兼阳虚证。方用二仙汤[30]以温补肾阳。临床研究也证明二仙汤改善下丘脑 - 垂体 - 性腺轴（HPG 轴）功能。同时配合桂枝茯苓丸[20]合当归芍药散，以温阳利水、活血利水。

11. 副主任医师：患者骨质疏松症，可能与甲减、雌激素水平低有关。甲状腺激素对成骨细胞及破骨细胞的刺激作用均减弱，骨转化减慢，骨矿化周期延长。甲减患者功能性成骨细胞数目减少，血清骨钙素降低，同时破骨细胞活性也降低，骨吸收速度减慢，引起低转化型骨质疏松。另外，许多甲减患者存在降钙素水平降低，降钙素能抑制破骨细胞活性，使溶骨过程减弱，同时还能使成骨过程增强，骨组织中钙、磷沉积增加，当缺乏时必然会引起骨量流失，导致骨质疏松发病。下一步治疗予左甲状腺素钠片加量，予碳酸钙、阿法骨化醇、阿仑膦酸钠等改善骨代谢。

【主任医师总结发言】

今天大家思考得比较少，以为病程短，病情也会简单，其实并不一定是。

1. 一定要再次追问病史，追踪患者既往的甲状腺功能指标，患者甲减（见第 2 章二十三）病史较长，症状反复，与甲减控制不达标有关。对于一般甲减患者，TSH 控制在 1.5 ～ 2.5mU/L 为宜。若患者体重偏高，且记忆力减退等甲减症状明显者，可将 TSH 控制在 1.5mU/L 左右。根据 2017 年《成人甲状腺功能减退症指南》，甲减患者的控制目标因人而异。①一般成人：原发性临床甲减者，血清 TSH 和 TT_4、FT_4 水平应维持在正常范围。②孕妇：患有临床或亚临床甲减的妇女计划妊娠，TSH 应在正常范围、最好 TSH < 2.5mU/L 再妊娠。妊娠期临床或亚临床甲减时 TSH 目标为 T_1 期 0.1 ～ 2.5mU/L，T_2 期 0.2 ～ 3.0mU/L，T_3 期 0.3 ～ 3.0mU/L。③老年人：虽然 70 岁以上的老年亚临床甲减患者的治疗目前存在争议，但新指南建议老年重度亚临床甲减患者给予治疗，而老年轻度亚临床甲减患者治疗需谨慎。然而新指南并未提及该类人群在临床甲减或亚临床甲减时的控制目标，在 2014 年 ADA 《成人甲状腺功能减退治疗指南》中，提出将大于 70—80 岁患者的血清 TSH 目标值放宽到 4 ～ 6mU/L，死亡率可能较低。

2. 患者既往慢性淋巴细胞性甲状腺炎（见第 2 章二十五）病史、甲状腺结节（见第

2章二十七）病史。甲状腺结节是甲状腺内可以触及的孤立病灶，或者在超声检查下发现的与周边甲状腺不同的组织。多种甲状腺疾病可表现为甲状腺结节，如自身免疫性甲状腺炎、囊肿、肿瘤、退行性变等。它可以是无功能性的冷结节，也可以是有功能的自主结节；可以是不伴有甲状腺激素分泌增多的热结节，也可以是伴有甲状腺激素分泌增多的毒性结节。绝大多数甲状腺结节患者没有临床症状。腺瘤一般单发，而结节性甲状腺肿为多发，且多是在弥漫性肿大的甲状腺基础上，形成大小不等的结节。除此之外，对于儿童或者大于70岁的老年人，或者男性，尤其要查明结节的性质。另外童年期头颈部、甚至全身有放射线照射史、家族有分化型甲状腺癌（DTC）、甲状腺髓样癌（MTC）或多发性内分泌腺瘤病2型等病史的患者，每年至少要查甲状腺超声看看是否有结节，结节大小、性质、进展速度等。

根据目前临床研究，一方面，针对甲状腺免疫性疾病，可适量补充微量元素硒以调节免疫；另一方面，左甲状腺素钠片加量至62.5μg，将TSH控制在0mU/L左右，可一定程度上缩小甲状腺结节。甲状腺疾病的治疗，需要根据季节调整药物剂量，针对甲减患者，宜夏季减量，冬季增量。同时要注意，甲减症状复杂多样，要注意其低代谢、影响血脂代谢、电解质紊乱以及对患者情志的影响。

3. 患者CHO 5.61mmol/L、TG 1.76mmol/L，偏高，冠脉血管造影（CTA）提示冠状动脉硬化，超声提示颈动脉硬化，这与患者长期血脂异常有关，而且与甲减有关。患者平时运动少，考虑左甲状腺素钠片的量要增大，但这也可能导致偏头痛、心慌等。所以既要调整左甲状腺素钠片的合适剂量也要注意其引起的不良反应。另外，因为甲状腺激素促进胆固醇的合成和分解，激素水平低下时促进胆固醇分解小于促进其合成速度，导致血清胆固醇升高。

4. 患者骨质疏松症（见第2章三十）与内分泌相关，患者54岁处于绝经后、既往卵巢切除术、甲减病史，这些都是骨质疏松的危险因素。建议予骨化三醇、碳酸钙、阿仑膦酸钠改善骨代谢。同时患者的关节疼痛也可以用骨质疏松解释，若骨质疏松改善，关节疼痛也会一定程度减轻。还有就是患者双手指关节时有疼痛，下一步注意排除雷诺现象、风湿系统疾病。

5. 中医方面，辨证以肾阳虚为主，刚才的各位大夫也谈了很多，方剂不同，但辨证均以脾肾阳虚为主，这与现代研究契合，病证结合，选方建议右归饮[42]合二仙汤[30]合丹参饮[4]加补骨脂。以达到温阳补肾、活血利水的目的。据药理研究，淫羊藿具有控制血压、增强机体免疫力、明显控制血糖、抗炎等多种作用。研究发现仙茅具有抗高温、耐缺氧以及增强免疫、抗炎、抗肿瘤、镇静、抗惊厥、雄性激素样等作用，尚能增强小鼠的免疫功能，补骨脂具有强心、扩张冠状动脉、抗肿瘤、抗菌、杀虫、抗衰老、促进皮肤色素增生及雌激素样作用等广泛的药理作用。

6. 对患者生活方式指导，嘱患者禁食海产品，适当户外活动，睡前少饮水。

七、糖尿病并月经紊乱、肝损害、贫血、高尿酸血症、卵巢囊肿

【病例汇报】

患者陈某，女，31 岁，已婚，汉族，工人，主因"口干多饮半年，加重 4 天"于 2017 年 6 月 9 日由门诊收住入院。

[病情要点] 患者半年前无明显诱因出现口干多饮，未予重视，未系统诊治。4 天前症状加重，就诊我院门诊，查随机血糖为 17mmol/L，尿酮体（+），诊断为糖尿病并发酮症，在我院急诊临时予 0.9% 氯化钠注射液 500ml+ 胰岛素注射液 10U 静脉滴注，补液纠酮，后复查血糖为 9.7mmol/L，尿酮体（-）。第二天复查空腹血糖为 8.8mmol/L，餐后血糖为 8.4mmol/L，予阿卡波糖片 50mg 口服每日 3 次，未监测血糖，患者自行控制饮食，加强运动。现患者为求进一步治疗收入我科。刻下症：口干多饮，口苦，怕冷，无视物模糊，无头晕头痛，无胸闷憋气，纳眠可，大便偏稀，小便调。

[既往史] 2013 年因宫外孕行左侧输卵管切除术，否认冠心病史、高血压病史，否认结核、肝炎等传染病史，否认输血史，否认药物食物过敏史。

[个人史] 否认吸烟史，否认饮酒史。

[月经及婚育史] 13 岁月经初潮，月经周期不稳定，经期 10 天，月经量大，痛经，有血块。末次月经 2017 年 5 月 13 日，行经 20 天。24 岁结婚，配偶体健，孕 1 产 0。

[家族史] 母亲患有糖尿病。

[望闻问切] 神色形态：神清，精神可，营养良好；声息气味：语利，气息平；舌淡暗，有瘀斑，苔薄白，脉滑。

[查体] T 36.4℃，P 88/min，R 18/min，BP 130/84mmHg，体重 73kg，身高 1.59m，BMI 28.8kg/m²，神志清楚，体型肥胖，面色无华，苍白，表情自然，自主体位，伸舌居中。口腔黏膜无溃疡，咽部无充血，双侧扁桃体无肿大，气管居中，甲状腺无肿大。双肺呼吸音清，未闻及干、湿啰音，心界正常，心率 88/min，律齐，各瓣膜区未闻及病理性杂音。腹膨隆，下腹部可见一横行手术瘢痕，长约 5cm。腹软，腹部无压痛及反跳痛，腹部未触及包块，肝脾肋下未触及，墨菲征阴性，移动性浊音阴性。肠鸣音未见异常，四肢无畸形，四肢无杵状指、趾，局部皮肤无破溃，皮肤温度未见异常，皮肤颜色未见异常，双下肢无水肿，双足背动脉搏动未见明显异常，下肢皮温正常，位置觉正常，痛觉、温度觉正常。关节无畸形。

[辅助检查] 阴道超声：内膜增厚不均，右卵巢囊肿，左附件区囊肿；心电图：窦性心律，T 波低平（2017-06-06 我院门诊）。全血细胞分析 +C 反应蛋白：WBC 4.57×10⁹/L，NEUT% 70.3%，HGB 88.0g/L，PLT 271.0×10⁹/L，C 反应蛋白 1.00mg/L；全血肌钙蛋白 I 测定，生化全项：GLU 5.8mmol/L，AST 61U/L，ALT 57.5U/L，UA 487μmol/L；ABO 血型 A 型 Rh

（D）阳性；DIC 初筛试验：TT 12.6S；血沉：20mm/h；甲状腺功能：ATG＞500.0U/ml，T_4 13.1ng/ml；促甲状腺激素受体抗体、女性激素未见明显异常；尿常规：KET 100（3+）mg/dl，GLU 500（3+）mg/dl（2017-06-09 入院急查）。

[初步诊断] 中医诊断：①消渴病，肝郁脾虚挟瘀证；②月经先后不定期，肝郁脾虚挟瘀证。西医诊断：①糖尿病；②月经紊乱；③肝损害；④贫血；⑤高尿酸血症；⑥卵巢囊肿。

【医师讨论实录】

1. 规培医师 1：西医治疗应进一步控制血糖，使血糖达标；中医方面，患者长期备孕情绪不畅，抑郁伤肝，导致肝气郁结；加之平时饮食不节，脾胃受损，结合患者体型肥胖、月经过多、贫血等临床表现，考虑肝郁脾虚、气血亏虚，同意使用逍遥散[2]治疗。

2. 规培医师 2：西医方面，患者月经改变可能与输卵管手术、激素水平变化有关；中医方面，患者面色白，唇暗，体型偏胖，怕冷，痛经，舌胖有齿痕，舌暗有瘀斑，脉沉小数，考虑阳虚、血瘀，建议采用温补理血法，方选右归丸[42]加理血药。

3. 规培医师 3：患者既往做过输卵管手术，月经过多、周期延长，呈小细胞低色素贫血，考虑与月经失血过多相关；尿酸升高考虑与饮食、代谢综合征有关；中医方面，根据舌淡暗、脉沉细略滑，中医辨证属胞宫虚寒、气血不足，方选八珍汤[5]合生化汤[39]，但目前有咳嗽症状，可用止嗽散加减治疗。

4. 规培医师 4：查体时患者双下肢长短不一样、足内翻，考虑可能与足内翻导致骨盆侧倾相关，建议骨科进一步检查；中医方面，患者面白、畏寒、乏力、月经量偏多，舌暗红，辅助检查血红蛋白低，辨证应属脾虚痰湿、气血亏虚，方选苓桂术甘汤[37]合桃红四物汤[29]加减。

5. 规培医师 5：患者贫血，铁蛋白低，月经量大，考虑属缺铁性贫血，目前叶酸水平正常，可以不用补叶酸；糖化血红蛋白大于9%、肝功能异常，目前使用二甲双胍片治疗不是特别合适；中医方面，患者既往有宫外孕病史和卵巢囊肿病史，目前体型肥胖、舌暗红有瘀斑、脉细，考虑痰湿、血瘀，考虑使用菖蒲郁金汤[43]和桂枝茯苓丸[20]加减。

6. 规培医师 6：患者入院时转氨酶升高，胆固醇升高，B超提示脂肪肝，转氨酶升高可能与脂肪肝有关；贫血呈小细胞低色素性，常见有四种类型，包括缺铁性贫血、珠蛋白生成障碍性贫血、血红蛋白病、铁粒幼细胞性贫血，患者血清铁蛋白偏低，有结石病史，考虑铁摄入不良引起，补铁后贫血部分纠正。中医方面，患者乏力、舌紫暗有瘀斑，同意采用温经汤[44]治疗。

7. 规培医师 7：加强糖尿病宣传教育、控制饮食和规律运动、坚持血糖监测，该患者这方面的意识淡薄，患者肥胖、胰岛素抵抗，运动可以增强胰岛素敏感性。中医方面，咳嗽、咳痰，舌淡暗，有瘀斑，苔薄白，脉滑。咳嗽属风热咳嗽，治疗可采用桑菊饮、桑杏汤加减，痰瘀互结，长期可服用桂枝茯苓丸[20]。

8. 进修医师 1：患者入院时肝功能异常可能与脂肪肝相关，目前肝功能已经恢复正常；贫血呈小细胞低色素性贫血，考虑与月经量过多相关，补铁后贫血纠正不明显，应该纠正原发病，请妇科会诊调理月经；30 多岁女性不太容易出现高尿酸血症（见第 2 章十三），可能与雌激素水平低相关，并且肥胖也有可能与激素水平相关。中医方面根据舌淡暗，舌体胖大，有瘀斑，舌苔白，脉沉滑，辨证气虚血瘀证，方选十全大补汤加活血药。

9. 进修医师 2：目前 2 型糖尿病诊断明确，糖化血红蛋白达到使用胰岛素的指征，同时患者肥胖，虽然肝功能受损，但没有高到正常上限的 3 倍，治疗上考虑使用长效胰岛素 + 二甲双胍片方案；甲状腺超声提示甲状腺结节、甲状腺弥漫性病变，目前有备孕需求，可以使用小剂量左甲状腺素钠片，使 TSH 控制在 2.5mU/L 以下。中医方面，外感症状明显，急则治其标，咳嗽、咳痰、有怕冷症状，方选麻黄汤[45]和二陈汤[25]加减。因为有左侧输卵管切除术病史，舌有瘀斑，平时建议可以服用大黄䗪虫丸[48]之类，但是要避开经期。

10. 住院医师：该患者是一个初发的 2 型糖尿病患者，本次发病的主要诱因是 2 个月前减肥、不吃主食，导致糖脂代谢紊乱、脂肪分解增加，最终出现糖尿病酮症。因为是初发糖尿病、合并贫血，二甲双胍片等口服控制血糖药影响营养物质的吸收，但患者肥胖、存在胰岛素抵抗，又不太适合单纯使用胰岛素治疗。控制血糖方案可以分两步走，首先使用胰岛素治疗 1 ～ 2 个月，待贫血纠正、胰岛功能恢复、肝功能降至正常后，改用二甲双胍片等口服药治疗。中医方面，主要表现为气血亏虚、夹瘀夹痰，气虚表现为乏力、多汗，血虚表现为面色苍白、贫血，目前有咳嗽、咳痰，中医急则治其表，先以二陈汤[25]加减治疗；待咳嗽缓解后，采用八珍汤[5]气血双补，配合活血药治疗。

11. 主治医师 1：西医方面，该病人最突出的特点是肥胖，有 2 型糖尿病的家族史，治疗方面要减轻体重、增强胰岛素敏感性，同意目前二甲双胍片治疗方案，如果经济条件许可，还可以使用利拉鲁肽注射液，如果减肥成功，很多代谢问题都可以解决，并且对她生育也有利；中医方面，患者舌暗红、有瘀斑，苔薄白，脉沉数，结合既往手术病史、月经情况，考虑脾虚痰湿夹瘀，目前外感可以使用止嗽散，咳嗽缓解后，以益气健脾、化痰祛瘀为主治疗，可以使用二陈汤[25]、桂枝茯苓丸[20]等方剂加减。

12. 主治医师 2：该患者代谢综合征与其生活方式密切相关，目前存在科学减肥问题，饮食健康教育对她非常重要。作为主管医师，开始选择控制血糖方案时也考虑是使用胰岛素还是使用二甲双胍片这个问题，两者各有利弊，但考虑到患者体型肥胖、胰岛素抵抗比较明显，最后还是选择二甲双胍片治疗。贫血主要考虑是月经过多引起，除了补铁还咨询了血液科医师，建议继续补充叶酸，只有将造血原料补足，贫血才会比较快地得到纠正，不考虑生化指标中叶酸是否达标。妇科会诊考虑问题比较复杂，需要到妇科专门检查治疗，目前子宫内膜比较厚，但一直没有来月经，妇科建议她使用地屈孕酮，让她有一个撤退性出血，防治经期大出血。中医方面患者性格内向、情绪焦虑，加之怕冷、月经有血块，考虑胞宫虚寒，当时采用的是逍遥散[2]合温经汤[44]加减，后来因为着凉出现了外感咳嗽，改为治疗咳嗽的方剂。关于怀孕的问题，妇科建议暂时避孕，先调理月经。

13. 副主任医师：患者 2 型糖尿病诊断明确，治疗方面糖化血红蛋白大于 9%，加上患者贫血，符合胰岛素使用指征，但患者体型偏胖，使用胰岛素可能会增加体重，加重胰岛素抵抗，权衡利弊，可以维持目前二甲双胍片治疗方案，如果血糖控制不满意，还可以加用胰岛素增敏药。患者临床表现符合代谢综合征特点，减肥有助于降尿酸、降血脂、恢复肝功能、改善脂肪肝。患者目前贫血、月经量过多，应考虑有没有妇科炎症、子宫肌瘤、手术应激、宫内节育器等因素，可到妇科做进一步检查。中医方面，考虑气虚血瘀、冲任不固，原因与思虑过多、情志不舒有关，方剂可以选用胶艾汤[46]、桃红四物汤[29]、温经汤[44]等。

【主任医师总结发言】

该患者病情比较复杂，临床上千万不能马虎，教学查房很有必要。从问诊来说就遗漏了些信息，查体方面也待完善，各项辅助检查结果回报后要及时补充诊断。比如糖尿病酮症、肥胖、脂肪肝、甲状腺结节（见第 2 章二十七）、慢性甲状腺炎、血脂紊乱、心律不齐、足内翻等。

1. 看病要整体把握病情，抓主要矛盾　该患者来我院住院主要解决三个问题：一个是糖尿病问题，一个是月经紊乱问题，一个是咳嗽问题。一个主要的疾病、若干个次要的疾病，要分成两类来处理。控制血糖方面要考虑贫血问题（见第 2 章三十六）、肝功能异常问题，阿卡波糖片不建议使用，因为影响营养物质吸收，二甲双胍片使用也要慎重；目前糖化血红蛋白 9.6%，应该以胰岛素治疗为主，等血糖降到理想范围、贫血得到纠正后，采用二甲双胍片＋噻唑烷二酮的治疗方案，因为这两种药均可以改善代谢、减少胰岛素抵抗，还可以促进排卵、提高生育率。从肥胖（见第 2 章十四）角度来说，二甲双胍片可以减少肝、肌肉组织中的脂肪，噻唑烷二酮可以减少内脏中脂肪，如果没有不良反应，这两种药应该是今后比较理想的控制血糖药，如果经济条件许可还可以使用利拉鲁肽，减轻体重、改善代谢。对于甲状腺疾病，应加入小剂量左甲状腺素钠片，不仅可以治疗甲状腺结节，还可以增加新陈代谢、燃烧脂肪、减轻体重。骨代谢方面，目前患者维生素 D 水平低，可以补钙和补充维生素 D，补钙可以提高免疫功能、抗过敏、改善代谢，还可以让她心情愉快。咳痰可以使用沐舒坦化痰；贫血要补足造血原料，比如琥珀酸亚铁、叶酸都要补充。另外，糖化血红蛋白的值，在患者贫血时，是不准确的，因为糖化血红蛋白是基于血红蛋白数量的，尤其在糖化血红蛋白极其低的时候，关注是否有贫血或者出血倾向。对于妇科问题要按照妇科医师建议执行。从内分泌角度看，备孕有 3 个基本条件：①体重控制在 50kg 以内；②TSH 应该控制到 1.5 ～ 2.5mU/L；③雌二醇的水平达到 120pmol/L。

2. 中医方面　大家讲得都有道理，但没有抓住重点。这个病人治疗的重点在于要让患者体重降低、月经规律、雌激素水平升高、骨代谢改善、增强患者体质，为今后备孕打下基础，结合目前怕冷、情志差等临床表现，可以使用二仙汤[30]加补骨脂温补肾阳；患者又有卵巢囊肿、瘀血体质,可以采用桂枝茯苓丸[20]加莪术活血化瘀,配合木香、郁金疏肝理气。该患者是青年女性,31 岁年龄,病位定位在肝肾,应该从肝肾论治。至于咳嗽,可以加入桑白皮、浙贝母、瓜蒌皮等药物治疗。

3. 通过这个病例有两个警示 一是问诊要仔细;二是要整体把握疾病。每个人的用药都没有错,主要是要病症结合,从病的角度看问题。从将来预后角度看,桂枝茯苓丸[20]、越鞠保和丸[47]、大黄䗪虫丸[48]可能比较符合病情需要。

八、糖尿病合并高脂血症

【病例汇报】

患者郭某,男,12 岁,学生,主因"口干多饮多尿伴消瘦 1 月余"于由门诊收住入院。

[病情要点] 患者自 2017 年 5 月 1 日起自觉口干多饮(日饮水量 4L)、多尿(夜尿 2～5 次)、消瘦(近 1 个月体重下降约 10kg),视物模糊,平素饮食量较多(每日主食 800～1000g),近 1 个月饮食量无明显变化。昨日至大兴区魏善庄卫生院就诊,查生化:ALB 52.5g/L,GLU 20.55mmol/L,TG 3.3 mmol/L,CHO 5.86 mmol/L,Lpa 460.46mg/L。尿常规:KET 弱阳性。诊断为"糖尿病",建议住院治疗,今日就诊于我科门诊,由门诊以"2 型糖尿病"收入院。既往最大体重 90kg,近 1 个月体重下降约 10kg。刻下症:口干多饮,视物模糊,无头晕头痛,无恶心呕吐,无视物旋转,无颜面水肿,无肢体麻木发凉,无间歇性跛行,无尿急尿痛,纳食多,夜眠可,小便频,夜尿 2～5 次,大便调。

[既往史] 既往身体健康状况可,否认高血压病、心脏病等慢性病史。否认肝炎、结核等传染病史。预防接种史不详。否认手术、重大外伤、输血史。否认药物及食物过敏史。否认其他接触物过敏史。

[个人史] 母亲妊娠期未服用特殊药物,曾在医师指导下服用一次感冒药物(具体不详),足月顺产,出生体重 2.7kg,啼哭,未进温箱,人工喂养,7 岁入小学,数学、语文成绩优良,至今无特殊嗜好,无睡眠呼吸暂停。

[查体] 血压 129/81mmHg,身高 175cm,体重 82kg,腰围 95cm,BMI 26.8kg/m²;心肺腹查体未见明显阳性体征,双下肢无水肿。双足皮温正常,足背动脉搏动正常。双侧 10g 单丝试验阴性,音叉试验阴性。甲状腺无肿大,未闻及血管杂音。

[望闻问切] 神色形态:神清,精神可,营养良好;声息气味:语利,气息平;舌象:舌质红,苔薄白;脉象:脉细。

[家族史] 外祖父患糖尿病。

[辅助检查] 血常规:RBC 6.18×10¹²/L,NEUT% 49.3%,LYM% 43.1%,MCV 78.7fl,MCH 25.9pg;生化:GLU 17.7mmol/L,TG 2.61mmol/L,P 1.46mmol/L,ALP 390.0U/L;胰

岛功能：Ins 12.66mU/L，C-Peptide 1.00nmol/L；甲状腺功能：FT_3 6.74pg/ml；生殖激素：ESTRD ＜ 20pg/ml，TESTO 1.05ng/ml；HbA1c16.4%。尿微量 M-ALB 9.6mg/L，ACR 3.84mg/g。尿便常规、胸片、颈动脉超声未见异常；心电图：窦性心律不齐；腹部超声：脂肪肝；乳腺超声：双侧乳腺腺体可见。眼科会诊：大致正常眼底，干眼症，屈光不正。

[初步诊断] 中医诊断：消渴病，肝胃郁热证。西医诊断：①糖尿病，1 型糖尿病？2 型糖尿病？②高脂血症；③脂肪肝。目前治疗：胰岛素泵强化治疗，6 月 14 日联合盐酸二甲双胍片 500mg 口服每日 2 次。第一日胰岛素量 0.49U/kg，第二日 0.62U/kg，第三日 0.64U/kg，第四日 0.62U/kg，第九日 0.52U/kg。中医治疗耳穴压豆选取内分泌、渴点、脾、胃、肾辅助改善口干；辨证为肝胃郁热，口服中药以开郁清热、健脾和胃为法，方选大柴胡汤[13]加减。

【医师讨论实录】

1. 住院医师 1：患者入院查 HbA1c：16.4%，说明其高血糖时间较长，符合起病隐匿的特点，有糖尿病家族史，生长发育超过同龄儿童，同时合并脂代谢紊乱，倾向于 2 型糖尿病，但患儿正值青春期，青春期生长激素的水平也会对其血糖、胰岛功能等产生影响，需进一步完善生殖激素、骨龄、胰岛细胞抗体明确诊断。出院后建议在干预生活方式的基础上联合盐酸二甲双胍片。中医方面，患者怕热，自汗盗汗，时有头晕，眼前发黑，白发，大便不成形，小便次数多，舌质红，苔薄黄，脉沉，存在阴虚表现，方药予六味地黄丸[49]加减，重在健脾补肾祛湿。

2. 住院医师 2：①儿童糖尿病是指 15 岁以前发病，由于胰岛素绝对缺乏引起，多起病急，较重，多数为胰岛素依赖型。儿童糖尿病常见分型有：1 型糖尿病、2 型糖尿病、营养不良型糖尿病及其他型：如胰腺疾病、内分泌疾病、药物或化学物引起、遗传综合征、胰岛素受体异常引起的糖尿病。患者有糖尿病家族史，结合患者入院胰岛功能检查结果，目前考虑患者为年轻的成年发病型糖尿病（MODY）可能性大，建议患者进一步完善基因检测。②根据 2015 年英国国立健康与临床优化研究所（NICE）指南中关于青少年血糖控制目标：餐前 5.0 ～ 7.2mmol/L，睡前、夜间血糖 5.0 ～ 8.3mmol/L，糖化血红蛋白为 7.5%；如果没有频发低血糖，亦可控制到 7.0%。结合指南，对于青少年糖尿病，在血糖管理方面：第一，需要控制体重；第二，控制饮食，但因患者目前处于生长发育阶段，不必严格控制热量，定时进餐。第三，对患者家属及患者进行心理辅导；第四：在药物使用方面，美国 FDA 批准二甲双胍片使用范围为 10 岁以上，如果血糖控制不佳，在药物选择方面与成人相似，但安全性未知。如果血糖在药物控制下仍不佳，则可使用胰岛素控制血糖治疗。③结合患者查体，患者双侧乳腺发育，体重、身高均超出同龄人范围，需考虑克氏综合征（Klinefelter 综合征，又称先天性睾丸发育不全或原发小睾丸症、克兰费尔特综合征）（见第 2 章十九），该病一般青春期或成年期后才出现异常，建议患者进一步完善染色体检查。④中医方面：患者 12 岁，属于儿童，生理特点为脏腑娇嫩，行气未充，脾常不足，肾常虚，结合患者舌脉、症状体征，四诊合参，辨证属阴阳两虚，其中脾气虚为主，病位在脾胃肾，方药予金匮肾气丸[31]加减。

3. 住院医师 3：患者 12 岁发病，起病早，结合入院时尿常规检查，有自发性酮症倾向，有糖尿病家族史，起病血糖、糖化血红蛋白明显升高，考虑 1 型糖尿病可能性大；患者入院后予以胰岛素联合二甲双胍片控制血糖治疗，根据血糖监测，调整胰岛素剂量，目前已停用餐时胰岛素，基础胰岛素 0.13U/kg，血糖控制平稳，出院前可行糖耐量实验检查，了解在葡萄糖糖刺激后胰岛素分泌情况，以及胰岛素分泌曲线的变化情况，从而辅助指导出院后的治疗方案。二甲双胍片是唯一批准的用于儿童糖尿病的口服控制血糖药，出院后可继续服用二甲双胍，患者可能服用一段时间后出现蜜月期，有可能不需要药物控制血糖；注意对患者进行糖尿病宣教，饮食指导，规律饮食，适量运动，定期监测血糖，避免低血糖发生；中医方面，根据患者口干多饮，多食，多尿，怕热，面色红，结合舌红苔薄白，脉沉细，考虑肺胃热盛，上中焦有热，予消渴饮[3]合玉女煎[18]加减。

4. 主治医师 1：根据流行病学调查，在我国儿童（10—16 岁）中 1 型糖尿病的发病率为 0.59/10 万，2 型糖尿病的发病率为 9/10 万，所以目前 2 型糖尿病在儿童中的发病率也在逐年增加，并且越来越年轻化。儿童中 2 型糖尿病发病的危险因素：包括种族、糖尿病家族史，肥胖、青春期、低出生体重儿及糖尿病母亲所生的后代等，该患者外祖父是糖尿病（符合糖尿病家族史）、肥胖、青春期、低出生体重，至于糖尿病母亲所生后代，不能完全排除其母亲的血糖异常问题，建议筛查患儿母亲的胰岛功能，所以该患者为 2 型糖尿病的可能性存在。2 型糖尿病以高胰岛素血症、胰岛素抵抗为明显特征，该患者有脂肪肝病史，而内脏脂肪含量与高胰岛素血症相关，并且查体中可见到黑棘皮症，黑棘皮症也是高胰岛素血症的表现。患者身高、体重均较同龄儿童高，不能排除其生长激素水平异常，生长激素分泌增加也是导致青春期胰岛素抵抗的主要原因，而性激素的影响不明显。具有胰岛素抵抗背景的儿童在遭遇生理性胰岛素抵抗（2 型糖尿病好发生在 10 岁以上，恰好在青春发育阶段），或者病理性胰岛素抵抗（如肥胖），将导致高胰岛素血症正常糖耐量向胰岛素分泌不足和糖耐量异常（IGT）发展，最终发生糖尿病。根据患者入院时胰岛功能计算 HOME-IR 升高，胰岛素抵抗明确，后来根据复查胰岛功能计算 HOME-IR 为 2，较入院前降低，基本恢复到正常水平，说明胰岛素强化治疗及加用盐酸二甲双胍片后胰岛素抵抗及高胰岛素血症改善。出院后控制血糖方案仍建议为盐酸二甲双胍片治疗，盐酸二甲双胍片被批准用于 10 岁以上儿童 2 型糖尿病，但是有些患者出院后可能需要 1 次长效胰岛素联合，可根据该患者出院前血糖及胰岛素情况具体调整。中医方面：根据该患者为 12 岁儿童，稚阴稚阳之体，口干，生殖激素水平偏低，白发较多，舌红苔薄白，脉沉细，考虑肝肾阴虚，方用六味地黄丸[49]加减，补益肝肾。

5. 主治医师 2：患者肥胖、血脂代谢异常、糖尿病家族史、有胰岛素分泌，以上均为 2 型糖尿病诊断依据，但患者发病年龄较早，诊断 2 型糖尿病应慎重，首先鉴别 1 型糖尿病及特殊类型糖尿病。以患者发病年龄，不完全排除年轻的成年发病型糖尿病（MODY）可能性，年轻的成年发病型糖尿病（MODY）的诊断标准为：①家系内至少三代直系亲属存有糖尿病患者，且其传递符合常染色体显性遗传规律；②家系内至少有一个糖尿病患者的诊断年龄在 25 岁或以前；③糖尿病确诊后至少在 2 年内不需使用胰岛素控制血糖。患者祖父患有糖尿病，否认家族中其他成员患有糖尿病，但部分年轻的成年发病型糖尿病（MODY）患者发病隐匿，无明显症状表现，或部分患者表现为糖尿病前期，故不排除家族中有其他患者。可进一步完善胰岛素钳夹试验及基因、染色体方面检查加以鉴别。在血糖控制方面，鉴于患者存在胰岛功能，故在生活方式干预基础上，以口服药控制血糖。中医治疗方面，结合患者症状：口干、畏热、盗汗、存在白发，考虑阴虚、肾亏症状，予以六味地黄丸[49]加减改善症状。

6. 主治医师 3：患儿病情较复杂，起病急，入院时存在糖尿病酮症，血糖较高，糖化血红蛋为 16.4%，有糖尿病家族史，年龄较小，分型较困难，1 型糖尿病、2 型糖尿病、特殊类型糖尿病均有可能。1 型糖尿病分为两类，即自身免疫性糖尿病和特发性糖尿病，自身免疫性糖尿病需完善基因监测支持，特发性糖尿病该患儿暂不考虑，鉴于胰岛细胞抗体及基因检测我院尚未开展，故目前较难明确分型，建议初步诊断为糖尿病，暂不分型，外院完善进一步检查后明确分型。建议血糖平稳后完善糖耐量试验（见第 3 章三），评估胰岛功能，仅空腹胰岛素及 C 肽结果不能完全反映患者真实胰岛功能。治疗上，虽然患者目前胰岛素用量较小，但出院后仍建议盐酸二甲双胍片联合胰岛素治疗，外源性胰岛素的应用可保存患者残存胰岛功能，对患者预后有益。患者身高体重均超过同龄儿童正常范围，建议干预生活方式。中医辨证方面，体型肥胖，舌红，苔白，脉细，辨证肝胃郁热，方用大柴胡汤[13]。

7. 副主任医师 1：不倾向于 2 型糖尿病诊断。睾酮水平偏低，睾酮＜ 8.8mmol/L 有可能存在青春期延迟症。患者身高体重均超过同龄儿童，但按该患者身高、体重计算 BMI 尚不能诊断肥胖（见第 2 章十四）。HbA1c 为 16.4%，入院查尿常规酮体弱阳性，少量胰岛素治疗后血糖下降明显，胰岛素很快进入减量阶段，结合生殖激素异常及胰岛素用量推测患者存在特殊类型糖尿病可能。该患者目前分型不明确，但盐酸二甲双胍片及胰岛素均适用，结合住院期间胰岛素用量较少，考虑出院以干预生活方式联合盐酸二甲双胍片治疗为主，监测重点为餐后血糖，因为餐后血糖水平与心血管疾病发生相关。出院后建议外院进一步检查明确分型，以指导下一步治疗。患者血脂较高，查阅资料，儿童 LDL-C ＞ 4.94mmol/L 需药物干预，该患者目前血脂水平暂不需药物干预，以干预生活方式为主。中医辨证同意肝胃郁热，方用大柴胡汤[13]。

8. 副主任医师 2：儿童和青少年糖尿病分型共四类，第一是 1 型糖尿病，包括自身免疫性糖尿病和特发性糖尿病；第二是 2 型糖尿病；第三是年轻的成年发病型糖尿病（MODY），病理基础为单基因缺陷，查阅相关资料，该类糖尿病已有 14 种亚型；第四是其他类型糖尿病，包括胰高糖素瘤、嗜铬细胞瘤（见第 2 章十七）、生长抑素瘤（见第 2 章二十）等引起血糖升高。该患者目前分型不明确，但其他类型糖尿病证据不足，暂不考虑，前三种糖尿病均有可能，目前分型待定，建议外院进一步检查。向家属了解其生长发育情况，家属未能明确提供患者身高变化情况，如存在1年内身高增高大于4cm，考虑生长发育过快。青春期启动年龄女孩为9－13岁，男孩为11－15岁。该患者乳房发育为3期，喉结不明显，皮肤白皙，阴毛发育2期，睾丸体积8～10ml，外生殖器未见明显异常。鉴于我院尚未开展IGF-1、ACTH、骨龄、染色体等检测手段，建议外院进一步检查。6－12岁糖尿病患者控制目标为餐前血糖5.0～10.0mmol/L，睡前及夜间控制在5.6～10.0mmol/L，糖化血红蛋白小于8.0%。患者合并脂代谢紊乱，建议出院后控制饮食，配合运动。中医方面，患者肥胖，病位在脾，痰瘀互结，治宜清热化痰降浊，方用小陷胸汤[9]。

9. **主管护师**：患者12岁男性，住院期间观察性格内向、胆怯，与人沟通较少，鼓励患者沟通表达，并安排护士对其进行饮食教育，督促其运动。患者存在脂肪肝，建议低脂饮食、控制热量，建议饮食中糖类占总热量的50%～60%，蛋白质占15%～20%，脂肪占20%～30%，建议进食健脾合胃食物。坚持运动，餐后30～60分钟快步走，每周3～5次游泳、骑自行车等有氧运动，每次30分钟。患者口干明显，中医护理技术予耳穴压豆，观察疗效。对患者家长进行糖尿病知识宣教，疏导患者家长紧张、低落情绪，鼓励家长参与患者生活方式的改变，提高患者依从性。

【主任医师总结发言】

根据此病例，大家学习了很多知识，但应注意知识的规范化和条理性。

1. **诊断方面** 1型糖尿病患者不一定没有胰岛功能，本患者胰岛功能较差，但并非内源性胰岛素绝对缺乏，结合其生殖激素异常，考虑存在免疫功能缺陷，倾向诊断为1型糖尿病、自身免疫性糖尿病。1999年以前，30岁以下糖尿病患者统称1型糖尿病，不作基因分型。此患者可诊断为糖尿病分型待定或倾向于1型糖尿病。体型肥胖，但无明显胰岛素抵抗，暂不能考虑2型糖尿病，目前也暂未找到特殊类型糖尿病的证据，故也暂不考虑。建议至外院进一步检查明确诊断。

2. **在治疗方面** 考虑该患者未成年，正处在生长发育期，虽身高、体重超标，但生长激素水平较低，故也不宜予盐酸二甲双胍片，适用于该患者的药物仅为胰岛素，胰岛素泵为最佳治疗方式。在血糖监测方面，应考虑儿童对于血糖监测的紧张及恐惧，目前胰岛素泵治疗，主要监测空腹及睡前血糖，其他点血糖抽查，在不出现低血糖的前提下，尽可能减少血糖监测，减少对儿童的身心伤害。生活方式方面，对于儿童，饮食方面除不能进食过多甜食外，其余不作过多限制，运动量也要开放，不作过多限制，做好心理疏导，帮助其健康快乐成长。患者阴毛茂密，阴茎接近成人型，不能除外原发性醛固酮增多症（见第2章十五）、肾上腺皮质功能减退（见第2章十六）。女性化乳腺，应考虑是否存在双性性别，但结合患者目前情况考虑可能性不大，但存在肿瘤风险，如颅内的神经细胞瘤、胰岛细胞瘤等可能。

3. 中医方面　患者首先是儿童，小儿为稚阴稚阳之体，治疗应以扶正为主，不能考虑清热化痰等方法，不能用对于成人患者的辨证思路来诊治儿童。结合其生长激素较低，胰岛素分泌不足，考虑肾阴不足，治宜六味地黄丸[49]合大补阴丸[50]。

九、2型糖尿病并周围神经病、高血压病

【病例汇报】

患者柔某，女，73岁，退休，因"间断口干、乏力16年，加重1周"于2017年6月22日入院。

[病情要点]　患者16年前无明显诱因出现口干多饮（饮水量4L/d），乏力，就诊于大兴区医院，查空腹血糖 > 10mmol/L，诊断为"糖尿病"，予盐酸二甲双胍片1片口服每日3次（具体剂量不详），未规律监测血糖，饮食、运动控制一般。服用盐酸二甲双胍片2年后，因血糖控制不佳，于大兴区医院调整为阿卡波糖片50mg口服每日3次控制血糖治疗，偶测空腹血糖在10mmol/L。近1周自觉口干、乏力加重，今日就诊于我科门诊，现为进一步调整血糖，门诊以"糖尿病"收入院。自发病以来体重无明显变化。刻下症：口干多饮，乏力，心烦，急躁易怒，偶有头晕，无头痛，无胸闷憋气，双手发僵，30分钟不缓解，指关节无压痛，双上肢肌肉酸痛，双下肢麻凉，纳眠可，二便调。

[既往史]　高血压病史10余年，血压最高160/80mmHg，现口服牛黄控制血压片1.5g每日1次，自诉血压控制在130/80mmHg；高脂血症病史10年；颈椎病病史2年，现双手麻木僵硬明显。1972、1977年分别于大兴区医院行剖腹产手术。

[月经史及婚育史]　13岁月经初潮，7/28天，平素月经量中等，月经色暗红，无痛经，无血块，48岁绝经。28岁结婚，非近亲婚配。G_2P_2，育有1子1女，否认巨大儿生产史。子女体健。配偶体健。

[个人史]　否认吸烟史及饮酒史。

[家族史]　否认家族遗传病史。

[体格检查]　BP 196/85mmHg，身高150cm，体重55kg，BMI 24.4kg/m²，腰围86cm，眼睑下垂，下眼睑水肿，无痉挛、挛缩，无突眼，无眼震，心肺腹未见异常，下腹部可见一长10cm纵行瘢痕，双下肢轻度水肿。神经系统查体：双侧巴宾斯基征阴性，查多克征阴性，双侧霍夫曼征阴性，凯尔尼格征阴性。专科查体：甲状腺无肿大、未闻及血管杂音，双足肢皮色暗，双侧皮温正常，双足背动脉搏动减弱，四肢痛温觉正常，10g单丝试验阴性，音叉试验阴性，踝反射对称引出。

[望闻问切]　神色形态：神清，精神可，营养良好；声息气味：语利，气息平；舌暗红，苔薄白，脉沉细。

[辅助检查] HbA1c 10.5%；全血细胞分析、尿常规、便常规＋潜血、动态红细胞沉降率、DIC 初筛实验、心梗三项、传染病八项、甲状腺全项未见异常；生化全项：GLU 14.1mmol/L，GLB 18.2g/L，IgG 531.9mg/dl，CREA 45.40μmol/L，TP 58.5g/L，LDL 3.22mmol/L；肿瘤标志物常规：CYFRA21-1 4.39ng/ml，CA19-9 45.66U/ml，CEA 9.89ng/ml，TSA 432mg/L；胰岛功能：C-Peptide 0.631nmol/l，Ins 5.28mU/L；风湿常规：CH50 60U/ml，C_3 67.3mg/dl，IgM 33.8mg/dl，RF 10.2U/ml，ASO 18.7U/ml；ANA 抗体谱阴性；心电图未见异常；胸部正侧位片：双肺纹理增强，请结合临床。CT 头颅平扫：双侧基底节区腔隙性脑梗死；ABI 未见异常；肌电图示双下肢及双下肢周围神经轻度受损；动态血压监测示平均血压 168/71mmHg；腹部超声未见异常；肾动脉超声示双肾动脉阻力增高；颈动脉超声示双侧颈动脉硬化伴左侧多发斑块，右侧椎动脉阻力指数增高；颅脑磁共振平扫成像：双侧基底节区、半卵圆中心多发腔隙灶，脑白质病，脑萎缩，双侧筛窦、上颌窦炎症，左侧上颌窦囊肿形成。

[眼科会诊] 视网膜动脉硬化（Ⅱ期），玻璃体混浊，白内障（初期），屈光不正。

[初步诊断] 中医诊断：消渴病，眩晕病；辨证：气阴两虚夹瘀证。西医诊断：① 2 型糖尿病，糖尿病性周围神经病；②高血压病 3 级（极高危）；③陈旧性脑梗死；④高脂血症；⑤颈椎病。

[目前治疗] 门冬胰岛素注射液早 4U、午 4U、晚 4U 三餐皮下注射，甘精胰岛素注射液睡前 8U 皮下注射，盐酸二甲双胍片 500mg 口服每日 3 次；厄贝沙坦片控制血压；阿司匹林肠溶片抗板；瑞舒伐他汀钙片降脂、稳定斑块；前列地尔注射液改善循环；甲钴胺注射液、硫辛酸注射液营养神经。

【医师讨论实录】

1. 住院医师 1：①僵硬鉴别：类风湿关节炎（见第 2 章三十一）临床表现晨僵，多累及近端关节，呈对称性多关节炎，常不少于 5 个，可伴有关节外表现，实验室检查类风湿因子阳性，患者均不符合，类风湿可能性不大；颈椎病依据颈型、神经根型、脊髓型、椎动脉型等不同程度地有颈背疼痛、上肢无力、手指发麻、下肢乏力、行走困难、头晕、恶心、呕吐等临床表现，但均未提及关节发僵，患者存在颈椎病，考虑为神经根型，但考虑双手僵硬与其关系不大；糖尿病周围神经病变表现呈对称性疼痛和感觉异常，下肢较上肢多见，异样感觉有麻木、蚁行、虫爬、发热、触电样感觉，往往从远端脚趾上行可达膝上，有穿袜子与戴手套的感觉，严重者呈刺痛、钻痛、钻凿痛，未提及发僵的症状，患者存在神经病变，但考虑双手发僵与其关系不大。骨关节炎是一种退行性变，由于增龄、劳损等可引发，主要表现为关节疼痛、僵硬、肿胀、活动受限、变形等，依据慢性病史临床表现及 X 线所见较易诊断，患者以往劳累、常年接触冷水，症状体征相符，建议完善双手正位片以助鉴别诊断。②治疗方面：2 型糖尿病患者在糖化血红蛋白控制不理想时，应尽早起始胰岛素治疗。入院后予胰岛素控制血糖，二甲双胍片应贯穿治疗始终，患者老年，控制目标可适当放宽，糖化血红蛋白≤7.5% 即可，且结合依从性及生活能力，出院后考虑二甲双胍联合阿卡波糖片或长效促泌药。③中医方面，患者除消渴病、眩晕病之外，还有痹病诊断。患者年老，先天之精不足，肝肾同源，水不涵木，肝肾同病。肾主骨生髓，肾之阴精不足，故见关节僵硬变形，记忆力减退；肝之阴血不足，无以滋养，故见肌肤麻木不仁；阴虚内热，故见口咽干燥，身热心烦，喜冷；阴虚无以制亢阳，故时有头晕。结合舌红，苔薄黄，脉洪弦滑，辨为阴虚火旺证，病位主要在肝肾，治以滋阴降火，方选知柏地黄汤[22]化裁，可适当加用填精、活血药物。

2. 住院医师2：患者目前双手发僵的原因考虑与退行性骨关节病以及颈椎病、神经根型关系较大。退行性骨关节病又称老年性关节炎，它是一种退行性病变，多由增龄、肥胖、劳损、创伤性关节炎、关节畸形等诸多因素引起的关节软骨退化，损伤关节近缘和软骨下骨反应性增生。本病多见于中老年人群，好发于负重关节及活动较多的关节，临床表现为缓慢发展的关节疼痛，压痛，僵硬，关节肿胀，活动受限和关节畸形。其关节僵硬常见于晨起或白天关节长时间保持一定体位后，X线表现为关节间隙不等宽，或变窄，关节处骨质疏松，骨质增生或关节膨大及关节变形，软骨下骨板硬化和骨赘形成，结合该患者，双手远端关节肿大，变形，长期从事体力活动，劳损明显，可行双手X线片，协助诊疗。该患者糖尿病病史长，入院查糖化血红蛋白明显偏高，同意目前"四针胰岛素控制血糖方案"，患者入院后需要积极完善糖尿病大血管、微血管并发症筛查，规范血压、血脂治疗，使得血糖、血脂、血压达标，出院后可予口服药控制血糖，减少低血糖发生。

3. 住院医师3：①老年人出现轻度晨僵（＜15分钟）属于正常，但该患者属于全天双手发僵。晨僵常见于类风湿关节炎、系统性红斑狼疮、结缔组织病、强直性脊柱炎。晨僵出现的原因为在睡眠或运动时，水肿液蓄积在炎性组织，使得关节周围组织肿胀所致，患者活动后，随着肌肉的萎缩，水肿液被淋巴管和小静脉吸收，晨僵随之缓解。结合患者病史特点，关节症状，疼痛部位及相关实验室检查（ANA抗体谱、风湿常规、血沉），考虑患者为结缔组织病，建议进一步完善双手正位片。患者双手麻木，结合ADA在2017年关于DPN指南中指出，外周神经病变主要由粗有髓神经纤维、小有髓神经纤维和无髓纤维组成。在功能上，粗有髓神经纤维主要功能是压力觉、平衡觉，症状为麻木刺痛、平衡差；小有髓神经纤维主要功能是伤害感受和保护性感觉，症状为疼痛、烧灼、电击、刺痛，结合患者糖尿病病史，考虑患者存在糖尿病性周围神经病变，但患者双手关节晨僵症状考虑与此无关。查阅文献，神经根型颈椎病患者会出现该症状，所以该患者晨僵症状可能与颈椎病相关。②结合患者肿瘤标志物检查，建议进一步完善盆腔及腹部超声。③结合患者性格、性情及患者目前精神心理状态，符合心身医学科中人格分类中的A型人格，该类患者是高血压病（见第2章三十二）、心脑血管疾病的高危人群，加之患者患有糖尿病，故该患者需预防心脑血管疾病事件。④中医方面，结合患者症状、体征及舌脉，四诊合参，辨病属痹症，病位在肝肾，辨证属肝肾阴虚夹痰夹瘀，方予补血荣筋丸[52]合双合汤[53]加减，以补益肝肾，逐瘀化痰，通络止痛。

4. 主治医师1：患者双手指关节变形，考虑存在骨关节病，双手肌肉萎缩，考虑与神经根型颈椎病有关。糖尿病性周围神经病变以四肢远端的麻、凉、痛为主要表现，且双下肢多见，故该患者双手发僵原因为暂不考虑糖尿病性周围神经病变，考虑与骨关节病及颈椎病有关。患者老年女性，记忆力减退，自理能力差，建议出院后口服药控制血糖，糖化血红蛋白控制在8%即可，以不出现低血糖为治疗原则。查肾动脉彩超提示肾动脉阻力增高，不除外肾动脉狭窄可能，如为双侧肾动脉狭窄，建议暂停血管紧张素受体拮抗药（ARB）类控制血压药。患者目前以双上肢发僵、疼痛、肌肉萎缩为主诉，中医诊断为痹症，肝主筋，肾主骨，病位在肝肾，老年人久病过劳体虚，结合舌质淡，苔薄白，脉洪大，考虑气血不足，予独活寄生汤[51]以培补肝肾、益气养血。

5. 主治医师2：依据患者病史所述，考虑晨僵需鉴别以下疾病：骨性关节炎、颈椎病、类风湿关节炎、糖尿病周围神经病变。其中骨关节炎的症状表现有关节疼痛及关节僵硬，疼痛多发生于晨间，活动后疼痛减轻，活动过多则加重。而关节僵硬多发生于晨起或白天关节长时间保持一定体位后。查体可见关节肿胀、活动时摩擦感，有肌肉萎缩及关节畸形。结合患者年龄、症状、查体及实验室检查，考虑骨关节炎可能性大。另外需鉴别风湿性关节炎，类风湿关节炎多为对称性远端关节疼痛、肿胀、晨僵，持续1小时以上，相关实验室检查，包括X线、类风湿因子及抗环瓜氨酸肽抗体异常，结合患者病史，暂不考虑。颈椎病与神经根压迫有关，表现为颈部向远端放射性麻木、疼痛症状，病程长可有肌肉萎缩，患者明确颈椎病病史，对症状等发生有一定影响。另外糖尿病周围神经病变造成的症状表现多为远端对称性麻木、疼痛及感觉异常症状，僵硬症状不多见，故考虑患者晨僵与糖尿病周围神经病变关系不大。最后结合患者实验室检查，肿瘤标记物偏高，结合实际病例，有些肿瘤，如乳腺癌，或有不典型症状，如肢体麻木、乏力、僵硬等，应对患者肿瘤方面进行必要追踪。在中医治疗方面，考虑肝血不足，筋肉失养，年老肾气亏虚，气虚乏力，记忆力减退，方用四物汤[54]加补肾活血通络药物。

6. 主治医师3：患者除了临床的表现外，情感问题也较突出，与患者家属交谈得知，患者心思较敏感，与外人接触相对正常，但与家属相处过程中较差。患者近期记忆力较差，老年痴呆的表现，不像焦虑抑郁，请相关科室会诊。双手发僵，查体中可以看到骨关节变形，发僵时间较长，双上肢发麻的表现也较突出，患者行颈椎MRI，请骨科会诊，考虑发僵与麻木与颈椎椎间盘突出有相关性。骨关节变形与骨关节病相关。发僵可能与糖尿病周围神经病变关系不大，但是双下肢的麻木、发凉，可能与糖尿病周围神经病变相关，我们临床上查体及肌电图等检查也支持我们的诊断。治疗上，经与骨科沟通，结合糖尿病周围神经病变并发症的治疗，考虑还是营养神经，改善动脉硬化为主。控制血糖方面：患者入院时血糖较高，采用胰岛素治疗，目前血糖控制尚可，胰岛素用量不大，建议采用二甲双胍联合阿卡波糖片的治疗方案，这样低血糖发生的可能性较小。血糖控制可相对宽泛一点，空腹血糖控制在8mmol/L，餐后血糖控制在10mmol/L。

7. 营养师：患者老年女性，73 岁，身高 150cm，体重 55kg，BMI24.4kg/m²，属超重体型。饮食方面：患者平素三餐以粥为主，进食餐次较多，每日 7 ～ 8 次，加餐时间较近，不利于血糖控制。相对于成年人，老年人的能量代谢有两个特点，一是基础代谢率降低，二是机体功能减弱，活动减少，故老年人饮食能量应相对减少，故能量 1250kcal，其中糖类 181g，根据最新的糖尿病膳食指南中推荐，每天建议食用 1/3 的全谷类及杂豆类，有利于膳食纤维及 B 族维生素的摄入，而且可控制体重，延缓血糖的吸收，有助于血糖控制。蛋白质 50g，老年人肌肉和其他活动性组织相应减少，故应注意优质蛋白质的摄入，蛋白质来自不同食物，以达到蛋白质的互补作用，提高蛋白质的生理价值。脂肪 36g，植物油除椰子油外，均以不饱和脂肪酸为主，而不饱和脂肪酸可降低血清胆固醇及其他脂类含量，故老年人饮食脂肪以植物油为主。从食疗角度看，患者可适当选择益气养阴、舒筋活络的食品：黑米、黑芝麻、核桃、黑木耳、山楂、番茄等。运动方面：患者单次运动时间较长，以跑步为主，考虑到患者年龄及血糖问题，不建议跑步，以中低强度的有氧运动为主，如快走、骑自行车、健身器材等，每次时间 20 ～ 30 分钟。

8. 主管护师：患者记忆力减退，不能准确掌握胰岛素注射的方式、方法，建议简化治疗，适应患者。患者有脑梗死病史，告知责任护士，预防跌倒；患者血压偏高，结合患者情绪变化较大，血压升高可能会出现心脑血管等危险，建议患者尽量不外出，适当活动。

9. 副主任医师 1：慢性关节痛一般分为慢性关节炎，慢性关节病。慢性关节炎性痛性疾病，发僵考虑是慢性关节活动不利，病人主诉都是双手小关节，未提及腕掌关节及躯干关节不适，慢性关节病一般都有特定的 X 线片改变，建议做双手的 X 线片。关节炎一般都有感染表现，但患者免疫学指标，C 反应蛋白、血沉未见明显异常，故目前考虑骨关节病为主。骨关节病一般好发于女性绝经期后，女性明显高于男性，多累及负重较大的关节。患者查肿瘤标记物升高，亦需要考虑多发性骨髓瘤的可能。追问患者病史的时候，感觉患者主观意愿问题较大，行焦虑抑郁量表，考虑有可能焦虑抑郁，该患者为老年知识性女性，临床上我们经常需要鉴别抑郁症和痴呆。抑郁症靠评分，抑郁症经常是感叹自己行为能力低下，而痴呆病人常隐瞒自己行为能力低下；抑郁症的病人有固定的情感障碍，痴呆情感障碍少见，一般是病因学诊断，例如血管性痴呆、阿尔茨海默病，可以通过相关检查明确。出院后整体的治疗方案，建议口服药治疗，糖化血红蛋白建议控制在 7.5% ～ 8%。

10. 副主任医师 2：患者晨僵的原因大家考虑了很多，包括查体，询问病史，目前缺少早期类风湿三项的检查，以辅助类风湿关节炎的诊断，但是结合目前检查结果，类风湿关节炎可以排除诊断。根据颈椎 MRI，颈椎病诊断是明确的，双手的肌肉萎缩是否与颈椎病有关。患者的骨关节病不能除外，远端的小关节出现变形，请骨科进一步指导颈椎病及骨关节病的治疗。糖尿病周围神经病变的临床上表现与患者不符。患者情绪较烦躁，也可以请心身医学科进一步会诊以明确。患者糖尿病病史较长，完善心脑血管的检查，并发症等检查。出院后控制血糖方案，建议口服药治疗，二甲双胍联合长效磺脲类药物。中医辨证，病位在肝肾，病性为阴虚火旺,用知柏地黄汤[22]加减。

【主任医师总结发言】

患者目前存在认知功能障碍,老年性脑改变。

(1)双手存在晨僵,需要考虑是否由药物引起。《素问·痹论篇》(见第3章九)中黄帝问曰:痹之安生?岐伯对曰:风寒湿三气杂至,合而为痹也。其风气胜者为行痹,寒气胜者为痛痹,湿气胜者为着痹也。帝曰:其有五者何也?岐伯曰:以冬遇此者为骨痹,以春遇此者为筋痹;以夏遇此者为脉痹;以至阴遇此着为肌痹;以秋遇此者为皮痹。发僵还是考虑痹症的中医分型,根据中医辨证明确治疗方法。患者糖尿病病史较长,长期应用口服药治疗,二甲双胍及阿卡波糖片引起肌肉丢失,维生素缺乏,不建议继续应用这两种药物。患者年轻时患神经官能症,目前表现躁狂,不考虑焦虑抑郁,请精神科专家明确为何种精神类疾病。

(2)明确诊断,周围神经病变的诊断明确,双手及双下肢袜套症明显,肌肉丢失,中医从痹证和痿证考虑。其余诊断,类风湿关节炎(见第2章三十一)诊断证据不充分,暂时不能诊断,骨关节病诊断明确。中医痹证诊断明确,考虑存在痿证。

(3)治疗,血压方面,患者应用牛黄控制血压片,药物里面成分会引起骨质疏松症(见第2章三十),注意药物之间的相互作用,规范化治疗高血压病,不建议使用含有利尿药的控制血压药。明确诊断老年性脑改变。心脏的问题,目前心电图正常,症状无明显改变,暂不用完善冠脉血管造影(CTA)。同时要营养神经,控制血糖,注意营养方面要加强增加肌肉的治疗,防止骨钙的流失,调整营养方面的治疗。患者老年女性,注意空腹、餐后血糖控制目标(见第3章二),目前住院期间不能达到要求,建议继续4次胰岛素应用,患者目前糖化血红蛋白10.5%,目前基础胰岛素可,餐时胰岛素量不足,注意加量及调整。出院后建议家属观察患者病情及治疗,3个月后若血糖控制平稳,可考虑改为长效磺脲类联合格列奈类药物。目前营养神经治疗,注意维生素的补充,饮食中亦需补充。治疗中改善脑功能药物亦需要,如尼麦角林的应用。西医治疗基本上覆盖疾病,建议药物的多靶点治疗。

(4)中医治疗,从患者症状,舌苔薄白,舌体不大,左脉弦滑,辨证为肝肾阴虚,建议独活寄生汤[51]合黄芪桂枝五物汤[27],以益气养血,通络止痛,加上益智仁、石菖蒲等改善脑功能,从肝脾肾脑治疗。进一步完善肿瘤的筛查。

(5)中药食疗方面:可以加一些改善脑改变的食物,如核桃等,但注意服用量。

十、LADA 并酮症、下肢动脉硬化

【病例汇报】

患者郭某,男,65岁,已婚,汉族,退休,主因"间断多饮多食多尿14年,加重1个月"于 2017 年 6 月 22 日由门诊收住入院。

[病情要点] 2003 年 2 月患者无明显诱因出现多饮多食多尿，体重减轻，就诊于友谊医院，查尿酮体阳性，于友谊医院补液纠酮治疗，后口服格列喹酮（具体用量不详），血糖控制不佳，餐后血糖大于 20mmol/L。2004 年 10 月因血糖控制不佳于北大一院住院治疗，诊断为 1 型糖尿病，予胰岛素强化治疗（具体方案不详），出院后皮下注射精蛋白生物合成人胰岛素注射液（预混 30R）控制血糖，血糖控制不佳，2005 年 2 月因血糖控制不佳就诊于北大一院，将控制血糖方案改为生物合成人胰岛素注射液早中晚各 12U+ 精蛋白生物合成人胰岛素注射液，睡前 10U+ 阿卡波糖片 50mg 每日 3 次口服，血糖控制可，偶有低血糖发生，2009 年 10 月曾因低血糖晕倒，意识模糊。2015 年查糖化血红蛋白 7.5%，2016 年查糖化血红蛋白 7.0%。1 个月前，患者因牙齿脱落影响进食，出现血糖波动，最高达 26mmol/L，因血糖低出现 4、5 次走路不稳、复视，进食糖块后好转，现为求进一步诊治收入我科。刻下症：时有手足发凉，偶有口干，无明显多饮，无手足麻木，无视物模糊，无体重减轻，纳眠可，小便无泡沫，无夜尿，大便日一行。

[既往史] 高脂血症 2 年；下肢动脉硬化 6 个月；否认高血压病、冠心病、脑血管病等慢性病史，否认肺结核史、否认肝炎病史；否认手术史，否认外伤史，否认输血史；否认药物食物过敏史。

[家族史] 弟弟血糖偏高未予治疗。

[查体] 体重 70kg，身高 1.75m，BMI 22.8kg/m^2，甲状腺不大，双足背动脉搏动未见明显异常，下肢皮温正常，位置觉正常，痛觉、温度觉正常。

[望闻问切] 神色形态：神清，精神可，营养良好；声息气味：语利，气息平；舌象：舌暗苔白腻，脉象：脉沉缓有力，尺脉偏弱。

[辅助检查] 血常规 +C 反应蛋白：WBC 4.78×10^9/L，NEUT% 52.1%，LYMPH% 40.4%，MCV 92.1fl，RBC 4.67×10^{12}/L，HGB 142.0g/L，PLT 168.0×10^9/L，CRP 1.00mg/L；血沉：5mm/h；生化全项：GLU 12.9mmol/L；尿常规 1：RBC-M 3.44/HP，KET 40（2+）mg/dl，GLU > 1000（4+）mg/dl，PRO 10mg/dl（弱阳性），ERY 30（1+）/μl；HbA1c 7.8%；DIC 初筛试验、促甲状腺激素受体抗体、胰岛细胞抗体三项、甲状腺功能、男性激素、肾上腺功能测定未见异常；心电图：窦性心律过缓（57/min）；胸片：双肺心膈未见显著异常；骨密度：低骨量；彩色超声心动图：二尖瓣反流（轻度）；双下肢动静脉超声：双下肢动脉硬化，双下肢深静脉超声未见明显异常；头部 CT：头颅 CT 平扫未见明显异常。

[初步诊断] 中医诊断:消渴病,气阴两虚挟瘀证。西医诊断:① 1 型糖尿病,糖尿病酮症;②高脂血症；③下肢动脉硬化。

[目前治疗] ① 5% 葡萄糖氯化钠注射液 500ml+ 生物合成人胰岛素注射液 10U 静脉注射补液纠酮；②门冬胰岛素注射液早 12U、午 8U、晚 8U 皮下注射 + 地特胰岛素注射液睡前 10U 皮下注射以控制血糖；③匹伐他汀 2mg 口服每日 1 次降脂；④控制血糖通脉宁胶囊

2g 口服每日 3 次活血化瘀通脉。

【医师讨论实录】

主任医师引导讨论：该病例应考虑以下几个方面：①患者 50 多岁发病，需要明确糖尿病的分型诊断；②临床医师需要在不同的条件下，充分利用现有的资料，对患者诊断做出一个正确的判断；③患者反复发作低血糖，目前糖化血红蛋白控制在 7%～8%，除了牙齿脱落导致进食困难，血糖波动大还与什么因素有关;④中医有什么办法能减少患者的血糖波动、减少感染机会，在中医养生、在中医辨证论治方面我们能做什么？

1. 规培医师 1：补充以下几方面内容：①病情要点：患者血糖升高最早可以追溯到 1998 年（当时单位体检时发现），未予重视；2003 年出现"三多一少"症状就诊于友谊医院，查尿酮体阳性，予胰岛素控制血糖纠酮后，改用格列喹酮治疗（临床症状改善,但未监测血糖）；2004 年因血糖控制不佳，就诊于北大医院，完善检查后诊为 1 型糖尿病,改用胰岛素治疗至今；2009 年起，开始出现低血糖症状，并且出现过意识障碍；2017 年因牙齿脱落，影响进食出现血糖波动，最高血糖 26mmol/L，反复出现低血糖。②既往史:1995 年曾有短暂高血压病史；③辅助检查：2016 年 6 月曾在丰台医院测空腹胰岛素 10.3mmol/L，空腹 C 肽＜ 0.01ng/ml。④治疗方面：患者服用参芪麦味地黄汤后，自觉不适。

2. 规培医师 2：患者糖尿病发病年龄偏大，胰岛功能差，服用磺脲类药物血糖控制差，尿酮体阳性、"三多一少"症状比较典型，故诊断上考虑是成人迟发型 1 型糖尿病，治疗上建议考虑使用胰岛素泵治疗。中医方面：患者临床症状不典型，牙齿脱落考虑与肾精不足相关，结合体型消瘦、面色萎黄、口唇紫暗、舌苔白腻，考虑脾肾两虚、痰瘀互结，方选二仙汤[30]合二陈汤[25]加减。

3. 规培医师 3：该患者糖尿病病史较长，最早可以追溯到 1998 年，当时体型不胖；2003 年初诊糖尿病时服用格列喹酮有一定效果，考虑是 2 型糖尿病，后来可能因为自身免疫等原因导致胰岛功能受损，转为 1 型糖尿病。该患者胰岛功能差，建议继续使用胰岛素强化治疗方案。中医方面：患者面色萎黄、四肢发凉，舌暗苔白腻，脉沉缓有力，尺脉偏弱，考虑脾肾亏虚，方用金匮肾气丸[31]合丹参饮[4]加减。

4. 规培医师 4：患者糖尿病病史比较长、胰岛功能差；加之反复血糖波动、反复低血糖、反复酮症，并且对胰岛素敏感，综合考虑是 1 型糖尿病，治疗应该以胰岛素治疗为主。中医方面:目前临床症状不是很明显，根据舌暗红，苔白腻，脉沉缓，服用参芪麦味地黄汤后不适，考虑是湿浊中阻夹瘀，建议采用三仁汤[11]合丹参饮[4]加减治疗。

5. 规培医师 5：患者糖尿病病史多年，胰岛细胞抗体目前是阴性，需要查胰岛功能后再分型诊断；甲状腺结节 1.0cm×1.6cm，分级为 4b 期，建议进一步检查以明确诊断。中医方面：根据口干多饮，四肢发凉，舌暗，脉沉，辨证属气阴两虚夹瘀证，方用参芪麦味地黄汤合当归四逆汤[55]加减治疗。

6. 规培医师 6：通过查阅相关资料，根据发病特点判断属于成人迟发型自身免疫型糖尿病（LADA 见第 2 章九），此类型糖尿病本质上属于 1 型糖尿病，但开始服用口服控制血糖药有效。中医方面：患者面色萎黄、舌苔白腻、四肢凉，考虑脾虚痰湿，建议采用六君子汤加减治疗。

7. 进修医师：患者虽然是 50 多岁发病，但结合既往诊断，以及频发低血糖、酮症，诊断考虑是 1 型糖尿病，同意目前门冬胰岛素＋地特胰岛素治疗方案，考虑患者有动脉硬化，可以使用小剂量阿司匹林。中医方面，患者舌质紫暗，苔白腻，脉沉缓，牙齿脱落比较早、四肢皮温比较低，考虑肾阳虚夹瘀证，建议采用金匮肾气丸[31]合血府逐瘀汤[10]加减治疗。

8. 住院医师：诊断考虑成人迟发型自身免疫性糖尿病（LADA），原因包括：发病时年龄较大，体型不胖，发病过程比较长，开始口服控制血糖药有效，后胰岛功能衰竭，需使用胰岛素治疗，这些发病特点都符合 LADA 的发病特点，虽然没有当时相关抗体的检查结果，但从发病特点看应该属于 LADA。治疗方面，建议做胰岛功能检查，如果残存部分胰岛功能，可以采用甘精胰岛素＋口服药控制，最近频发低血糖，胰岛素要减量。目前甲状腺结节分级 4b 期，边界模糊，建议做甲状腺穿刺，明确良、恶性诊断。患者心率偏慢、怕冷、甲状腺结节，可以考虑加入小剂量左甲状腺素钠片，一方面改善怕冷症状，另一方面对甲状腺结节有抑制作用。中医方面，患者舌苔厚腻，服用参芪地黄汤[38]不舒服，可能与脾虚湿阻有关，因为滋腻药碍胃，长期可以补肾治疗，短期可以化痰祛湿为主治疗，方用平胃散[56]加减。

9. 主治医师 1：患者弟弟、叔叔的孩子均患有糖尿病，有糖尿病家族史，发病年龄偏晚，以前服用格列喹酮有效，诊断考虑 2 型糖尿病，不符合的地方是胰岛功能偏差，但该患者病程比较长，胰岛功能衰竭也可以解释。中医方面：患者面色萎黄、苔白腻，皮肤发凉，脉沉细，阳虚寒湿症状比较明显，并且牙齿脱落、肾主骨生齿，辨证属脾肾阳虚、夹湿夹瘀，方选金匮肾气丸[31]合黄芪桂枝五物汤[27]，并加入活血化瘀药。参芪麦味地黄汤治疗气阴两虚，该病人本质属于脾肾阳虚，寒湿现象比较明显，故服药后感觉不适。

10. 主治医师 2：根据发病年龄、发病过程，LADA 诊断可能性大。如果是普通的 2 型糖尿病，很少会出现频发的低血糖、酮症。如果血糖条件允许，可以做一个正规的胰岛功能检查；目前胰岛细胞抗体是阴性的，从这个角度看 LADA 诊断证据支持不够；此外，也有可能是其他特殊类型糖尿病，如果条件允许，可以做基因检测。治疗方面，不管是哪种类型的糖尿病，目前胰岛功能偏差，都要以胰岛素治疗为主。饮食、运动对于他的血糖控制十分重要，要多与患者沟通，让他有一个比较严格、规律的饮食和运动方案，必要时还可以分餐，调整胰岛素要小剂量调整，避免反复出现低血糖、高血糖。中医方面，考虑属脾肾阳虚，中药以金匮肾气丸[31]合藿朴夏苓汤[12]加活血化瘀药治疗。

11. 副主任医师：开始收治该患者时很想拿到北大医院的一手资料，但一直缺如。患者 1998 年发现血糖偏高，一直没有诊疗，2003 年因糖尿病酮症就诊于友谊医院，补液纠酮后改用口服控制血糖药，虽然未监测血糖，但临床症状可以改善，说明口服药有效。结合发病年龄、发病过程，考虑成人迟发型糖尿病（LADA）。虽然目前缺乏胰岛抗体阳性的相关证据，但患者发病到现在已有十几年时间，抗体有可能已经转阴。此外，2004年患者在北大医院住院期间诊断为1型糖尿病，推测当时应该有胰岛抗体、胰岛功能等相关检查结果，并且当时抗体阳性可能性比较大。患者50多岁发病，在没有长期应用磺脲类等控制血糖药物的情况下，胰岛功能衰竭快，应该考虑LADA诊断。近期，患者反复出现低血糖，考虑与牙齿脱落导致进食障碍有关。从治疗角度看，患者血糖波动比较大，可以考虑使用胰岛素泵治疗。中医方面，开始辨证属气阴两虚证，采用参芪麦味地黄汤治疗，可能由于养阴药偏于滋腻，导致服药后有不适，可以在原方的基础上去养阴药，加入理气燥湿药。

【主任医师总结发言】

教学查房需持续改进，要围绕诊断去问诊、查体。在不知道既往化验结果、只知道患者病史情况下，怎么判断是1型糖尿病、2型糖尿病，还是LADA（见第2章九）？怎么根据临床症状和体征，现有的理化指标和检查，来判断他的分型。该患者问诊最重要，是诊断糖尿病分型的重点。

现在的知识获取方式很多，要善于利用身边的工具。LADA的诊断标准从网上就可以查到，有国际标准也有国内标准。其病程主要分为两个阶段，一个是非胰岛素依赖阶段，一个是胰岛素依赖阶段。胖人、瘦人都可以发病，体型一般都是正常的。对于胰岛素敏感的患者可不考虑2型糖尿病。因此，通过详细询问病史、在没有检查结果参考情况下，也可以判断；该患者的诊断应该为LADA。

LADA存在一个潜在的发病过程，该患者1998年发现血糖异常，没有得到重视；2014年血糖高、尿酮体阳性，到友谊医院纠酮，对胰岛素敏感，使用胰岛素后血糖很快恢复正常，当时医师认为是初发糖尿病，给予格列喹酮治疗，服用口服药一段时间有效，符合LADA初期发病特点。LADA早期使用胰岛素治疗1～2个月，甚至有可能停药，出现相对的蜜月期。经过这个阶段后，患者血糖继续升高，1年后到北医就诊，因胰岛功能差改用胰岛素治疗，此时已到LADA胰岛素依赖期，医师在没有详细询问病史的情况下诊断为1型糖尿病。因为患者对胰岛素比较敏感，又没有监测好血糖，所以多次出现低血糖，甚至昏迷。因此，该患者应该诊断为LADA，还要补充低血糖症（见第2章十一）诊断。

治疗方面，首先按低血糖症（见第2章十一）处理，要保证在1周内不要发生低血糖。患者近几年糖化血红蛋白控制在7%左右，血糖波动比较大，要区分黎明现象、苏木杰现象（见第3章四），是不是低血糖后引起高血糖，高血糖容易纠正、低血糖不容易纠正；低血糖引起脏器功能低下，有生命危险。目前，患者频发低血糖，注意要改变控制血糖策略，控制血糖方案可以分两步走：首先先尝试采用基础胰岛素＋口服控制血糖药方案，保留甘精胰岛素、起到类似胰岛素泵的作用，饮食不好，予瑞格列奈0.5mg口服每日3次，摸索一下经验，如果这个方法失败了，或者患者饮食改善、体重增加了，再采用强化治疗方案。2型糖尿病以大血管并发症为主，1 型糖尿病以微血管并发症为主。

该患者 1995 年有过短暂的高血压病史，后面因为自己比较要强、精神紧张，致使内分泌紊乱，进而导致 LADA 以及甲状腺疾病发生，因为糖尿病血糖控制不好，导致牙龈萎缩、牙齿脱落，属于糖尿病微血管病变；目前存在广泛的动脉硬化，需要关注糖尿病心脏自主神经病变，因为低血糖影响心脑功能，加上心率偏慢，该患者容易出现猝死，需要心电监护和加强护理，护理级别应该为一级护理，考虑使用硝酸酯类药物；进食障碍，要联系营养科，指导营养配餐。目前甲状腺结节（见第 2 章二十七）边界不清楚，有毛刺征，分级为 4b 期，加上消耗性体质，要考虑甲状腺癌，需要抓紧时间治疗，建议出院后到潘家园肿瘤医院头颈外科继续治疗。

中医方面，不能盲人摸象，各执一端。需要整体与局部相结合，处理好整体与局部的关系；还要考虑到病症结合，利用好各项检查结果，比如 B 超、CT 等，更好的脏腑定位。首先要定位，患者全身发凉，面色萎黄，牙齿脱落定位在肾，苔白腻定位在脾，心率慢定位在心，辨证属阴阳两虚，以阳虚为主，方应选右归饮[42]加减，加上消导化湿药，如藿香、佩兰、半夏、陈皮，再加活血通络药，如地龙、土鳖虫、水蛭等虫类通络药。中医辨证药抓主症，处理好整体与局部的关系。

十一、2 型糖尿病合并冠心病（支架植入术后）、高血压病、甲减

【病例汇报】

患者许某，女，65 岁，主因"间断口干、乏力 5 年，加重伴体重下降 3 个月"，由门诊收住入院。

[病情要点] 患者 5 年前无明显诱因时有口干乏力，当时体重约 70kg，偶测空腹血糖 10～13mmol/L，未予重视及诊治，血糖未监测。5 年间患者体重逐渐增加至 81kg，3 个月前就诊于大兴区人民医院，完善检查。生化：GLU 15.8mmol/L，HbA1c 12.2%，诊断"2 型糖尿病"，治疗予生物合成人胰岛素注射液三餐前 20 分钟各 13U、精蛋白生物合成人胰岛素注射液睡前 12U 皮下注射。患者既往最高体重 81kg，3 个月间患者体重下降 6kg，为求进一步诊治收入院。刻下症：口干口苦，乏力，活动气短，无头晕头痛，无胸闷胸痛，无胃脘不适，双目多眵，流泪，上身易汗，下肢发凉，欲近衣被，纳可，眠安，大便调，夜尿频，每晚 5～6 次。

[既往史] 高血压病 40 年，血压最高 240/150mmHg；高脂血症 30 年；17 年前脑梗死，现无明显后遗症；冠心病 12 年；胆囊炎 7 年；甲减 5 年；腰椎间盘突出病史 1 年；3 个月前诊断脂肪肝、胆结石、反流性食管炎。否认肝炎、结核病等传染病史。12 年前因急性心肌梗死于大兴区人民医院植入冠脉支架 1 枚。磺胺及青霉素过敏。

[个人史] 无烟酒不良嗜好，14 岁月经初潮，4/30 天，43 岁绝经。24 岁结婚，非近亲婚配。育有 1 女 2 子，大儿子 32 岁时因车祸去世，二儿子出生时 8 斤，现患糖尿病。

[家族史] 高血压病家族史，父母均患有高血压病，因脑血管病已故；2 哥哥、1 弟弟、2 姐姐均患高血压病，否认糖尿病家族史。

[查体] 血压 119/66mmHg，体重 75kg，身高 160cm，BMI 29.2kg/m²，腰围 105cm，心率 64/min。脱发，口唇发绀，左侧鼻唇沟略浅，心界向左下扩大，二尖瓣、三尖瓣区可闻及 2/6 级吹风样杂音，腹部膨隆，胆囊点压痛。双侧 10g 单丝试验阳性，双侧温度觉减弱，双侧痛觉正常，左侧音叉试验阳性，双侧足背动脉搏动减弱。甲状腺 Ⅱ 度肿大，质韧，未触及结节，无压痛，无震颤，未闻及血管杂音，Joffroy 征（－），VonGraefe 征（－），Stellwag 征（－），Mobius 征（－）。

[望闻问切] 神色形态：神清，精神可，营养良好；声息气味：语利，气息平；舌紫暗，苔黄腻，脉沉弦缓。

[辅助检查] 随机血糖 22.6mmol/L；尿常规：pH ≤ 5.0，CAST-M 17.52/LPF，CAST 6.04/μl，PRO Neg，GLU Neg，LEU Neg，BLD Neg，KET Neg；HbA1c 8.0%；血常规：RBC 4.32×10¹²/L，WBC 5.2×10⁹/L，PLT 211×10⁹/L，HGB 133g/L，NEU% 45.8%，LYM% 43.3%；生化：GLU 10.8mmol/L，UA 376.8μmol/L，BUN 8.75 mmol/L，CREA 58.30μmol/L，TG 2.65mmol/L，HDL 0.80mmol/L，LDL 2.04mmol/L，CHOL 3.5 mmol/L，ALB 41.00g/L，ALT 14.0U/L，AST 17.6U/L；胰岛功能：Ins 20.85mU/L，C-Peptide 1.51 nmol/L；甲状腺检查全项：TSH 6.45mU/L，Anti-TPO ＞ 1048.0 U/ml，Anti-Tg ＞ 2366.0U/ml，T₄ 15.51μg/dl；乙肝五项定量：Anti-HBc 1.42（＋）S/CO；骨代谢、DIC、动态红细胞沉降率、便常规加隐血、尿微量、ACR 未见异常；头颅 CT：双侧基底节区腔隙性脑梗死；胸片：老年性心肺改变；心电图：窦性心律，心电轴轻度左偏，可以 T 波（T 波略低平，aVL 倒置），异常 Q 波（V₁～V₃ 呈 QS 型陈旧前间壁心梗不除外）；颈动脉超声：双侧颈动脉硬化伴多发斑块形成；肾动脉超声：右侧肾动脉阻力增高；下肢动脉超声：双下肢动脉硬化伴多发斑块形成，双侧胫前动脉狭窄，节段性闭塞；盆腔超声：老年性子宫；ABI：疑似有双下肢末梢动脉疾病，神经传导速度未见明显异常；外院超声：心脏超声见节段性室壁运动异常，可疑左室心尖部室壁瘤形成，左房增大，二尖瓣后叶钙化，主动脉瓣退变，三尖瓣反流（轻度），左室舒张功能减低，EF 60%；甲状腺超声：甲状腺弥漫性病变，双侧甲状腺旁未见明显肿大淋巴结；腹部超声：脂肪肝，胆囊大，胆囊多发结石，脾大（2017-04-14 大兴区人民医院）。

[初步诊断] 中医诊断：①消渴病，②胸痹，③眩晕病，④虚劳；上热下寒证。西医诊断：① 2 型糖尿病，糖尿病性周围神经病变；②冠状动脉粥样硬化性心脏病，不稳定性心绞痛，陈旧性前壁心肌梗死，冠状动脉支架植入术后，心功能 Ⅱ 级；③高血压病 3 级（极高危）；④高脂血症；⑤动脉硬化；⑥慢性甲状腺炎；⑦甲状腺功能减退症；⑧高尿酸血症；⑨脑梗死；⑩脂肪肝；⑪反流性食管炎；⑫胆囊炎；⑬胆囊结石；⑭腰椎间盘突出。

[目前治疗] 入院后给予门冬胰岛素注射液、甘精胰岛素注射液控制血糖；厄贝沙坦片、氢氯噻嗪片、苯磺酸氨氯地平控制血压；瑞舒伐他汀钙片降脂稳定斑块；阿司匹林、硫酸氢氯吡格雷片抗血小板聚集；单硝酸异山梨酯片减轻心脏负荷；酒石酸美托洛尔片控制心室率；左甲状腺素钠片补充甲状腺激素；硒酵母片口服补充硒元素。中医辨证上热下寒，予乌梅丸[57]与健脾温阳方药化裁，中成药丹红注射液活血化瘀，外用糖痛洗剂温经通络。

【医师讨论实录】

1. 住院医师 1：患者既往高血压病史、糖尿病病史、冠心病病史，对于患者需控制好血压、血脂、血糖等，具体达标目标，同意主治医师的意见。对于该患者，需要积极预防低血糖，根据 ADVACE 荟萃显示，低血糖可诱发合并脑血管疾病（CVD）的糖尿病患者发生心梗及卒中，该患者血糖控制目标为空腹血糖 7 ～ 8mmol/L、餐后血糖 10mmol/L；结合冠心病合并糖尿病相关指南，该患者目前需胰岛素控制血糖，待患者心脏症状平稳后可以改用促泌药、α 糖苷酶抑制药等控制血糖。患者甲状腺功能减退，本病可累及心脏出现心包积液和心力衰竭。结合患者目前甲状腺功能相关指标，患者仍需进一步替代治疗。中医方面，结合患者症状、体征及舌脉，辨证属上热下寒夹湿夹瘀，中药予乌梅丸[57]方中加活血化瘀之类的药物。

2. 住院医师 2：该患者心脑血管疾病病史比较长，高血压病 40 多年，脑梗死、心脏支架术后，目前也存在血脂、尿酸等多方面代谢紊乱，多学科联用药是必然的，用药种类比较多且都是必不可少的。患者目前最突出及日后影响预后的是心血管方面问题，是死亡的最高危险因素。患者尿酸水平偏高，目前用药中阿司匹林、氢氯噻嗪可能影响尿酸，《高尿酸血症诊疗规范》中建议尽量避免使用升高尿酸的药物，在治疗中是否可考虑到这些药物的影响作用。中医方面，查看患者口唇紫暗，舌质偏暗，脉沉缓，辨证属心阳不振，并兼有瘀血，处方予桂枝甘草龙骨牡蛎汤[34]合血府逐瘀汤[10]加减。

3. 主治医师 1：患者基础心脑血管疾病合并糖尿病，患者高血压病 40 年、脑梗 17 年、冠心病 12 年，均发生于糖尿病之前，血糖控制为心脑血管预后服务，目前早、中、晚、睡前四针胰岛素治疗。控制目标 BMI < 25kg/m², 腰围 < 90cm，血压控制在 140/80mmHg，空腹血糖 8mmol/L，餐后 10mmol/L，糖化血红蛋白 7.5%，LDL-C < 2.0mmol/L，《2013 年冠心病康复专家共识》指出心率控制在 55 ～ 60/min。既往心梗病史，目前有室壁瘤，发生在大面积心梗后，高血压病患者多见，瘤内附壁血栓较多，容易发生充血性心力衰竭、心律失常、动脉栓塞，心电图可见病理性 Q 波，胸前导联的持续性 ST-T 改变，应注意与心梗急性期鉴别。患者目前心梗三项检查阴性，心电图报陈旧性心梗，应注意与之前对比，患者风险较高，应慎防低血糖。患者既往甲减（见第 2 章二十三），对心脏也有影响，可能诱发心包积液、心力衰竭，甲减性心脏病发病率在老年人中发病率更高，患者目前依据甲状腺功能调整甲状腺激素用量，控制尚可。出院后仍建议四次胰岛素治疗，尽量减少控制血糖方案中的口服药，减轻肝肾负担，并且血糖控制稳定，低血糖风险小。中医方面，依据舌脉，症状，

辨为心肾阳虚夹有瘀血，病位在心、脾、肾，方用参附汤[58]合右归饮[42]加减。

4. **主治医师 2**：患者年老，基础疾病较多，依据目前情况来看，药物较难简化，同意住院医师目前治疗。关于患者的控制目标，应设定在空腹血糖 6～8mmol/L，餐后血糖 8～10mmol/L。患者病史不长，胰岛功能也还可以，但患者胰岛素用量较大，可能日后还需保留一针基础胰岛素联合 α 糖苷酶抑制药。中医方面，辨病辨证相结合，患者疾病较多，遵从异病同治，患者目前上半身汗出，双目多眵，下半身欲近衣被，夜尿频，属下焦虚寒，辨为上热下寒证，患者活动后气短，查体脾大，舌苔黄腻，夹有痰浊，病位责之肝、脾、心、肾，方选乌梅丸[57]合枳实薤白桂枝汤[59]。

5. **主治医师 3**：治疗方面，控制血糖以四针胰岛素控制血糖，但应防止低血糖发生。糖尿病无痛性的心肌梗死非常多见，一定要提醒患者重视心血管疾病。中医方面，同意上热下寒的辨证，以肾阳虚为主，阳气虚衰，阳气不达四末，故见下肢发凉，中药可以予参附汤[58]合桂枝甘草汤[60]加减，并应加用一些化痰、活血化瘀的药物。

6. **主治医师 4**：患者老年人，大血管并发症较重，治疗目的要预防大血管病再次发生，并注意慎防低血糖。用药方面，由于患者并发症较多，用药种类较多，控制血糖倾向于胰岛素治疗，可减少药物间相互作用，同意住院医师的观点，阿司匹林可能影响尿酸水平，该患者目前双抗治疗，应完善血小板聚集试验，评估目前双抗必要性，病情允许的话或可停用阿司匹林。控制目标同意前几位医师意见，血糖标准适当放宽，血压在 140/90mmHg 以下，低密度脂蛋白应进一步控制在 1.8mmol/L 以下。从患者甲减情况来看，替代治疗可能还不够，应及时调整。中医方面，该患者舌紫暗、口唇发绀，属血瘀之象较明显，应加一些活血的药物。

7. **营养师**：该患者老年女性，BMI 为 29.2kg/m²，属于肥胖体型，平时进餐较规律，但有加餐核桃习惯，每次 3～4 个，平时活动量较大，但有空腹运动习惯。结合患者情况，营养学提供以下建议。①每日总能量 1370kcal，其中糖类 200g，建议患者摄入粗粮及杂豆类 60～70g，以增加 B 族维生素和膳食纤维的摄入量，尤其注意叶酸和维生素 B_{12} 的摄入，有营养神经、改善周围神经病变及预防贫血的作用；蛋白质 55g，为适应老年人蛋白质合成比较低的情况，应选择优质蛋白，动物类就是瘦肉、鸡蛋，植物类就是豆类；老年人胆汁酸减少，消化脂类能力减低，所以脂肪摄入量为 36g，也符合低脂饮食原则，并且以植物油为主，因为植物油中维生素 E 含量较多，具有抗氧化作用，能减少体内的过氧化物，有降低胆固醇浓度的作用，不建议患者睡前加餐核桃，可改在白天加餐食用 1～2 个；食盐应控制在 5g 以下。②老年患者，女性绝经后由于激素水平变化，骨质丢失较重，钙吸收能力下降，骨折风险增加，因此应注意钙及维生素 D 的补充，以乳制品为最佳，并注意增加日照，以促进钙的吸收；比例合理的钙磷有利于钙剂的吸收，也要注意磷元素的补充；适量的铬元素可促进胰岛素发挥作用，并能降低低密度脂蛋白，提高高密度脂蛋白。③针对患者甲减，建议避免辛辣刺激、十字花科食物等可能增加甲状腺肿大的食物。④食疗方面，有两个小处方，简便易得也便于患者长期坚持，一是鲜柿叶 20g，食盐浸渍，每次 2 片，每日 3 次，可起到清热解毒、止血控制血压、生津止渴的作用；二是玉米须 30g，煎水代茶饮，利尿，降低血糖、血压、血脂。⑤运动建议：避免长时间大量运动，应在餐后运动，每次 20～30min，而且要注意加餐，以防低血糖。总体目的是通过饮食、营养物质摄入与合理的运动，减轻患者病症，改善患者健康状况。

8. 主管护师：①护理方面首先注意安全，老年女性，65 岁，高血压病，血压最高 240/150mmHg，并且患有眼部白内障，入院评估防跌倒防坠床，予加床档，并交代外出检查须有家属陪同；②监测患者血压，嘱清晨醒后即刻服用控制血压药；③对患者进行低血糖的预防指导；④患者下肢血管条件差，进行糖尿病足的预防教育，指导患者穿圆头厚底透气性好的鞋子，浅色松口的袜子，泡足时不要自行调节温度，防止烫伤；⑤饮食方面注意低盐低脂低嘌呤饮食，针对患者尿频症状，指导患者睡前少饮水，注意外阴卫生；⑥患者有反流性食管炎，给予患者防误吸的指导。

9. 副主任医师：患者心脑血管疾病病史长，3 个月前患者曾因冠心病、心绞痛发作于心内科就诊，治疗方案为心内科所指导，冠心病的二级预防按照 "ABCDE" 推行，即 A——血管紧张素转换酶抑制药（ACEI）与阿司匹林，B——β 受体阻断药与控制血压，C——戒烟与降胆固醇，D——合理饮食与控制糖尿病，E——运动与教育。对应的是防治糖尿病，患者糖尿病已经出现有 5 年了，应控制血糖，患者 3 个月前曾出现症状，在外院心内科按照急症处理的，当时有低分子肝素抗凝，目前双抗，心血管方面的问题还应请心血管科专科会诊。患者冠心病与糖尿病同时存在，可能存在糖尿病自主神经病变，如发生心梗的症状可能不典型，如牙痛、恶心、呕吐等都有可能是心梗发生的前兆，患者冠心病、高血压病病程长，绝经年龄早，雌激素的保护作用减低，凝血功能虽然检查未见明显异常，但发生急性冠脉综合征的风险较大，存在发生猝死风险。患者既往甲减病史，抗体水平高，目前已予硒酵母片及甲状腺激素补充治疗，TSH 水平仍偏高，已调整甲状腺激素用量，但仍应控制 TSH 水平，若甲状腺功能正常，也能改善心肌供血。关于控制血糖方案，患者虽然有 5 年病史，但之前均未正规治疗，C 肽水平也不低，在胰岛素用量不大的前提下可以采用一针基础胰岛素加餐时短效促泌药（如格列奈类药物），如果条件允许，四针胰岛素更为适合。患者的血糖控制目标糖化血红蛋白在 7%，血糖空腹约 7mmol/L、餐后约 10mmol/L。患者体型偏胖，腰围大，腹型肥胖明显，虽然体重控制较难，但仍需努力。中医方面，辨病辨证，既往心脏病病史，不光有糖尿病，辨证方面考虑气虚夹痰夹瘀，方选瓜蒌薤白半夏汤[61]合血府逐瘀汤[10]加减。

【主任医师总结发言】

大家的讨论并未达成共识，中医辨证及治疗方面方剂选择不一；西医控制血糖方案也未达成共识，例如阿卡波糖片的使用。心脑血管保护方面大家谈及心脏比较多，但关于肺功能、甲状腺讨论较少。治疗上至少要遵守两个规范，即中西医诊疗规范，在此基础上求同存异。患者到我们内分泌科要解决的是代谢问题，其次要看疾病的发生发展过程。该患者高血压病

（见第 2 章三十二）40 年，发现血糖升高到现在 5 年，所以她的心血管疾病更为严重。依据患者辅助检查结果，结合脏腑定位，不能只看表面现象，患者口干、口苦的原因从西医来看是血糖高，电解质可能存在紊乱，随机血糖 22.6mmol/L，所以口干口苦，中医辨证为阴虚；眼睛多眵，流泪，这是肝经湿热，但并不代表是上热，下肢发凉，但大便正常，所以也不足以是下寒，乌梅丸出自《伤寒论》，治疗厥阴吐蛔，病位主要在中焦，临床多用于胃肠为主的病。该患者 40 年的高血压病史，17 年前脑梗，首先病位在脑；支架术后，左室心尖室壁瘤，3 个月前曾有心绞痛发作，病位在心；甲减（见第 2 章二十三）依据中医病机，多为脾肾阳虚；腹部超声给我们的提示很多，脂肪肝、胆囊炎、胆囊多发结石，病位均在肝脾。目前患者并未表达出胸闷、心悸、胸痛的严重症状，但患者心脏病很严重，室壁瘤、胆结石、脑梗死在中医病机中均属痰瘀，故目前中医辨证以痰瘀互结为主，并未在心、肝、脾，以心为主，方剂的选择上同意副主任医师的意见，但血府逐瘀的力度唯恐不及，并且不能解决脑梗、胆结石、脂肪肝的问题，在此基础上要加强活血、理气化痰功力，例如地龙、土鳖虫等虫类药物的使用；胆结石加强消导理气，三金可以使用，即海金沙、鸡内金、郁金，理气或可加用香附，该患者需选用全瓜蒌，药量要大一点。另外，目前研究对室壁瘤、甲状腺功能异常的治疗可用一些清热解毒的药物，如忍冬藤、野菊花等。控制血糖方面，患者目前血糖控制尚可，大家也谈到了低血糖的预防，该患者需严防低血糖，目标设定为空腹血糖 6 ～ 8mmol/L，餐后血糖 8 ～ 10mmol/L，手段就是胰岛素多次注射，三短一长，维持血糖稳定。患者超声提示肾动脉阻力增大，抗凝方面也要注意，该给的抗凝药物还是要给，但要注意室壁瘤破裂的风险。患者目前还没有出现蛋白尿，但也要注意肾脏问题的潜在风险，适度控制血压，目标在＜ 140/90mmHg，并维持血压稳定，完善早、午、晚及立、卧位血压测定。患者可能存在合并自主神经病变，对心绞痛感知减低，夜间存在猝死风险，目前护理级别应提高，并予心电监护，血糖控制平稳后建议患者及早至心脏专科医院就诊。患者体重严重超标，肥胖（见第 2 章十四），一定给予饮食指导，吃饱的情况下调整饮食结构，既满足饱腹感又减少能量摄入，患者目前心功能欠佳，运动受限，很难实现靠运动减重，但应做到体重不增加，待病情平稳，或可加用一些改善胰岛素抵抗的药物。患者目前存在心血管风险，病情不稳定的情况下，对甲状腺功能要求不要太严格，TSH 控制在 1.5 ～ 2.5mU/L 即可，若 TSH 低于 1.5mU/L，代谢情况自然就改善，胰岛素抵抗也会减轻，但目前不能要求太严格；患者甲减原因尚未明确诊断，结合病史、辅助检查，慢性淋巴细胞性甲状腺炎可能性大，但超声并未提供典型诊断依据。该患者血糖、血脂、甲状腺功能、体重属于内分泌科诊疗范围，其他疾病为相关科室，但初步诊断明确，会诊意义不大，可作讨论。

该患者大血管广泛受累，糖尿病足（见第 2 章八）不容忽视。根据糖尿病足病变的性质，可分为湿性坏疽、干性坏疽和混合性坏疽 3 种类型。

（1）湿性坏疽，临床所见到的糖尿病足多为此种类型，约占糖尿病足的 75%，多因肢端循环及微循环障碍引起，常伴有周围神经病变、皮肤损伤感染化脓，局部常有红、肿、热、痛,功能障碍,严重者常伴有全身不适,毒血症或败血症等临床表现。湿性坏疽又可分为6期:①湿性坏疽前期（高危足期）：常见肢端血供正常或不足,局部水肿,皮肤颜色发绀、麻木、感觉迟钝或丧失,部分患者伴有疼痛,足背动脉搏动正常或减弱,常不能引起患者的注意；②湿性坏疽初期：多发生于足底、足背等部位,常见皮肤水疱、血疱、烫伤或冻伤、鸡眼或胼胝等引起的皮肤浅表损伤或溃疡,分泌物较少；③轻度湿性坏疽：感染已波及皮下肌肉组织,或已形成轻度的蜂窝织炎。感染可沿肌肉间隙蔓延扩大,形成窦道,脓性分泌物增多；④中度湿性坏疽：深部感染进一步加重,蜂窝织炎融合形成大脓腔,肌肉肌腱韧带严重破坏,足部功能障碍,脓性分泌物及坏死组织增多；⑤重度湿性坏疽：深部感染蔓延扩大,骨与关节破坏,可能形成假关节；⑥极重度湿性坏疽：足的大部分或全部感染化脓、坏死,并常波及踝关节及小腿。

（2）干性坏疽。糖尿病患者的足部干性坏疽较少,仅占足坏疽患者的5%,多发生于肢端动脉及小动脉粥样硬化致血管腔严重狭窄或动脉血栓形成致血管腔阻塞者,动脉血流逐渐或骤然中断,但静脉血流仍然畅通,造成局部组织液减少,阻塞动脉所供血的远端肢体的相应区域发生干性坏疽,其坏疽的程度与血管阻塞部位和程度相关。较小动脉阻塞则坏疽面积较小,常形成灶性干性坏死；较大动脉阻塞则干性坏疽的面积较大,甚至整个肢端完全坏死。干性坏疽亦可分为6期:①干性坏疽前期（高危足期）：常有肢端动脉供血不足,患者怕冷,皮温下降,肢端皮肤干枯、麻木、刺痛或感觉丧失,间歇跛行或静息痛,且多呈持续性；②干性坏疽初期：多发生在指趾末端或足跟部,常见皮肤苍白,血疱或水疱、冻伤等浅表干性痂皮；③轻度干性坏疽：足趾末端或足跟皮肤局灶性干性坏死；④中度干性坏疽：少数足趾及足跟局部较大块干性坏死,已波及深部组织；⑤重度干性坏疽：全部足趾或部分足由发绀色逐渐变灰褐色,继而变为黑色坏死,并逐渐与健康皮肤界限清楚；⑥极重度干性坏疽：足的大部或全部变黑坏死,呈木炭样,部分患者有继发感染时,坏疽与健康组织之间有脓性分泌物。

（3）混合性坏疽。糖尿病患者混合性坏疽约占糖尿病足患者的18%,多因肢端某一部位动脉阻塞,血流不畅,引起干性坏疽,而另一部位合并感染化脓,引起湿性坏疽,呈现出混合性坏疽。混合性坏疽的特点是同时具有湿性坏疽和干性坏疽的病灶,但发生在同一个肢端的不同部位。混合性坏疽患者一般病情较重,溃烂部位较多,面积较大,常涉及大部分或全部手足,感染严重时可伴有全身症状,体温及白细胞升高,甚至发生毒血症或败血症。

根据糖尿病足的轻重程度,在控制血糖的基础上,加用改善微循环和神经病变的药物,必要时抗感染治疗,严重者需要手术治疗。而且可以根据患者创面的情况,选用不同的敷料进行外敷。消渴病的基本病机为阴虚内热,病久伤津耗气而致气阴两伤或阴阳俱虚。气虚无力推动血液运行,阴伤不能滋养血液,阳虚不能温养血液,故致血瘀形成。因此治疗糖尿病足应以益气养阴、化瘀通络为主。中医对糖尿病足一般分为四型:血虚寒凝证、阳虚寒盛证、阴阳两虚证、肝阴不足证。临床一般分别用当归四逆汤；真武汤、附子汤；茯苓四逆汤、芍药甘草附子汤；芍药甘草汤等。并随着患者其他症状酌情加减。

十二、2 型糖尿病并糖尿病肾病（CKD3 期）、高血压病

【病例汇报】

患者薛某，女，53 岁，主因"间断口干多饮 12 年，视物模糊 6 年，加重 1 周"由门诊收住入院。

[病情要点] 患者 2005 年无明显诱因出现口干多饮，于宣武医院查空腹血糖达 10mmol/L，诊断"糖尿病"，予二甲双胍片 0.25g 口服每日 3 次，阿卡波糖片 50mg 午餐嚼服控制血糖，未规律监测血糖。6 年前出现视物模糊，于宣武医院诊断"糖尿病视网膜病变，左眼视网膜脱落"，并行激光治疗。3 年前因症状反复于宣武医院住院期间诊断"糖尿病肾病"，并调整控制血糖方案为精蛋白生物合成人胰岛素（生物合成人胰岛素注射液 N）早 20U、晚 18U 皮下注射，配合瑞格列奈片（诺和龙）2mg 口服每日 3 次，控制血糖。1 周前患者口干多饮、视物模糊症状加重，至我院门诊就诊。查随机血糖 24.3mmol/L，尿常规：PRO（3+），GLU（4+），KET（-），现为求进一步系统诊治收入我科。刻下症：口干多饮，视物模糊，双足踏棉感，左腿及双足麻木，无头晕，无恶心呕吐，无胸闷憋气，无心慌，气急易怒，纳可，眠可，小便调，尿中有泡沫，大便 2 日一行，偏干。

[既往史] 2001 年诊断高血压病，最高血压病 170/100mmHg，现服用苯磺酸左旋氨氯地平片 2.5mg 每日 2 次、厄贝沙坦氢氯噻嗪片 0.15g 每日 1 次控制血压，血压控制在 130～160/70～90mmHg。2011 年诊断脑梗死，未遗留肢体活动不利及言语不利等后遗症状，现硫酸氢氯吡格雷片 25mg 口服每日 2 次抗凝；2011 年诊断高脂血症，现服用瑞舒伐他汀钙片 10mg 每晚 1 次治疗。2011 年因糖尿病视网膜病变，行激光治疗，否认冠心病病史。否认药物及食物过敏史。

[家族史] 父母及哥哥、姐姐均患有糖尿病、高血压病。

[个人史] 出生于北京丰台区，久居于北京，无疫区居住史。否认吸烟史，平素少量饮酒。

[查体] 血压 149/71mmHg，面色暗，反应迟钝，左眼有轻微光感，瞳孔 3mm，对光反射迟钝，右眼瞳孔 3mm，对光反射灵敏。左侧鼻唇沟变浅，牙齿稀疏脱落，伸舌左偏。腹壁可见妊娠纹，双足大趾趾甲增厚、粗糙、色暗，双足高足弓，双足部皮肤干燥，局部皮肤无破溃，皮肤温度未见异常，双下肢皮肤色素沉着，双下肢轻中度水肿，双足背动脉搏动减弱。左膝膝跳反射亢进。左下肢痛觉减退。左侧巴宾斯基征、查多克征、奥本海姆征强阳性，右侧巴宾斯基征、查多克征弱阳性，余病理反射未引出。

[望闻问切] 神色形态：神清，精神可，营养良好；声息气味：语利，气息平；舌脉：舌暗红，苔白。脉沉细。

[辅助检查] 即刻血糖 20.1mmol/L；尿常规：GLU 1000（4+）mg/dl，PRO 300（3+）mg/dl，ERY 20（1+）/μl；血常规 +C 反应蛋白：WBC 6.97×10⁹/L，P-LCR 43.1%，MCH

31.4pg，PDW 17.5fl，CRP ＜ 0.5mg/L；血型鉴定：ABO 血型 B 型，Rh（D）阳性；生化五＋全血肌钙蛋白 I+ 急诊生化：LC 3.34mmol/L，CK 471U/L，CK-MB 38U/L，UA 414μmol/L，BUN 10.39mmol/L，PVA 142.7μmol/L，PVA 142.7μmol/L，Cr 143.3μmol/L，P-LPS1 58.0U/L，GLU 20.3mmol/L（2017-07-03 入院急查）。

[初步诊断] 中医诊断：消渴病，气阴两虚挟瘀挟湿证；视瞻昏渺，气阴两虚挟瘀挟湿证；水肿，气阴两虚挟瘀挟湿证；中风，气阴两虚挟瘀挟湿证。西医诊断：2 型糖尿病，糖尿病视网膜病变，左眼视网膜脱落，糖尿病肾病，慢性肾功能不全 [慢性肾脏病（CKD）3 期]；高血压病 2 级（很高危）；陈旧脑梗死；高脂血症；高尿酸血症。

[目前治疗] 门冬胰岛素注射液早餐前 14U、中餐前 10U、晚餐前 12U 皮下注射，甘精胰岛素注射液睡前 8U 皮下注射控制血糖；苯磺酸左旋氨氯地平片 2.5mg 口服每日 1 次，厄贝沙坦氢氯噻嗪片 0.15g 口服每日 1 次控制血压；硫酸氢氯吡格雷片 25mg 口服每日 2 次抗血小板凝聚；瑞舒伐他汀钙片 10mg 口服每晚 1 次调节血脂；单硝酸异山梨酯片 20mg 口服每日 2 次扩张冠状动脉；甲磺酸左氧氟沙星片 200mg 口服每日 2 次抗感染。中医以益气养阴为主，兼以活血化湿，方用麦味地黄汤加减。

【医师讨论实录】

主任医师引导讨论：该患者预期寿命短，主要原因是脑梗死、认知功能障碍、大血管并发症重、肿瘤风险大，该患者还存在严重抑郁状态，容易走失、自伤。需要帮助患者树立战胜疾病的信心，进而控制疾病进展，提高预期寿命，改善生活质量。本次病例讨论目的主要集中在以下两个方面：①从西医角度，怎么才能够控制病情进展；②从中医角度，如何让她的整体身体状态得到改善。

1. 规培医师 1：西医方面：①目前患者血糖控制不理想，胰岛素用量较大，需要进一步控制饮食、加强运动，使体重达标，进而改善胰岛素抵抗；②因患有糖尿病肾病，血压控制不能太高，但脑梗死、脑供血不足，血压控制又不能太低，密切关注血压变化，使血压控制在 130 ～ 140/80 ～ 90mmHg。中医方面：结合舌暗红，苔黄，考虑湿热内蕴、夹有瘀血，考虑采用清热除湿、活血化瘀治疗，方用三仁汤 [11] 加减。

2. 规培医师 2：西医方面：同意上述医师意见，患者需要加强饮食、运动控制，建议吃院内营养餐；中医方面：因患有脑梗死，目前是后遗症期，可以用活血化瘀方法治疗；认知功能障碍、记忆力下降，可加用益智仁等补肾健脑药；表情淡漠、情绪低落，加用逍遥散 [2] 治疗。

3. 规培医师 3：西医方面：①首先要控制血糖、血压、血脂，目前血糖偏高，胰岛素可以加量，使血糖控制到正常范围，同意目前控制血压方案，采用氨氯地平、厄贝沙坦氢氯噻嗪片控制血压，使血压控制在 130/90mmHg 左右；②肿瘤风险比较大，心脏超声提示瓣膜畸形，Hoter 提示短暂房速，需要关注 D-Dimer 以及感染性心内膜炎的可能性。中医方面：

患者视物模糊、气急暴躁，大便偏干，舌暗红，苔黄，脉沉滑，辨证属气阴两虚、挟湿挟瘀，以益气养阴、活血祛湿法治疗，方选参芪麦味地黄汤[38]和桃红四物汤[29]加减，加用疏肝理气药。

4. 规培医师 4：西医方面：①血糖需要控制在良好范围，在胰岛素应用的基础上，可以考虑加入二甲双胍片、阿卡波糖片等口服控制血糖药；② CA-724U/ml 大于 600U/ml，考虑胃肠道肿瘤的风险大，建议做胃肠镜检查；中医方面：静脉采用活血化瘀中药注射液治疗，口服汤药采用疏肝解郁法，方用逍遥散[2]加减。

5. 规培医师 5：西医方面：同意前面医师观点，患者需要保持良好生活习惯，控制血糖、血压在理想范围之内，目前使用氢氯噻嗪控制血压，可能会对血糖、尿酸有影响，建议停用或改用其他控制血压药；中医方面：辨证属气阴两虚挟湿挟瘀，可以在参芪麦味地黄汤[38]基础上加入活血化瘀、温阳利水中药。

6. 进修医师 1：西医方面：①患者糖化血红蛋白 11.0%，自诉近期血糖控制不好，同意目前胰岛素强化治疗方案；②患有糖尿病肾病，血压控制不理想，建议调整控制血压药用量，使血压控制在 140/90mmHg 以下；③肿瘤标记物升高明显，患者拒绝胃镜检查，建议考虑 PET-CT 检查。中医方面：患者双下肢麻木、记忆力减退，辨证属肾虚血瘀，建议选右归丸[42]和四藤一仙加减治疗。

7. 进修医师 2：西医方面：①患者体型肥胖，BMI 大于 28，存在明显胰岛素抵抗，考虑可以加入胰岛素增敏药，目前肾小球滤过率小于 45ml/min，不能使用二甲双胍片，可以考虑使用噻唑烷二酮或 DPP-4 抑制药；②糖尿病肾病，需要测 24 小时蛋白尿、记 24 小时出入量；③目前使用氢氯噻嗪控制血压，注意对血糖、尿酸以及电解质的影响；④患者 CA-724 高，需要考虑消化道和卵巢肿瘤，建议进一步检查明确诊断。中医方面：考虑气阴两虚、瘀血阻滞，可以采用血府逐瘀汤[10]加减治疗。

8. 住院医师：西医方面：①患者血糖高，糖化血红蛋白 11.0%，需进一步控制血糖，同意目前强化治疗方案，可以逐渐增加胰岛素用量，避免因为肾功能差导致胰岛素蓄积，形成低血糖；目前肾功能差，不建议采用二甲双胍片治疗，噻唑烷二酮类药物增加体重、水肿、心力衰竭风险，也不建议使用。②目前采用氨氯地平、厄贝沙坦氢氯噻嗪片控制血压，24 小时平均血压为 132/66mmHg，血压已达标，因氢氯噻嗪对血糖、尿酸、电解质有影响，考虑可以停用。③目前使用瑞舒伐他汀钙片调节血脂，因患者肾功能差，考虑可以换用阿托伐他汀治疗。④患者 CA-724U/ml、CEA、SCC 等肿瘤标记物升高，结合血沉增快、CK、CK-MB 升高，考虑肿瘤可能性大，肿瘤是影响患者预期寿命的重要危险因素，建议出院后立即前往肿瘤专科医院诊治；中医方面：患者牙齿脱落、认知功能下降，肾主骨生髓，结合水肿、蛋白尿、肌酐高，定位在肾；视物模糊、情绪低落定位在肝，结合舌脉，考虑肝肾亏虚、挟湿挟瘀，方选杞菊地黄汤[35]合桂枝茯苓丸[20]治疗。

9. 主治医师 1：西医方面：①患者血糖控制欠佳，因肾功能差，很多口服控制血糖药不能服用，同意目前以胰岛素为主的治疗方案，可以增加胰岛素用量以更好控制血糖，必要时也可以考虑加用 DPP-4 抑制药治疗；②患者血压需要控制在合理范围内，目前肾功能差，考虑使用钙离子拮抗药（CCB）类控制血压药比较妥当；③患者肿瘤标记物升高明显，肿瘤风险性大，但患者拒绝做胃镜检查，建议做 PET-CT 检查以明确病变位置。中医方面：考虑瘀血阻滞，可以使用血府逐瘀汤[10]加减治疗。

10. **主治医师 2**：①患者肌酐水平高、糖化血红蛋白高，故入院时采用胰岛素强化治疗方案，并逐渐增加胰岛素用量，目前患者血糖下降比较明显，可以继续目前治疗方案，因肾功能差暂不考虑二甲双胍片、阿卡波糖片等口服控制血糖药。②入院时双下肢水肿，故采用氢氯噻嗪利尿控制血压，目前水肿消退，血压控制良好，可以停用；③降脂药可以改用阿托伐他汀，该药肾功能 1～4 期均可以使用。④因肾功能差，放射科不建议使用造影剂，因此无法行腹部增强 CT 以及冠脉血管造影（CTA）检查，建议出院后到肿瘤专科诊治。中医方面：患者入院时乏力、口干、水肿明显，当时采用参芪麦味地黄汤加减治疗，目前症状改善明显，结合舌脉，考虑肾虚血瘀挟湿，后续治疗可以考虑使用右归丸[42]合藿朴夏苓汤[12]治疗。

11. **副主任医师**：西医方面：①糖尿病病史 12 年，有心、脑、肾等多个脏器并发症，需要控制好血糖、血压、血脂，以减缓并发症进展，目前肥胖、胰岛素抵抗明显，在肾功能允许的条件下，可以考虑使用二甲双胍片、噻唑烷二酮等胰岛素增敏药。②文献资料表明糖尿病患者肿瘤发病率明显升高，该患者肿瘤风险性很大，建议进一步检查明确诊断。③ 24h 动态心率提示心脏供血不足、心律失常，建议查冠脉血管造影（CTA），明确冠脉情况。中医方面考虑肾虚血瘀、痰瘀互阻，方选知柏地黄汤[22]和桃红四物汤[29]加减治疗。

【主任医师总结发言】

1. **西医方面**　患者高血压病史 16 年，糖尿病病史 10 年，脑梗死病史 6 年，糖尿病肾病病史 3 年，心脏超声提示瓣膜改变、舒张功能下降，腹部超声提示脂肪肝、胆囊息肉、双肾结石，目前以大血管病变为主，主要原因在于血糖、血压、血脂等代谢指标没有得到有效控制。①血糖方面：患者有脑梗病史，有肿瘤风险，预期寿命较短，血糖控制应该适当放宽，空腹血糖控制在 7～8mmol/L，餐后血糖控制在 10mmol/L 左右，糖化血红蛋白控制在 7.5% 左右。目前采用胰岛素强化治疗方案，患者血糖逐渐得到控制，已基本达到上述标准，只需要小剂量调整胰岛素用量。患者已有心、脑、肾等多个脏器并发症，不建议采用口服药物降糖，如阿卡波糖片影响营养物质吸收、加重病情，噻唑烷二酮类药物可引起骨质疏松、增加体重、水肿、心力衰竭风险。②血脂方面：考虑目前肾功能状态，可改用阿托伐他汀治疗。③血压方面：目前平均血压 132/66mmHg，建议保留氨氯地平，钙离子拮抗药（CCB）不仅可以控制血压还可以改善血脑屏障、改善脑血液循环；氢氯噻嗪也需要保留，以前观点是利尿药可以加重脑梗死，目前新指南已经更新，不管有没有脑梗，利尿药都要提前使用。④尿酸方面：本患者是肾源性血尿酸升高，因肾动脉狭窄引起，不适合使用苯溴马隆片，如果血尿酸大于

520mmol/L，可以使用别嘌醇、碳酸氢钠，目前存在代酸，可以使用碳酸氢钠，使尿 pH 控制在 6.5 ～ 8，血碳酸氢根控制在 20 以上。⑤抗凝方面：不应该使用阿司匹林，可以影响血尿酸，可以使用小剂量国产氯吡格雷 25mg 每日 1 次。⑥营养方面：患者蛋白尿漏得比较多，需要调整饮食，使血浆蛋白维持稳定在正常范围，请营养师给她做营养配餐，建议采用混合奶＋麦淀粉馒头＋蔬菜的方案，患者体质偏弱，按每天每千克体重 1g 蛋白质供应，如果患者家庭条件欠佳，也可以采用开同＋麦淀粉馒头方案，用奶酪代替牛奶。⑦泌尿系感染：考虑糖尿病神经源性膀胱可能性大，不容易根治，需要做膀胱超声，残余尿＞ 100ml 需要导尿，不到 100ml 定期使用抗生素。⑧肿瘤问题不是讨论焦点，建议出院后肿瘤医院进一步检查，向家属交代注意事项。

2. 中医方面　患者有蛋白尿、有泌尿系炎症，加上血沉快、炎症因子升高，可以考虑使用中成药抗炎、降尿蛋白，适应于湿热下注型肾病，可以考虑使用黄葵胶囊，注意使用黄葵胶囊要坚持 6 个月以上，用药不规律可导致疗效变差，其他中成药还包括白芍总苷、昆明山海棠、海昆肾喜胶囊（中成药在糖尿病肾病中的使用见第 3 章十三）。

中医辨证望诊最重要，宏观辨证结合微观辨证，从整体入手，再到局部，最后回到整体。中医辨证论治要抓主症，注意脏腑定位，功能定位，抓主要矛盾，要病证结合。

中药治疗需要注意以下几个方面问题：患者预期寿命短，心脑是关键。目前脑梗死、认知功能障碍，属于喑痱，方选地黄饮子[70] 治疗；考虑患者眼底出血，可采用通窍活血汤[62] 治疗；心脏问题，主要在于痰和瘀，可加用丹蒌片；胆囊息肉，加用三金石韦汤，以地黄饮子为主，加上通窍活血、化痰、利胆药，才能改善病情；此外还要注意调气，患者两天没有大便，可以加用醋香附、郁金、青皮、陈皮等药物，通过理气加强活血作用。地黄饮子改善认知功能，通窍活血汤＋丹蒌片改善痰瘀互结证，这样患者肾功能、血糖、血压、血脂都能够得到改善，可以延长患者预期寿命。此外，还可以让患者服用洋葱、生大蒜，可以抗抑郁，改善患者精神状态。

十三、糖尿病性酮症、高血压病、慢性阑尾炎、电解质紊乱

【病例汇报】

患者李某，女，49 岁，汉族，主因"间断口干多饮、乏力 1 个月，加重 3 天"由门诊收住入院。

[病情要点] 患者于 1 个月前无明显诱因出现口干多饮（日饮水量约 3L），体重下降约 4kg，乏力，无多食易饥，无心慌汗出，患者未予重视。3 天前患者自觉乏力较前加重，视物模糊，就诊大兴区人民医院，查 HbA1c 8.5%；生化：GLU 32.2mmol/L，ALT 54U/L，AST 43U/L，CHO 5.72mmol/L，LDL 3.76mmol/L，TG 3.27mmol/L，Cl⁻ 81mmol/L，Na

124mmol/L。尿常规：酮体弱阳性。考虑"糖尿病，糖尿病性酮症"。予补液纠酮治疗后建议患者住院治疗，患者拒绝，予盐酸二甲双胍片 500mg 每日 3 次口服控制血糖，患者服药后自觉口干、乏力未见明显改善，伴视物模糊，今日就诊我科，测空腹指尖血糖 23.1mmol/L，现患者为求进一步系统诊疗收入我科。既往最大体重 74kg，近 1 个月体重下降约 4kg。刻下症：口干多饮，周身乏力，视物模糊，纳眠可，夜尿 2 次，大便偏稀。

[既往史] 高血压病史 4 年，最高血压病 160/90mmHg，现口服厄贝沙坦片 150mg、苯磺酸左旋氨氯地平片 2.5mg 每日 1 次，未规律服药，血压控制不详；甲状腺功能亢进病史 10 余年，曾服丙硫氧嘧啶抗甲状腺激素治疗，现已停药 4 年，2017 年 5 月 22 日于协和医院查甲状腺功能正常；脂肪肝病史 1 年，胆结石病史 1 年；1 个月前于大兴区人民医院发现"慢性阑尾炎"，予输液抗感染治疗 1 周，现麦氏点无压痛；发现高脂血症 3 天，未予处理。剖腹产史。

[个人史及月经及婚育史] 15 岁月经初潮，每次行经 5 ～ 7 天，自今年春节后月经周期不定，末次月经：2017 年 6 月 28 日。每次月经量不定，色红，无血块，无痛经；适龄结婚，非近亲婚配，孕 1 产 1，剖腹产 1 女，否认巨大儿分娩史。配偶、女儿体健。

[家族史] 父亲患糖尿病，母亲患高血压病。

[查体] 血压 122/79mmHg，心肺腹（-），双下肢无水肿。身高 155cm，体重 66kg，BMI 27.47kg/m^2，腰围 86cm，臀围 96cm，腰臀比 0.89。双侧甲状腺Ⅰ度肿大，质韧。余（-）。

[望闻问切] 神色形态：神清，精神可，营养良好；声息气味：语利，气息平；舌象：舌暗红，苔薄白；脉象：脉弦滑。

[辅助检查] HbA1c 8.5%。生化：GLU 32.2mmol/L，ALT 54U/L，AST 43U/L，CHO 5.72mmol/L，LDL 3.76mmol/L，TG 3.27mmol/L，Cl 81mmol/L，Na 124mmol/L。（2017-07-03 大兴区人民医院）；血气分析：pH 7.413，PCO$_2$ 36.9mmHg，PO$_2$ 88.0mmHg，HCO$_3^-$ 23.3mmol/L，GLU 28.1mmol/L，Cl$^-$ 94.7mmol/L，Ca^{2+} 0.998mmol/L，Na 130.8mmol/L。全血细胞分析：MPV 11.2fl，PDW 17.2%，PCT 0.13%。DIC 初筛实验：TT 21.0sec，APTT 23.9sec，AT 63%，FIB 1.31g/L。肾功全项：UA 427.9μmol/L，CA 1.81mmol/L，Cl 91.7mmol/L，NA 128mmol/L，PHOS 0.79mmol/L。尿常规：GLU（3+），KET（2+），BLD（2+）（入院急查）。胰岛功能：C-Peptide 0.062nmol/L，Ins 2.44mU/L。甲状腺功能：FT$_4$ 1.43ng/dl，Anti-Tg 118.6U/ml，Anti-TPO ＞ 1048.0U/ml。骨代谢：25-OH-VD 7.45ng/ml，N-MID 7.41ng/ml。血沉、生殖激素、乙肝五项未见异常。超声心动：主动脉瓣反流，二尖瓣反流，左室舒张功能减低。盆腔彩超：宫内环，盆腔积液。腹部彩超：脂肪肝，胆囊结石。颈部血管超声：双侧颈动脉局部内中膜增厚。甲状腺彩超：甲状腺肿大，甲状腺弥漫性病变。乳腺超声：右侧乳腺轻度增生。双下肢血管超声未见异常。胸片未见异常。心电图：T 波改变。肾上腺 CT+ 增强：左侧肾上腺内侧支稍增粗。ABI 检测：左下肢 ABI 指数 1.3，右下肢 ABI 指数 1.3。TBI 监测：左下肢 TBI 指数 1.4，右下肢 TBI 指数 2.0，双下肢末梢动脉血管未见明显异常。神经传导速度未见异常。2017 年 7 月

15 日行糖耐量实验（OGTT）试验：血糖在 0、30、60、120、180 分钟分别为 11.8、15.9、18.8、23.7、26.5mmol/L，INS 在 0、30、60、120、180 分钟分别为 0.393、1.63、3.7、6.32、18.39mU/L，C 肽在 0、30、60、120、180 分钟分别为 0.126、0.225、0.371、0.431、0.450nmol/L。复查生化：DBIL 7.6μmol/L，GLU 11.8mmol/L，CA 2.05mmol/L。

[初步诊断] 中医诊断：消渴病，眩晕病；气阴两虚夹瘀证。西医诊断：①糖尿病；②糖尿病性酮症；③高血压病 2 级（极高危）；④高脂血症；⑤脂肪肝；⑥胆囊结石；⑦慢性阑尾炎；⑧电解质紊乱，低钠低氯低磷低钙血症。

[目前治疗] 赖脯胰岛素注射液早 8U、中 6U、晚 5U 餐前皮下注射，甘精胰岛素注射液 15U 睡前皮下注射控制血糖；阿司匹林肠溶片抗血小板聚集；厄贝沙坦片、苯磺酸左旋氨氯地平片降血压；瑞舒伐他汀钙片降血脂；碳酸氢钠片碱化尿液；氯化钾缓释片、碳酸钙片改善电解质紊乱；马来酸桂哌齐特注射液改善循环；中医辨证为气阴两虚夹瘀证，以参芪地黄汤[38] 合桃红四物汤[29] 以益气养阴，活血化瘀。

【医师讨论实录】

1. 住院医师 1：诊断思路先考虑常见病，再考虑特殊情况，该患者虽病史较短但发现疾病时接近 50 岁，父亲患有糖尿病，BMI 27.47kg/m²，肥胖，合并有高血压病、高脂血症、高尿酸血症（见第 2 章十三）等代谢问题，糖化血红蛋白偏高，说明起病隐匿，这些均符合 2 型糖尿病特点。患者起病时血糖高（32.2mmol/L），症状明显，胰岛功能较差，伴见酮症，这些与 2 型糖尿病特点不太相符，但考虑患者症状明显为血糖过高、未干预所致，不除外高渗的急性并发症，电解质紊乱也为血糖过高所致，且酮症和胰岛功能受损也并非完全不存在于 2 型糖尿病患者中，在 2 型糖尿病患者血糖控制不佳时也可出现酮症和胰岛功能受到抑制。综合考虑，个人感觉 2 型可能性大，建议完善抗体检查。经胰岛素治疗，患者胰岛功能得到恢复，存在分泌的延迟，也可印证 2 型糖尿病可能性，考虑出院后仍应继续胰岛素治疗，基础胰岛素联合口服药。中医方面，患者目前未诉明显不适，但存在手足多汗，稍感乏力，月经周期紊乱。综合患者情况考虑与脾胃气虚相关，治以健脾益气养血，方选七味白术散[17] 合归脾汤[41] 化裁。

2. 住院医师 2：糖尿病分型包括 1 型糖尿病（自身免疫性、特发性）、2 型糖尿病、其他类型糖尿病、妊娠糖尿病。特殊类型糖尿病又包括 B 细胞功能基因缺陷、胰岛素作用的基因异常、胰腺外分泌疾病、内分泌疾病［肢端肥大症、胰升糖素瘤（见第 2 章十二）、嗜铬细胞瘤（见第 2 章十七）、库欣综合征（见第 2 章十八）、甲状腺功能亢进症（见第 2 章二十二）、生长抑素瘤（见第 2 章二十）、醛固酮瘤、药物或化学制剂所致的糖尿病、感染、非常见的免疫介导的糖尿病、并有糖尿病的其他遗传综合征。根据该患者的病史及检查结果，暂不确定分型，建议完善胰岛素抗体检查，明确诊断。患者胰岛功能较差，建议出院后 4 次胰岛素应用。患者处于更年期的过程中，根据症状、舌脉，诊断为肝肾阴虚，予杞菊地黄汤[35]

加减。

3. 住院医师 3：①结合中国 2 型糖尿病防治指南中关于 1 型糖尿病及 2 型糖尿病分型，结合患者有糖尿病病史及其发病年龄，目前暂不考虑患者为 1 型糖尿病。建议于外院进一步完善胰岛细胞抗体相关检查，进一步明确诊断。②结合患者糖耐量实验（OGTT）检查结果，考虑患者存在胰岛素抵抗，建议予盐酸二甲双胍片以改善抵抗。③患者血尿酸、低密度脂蛋白、BMI、血压、血糖均异常，考虑患者存在代谢紊乱，结合中国 2 型糖尿病防治指南中相关并发症的控制目标，建议患者进一步控制血压、尿酸、体重、血脂等，使之达标。④患者既往甲亢（见第 2 章二十二）病史，入院后查肾上腺有轻度增粗，患者现胰岛细胞腺体亦存在问题，如条件允许，可进一步完善垂体 MRI。⑤患者目前血糖达标，但患者胰岛功能相对较差，建议患者出院后继续胰岛素控制血糖，血糖控制目标空腹 7 ～ 8mmol/L，餐后 9 ～ 10mmol/L。⑥结合患者症状、体征及舌苔脉象，辨证为脾肾气虚夹瘀，中药予七味白术散[17]合桃红四物汤[29]加减。

4. 主治医师 1：据病史资料，暂不能明确糖尿病分型。患者出现口干、乏力症状 1 个月时间，糖化血红蛋白 8.5%，而空腹血糖 32.2mmol/L，据此推测患者发病时间较短，短时间内胰岛功能很差，提示不能排除 1 型糖尿病的可能，且 1 型糖尿病可同时存在其他自身免疫性疾病，体内出现多种自身器官特异性抗体，而患者同时存在慢性淋巴细胞性甲状腺炎，也提示不能完全排除 1 型糖尿病可能性。但经过强化治疗后，患者胰岛功能监测提示有胰岛素分泌，且呈分泌延迟趋势，同时患者有糖尿病家族史，故存在 2 型糖尿病可能性。目前建议患者继续 4 次胰岛素强化治疗，血糖平稳后可完善胰岛素相关抗体方面检查及糖耐量检查以明确诊断。中医辨证方面考虑为脾肾亏虚，病位涉及肝、脾、肾，方用六君子汤[1]加减。

5. 主治医师 2：诊断方面：考虑患者为 2 型糖尿病，理由如下：① 49 岁发病，②体型肥胖，③有糖尿病家族史。至于患者目前胰岛素及 C 肽水平低，考虑与高糖毒性尚未解除，胰岛 B 细胞仍处于休眠状态有关，并非血糖降至正常水平后胰岛功能即有明显的恢复，需更长时间观察胰岛功能的变化，此时的胰岛素及 C 肽水平不能反映患者真实的胰岛功能。治疗方面，患者入院时高血糖并发糖尿病酮症，宜以胰岛素治疗为主，目前血糖降至可接受范围，建议以口服药为主，予盐酸二甲双胍片改善胰岛素抵抗，增加肌肉组织对葡萄糖的摄取及利用，可联合瑞格列奈促进胰岛素第一时相分泌，或联合阿卡波糖片抑制糖类的吸收。中医方面，患者形体肥胖，周身水肿，病位在中下焦，结合舌质暗，苔薄白，脉弦滑，辨证为脾肾两虚，方选四君子汤[1]合济生肾气丸[63]。

6. 主治医师 3：患者既往甲亢病史，经药物治疗后甲状腺功能恢复正常，患者未改善生活方式，控制饮食、增加运动，体重逐年增加，体重超标，进而导致代谢紊乱，血压、血脂、血糖异常。结合患者近 50 岁发病，体型肥胖，有糖尿病家族史，入院后经胰岛素治疗后血糖明显改善，结合糖耐量实验（OGTT）检查，胰岛素及 C 肽分泌较前改善，因此考虑 2 型糖尿病；患者住院期间血糖相对平稳，胰岛素总量并不多，出院后可考虑一针长效加长效促泌药控制血糖；患者既往甲亢病史，此次入院查 FT$_4$ 偏高，肾上腺 CT 提示左内侧支稍增粗，需要完善肾上腺相关激素以及垂体功能检查；患者骨代谢提示 25- 羟基维生素 D、骨钙素均偏低，结合目前处于围绝经期，注意钙剂及维生素 D 的及时补充，预防骨质疏松。

7. 营养师：该患者为中年女性，身高 155cm，体重 66kg，BMI 为 27.47kg/m^2，属超重体型。平素进餐时间较规律，有喝粥的习惯，晚餐基本不吃主食，每日主食摄入量大约为 3 两以下，糖类摄入不足。优质蛋白质的固定来源为每天 1 个鸡蛋，满足不了机体对蛋白质的需求！针对本患者，营养方面给出几条建议。①每日能量为 1250 kcal，其中糖类 188g，根据 2008 年 ADA 糖尿病治疗指南指出，糖尿病患者每天摄入的总糖类不宜少于 130g/d，如果每天糖类摄入量不足 125g，则会引起体内脂肪分解以补充能量消耗从而导致饥饿性酮症。所以建议患者增加晚餐中主食的摄入，并于两餐之间加餐，解决糖类摄入不足的问题，而又不会引起血糖波动过大，并防止低血糖的出现。建议摄入粗粮及杂豆类 50 ～ 60g，增加 B 族维生素的摄入量，营养神经防治周围神经病变。②蛋白质 50g，为提高蛋白质的摄入，每日应选择瘦禽畜肉类 75g，鸡蛋 1 枚，脱脂牛奶 250ml，豆制品 50 ～ 100g，以提高优质蛋白质的摄入比例。③脂肪的摄入量为 33g，符合低脂饮食原则，并以植物油为主。植物油中含有大量的维生素 E，有抗氧化作用，能减少体内脂质过氧化物，降低血胆固醇浓度，但由于植物油所含能量较高，每日摄入不超过 20g 为宜。④针对患者低血钙的原因，考虑患者起病急，时间短，血糖较高的情况下，电解质紊乱造成的低钙血症。但需要注意的是中年女性由于激素水平的改变，骨质丢失严重，要适当补钙，还应注意维生素 D 的补充，食物以奶及奶制品为宜，经常户外活动晒太阳，增加体育锻炼，以促进钙的吸收和利用。⑤良好的生活方式是治疗糖尿病的基础，平衡饮食，增加锻炼，每天坚持 30 ～ 60 分钟的中等强度有氧运动，控制体重，减少体内脂肪，目标体重 55kg，以改善胰岛素抵抗（见第 2 章一），有利于患者血糖、血压、血脂的控制。按时加餐，预防低血糖。⑥食疗方面建议在营养师指导下均衡营养，合理搭配。

8. 副主任医师：患者入院时血糖 32.2mmol/L，糖化血红蛋白 8.5%，两者严重不相符，不能很好反映 2 型糖尿病的发病特点；此患者既往甲亢，有自身免疫性疾病的病史，有糖尿病家族史，因此不能除外 1 型糖尿病、特殊类型糖尿病的可能，在糖尿病分型有待进一步完善相关抗体监测，协助分型；患者入院查电解质紊乱，低钠低氯低钙低磷，经积极对症治疗后血钙仍较低，详细询问病史，患者未诉手足抽搐等症状，骨密度检查正常，低钙属于慢性高血糖所致的一过性代谢紊乱？目前尚不能明确，仍需要动态监测，观察变化情况；患者出院后控制血糖方案可考虑一针长效胰岛素加口服药控制血糖。中医方面：患者肥胖体型，肥人多脾虚，多痰，结合舌脉，诊断为脾虚气滞，痰热互结，予小陷胸汤[9]加减。

【主任医师总结发言】

大家对下一步的治疗及出院后的方案都提供了宝贵的意见。

1.诊断方面　患者 49 岁发病，有糖尿病家族史，体型肥胖，糖化血红蛋白偏高，提示近 3 个月血糖已经升高，结合入院前有"三多一少"症状，可明确诊断 2 型糖尿病；患者既往甲亢（见第 2 章二十二）病史，甲亢起病过程中，最小体重 50kg，甲状腺激素促进代谢，增加脂肪、蛋白质、糖类物质消耗，因此体重减轻；甲亢病情稳定，甲状腺功能控制正常后，患者未注重生活方式改变，饮食控制及运动锻炼较少，体重逐渐增加，肥胖（见第 2 章十四）导致胰岛素抵抗（见第 2 章一），血糖代谢紊乱，患者未予重视，至就诊前出现严重的高血糖，糖毒性导致一系列代谢紊乱，进而引起 2 型糖尿病的发生。

什么是胰岛素抵抗？是指在一定水平的胰岛素情况下，机体靶组织对胰岛素介导的葡萄糖摄取和利用减弱、受损或丧失。代偿性高胰岛素血症与许多疾病如糖尿病、肥胖、高血压、高血脂、冠心病及脑卒中等有关。一般认为，肥胖程度越明显，胰岛素抵抗越重。如果存在高胰岛素血症，也提示有胰岛素抵抗，但胰岛素抵抗人群并不一定都有高胰岛素血症。胰岛素抵抗不仅强烈预示着 2 型糖尿病的发生，也是 2 型糖尿病的主要病因，同时还是构成代谢综合征的重要病例基础，是大血管疾病的重要危险因子。所以对于有糖尿病家族遗传病史的人群来讲，预防很重要，避免肥胖，加强运动、合理饮食、降低体重，监测血糖，理想控制血糖，合理选择降糖方案。

2.西医治疗方面　患者入院时血糖高、糖尿病性酮症（见第 2 章十五），存在低钠、低氯、低钙、低磷，应予"四针胰岛素强化"控制血糖，并积极对症治疗纠正电解质紊乱，予营养支持疗法；出院前复查电解质，了解变化情况；待血糖平稳、电解质紊乱解除后可考虑使用不增加体重的口服药，患者存在胰岛素抵抗，可考虑双胍类改善胰岛素抵抗，格列奈类、α 糖苷酶抑制药改善餐后血糖；患者既往甲亢，目前 FT_4 及 TgAb、TP 结缔组织病偏高，考虑存在慢性甲状腺炎，建议减少含碘类食物的摄入，硒元素在甲状腺肿含量最高，参与甲状腺激素的合成、活化及代谢过程，在抗氧化和免疫系统中发挥重要作用，硒缺乏与自身免疫性甲状腺疾病密切相关，依据患者情况，可予硒酵母 2 片每日 2 次口服治疗。

另外，患者存在慢性阑尾炎（见第 2 章三十四）。急性阑尾炎的治疗，大家比较熟悉，是外科常见病，是急腹症之一，临床常见表现为转移性、阵发性加剧右下腹痛及阑尾点压痛、反跳痛，伴恶心、呕吐，多数病人白细胞和嗜中性粒细胞计数增高。急性阑尾炎最重要体征是右下腹阑尾区（麦克伯尼点）压痛。急性阑尾炎可以并发腹膜炎、脓肿、内外瘘、化脓性门静脉炎等，故除了处在早期单纯性炎症阶段可以只应用抗生素治疗，而无须手术切除之外，原则上急性阑尾炎都应采用阑尾切除手术。那么慢性阑尾炎呢？发病原因是什么？临床症状、体征是什么？如何来治疗呢？大家回去可以翻翻书，了解一下。

3.中医方面　患者糖尿病，肥胖，高血压病，有口干多饮症状，病位在中焦脾胃；盆腔彩超提示盆腔积液，病位在下焦；结合患者急躁易怒，病位在肝；舌暗红，苔薄白，脉弦滑，考虑肝脾不和，予小柴胡汤[6]合桂枝茯苓丸[20]加减以调和肝脾，消导散结；患者胆囊炎、胆囊结石，可适当加入郁金、鸡内金、海金沙、制香附以理气散结。

十四、糖尿病并低血糖症、多发血管病变，合并上呼吸道感染

【病例汇报】

患者韩某，主因"间断乏力、口干 22 年，加重伴晕厥 1 天"由急诊收住入院。

[病情要点] 患者于 1995 年因乏力、口干就诊于北京世纪坛医院，当时无明显多饮、多尿、多食症状，查空腹血糖为 10mmol/L 左右，诊断为"糖尿病"，予控制血糖灵 1 片每日 3 次口服，未规律服药，自诉血糖控制可（具体数值不详）。2013 年患者自行更换控制血糖药物，交替不规律服用消渴丸、格列喹酮片药物，自诉空腹血糖在 10mmol/L 左右，餐后血糖未监测，体重下降。2014 年 8 月患者自感上述症状加重，测空腹血糖约为 11mmol/L，我科住院治疗，予以门冬胰岛素注射液早 16U、午 4U、晚 6U 餐前皮下注射，甘精胰岛素 3U 睡前皮下注射控制血糖，空腹血糖控制在 6mmol/L。出院后患者未规律监测血糖，症状间断发作。2017 年 6 月上述症状加重，就诊于我院门诊，调整为门冬胰岛素注射液 30 早 10U、晚 7U 餐前皮下注射，患者未监测血糖，血糖控制情况不详。1 天前患者夜间突发晕厥，呼之不应，家属呼叫 120 救护至家，测血糖为 1.6mmol/L，予 5% 葡萄糖注射液 250ml ＋ 50% 葡萄糖注射液 20ml 静脉注射后复测血糖为 7.3mmol/L，为进一步诊治收入我科。刻下症：乏力，口干，懒言少气，畏寒，发热，咳嗽无痰，视物模糊，偶有呕吐，呕吐物为胃内容物，反酸烧心，无胸闷无胸痛，偶有头痛无头晕，纳差，眠差，小便量可，泡沫多，大便干燥。

[既往史] 2014 年 8 月 6 日因摔倒后出现左侧胸痛，诊断为左侧肋骨骨折，予休息及口服七厘接骨丹等对症治疗。2010 年于我院诊断为"糖尿病视网膜病变"，予光凝术治疗 4 次，现仍视物模糊，伴有飞影感。2014 年 9 月于我院诊断为"糖尿病周围神经病变，糖尿病周围血管病变，双侧颈动脉硬化伴右侧斑块形成，双下肢动脉硬化伴斑块形成，糖尿病肾病Ⅲ期，高脂血症"。10 年前因左下肢烫伤后行植皮手术。否认冠心病史，否认高血压病史，否认肺结核史，否认肝炎病史，否认输血史，否认药物过敏史，否认食物过敏史。

[查体] 神志欠清，形体消瘦，面色萎黄，毛发枯槁，呼吸平稳，查体合作。双瞳孔等大等圆，对光反射良好。左侧第 6、7 肋骨近腋前线处轻压痛。双侧肺叩诊清音，双侧肺呼吸音清晰，未闻及干湿啰音，心界正常，心率 72/min，律齐，各瓣膜听诊区未闻及病理性杂音。腹部凹陷，软，无压痛及反跳痛。双下肢无水肿，双下肢可见色素沉着斑。双足背动脉未见异常。四肢肌力肌张力正常。生理反射存在，病理反射未引出。

[个人史] 出生于北京市，久居于本地，无疫区居住史，无毒物、粉尘及放射性物质接触史。吸烟史 30 年，每日 20 支，偶尔饮酒史。

[家族史] 家族中其母亲、姐妹患有糖尿病，无其他特殊疾病史记载。

[望闻问切] 神志欠清，表情淡漠，面色暗黄，形体消瘦，体态自如，四肢活动无异常。语音清晰，气息低弱，未闻及异常气味。舌质暗红，苔白腻。脉弦细。

[辅助检查] 全血细胞分析 +C 反应蛋白：WBC $5.59×10^9$/L，RBC $3.75×10^{12}$/L，NEUT% 81.1%，HGB 116.0g/L，C 反应蛋白 1.00mg/L；生化 + 全血肌钙蛋白 I：GLU 6.6mmol/L，ALB 41.70g/L，TP 64.30g/L，CK 256U/L，P 0.74mmol/L，CTNI 0.000μg/L；DIC 初筛试验、胰岛细胞抗体三项、促甲状腺激素受体抗体、男性激素、甲状腺功能未见明显异常；快速血气分析：$ctCO_2$（B）21.3mmol/L，pH 7.383；ABO 血型鉴定 O 型，Rh（D）阳性；胰岛功能：C 肽 0.23nmol/L，胰岛素 19.60pmol/L；生化全项：Ap 结缔组织病 1 1.76g/L，CK 224U/L，HDL-C 1.82mmol/L，GLB 22.7g/L，GLU 6.5mmol/L，ALB 35.00g/L，TP 57.70g/L；尿常规：GLU 500（3+）mg/dl，PRO 30（1+）mg/dl；糖化血红蛋白 5.9%；梅毒 +HIV+ 肝炎病毒系列：anti-HBs > 1000.00mU/ml，Anti-HBc Ⅱ 7.98（阳性）S/CO，anti-HBe 0.02（阳性）S/CO；24 小时尿蛋白分析：MA 62.94mg/L，24HMA 207.70mg/24h，24h-uTP 396.00mg/24h；肿瘤标志物：PSA-ratio 0.37，CYFRA21-1 5.94ng/ml。甲状腺超声未见明显异常；颈动脉超声双侧颈动脉硬化伴斑块形成；双下肢动静脉超声示双下肢动脉硬化伴多发斑块形成，双侧胫后动脉狭窄；双下肢深静脉超声未见明显异常，右小腿浅静脉曲张；CT 头颅平扫见右侧基底节区腔隙性脑梗死，如症状不减，请随诊复查或进一步 MRI 检查；胸 CT 示双肺多发小叶中心型肺气肿，双上胸膜略肥厚伴左侧胸膜局部钙化，主动脉瓣钙化；心脏超声示 EF 54%，FS 28%，主动脉瓣退变，左室舒张功能减低；腹部超声见餐后胆囊，肝胰脾双肾未见异常。

[初步诊断] 中医诊断：消渴病，痰瘀互阻证；中风，中经络，痰瘀互阻证；发热，外感风寒，痰瘀互阻证。西医诊断：①糖尿病，低血糖症，糖尿病视网膜病变（增殖期），糖尿病周围神经病变，糖尿病周围血管病变，双侧颈动脉硬化伴右侧斑块形成，双下肢动脉硬化伴斑块形成，糖尿病肾病Ⅲ期；②脑梗死；③上呼吸道感染；④高脂血症；⑤反流性食管炎。

[目前治疗] 硫酸氢氯吡格雷片 75mg 口服每日 1 次以抗血小板聚集，0.9% 氯化钠注射液 100ml+ 注射用泮托拉唑钠 80mg 静脉滴注每日 1 次以抑酸保护胃黏膜；灭菌注射用水 2ml+ 注射用腺苷钴胺 1.5mg 肌内注射每日 1 次以营养神经；盐酸莫西沙星氯化钠注射液 250ml 静脉滴注每日 1 次以抗感染；0.9% 氯化钠注射液 250ml+ 疏血通注射液 8ml 静脉滴注每日 1 次；感冒清热颗粒 12g 口服每日 3 次，疏风散寒，解表清热；藿香正气软胶囊 1.8g 口服每日 3 次，解表化湿，理气和中；患者入院考虑以外感风寒为主，予以感冒清热颗粒、藿香正气胶囊为主，中药汤剂暂不予。根据患者血糖情况，加用胰岛素：门冬胰岛素注射液早餐前 4U、午餐前 4U、晚餐前 4U+ 甘精胰岛素注射液 3U 睡前皮下注射以控制血糖。

【医师讨论实录】

1. 规培医师 1：西医方面：①患者使用两针胰岛素注射方案经常发生低血糖事件，需要调整方案，甘精胰岛素与地特胰岛素发生低血糖事件概率较低，同意目前采用短效胰岛素 + 长效胰岛素治疗方案；②加强糖尿病宣教，特别是对患者家属，让他们认识到低血糖的危险性及相应处理方法；③患者形体消瘦、面色萎黄，需要进一步完善检查，包括肿瘤、结核等方面筛查。中医方面：目前以外感为主，有咳嗽、咳痰、畏寒等症状，治以疏风散寒、活血通络，方选荆防败毒散[64]合血府逐瘀汤[10]、二陈汤[25]加减。

2. 规培医师2：西医方面：患者曾于夜间发生严重低血糖，当天晚餐饮食正常、运动量并不大，考虑与当天中午饮酒有关；发生低血糖事件时，要及时处理，如果患者意识清醒可以口服葡萄糖，如果意识障碍需要静脉推注高浓度葡萄糖（50%葡萄糖每分钟10ml）；中医方面：目前以外感症状为主，同意关大夫意见，使用荆防败毒散[64]加减治疗。

3. 规培医师3：西医方面：低血糖发生与体重过低以及换用预混胰岛素有关，该患者目前比较适合"胰岛素四针治疗方案"；患者家属对低血糖危害性认知不够，应加强此方面知识的宣教，包括饮食运动、如何识别低血糖、如何处理低血糖事件等；中医方面目前以外感为主，舌暗淡，苔薄白，以祛风散寒为主；患者有肝肾亏虚表现，如外感症状解除，可采用滋补肝肾治疗。目前可以采用百合固金汤[65]治疗。

4. 规培医师4：西医方面：患者当天有低血糖反应，晚餐后出现视物模糊，但没有引起重视，如提前干预就不会发生夜间严重低血糖事件，因此要加强低血糖相关知识宣教；中医方面：患者除表证外，还表现为纳食欠佳、没有饥饿感、大便每日2～3次、心烦梦多、腿抽筋、血红蛋白偏低。考虑脾胃亏虚兼表证，方选百合固金汤[65]合四君子汤[1]加减治疗。

5. 规培医师5：西医方面：使用门冬胰岛素30后发生严重低血糖，考虑更换治疗方案，选择低血糖发生事件低的胰岛素治疗；患者无症状性低血糖，加之对低血糖危险性认识不足，十分危险，住院期间应加强对患者本人和家属宣教；血糖低于3.8mmol/L，可服用糖水＋饼干、食物；中医方面：患者营养状况差，面色萎黄、头发枯槁，可以用炙甘草汤[69]通脉益气。患者目前有外感症状、鼻塞流涕，可以使用参苏饮[66]治疗。

6. 规培医师6：西医方面：患者频发低血糖，不适合使用门冬胰岛素30治疗，入院后患者胰岛素用量少，可考虑改用口服药物，降低低血糖发生率；加强糖尿病宣教，建议患者在家加强血糖监测；中医方面：患者形体消瘦、头发枯槁、纳食欠佳，考虑脾胃亏虚，水谷精微不能运化，肺脾肾三脏虚损。目前有外感症状，考虑可以采用参苏饮[66]合六君子汤[1]治疗。

7. 规培医师7：西医方面：同意前面医师意见，包括加强糖尿病宣教；控制血糖方案慎重选择，选择低血糖发生率低的胰岛素治疗；中医方面：定位在肺脾肾，目前有表证、阴虚表现，方选加减葳蕤汤[67]治疗；表解后可采用健脾益气养阴药，方用六君子汤[1]、六味地黄丸[49]加减。

8. 规培医师8：西医方面：①患者曾长期出现一过性远视症状，未予重视。尤其是2014年使用胰岛素治疗后发作更为频发，曾在社区医院查血糖3.8mmol/L。低血糖会引起渗透压改变，导致晶状体变薄，引起一过性远视。②住院前患者曾长期服用格列美脲，发生低血糖当日患者没有服用其他引起低血糖药物，考虑与中午饮酒有关。③晚上19时曾出现双下肢无力症状、未予重视，半夜出现意识障碍，测血糖为 1.6mmol/L。因此要加强糖尿病宣教，让患者及家属认识到低血糖的危险性，定时定量进餐，戒酒。④控制血糖方案：同意上述大夫意见，目前不适合胰岛素两针治疗方案；中医方面：目前有表证存在，可采用参苏饮[66]治疗，考虑大便偏干，可加用苏麻丸；后期以益气养阴、化痰通络为主治疗，可选左归丸[68]、杞菊地黄丸[35]、生脉饮[32]加减治疗。

9. 进修医师：西医方面：①该病人发病年龄比较早，不清楚是什么类型糖尿病，病情稳定后可以做胰岛功能检查，可以判断是否合并胰岛素瘤等方面疾病；②需要排查肿瘤以及肺结核，因为消耗症状比较明显；③控制血糖方面，可停用胰岛素，使用 DPP-4 抑制药，低血糖风险比较小；中医方面：目前采用解表剂，后期可以采用通阳益气、活血复脉治疗，方用炙甘草汤[69]加减。

10. 住院医师：西医方面：①分析消瘦原因：患者吸烟 30 余年，慢性疾病长期消耗，需要排除肺结核等疾病；消化系统差，有反酸、烧心、呕吐症状，建议查胃镜、幽门螺杆菌检查，明确诊断。②目前胰岛素用量较小，空腹 C 肽水平 0.23ng/ml，不是特别低，可改为口服药诺和龙 1mg 每日 3 次，如果血糖控制仍差，早餐前可加用门冬胰岛素或地特胰岛素 6～8U。③加强糖尿病宣教，自备血糖仪监测血糖，告知低血糖处理方法。意识障碍时静脉推注葡萄糖、意识清楚时口服葡萄糖，15 分钟后复测血糖；如果小于 3.0mmol/L，静脉推注葡萄糖，如果小于 3.9mmol/L，口服葡萄糖；如果大于 3.9mmol/L，但距离下一餐时间比较长，需要进食食物。中医方面：定位在肺、脾、肾三脏，目前外感为主，方用荆防败毒散[64]合二陈汤[25]治疗；外感症状解除后，以脾肾亏虚为主，方用半夏泻心汤[23]、六君子汤[1]调理脾胃，地黄饮子[70]、通窍活血汤[62]补肾活血。

11. 主治医师 1：西医方面：同意前面医师意见，需要筛查肿瘤，尤其是内分泌方面的肿瘤；控制血糖方案：2014 年查胰岛功能偏差，最高 C 肽 0.5ng/ml，虽然本次住院未查胰岛功能，但从患者胰岛素用量少、频发低血糖角度看，患者胰岛功能比较差，口服药不合适，主张使用小剂量胰岛素治疗。中医方面：目前存在表证，可能与吹空调有关，属于暑湿感冒、苔黄腻，可以解表祛湿，方用三仁汤和止嗽散，表证解除后，主要以阴虚为主，采用补益肺肾方法，方选麦门冬汤[71]合地黄饮子[70]加减治疗。

12. 主治医师 2：西医方面：该患者以严重低血糖收入院，有 20 年糖尿病病史，糖尿病家族史比较明确，早期有长期服用消渴丸病史。2014 年于我科住院期间查胰岛功能差，偏于 1 型糖尿病，采用胰岛素强化治疗方案，本次低血糖原因与改用预混胰岛素有关。因为家属文化层次较低，患者出现低血糖表现时，家属未采用任何处理措施，十分危险。入院后对家属进行糖尿病宣教，明确和家属交代：如果患者神志欠清，在没有静脉推注葡萄糖条件下，可把白糖粉涂在患者舌下。根据胰岛功能情况，应该继续采用小剂量胰岛素多次治疗。中医方面：患者反复外感，流鼻涕、咳嗽、咽痛，急则治其标，考虑使用荆防败毒散[64]、二陈汤[25]、三仁汤[11]加减；外感缓解后可采用地黄饮子[70]加减治疗。

13. 副主任医师：西医方面：患者偏瘦、对胰岛素敏感、频发低血糖，对低血糖反应会逐渐变差，如果缺乏低血糖方面宣教会十分危险；治疗方面首先停用胰岛素几天，等患者正常饮食后采用小剂量胰岛素治疗。患者胰岛功能差，可采用三餐前超短效胰岛素皮下注射，根据血糖调整胰岛素用量。中医方面：病情属本虚表实，外感解除后采用益气补血方法治疗，方用八珍汤[5]治疗。

【主任医师总结发言】

大家都分析了对患者的诊疗意见，我进行一下总结。

1. 诊断方面　患者 1995 年诊断为糖尿病，当时 33 岁，既往身体无明显异常、体检发现血糖升高，姐姐、母亲均患有 2 型糖尿病，从临床表现、家族遗传史、发病年龄角度看，应属于 2 型糖尿病。

2. 在既往降糖药的选择上　对于年轻初发 2 型糖尿病患者，要注意保护胰岛功能，不应该使用磺脲类控制血糖药。由于该患者长期使用消渴丸，导致胰岛功能衰竭、多脏器功能衰竭，具体表现为：脑——脑梗死，心——舒张功能减低、心功能不全、瓣膜关闭不全伴钙化，肾——微量蛋白尿，肢体血管——下肢动脉硬化伴斑块形成，眼睛——眼底病变伴出血，肺——中心性肺气肿，其表现类似肿瘤（肺癌、胃癌、肝癌的早期诊断见第 3 章六）患者。

3. 患者频发低血糖的考虑　这不仅与饮食、用药有关，更重要的是考虑与脏器的关系。首先是肝的问题，其次是胃的问题，然后是肺的问题。目前最好做 PET-CT 检查，其次是做胸腹 CT 检查，找到病灶。

那么接下来对于该患者，应该如何选择降糖方案呢？首先要戒烟戒酒，饮食运动规律，加强糖尿病宣教，落实到责任护士，避免无效宣教。目前糖化血红蛋白 5.9%，停用胰岛素几天、监测血糖，待血糖升高后再考虑治疗方案。患者胰岛功能差，格列奈类促泌药效果差，DPP-4 抑制药也不能补充体内胰岛素、α 糖苷酶抑制药、二甲双胍片减少营养物质吸收、胃肠道反应、减低体重、导致营养不良，口服药不能使用。目前最好的方案是"双控一强化"血糖监测，强化血糖控制，了解低血糖发生时间段，采用胰岛素泵治疗以纠正低血糖、改善胰岛功能。如果患者家属坚决拒绝使用，可采用长效胰岛素治疗，代替胰岛素泵功能，三餐前不使用胰岛素。

不容忽视的是患者的心脏问题。患者对低血糖的反应差，考虑自主神经病变问题，测量立卧位血压、立卧位脉搏。患者心功能差，合并糖尿病心脏病、心源性缺血，加强心电监护，加强心脏保护，加用波立维、他汀类、硝酸异山梨酯片等药物。

在呼吸系统方面，患者患有肺气肿，不排除小细胞肺癌、肺纤维化等疾病，属于疑难病症，请呼吸科专家会诊明确诊断。

加强营养，增加主食量、蛋白质量，滋养全身脏器。

最后中医方面：患者吸烟史 30 年，入院时中性粒细胞 87%、体温 38.4℃，属气营（卫气营血辨证见第 3 章十一）阶段，使用抗生素后症状好转，现余热未尽，属于"大肉已脱、气血亏虚"，需将余热清理，使用竹叶石膏汤（见第 3 章十四）1 周左右；然后考虑使用八珍汤[5]等滋补类方剂，患者有反酸、烧心、恶心、呕吐症状，可采用半夏泻心汤[23]加减治疗。此外，胫前色素斑，可采用清热解毒活血中药泡洗，但水温不能高。

十五、2 型糖尿病并多发大微血管病变、高血压病

【病例汇报】

患者刘某，男，49 岁，汉族，主因"多饮、多食、多尿伴消瘦 17 年，乏力 2 周"，由门诊收住入院。

[病情要点] 患者 2000 年无明显诱因出现多饮、多食、多尿症状，1 年内体重减轻 25kg，于吉林省四平市某医院就诊，查血糖高（具体不详），诊断为 2 型糖尿病，予以口服消渴丸、血糖灵等药物控制血糖，自觉多饮、多食、多尿症状缓解，体重逐渐增高。患者规律用药 6 年，于 2006 年因血糖控制不佳于当地医院调整为胰岛素控制血糖，以生物合成人胰岛素注射液及精蛋白生物合成人胰岛素注射液自行配比治疗，血糖控制情况不详。2009 年调整为精蛋白生物合成人胰岛素注射液（预混 30R）早 30U、晚 30U 控制血糖，自测空腹血糖在 4 ～ 10mmol/L，未监测餐后血糖。2012 年患者逐渐出现视物模糊症状，于当地眼科医院诊断为糖尿病视网膜病变、白内障，查尿蛋白阳性，未进一步治疗，同期出现双手麻木症状，时有麻木、刺痛症状，时有便秘与腹泻交替，患者未予重视。2014 年患者于我院门诊就诊，诊断为"2 型糖尿病，糖尿病性周围神经病变，糖尿病自主神经病变"予以甲钴胺片、木丹颗粒等药物治疗，患者规律用药至今，自觉四肢麻木、刺痛症状明显改善。

2017 年 7 月 13 日出现发热、乏力症状，于大兴区医院就诊。查血常规：WBC 10.37×10^9/L，NEU 9.62×10^9/L，NEU% 73.5%，CRP 44mg/L；尿常规：PRO（3+），BLD（3+）；生化：ALB 30.6g/L，GLU 14.3mmol/L，URE 10.7mmol/L，CRE 203μmol/L，TG 2.66mmol/L，LDL-C 3.79mmol/L；胸部 CT：左肺下叶感染性病变，左肺上叶结核可能，部分陈旧性结核影，主动脉及冠状动脉硬化，后患者于结核病医院排除肺结核可能，诊断为"肺部感染，慢性肾功能不全，糖尿病肾病？"予以黄葵胶囊 2.5g 每日 3 次、肾炎康复片 5 片 每日 3 次，静脉用阿奇霉素治疗 2 周，于我院门诊就诊。复查生化：AST 40.1U/L，ALB 30.4g/L，TP 61g/L，CK 432.6U/L，Urea 13.08mmol/L，CRE 137.3μmol/L，尿常规：PRO（3+），BLD（2+），HbA1c 11.8%，患者为求进一步治疗，由门诊收入我科。最大体重 75kg，自发病以来体重减轻 4kg，近 2 年体重无明显变化。

[既往史] 高血压病史 1 年，最高血压病 180/100mmHg，口服苯磺酸左旋氨氯地平，其他控制血压药物（具体不详），偶测血压 100/60mmHg；17 年前诊断为乙型肝炎，复查相关

抗原呈阴性（具体不详）。2012年因白内障于当地眼科医院行手术治疗。

[家族史] 父亲患有糖尿病，哥哥患有高血压病。

[查体] 血压150/78mmHg，体重71kg，BMI 23.1kg/m²，腰围82cm。神清，精神可，心肺腹查体未见明显阳性体征，双下肢皮肤色素沉着，双侧皮温偏低，双足背动脉搏动减弱，四肢痛温觉异常，10g单丝试验阳性，音叉试验阳性，踝反射对称引出。双下肢轻度可凹性水肿。

[望闻问切] 神色形态：神清，精神可，营养良好；声息气味：语利，气息平；舌象：舌淡暗，苔白，脉象：脉沉。

[辅助检查] 入院前，血常规：WBC 10.37×10⁹/L，NEU 9.62×10⁹/L，NEU% 73.5%，C反应蛋白44mg/L；尿常规：PRO（3+），BLD（3+）；生化：ALB 30.6g/L，GLU 14.3mmol/L，URE 10.7mmol/L，CRE 203μmol/L，TG 2.66mmol/L，LDL-C 3.79mmol/L；胸部CT示左肺下叶感染性病变，左肺上叶结核可能，部分陈旧，主动脉及冠状动脉硬化（2017年7月13日大兴区医院）。生化：AST 40U/L，ALB 30.4g/L，TP 61g/L，CK 432.6U/L，Urea 13.08mmol/L，CRE 137.3μmol/L；尿常规：PRO（3+），BLD（2+）；HbA1c 11.8%（2017年7月26日于我院门诊）。入院后，尿常规：PRO（3+），BLD（2+），尿蛋白定量6.2g/24h；血常规：RBC 3.94×10¹²/L；DIC初筛实验：FIB 4.15g/L；乙肝小三阳、便常规+隐血、甲状腺功能、头颅CT未见明显异常；心电图示窦性心动过缓。胸片示左肺病变较前无明显变化，陈旧结核？腹部彩超未见明显异常；颈动脉彩超：左侧颈动脉硬化伴斑块形成，右侧颈动脉内中膜不规则增厚；下肢血管彩超见双下肢动脉硬化多发伴斑块形成，左侧胫前动脉不规则狭窄，局部闭塞。

[眼科会诊] 糖尿病视网膜病变非增殖期（中度），玻璃体混浊，人工晶状体置入状态，屈光不正。

[初步诊断] 中医诊断：消渴病，肾痨，气阴两虚夹瘀证。西医诊断：①2型糖尿病，糖尿病性周围神经病变，糖尿病性视网膜病变，糖尿病性肾病；②慢性肾功能不全[慢性肾病（CKD）3期]；③高血压病2级（高危）；④高脂血症；⑤白内障术后。

[目前治疗] 西医治疗予以"四次胰岛素方案"控制血糖，厄贝沙坦片控制血压，匹伐他汀钙片降脂，羟苯磺酸钙胶囊改善微循环，海昆肾喜胶囊保护肾脏，甲钴胺注射液营养神经，α-硫辛酸注射液抗氧化应激。中医治疗予以耳穴压豆，中成药黄葵胶囊补益肾气，降尿蛋白，肾康注射液保肾，口服中药以益气养阴、活血化瘀为法，中药外洗、熏治、导入以温经活血治疗。

【医师讨论实录】

1. 住院医师1：患者糖尿病病史17年，5年前出现糖尿病视网膜病变，糖尿病周围神经病变，考虑存在糖尿病肾病可能性，追问患者既往未发现尿隐血，从病程发展来看符合糖尿病肾病，但此次发病前有感染病史，且出现血尿，不除外其他原因可能。查阅资料，通常以下情况会考虑非糖尿病肾病：①糖尿病病程短，多数在 5 年以内；②糖尿病早期（＜5 年）出现肾损害，或肾损害早于糖尿病，或糖尿病与肾损害同时出现；③血尿明显，糖尿病肾病者血尿常不突出；④出现肾损害但无视网膜病变或周围神经病变等微血管病变；⑤无蛋白尿，但肾功能下降，不明原因的肾功能快速减退；⑥突然水肿和大量蛋白尿，而肾功能正常，或合并明显的异常管型蛋白尿；⑦给予血管紧张素转换酶抑制药（ACEI）或血管紧张素受体拮抗药（ARB）后在 2 ～ 3 个月肾小球滤过率减少＞30%。患者 49 岁，或可接受肾穿刺活检以明确病因。中医辨证属脾肾气虚夹瘀夹湿，方选参芪地黄汤[38]化裁，可加用活血通络利湿之品。

2. 住院医师 2：该患者糖尿病病史 17 年，病史较长，眼底检查已提示存在糖尿病视网膜病变，因为糖尿病视网膜病变通常与糖尿病性肾病平行，故该患者存在糖尿病性肾病；患者尿隐血及尿红细胞偏高，建议查尿相差镜检以观察异型红细胞的形态，判断红细胞的来源，是否为肾小球性血尿；患者有乙肝病史，此次入院检查为小三阳，不除外乙型肝炎相关性肾炎的可能，乙肝肾起病多以男性居多，临床主要表现为肾病综合征或肾炎综合征，有不同程度的水肿，大部分病人可出现镜下血尿或蛋白尿，有 40% 的患者有血压升高，20% 患者有肾功能不全，与该患者的临床表现相符，但若明确诊断，可行肾穿刺。在治疗上，患者大量蛋白尿，低蛋白、高血压病，水肿，有肾病综合征表现，应注意血栓、再发感染的风险，积极使用抗血小板聚集及抗凝药物，饮食应低盐低脂优质低蛋白，严格限盐。患者肾小球滤过率偏低，肝肾功能异常，注意胰岛素的灭活及蓄积问题，长效胰岛素的使用应注意避免低血糖发生。中医四诊合参，辨证为脾肾阳虚，失于固摄，治疗以温补脾肾为主，以金匮肾气丸[31]加减。

3. 主治医师 1：结合患者病史，因患者存在糖尿病视网膜病变，故考虑存在糖尿病肾病。因患者此次发现尿隐血阳性，应完善尿常规检查红细胞来源，排除肾小球疾病可能性。中药对延缓肾病有很好的作用，如试验研究发现，雷公藤具有抗炎、调节免疫的作用，对改善肾功能有很好的作用，但需注意的是该药对性腺的抑制。据此患者中医辨证本虚标实，本虚表现在多汗、腰酸，标实表现在麻木、疼痛，舌苔白腻，说明有湿有瘀，中药方用参芪地黄汤[38]合二至丸[72]加茵陈、白花蛇舌草等。

4. 主治医师 2：结合病史，诊断考虑糖尿病肾病、肾病综合征，但患者慢性肾功能不全诊断不确切，不除外患者肌酐一过性升高（糖尿病肾病与慢性肾病的鉴别见第 2 章七）。因患者发现肌酐时间较短，除高血压病、糖尿病外，肌酐升高不除外因入量不足、感染的干扰。另外尿隐血阳性可能存在的原因有感染、结石、肿瘤，且对于中年男性患者，前列腺炎不能排除。中医治疗方面，研究发现酒大黄、虫草可有延缓肾病发展的功效。中医治以补益脾肾为本，泻浊清热为标。方用真武汤[36]加减。

5. 主治医师 3：患者糖尿病病史 17 年，糖尿病视网膜病变 5 年，考虑糖尿病微血管并发症多同时发病，故同意糖尿病肾病诊断。但患者此次发现肌酐升高、尿隐血阳性、大量蛋白尿可能与肺部感染有关，建议完善尿常规以协助诊断，因红细胞经过肾小球滤过和肾小管渗透压梯度时，红细胞变小、变形，故肾小球性血尿多为小细胞、红细胞形态多样或畸形红细胞，而非肾小球性血尿多为大小一致的正常红细胞形态。蛋白尿又分别为肾小球性、肾小管性，而患者尿蛋白定量提示 24 小时尿蛋白定量 6g，考虑肾小球滤过膜受损造成。中医方面结合舌脉症，舌苔白腻，脉弦，辨证为脾肾两虚，痰瘀互结，病位涉及肺、脾、肾，方用参芪地黄汤[38]加半夏合血府逐瘀汤[10]加祛湿药物，如半夏、荷叶等。

6. 营养师：该患者为中年男性，身高 175cm，体重 71kg，BMI 为 23.1kg/m^2。平素进餐时间不规律，早餐不吃，中午主食量多，睡前有大量加餐的习惯并喜食咸鸭蛋。目前营养治疗目的是在达到并维持合理的营养状况的基础上，控制血糖，减轻临床症状，延缓病程发展。

针对本患者，营养方面给出几条建议：①每日能量为 1750kcal，其中糖类 250g，以麦淀粉、藕粉、粉皮、粉条等为最佳能量来源，首先做到一日三餐按时按量进餐，避免暴饮暴食。并于两餐之间加餐，这样不会引起血糖过大的波动，并防止低血糖的出现。建议增加 B 族维生素，起营养神经的作用。②注意优质蛋白质的摄入，每日蛋白质 56g，另外高生物效价的蛋白质食物可提供丰富的必需氨基酸，达到 50% 以上时可有效降低血尿素氮水平。高生物价蛋白类食物可选用含必需氨基酸丰富的如鸡蛋、牛奶、瘦肉等。③由于糖类和蛋白质的限量摄入，但是又要满足机体对能量的需要，故剩余的能量空缺由脂肪补充，故每日脂肪的摄入量为 63g，并以植物油为主，如菜籽油、玉米油、花生油、橄榄油等。④体格检查提示双下肢轻度可凹性水肿，并伴有高血压病，应限制钠盐摄入，每天 3 ~ 4g。⑤应供给富含铁质及维生素 C 的食物，预防缺铁性贫血。加餐可选用富含维生素 C 的新鲜蔬菜和水果。⑥禁用咖啡、浓茶、辣椒等辛辣刺激的食物。⑦在运动方面，该患者平时晚餐后 90 分钟会有近 2 小时的跳舞习惯，考虑患者的临床问题，不建议长时间剧烈活动，可在进餐后 40 分钟左右，进行 20 ~ 30 分钟的温和有氧运动，如散步、骑车等。

7. 副主任护师：针对该患者特殊病情，有如下建议：①患者尿蛋白（3+），肌酐偏高，属于慢性肾病（CKD）3 期，建议患者注意优质蛋白的摄入。②患者循环较差，注意防止外伤。③下肢水肿，循环较差，注意下肢抬高，穿着宽松鞋袜，并记录尿量。

8. 副主任医师 1：结合患者病史，考虑糖尿病肾病可能性大，患者目前存在糖尿病大血管、微血管并发症，糖尿病肾病通畅伴随糖尿病视网膜病变，但是糖尿病肾病一般没有血尿，故应进一步查尿相差镜检了解红细胞数量及形态，需要除外外科源性血尿可能性。患者有乙肝病史，目前乙肝小三阳，还需要除外乙肝相关性肾病，必要时可行肾穿以明确病理分型。患者既往无慢性肾功能不全病史，此次入院前发现肌酐异常升高，入院前有肺部感染病史，不除外感染引起一过性肾损害，应动态观察血肌酐变化。患者入院时症见多汗、头晕、腰酸、双下肢凉、麻、痛，双下肢皮温偏低，尿频、尿急，舌质紫暗，舌体胖大，舌苔白，脉沉，10g 单丝试验（+），中医辨证为脾肾阳虚，治以补肾温阳、固精止血为法，方以真武汤[36]、水陆二仙丹[73]合黄土汤[74]加减，中药可在目前方药基础上，加金樱子以增强固精之功，加灶心土、炮姜、艾叶以温经止血。

9. **副主任医师 2**：患者糖尿病病史时间较长，5 年前有糖尿病视网膜病变，糖尿病肾病，入院后查 HbA1c 偏高，提示平素血糖控制较差，水肿、蛋白尿、蛋白偏低，肾病综合征诊断成立，病因考虑糖尿病肾病不除外，尿隐血阳性，查尿常规明确红细胞来源，可行肾穿刺明确病理分型。有感染存在，可能引起尿隐血阳性，应引起重视。关于中药延缓肾病发展方面：患者神疲乏力、腰酸提示气阴两虚，予以参芪地黄汤，心电图提示窦性心动过缓，予以苓桂术甘汤[37]加减，另外土茯苓、伏龙肝、白芍、雷公藤等药物对减轻尿蛋白有作用。

【主任医师总结发言】

1. **抓主症，关注血糖、血压基础疾病** 患者因糖尿病为基础，在此基础上出现大血管、微血管并发症，故不应把重点只放在肾病上，要注意血糖、血压等基础疾病。患者平素血糖控制不佳，高血糖损伤微血管，包括眼底及肾，高血糖引起感染，包括肺部感染、前列腺炎等，出发点应以控制血糖为主。

2. **肝肾并发症** 糖尿病病史 17 年，乙肝病史 17 年，血浆蛋白低，大量蛋白尿，肾功损伤亦不除外肝损害，慢性肾病（CKD）3 期，低蛋白血症，可行肾穿刺明确病理。结合患者门诊的检查结果，电解质紊乱，应明确是否存在入量不足情况。对于 DKD 以改善循环为主，慢性肾病（CKD）以抗炎为主，海昆肾喜胶囊应慎用，结合肝功情况，匹伐他汀使用应谨慎。

3. **生活方式方面** 应注意饮食管理，教育很重要。但患者糖化血红蛋白偏高，并发症较多，预后不佳。

4. **中医治疗方面** 患者乏力、头晕为气血亏虚表现，烧心、反酸、四肢麻木发凉、双下肢水肿（水肿的中西医分类见第 2 章三十七），应以益气养血、补肾降逆、温阳通络为法，参芪地黄汤[38]、桂枝茯苓丸[20]及水陆二仙汤[73]，乌贼骨、代赭石、旋覆花、瓦楞子降逆为法。

5. **糖尿病肾病** 今天大家都特别提到了患者的肾病问题，我来讲讲我在临床中中医治疗糖尿病肾病的一些见解，给大家引导一个思路去翻书学习更多的知识。

（1）糖尿病肾病的危害

①肾早期损害（微量蛋白尿）→肾损害加重（大量蛋白尿）→肾衰竭。

②高灌注、高滤过期（DM < 5 年）→运动后微量白蛋白尿 MAU（DM > 5 年）→持续性微量蛋白尿（DM 10～15 年）→临床蛋白尿期（DM 15～25 年）→肾衰竭期（肾脏终点事件 DM > 25 年）。

（2）中医药防治糖尿病并发症的优势：①延缓血管并发症发生、进展；②改善血管并发症相关症状；③减少致残率、死亡率，改善生活质量。糖尿病肾病，在中医学属于"水肿""肾消""尿浊""关格""消渴病肾劳""消渴病肾病"等范畴，病因主要是先天禀赋不足、久病消渴、情志失调、劳伤太过，是本虚标实之证：气阴两虚、脾肾亏虚为本，湿、痰、瘀为标。

（3）中医治疗糖尿病肾病：首先治本，可以分为早期、中期、晚期，逐步进展。

①早期：肝肾阴虚证，滋养肝肾——归芍地黄汤；脾肾气虚证，健脾固肾——水陆二仙丹合芡实合剂；气阴两虚证，益气养阴，佐以清热——参芪地黄汤、四君子汤合知柏地黄丸。

②临床期：气阴两虚证，益气养阴——参芪地黄汤、生脉散合杞菊地黄汤；脾肾阳虚证，健脾温肾，利水消肿——济生肾气丸合实脾饮。

③慢性肾衰：阴阳两虚证，滋阴补阳，补肾固本——桂附地黄汤、济生肾气丸、大补元煎合龟甲胶、鹿角胶、仙茅、淫羊藿；肾阳衰微，温补命门，化气行水——参附汤、真武汤；浊毒内蕴，通腑泄浊法——大黄附子汤加蒲公英等。

◎蛋白尿：考虑肾络损伤、精微渗漏，可以选用水陆二仙丹补肾固涩（如芡实、金樱子），抵当汤活血通络（如生大黄、水蛭粉），黄芪生脉饮合六味地黄汤益气养阴、滋补肝肾、活血化瘀，同时可以加黄芪、山药益气固涩。

◎水肿：考虑气血不利、聚而成水，可以选择防己黄芪汤、苓桂术甘汤健脾利水；实脾饮、济生肾气汤、真武汤温阳利水；当归芍药散、桂枝茯苓丸、益母草、茺蔚子活血利水；己椒苈黄丸、疏凿饮子前后分消；葶苈大枣泻肺汤水凌心肺。

◎呕吐症状：一般考虑浊度犯胃、胃气上逆，可以选择苏叶黄连饮清化湿热，和胃止呕；黄连温胆汤清热燥湿，理气化痰（如黄连、竹茹）；小半夏汤加茯苓汤和胃降逆；旋覆代赭汤重镇降逆（如旋覆花、代赭石）；附子理中汤温胃止呕（如制附子、干姜）。

◎大便秘结：考虑腑气不通，浊毒内蕴，可以用酒大黄、生大黄、麻子仁、瓜蒌仁、芒硝、肉苁蓉、锁阳，或清热泻下、或逐瘀泻下、或润下、或温阳润下；贫血者可以考虑脾肾亏虚，生化不足，加红参、黄芪、丹参等。伴有痈疽者，考虑浊毒内蕴，可以加用金银花、蒲公英、野菊花、天葵子、败酱草等。

◎从西医的理化指标辨证：尿糖增多可以选择补肾涩精的山药、山茱萸、金樱子、桑螵蛸；或者益气健脾的白术、苍术、鸡内金、黄芪。微循环障碍的患者，可以选择水蛭、地龙、丹参、三棱、莪术、当归、桃仁、红花、川芎、赤芍、土鳖虫、益母草、泽泻、三七、血竭等活血化瘀、逐瘀通络等药物。

总之，方剂的选择，离不开患者个体，离不开医生对他望、闻、问、切之后的辨病与辨证，多方面理解中药材的特性，也是治疗疾病的关键。另外，患者在用药之后，病情是变化的，或是好，或是坏，此时也要判断是否需要更方。最后总结一下，糖尿病肾病在病情的稳定期，以扶正治本为主，兼治其标；在病情变化期，以治标为主。本，要抓住脏腑气血功能不足；标，要辨是痰、瘀、湿、毒（包括湿毒、瘀毒、溺毒、粪毒）。毒邪积聚，损伤脏腑，变证百出。而治疗上，"通络"贯穿始终。其实，瘀阻脉络、脉络受损是糖尿病多种并发症的共同病理基础。

十六、2 型糖尿病并多发大微血管病变、CKD4 期、高血压病

【病例汇报】

患者张某，男，52 岁，主因"间断口干乏力 14 年，加重伴足踝部水肿半年"由门诊收住入院。

[病情要点] 患者 2003 年自觉口干乏力，后在西安西京医院治疗肾结石查尿常规时，发现尿糖（4+），当时未予重视，未系统诊治。回京后仍间断乏力，未予重视。2004 年因腹胀不适，就诊于宣武医院，查空腹血糖 16.5mmol/L，诊断为 2 型糖尿病，收住院治疗，住院予二甲双胍片 500mg 每日 3 次、阿卡波糖片 50mg 每日 3 次控制血糖，住院期间血糖控制可。出院后因应酬偏多未规律服药，间断监测血糖，血糖控制不佳，空腹血糖波动于 10mmol/L，餐后血糖波动于 20mmol/L 左右。2005 年、2007 年先后两次因血糖控制不佳在回民医院、健宫医院住院治疗，住院期间予二甲双胍片、阿卡波糖片等正规服药后，血糖控制正常，但出院后均未再规律服药，血糖控制不佳。2010 年在我院内分泌科门诊就诊，查尿蛋白（++），予中药汤剂口服治疗 2 个月后，尿蛋白转阴。2015 年因空腹血糖 20mmol/L，在北京朝阳糖尿病医院住院治疗，诊断为糖尿病肾病慢性肾病（CKD）3 期、糖尿病周围神经病变，调整控制血糖方案，予精蛋白锌重组赖脯胰岛素混合注射液（预混 25R）早 5U、晚 5U 皮下注射控制血糖，住院期间血糖控制较好。出院后患者未予控制饮食，自行将胰岛素调整为早、晚各 10U 皮下注射控制血糖，后又未规律注射胰岛素，血糖控制不佳。半年前患者出现口干乏力加重，伴足踝部水肿，尿中泡沫，头晕，下肢麻凉，未予重视。1 个月前因血糖控制不佳来我院住院治疗，诊断为糖尿病性肾病慢性肾脏病（CKD）4 期，住院期间改用控制血糖方案：生物合成人胰岛素注射液联合精蛋白生物合成人胰岛素 N 皮下控制血糖，出院前处方：精蛋白生物合成人胰岛素（预混 30R）早 28U、晚 14U 餐前皮下注射控制血糖。出院后用药规律，但饮食未控制，空腹血糖 8mmol/L、餐后血糖 11 ～ 12mmol/L。1 天前再次来我院门诊就诊，现为求系统诊疗，收入我科。刻下症：口干乏力，头晕，足踝部水肿，下肢麻凉，纳可寐可，小便色黄，尿中多沫，大便偏干，两日一行。

[既往史] 2007 年诊断高脂血症、脂肪肝，现给予阿托伐他汀片 20mg 每日 1 次降脂。2015 年在北京朝阳糖尿病医院诊断为高血压病，血压最高达 170/90mmHg，服用硝苯地平控释片 30mg 每日 1 次，血压控制较好。住院期间诊断"高尿酸血症"，现服用碳酸氢钠片 0.5g 每日 3 次中和尿酸。2017 年 7 月于我院住院期间发现甲状腺结节、左肾囊肿，未予特殊治疗。2003 年在西安西京医院行双肾结石碎石术。

[查体] 肾病面容，眼睑水肿，双侧颈部血管可及收缩期吹风样杂音，双侧甲状腺可及多个大小不等结节，质中，活动度可。双肺叩诊呈清音。双肺呼吸音清，未闻及干、湿啰音，心界左下扩大，心率 77/min，律齐，二尖瓣、三尖瓣听诊区可闻及吹风样杂音。腹膨隆，

腹壁未见静脉曲张，未见胃肠型及蠕动波。腹软，腹部无压痛及反跳痛，腹部未触及包块，肝脾肋下未及，左侧可及质软结节样肾脏。墨菲征阴性，移动性浊音阴性。双侧肾区叩痛弱阳性。左侧输尿管检查无压痛。皮肤温度未见异常，下肢少量色素沉着。生理反射存在，病理反射未引出。

[个人史] 出生于北京市，久居于北京，无疫区居住史。吸烟史 30 余年，平均每日 2 包；饮酒史 30 余年，饮酒有时量多，近 1 年限酒，饮酒量约每周半斤。

[家族史] 否认家族遗传病史。

[望闻问切] 神志清楚，表情自然，头发花白，面色㿠白，颜面水肿，双下肢及左手水肿，形体偏胖，腹部膨隆，体态自如，四肢活动无异常。语音清晰，气息平稳，无异常气味闻及。舌暗红，苔黄偏腻。脉象细滑。

[辅助检查] 入院前检查如下。心脏超声：EF 62%，FS 33%，室间隔增厚，左室舒张功能减低。动态心电图：窦性心律，房性早搏，室性早搏，心率变异性检查 50ms ＜ SDNN ＜ 100ms；动态血压：24 小时平均血压 130.2/77.7mmHg，全天收缩压波动在 104 ～ 167mmHg，全天舒张压波动在 57 ～ 108mmHg。肢体动脉测量 +PPG 指、趾动脉检查：双侧踝 - 肱指数提示双侧下肢动脉未见明显狭窄性病变，PPG 波形分析提示双侧足趾部血流灌注情况未见明显异常；交感皮肤反应测定：双侧手部冷觉、温觉感觉减退，为周围神经病变表现（2017-07-18 我院）。入院后检查如下。全血细胞分析 +C 反应蛋白未见异常；全血肌钙蛋白 I 测定正常；急诊生化：AST/ALT 1.54，UA 527 μmol/L，Cr 179.9 μmol/L；尿 10 项或 11 项仪器检验：SG ＞ 1.030；生化全项：AST/ALT 2.05，UA 519μmol/L，GLU 6.2mmol/L，Cr 177μmol/L；DIC 初筛试验：FIB 4.34g/L；血沉 30mm/h；尿微白蛋白肌酐：MA310.45mg/L，MA/Cr 464.660mg/g，Cr 5912.6μmol/L；24 小时尿蛋白分析：UCSFP 1.71g/L，MA310.05mg/L，24h MA 558.09mg/24h，24h-uTP 3078.00mg/24h。心电图示：窦性心律，肢导低电压。

[初步诊断] 中医诊断：消渴病，脾虚湿盛、痰瘀阻络证；水肿，脾虚湿盛、痰瘀阻络证；眩晕，脾虚湿盛、痰瘀阻络证。西医诊断：①2 型糖尿病，糖尿病肾病，慢性肾功能不全，慢性肾病（CKD）4 期，糖尿病性周围血管病，双侧颈动脉硬化伴斑块形成，糖尿病性心脏病，糖尿病周围神经病变；②高血压病 2 级（极高危）；③高脂血症；④脂肪肝；⑤高尿酸血症；⑥甲状腺结节；⑦左肾囊肿。

[目前治疗] 门冬胰岛素注射液早 12U、中 8U、晚 10U（餐前）+ 甘精胰岛素注射液 8U 睡前皮下注射控制血糖；硝苯地平控释片 30mg 口服每日 2 次控制血压；阿托伐他汀钙片 20mg 口服每晚 1 次口服降脂；碳酸氢钠片 500mg 口服每日 3 次降尿酸；硫酸氢氯吡格雷片 25mg 口服每日 1 次口服抗凝；碳酸钙 0.3g 口服每日 3 次补钙；别嘌醇 100mg 口服每日 1 次降尿酸；注射用水 2ml+ 腺苷钴胺 1.5mg 肌内注射每日 1 次营养神经；海昆肾喜胶囊 0.44g 口服每日 3 次化浊排毒；阿魏酸哌嗪片 100mg 口服每日 3 次改善肾微循环，改善肾功能。中医方面，结合患者舌脉症，治法以健脾祛湿，通脉泄浊之剂进退，方用四妙丸[24]加减。

【医师讨论实录】

主任医师引导讨论：教学查房的目的在于提高规培医师的临床技能，为规培考试做好准备。本次查房患者糖尿病病史 14 年，现患者大量蛋白尿，肾功能受损。西医方面拟讨论诊断属于 DKD 还是慢性肾病（CKD），中医方面拟讨论如何进一步降尿蛋白及改善肾功能。

1. 规培医师 1：西医方面：目前患者血糖控制良好、血压控制平稳，24 小时平均血压控制在 130/77mmHg 左右，低密度脂蛋白降低至 2.0mmol/L，各项代谢指标控制良好，目前尿蛋白较前有所下降、肾功能较强好转，同意目前治疗方案。但考虑到患者依从性差，出院后用药不规律，应加强糖尿病宣教、生活方式干预，坚持优质低蛋白饮食，考虑到吸烟是糖尿病肾病的独立危险因素，建议患者戒烟。中医方面：从舌苔和脉象表现，考虑湿热明显，同意目前清热利湿治疗方案；患者水肿（中西医对水肿的分类见第 2 章三十七）属于阴水，考虑与脾肾亏虚有关，可在清热利湿基础上加入补肾健脾药，如白术、覆盆子等。

2. 规培医师 2：西医方面：同意医师意见，根据指南需要控制好血糖、血压、血脂，并坚持优质低蛋白饮食，蛋白质摄入量控制在 0.8g/kg 左右。中医方面考虑脾肾亏虚、水湿内停证，方选参芪地黄汤[38]合三仁汤[11]加减治疗。

3. 规培医师 3：西医方面同意前面医师的意见。中医方面：患者水肿应属于阴水肿，主要表现为病程长、从下肢开始、呈凹陷性水肿，辨证属脾肾亏虚夹湿证，方选参苓白术散[33]加减治疗。

4. 规培医师 4：西医方面：糖尿病发病前有肾结石，考虑有梗阻性肾损害，但目前考虑以糖尿病肾病为主。中医方面：目前治疗有效，辨证属脾肾阳虚、湿热瘀阻，建议采用实脾饮[75]合四妙丸[24]加减治疗。

5. 规培医师 5：西医同意目前治疗方案，中医方面考虑肾阳不足，夹有湿热，采用真武汤[36]为主治疗，配合四妙勇安汤[76]或阳和汤[77]、小陷胸汤[9]清热解毒化痰。

6. 规培医师 6：西医方面：慢性肾病（CKD）、DKD 均可诊断，控制血压方面可以选择使用血管紧张素转换酶抑制药（ACEI）类药物；中医方面：考虑肾阳不足、兼有湿浊内阻，中药采用温阳利水为主治疗，因患者小便泡沫多可加用萆薢分清饮[78]等淡渗利湿药。

7. 规培医师 7：西医同意目前治疗方案，中医方面考虑脾虚湿热、痰瘀互阻，方用实脾饮[75]合桂枝茯苓丸[20]加减治疗。

8. 主治医师：患者糖尿病病史 14 年，血糖控制较差，发现糖尿病 7 年开始出现尿蛋白，现大量蛋白尿，并且并非糖尿病视网膜病变，从病程发展上看，考虑糖尿病肾病可能性大，仍需除外肾结石及导致尿隐血阳性的其他肾病。患者骨代谢提示 iPTH 95.3pg/ml，VITD-T 4.28ng/ml，存在肾性骨病、甲状旁腺功能亢进症，应当补充维生素 D 及钙质，以免病情进一步加重。中医方面，从目前舌脉症来看，应责之于脾肾，辨证属脾肾亏虚，湿热挟瘀，治以补肾利水，清热除湿兼以化瘀为法，方用金匮肾气丸[31]加虎杖、牛膝等清热除湿化瘀药。

9. 副主任医师 1：追溯患者病史及既往化验，患者 2 型糖尿病诊断明确，开始口服用药可控制，但患者依从性差，血糖控制不佳，从病史中可以推测患者长期处于一种高血糖状态，同时伴有糖尿病性视网膜病变，同意糖尿病肾病的诊断，治疗上需要长期控制血压、控制血糖、降脂、改善微循环治疗，目前治疗有效，希望患者能够坚持治疗。中医方面，属于本虚标实。患者舌暗红，舌体胖大，苔黄腻，入院初期湿热为盛以清热除湿为主，但对于下一步的治疗上当以补益脾肾为主，方用金匮肾气丸[31]温阳化气，加用茯苓、白术等补益健脾的药物。

10. 副主任医师 2：从患者 14 年的糖尿病病程，出现蛋白尿的时间，同时伴有糖尿病性视网膜病变，加之长期血糖控制不佳，大血管及小血管的损害始终存在，肾小球微血管的损害亦日积月累，故考虑糖尿病肾病诊断。治疗上，同意目前治疗方案，对于大量蛋白尿患者，应当注重一下对患者的饮食指导，如何保证优质蛋白的摄入，恰当的饮食处方，可以在一定程度上减轻肾损害的进程。中医方面，属于本虚标实，辨证属脾肾阳虚、痰瘀水停，方用真武汤[36]合萆薢分清饮[78]加减。

11. 副主任医师 3：该患者依从性比较差，不规律用药，大量吸烟等不良生活方式，导致病情进展。现血压、血糖、血脂的控制基本达标，下一步治疗可以考虑从加强生活方式干预方面着手，严格戒烟，细化医学营养，从总热量、糖类的摄入量、脂肪摄入量进行明确的控制，优化蛋白质摄入方案，如主食改为麦淀粉馒头，限盐摄入在每日 6g 等方面。中医方面，患者入院时，湿热为主，湿浊阻滞，精关不固，邪气为盛，治疗以清热除湿为法，现邪已渐退，正气未复，下一步治疗当以注重扶正为主治疗。

12. 主任医师：患者大量蛋白尿，水肿表现不明显，肌酐近期出现升高，蛋白量、水肿程度、肌酐水平，不相持平，应当除外其他肾病的可能，尤其是膜性肾病，必要时行肾穿刺明确病情。中医治疗方面，患者目前病情已处于由水肿转向虚劳转化阶段，治疗上可偏于健脾益气或者脾肾双补。入院初期以湿热标实为主，现邪已不盛，正虚为本，应当注意改祛邪为扶正。

【主任医师总结发言】

1. 梳理疾病的发病过程　2003 年初发现肾结石，2004 年诊断糖尿病，2010 年出现尿蛋白，2015 年出现肾功能不全，肾囊肿。肾结石、碎石在前，2 型糖尿病诊断在后，碎石治疗后不能除外感染、发热及碎石肾损伤因素可能，糖尿病的发病原因亦不能明确，目前可暂时按 2 型糖尿病诊断。

2. 肾损伤　需要考虑感染、发热及碎石肾损伤、肾囊肿等因素，患者反复肾结石，结合其大量蛋白尿，水肿表现不明显，考虑"梗阻性肾病"可能性大，需要纠正诊断。2003 － 2007 年患者病情不断进展，梗阻性肾病存在的同时，长期高血糖加重肾损伤，目前 GFR 为 23.3ml/min，预后不良。此外，需关注慢性肾病引起的相关并发症，如肾性骨病、肾性贫血

（第 2 章七、第 2 章三十六）、肾性高血压病（第 2 章三十二）、肾性脑病等。目前患者 Ca 2.08mmol/L，VITD-T 4.28ng/ml，考虑肾性骨病，需补充维生素 D 等治疗，预防骨质疏松（第 2 章三十）。虽然患者目前 HGB 124.0g/L，应注意肾性贫血的发生，需要强化营养治疗，优化蛋白摄入方案，请营养科大夫指导。现患者肾功能衰竭，下一步还需预防心力衰竭的发生，加用单硝酸异山梨酯等扩冠改善心肌供血、呋塞米利尿、螺内酯保钾利尿，减轻心脏负荷。

3.中医方面　患者目前病情，已由水肿发展偏向虚劳，治疗当以补肾填精、活血通络为法，方用右归饮[42]合桂枝茯苓丸[20]加减。

4.水肿的中西医论治　中医将水肿分为阳水和阴水，阳水多因感受外邪，起病较急，病程较短，多先起于头面，由上至下，延及全身，肿处皮肤绷急光亮，按之凹陷即起，一般分为风水泛滥证、湿毒浸淫证、水湿浸渍证、湿热壅盛证等；阴水一般多因内伤引起，起病缓慢，多逐渐发生，或由阳水转化而来，病程较长，肿多先起于下肢，由下而上，渐及全身，肿处皮肤松弛，按之凹陷不易恢复，甚则按之如泥，一般分为脾阳虚衰证、肾阳衰微证等。西医一般讲水肿分为全身性水肿和局部性水肿，全身性水肿一般由全身性病所引起，如心脏病、肾病、肝病、营养不良、内分泌疾病、结缔组织病等；局部性水肿一般是由于局部原因导致，包括淋巴性水肿、静脉阻塞性、丹毒、蜂窝织炎、荨麻疹、药及食物的过敏、血管神经性等。

十七、2 型糖尿病并多发血管病变，合并冠心病、高血压病

【病例汇报】

患者张某，女，47 岁，主因"间断口干乏力 20 年，加重伴头晕心慌 2 周。"收住入院。

[病情要点] 患者于 1997 年无明显诱因出现口干，伴有乏力，就诊于宣武医院，查血糖 18.4mmol/L（332mg/dl），诊断为"2 型糖尿病"，予美吡达、控制血糖灵控制血糖（具体剂量不详），血糖控制不佳。2002 年起多次于我院门诊及外院门诊调整口服控制血糖方案，血糖控制欠佳。2006 年因口干、乏力明显加重，血糖不稳定于我科住院治疗，住院期间调整控制血糖方案为精蛋白生物合成人胰岛素注射液（预混 30R）早餐前 24U、晚餐前 12U 控制血糖。2006 － 2016 年，患者多次于我科住院治疗，调整控制血糖方案。2016 年，患者于我院住院期间，控制血糖方案调整为精蛋白生物合成人胰岛素注射液（预混 50R）早餐前 26U、晚餐前 14U 皮下注射，盐酸二甲双胍片 500mg 口服每日 3 次，阿卡波糖片 100mg 口服每日 3 次控制血糖。患者定期门诊复诊，精蛋白生物合成人胰岛素注射液（预混 50R）调整为早餐前 24U、晚餐前 12U，自测空腹血糖波动在 6 ～ 9mmol/L。2 周前，患者外出旅游，口干乏力症状加重，伴头晕心慌，就诊于北京宣武医院，查血压 170/60mmHg，头颅 CT 示腔隙性脑梗死，现为进一步治疗收入我院。刻下症：口干、乏力，头晕，无头痛，无视物旋转，

时有心慌气短，无胸闷胸痛，无喘憋，无咳嗽咯痰，双足麻木疼痛，视物模糊，咽部不适，伴异物感，偶有反酸烧心，无腹胀，纳可，夜眠多梦，二便调。

[既往史] 高血压病史 14 年，最高达到 180/90mmHg，现服用厄贝沙坦片 150mg 口服每日 1 次控制血压，血压控制在 130 ～ 150/60 ～ 80mmHg；高脂血症 9 年，现口服瑞舒伐他汀钙片 10mg 每晚 1 次以调节血脂；冠状动脉粥样硬化性心脏病 8 年，现口服阿司匹林肠溶片 100mg 每晚 1 次、硫酸氢氯吡格雷片 75mg 每日 1 次抗血小板聚集，单硝酸异山梨酯缓释片 60mg 每日 1 次以扩张冠状动脉，偶有活动后胸闷心慌；心律失常、房性期前收缩、室性期前收缩病史 4 年；脑梗死病史 4 年，经治疗后未遗留明显后遗症；2013 年住院期间，诊断为糖尿病周围神经病变，糖尿病视网膜病变，糖尿病周围血管病变，脑动脉硬化，双侧颈动脉硬化伴斑块。2014 年于我科住院期间诊断：脂肪肝、胆囊结石、双眼白内障。否认慢性支气管炎等慢性病史，否认肝炎、结核等传染性病史，否认外伤史，否认手术史，否认输血史。青霉素皮试（+）。查体：T 36.1℃，P 71/min，R 17/min，血压 148/81mmHg，神志清楚，双侧颈动脉可闻及吹风样杂音。双肺呼吸音清，未闻及干、湿啰音，心界正常，心率 71/min，律不齐，各瓣膜区未闻及明显病理性杂音。腹软，腹部无压痛及反跳痛，腹部未触及包块，肝脾肋下未触及，墨菲征阴性，移动性浊音阴性。肠鸣音未见异常，未闻及血管杂音。腹式呼吸存在。四肢无畸形，四肢无杵状指、趾，局部皮肤无破溃，双下肢皮肤温度减退，皮肤颜色未见异常，双下肢无水肿，双足背动脉搏动减弱。双下肢位置觉未见异常。生理反射存在，巴宾斯基征弱阳性。

[个人史] 出生于北京丰台区，久居于北京，无疫区居住史。无粉尘接触史，否认吸烟史，否认饮酒史。

[家族史] 姑姑患糖尿病，父亲患精神分裂症自杀，否认其他家族性遗传病史。

[月经及婚育史] 11 岁月经初潮，月经周期 23 天，经期 7 ～ 8 天，末次月经 2017 年 8 月 8 日，痛经。23 岁结婚，配偶体健，产 1 子，子体健。

[望闻问切] 神色形态：神清，精神可，营养良好；声息气味：语利，气息平；形态偏胖，面色暗淡；舌象：舌暗淡，边齿痕，苔薄白微腻；脉象脉弦细滑。

[辅助检查] 头颅 CT：左侧脑室前角旁、双侧额叶皮质下多发腔隙性脑梗死（2017-8-14 宣武医院）。全血细胞分析 +C 反应蛋白：WBC 9.32×10⁹/L，NEUT% 77.8%，HGB 125.0g/L，PLT 239.0×10⁹/L，CRP 1.48mg/L；CTNI 0.000μg/L；生化全项：GLU 9.7mmol/L，HDL-C 0.95mmol/L，ALT 10.9U/L，AST 13.8U/L，Cr 55μmol/L，BUN 3.1mmol/L，a-AMY 121U/L；DIC 初筛试验：D-Dimer 0.12mg/L，FEU TT 12.7s；ESR：15mm/h；HbA1c：7.8%。甲状腺功能、促甲状腺激素受体抗体、尿常规未见明显异常；血型鉴定：B 型，Rh（D）阳性。骨代谢：VITD-T 31.25ng/ml；肿瘤标志物常规（女性）、便常规 + 隐血、尿微白蛋白肌酐比值、肝炎病毒系列、人免疫缺陷病毒（HIV）抗原抗体、梅毒血清特异性抗体测定、快速梅毒血清反应素试验、胰岛细胞抗体三项、肾上腺功能测定未见明显异常；胸部 X 线：心影饱满，心

胸比 0.53；超声心动：目前心内结构及功能未见明显异常；下肢血管超声：双下肢动脉超声未见明显异常，左下肢股隐静脉瓣功能不全；腹部超声：脂肪肝，胆囊多发结石；24 小时动态心电图：窦性心律，房性早搏，心律变异检查 50ms ＜ SDNN ＜ 100ms；24 小时动态血压：平均收缩压 117mmHg，平均舒张压 60mmHg；骨密度正常；双手部冷觉、温觉感觉减退，为周围神经病变表现，肌电图未提示周围神经病变；双侧踝 - 肱指数：双侧下肢动脉未见明显狭窄性病变；24 小时尿蛋白分析未见异常；盆腔超声示子宫肌瘤；甲状腺超声示甲状腺未见明显异常；颈动脉超声示双侧颈动脉硬化伴斑块形成；腹部超声见脂肪肝，胆囊多发结石。

[初步诊断] 中医诊断：①消渴病，气虚血瘀、风痰阻络证；②中风病，中经络，气虚血瘀、风痰阻络证；③胸痹，气虚血瘀、风痰阻络证；④痹病，气虚血瘀、风痰阻络证。西医诊断：① 2 型糖尿病，糖尿病性周围神经病变，糖尿病性周围血管病变，脑动脉硬化，双侧颈动脉硬化伴斑块形成，糖尿病性视网膜病变；②腔隙性脑梗死（多发）；③冠状动脉粥样硬化性心脏病，稳定型心绞痛，心律失常，房性早搏，室性早搏，心功能 Ⅱ 级；④高血压病 3 级（极高危）；⑤高脂血症；⑥脂肪肝；⑦胆囊结石；⑧白内障。

[目前治疗] 精蛋白生物合成人胰岛素注射液（预混 50R）早餐前 24U、晚餐前 12U 皮下注射每日 1 次，盐酸二甲双胍片 500mg 口服每日 3 次，阿卡波糖片 100mg 口服每日 3 次控制血糖；阿司匹林肠溶片 100mg 口服每日 1 次，硫酸氢氯吡格雷片 75mg 口服每日 1 次抗血小板聚集；单硝酸异山梨酯缓释片 60mg 口服每日 1 次扩张冠状动脉；瑞舒伐他汀钙片 10mg 口服每晚 1 次，调节血脂；厄贝沙坦片 150mg 口服每日 1 次，富马酸比索洛尔片 2.5 mg 口服每日 1 次，控制血压；注射用腺苷钴胺 1.5mg 肌内注射每日 1 次，营养神经；0.9% 氯化钠注射液 250ml ＋马来酸桂哌齐特注射液 6ml 静脉滴注每日 1 次，扩张血管，改善微循环；0.9% 氯化钠注射液 250ml ＋丹参酮 Ⅱ A 磺酸钠注射液 16ml 静脉滴注每日 1 次，活血化瘀；0.9% 氯化钠注射液 250ml ＋天麻素注射液 6ml 静脉滴注每日 1 次，改善头晕症状；灯盏生脉胶囊 0.36g 口服每日 3 次，益气活血，中药汤剂标本兼治为原则，以化痰息风、健脾祛瘀利湿为法，方用半夏白术天麻汤[79]加减。

【医师讨论实录】

主任医师引导讨论：该患者糖尿病病史 20 年、并发症较多，本次教学查房重点在于：①讨论糖尿病相关并发症的防治，如何使用中药延缓相关疾病进展、改善患者预后；②复习神经查体及内分泌科相关检查方法。

1. 规培医师 1：西医方面：患者 2013 年行 TCD 检查，结果显示脑动脉多发中、重度狭窄，头晕（眩晕、头晕、头昏的鉴别诊断见第 3 章七）症状考虑与脑供血不足有关；2009 年行心肌核素检查诊断冠心病，目前需要冠脉造影或冠脉血管造影（CTA）对冠脉血管进行重新评估；心慌症状考虑与心脏自主神经病变有关，需要加强监护。中医方面，目前治法是平肝息风化痰、活血化瘀，同意以半夏白术天麻汤[79]为主治疗，可以加入健脾化湿药。

2. 规培医师 2：西医方面同意医师意见。中医方面：患者头晕、心慌、黄褐斑，结合舌脉表现考虑瘀血内停，采用疏肝活血化瘀方法治疗，中药选用柴胡桂枝龙骨牡蛎汤[80]合桂枝茯苓丸[20]（健脾补肾、活血利水）加减。

3. 规培医师 3：西医方面诊断明确，同意目前治疗方案；中医方面：舌暗淡，边齿痕，苔薄白微腻，脉弦细滑，结合临床症状考虑湿浊内停、瘀血阻滞，方用桂枝甘草龙骨牡蛎汤[34]（温补心阳、重镇安神治疗心慌）合通窍活血汤[62]（活血化瘀、疏通血脉治疗头晕）加健脾化痰药。

4. 规培医师 4：西医方面：患者抬头眩晕明显，考虑椎 - 基底动脉供血不足，也不除外颈椎病，需进一步完善相关检查；心慌考虑与心脏自主神经病变有关，有室性早搏，目前服用比索洛尔控制尚可，可以加用稳心颗粒等药物治疗。中医方面：辨证属痰瘀互结，方选半夏白术天麻汤[79]合血府逐瘀汤[10]加减，适当加用益气养阴药。

5. 规培医师 5：西医方面同意前面医师意见，头晕与椎 - 基底动脉供血不足有关，心慌与心脏自主神经病变有关，应加强心电监护，测立、卧位的心率、血压。中医方面：患者头晕乏力、口干心慌，舌暗淡，舌体偏瘦，边齿痕，苔薄白微腻，脉弦细滑。考虑脾肾两虚、风痰瘀血互结，方用地黄饮子[70]加活血化瘀药治疗。

6. 规培医师 6：西医同意前面医师意见。中医方面：患者头晕、舌苔白偏腻，考虑脾虚湿浊内停，结合痛经、舌暗红，考虑兼夹瘀血，方用苓桂术甘汤[37]温阳健脾 + 活血化瘀药 + 龙骨牡蛎等重镇安神药。

7. 主治医师：西医方面：2009 年患者行心肌核素检查，考虑心肌供血不足，目前需要完善冠脉血管造影（CTA）或冠脉造影检查，以明确冠脉狭窄程度，指导治疗方案选择；头晕考虑与椎 - 基底动脉供血不足有关，目前 24h 平均血压为 117/60mmHg，血压控制偏低也可以引起脑供血不足，建议适当调整控制血压药。中医方面：同意目前治疗方案，方选半夏白术天麻汤[79]合通窍活血汤[62]为基础治疗，适当加强活血化瘀药，可以合用桂枝茯苓丸[20]。

8. 副主任医师 1：同意前面医师的分析意见，头晕考虑与脑血管本身病变有关，心慌考虑与心脏自主神经病变有关。目前血压控制比较严格，收缩压在 110～120mmHg，考虑到患者有脑梗病史、脑动脉中重度狭窄、自主神经病变也可以引起立、卧位血压大幅度变化，还需要加强血压监测、适当调整控制血压药。心脏自主神经病变目前服用有比索洛尔，可以加强营养心肌、改善供血药物。中医方面：结合症舌脉，考虑痰瘀互阻，中药在半夏白术天麻汤[79]的基础上加用活血化瘀药，以及龙骨牡蛎等重镇安神药。

9. 副主任医师 2：从疾病发展过程看，患者动脉硬化程度逐渐加重，目前控制血糖、控制血压、降脂等治疗方案都很正确。今后需要完善相关检查，如血管造影、经颅多普勒、立卧位血压等。中医方面："无痰不作眩""无虚不作眩"，同意目前治疗方案，方用李东垣的半夏白术天麻汤[79]补虚化痰，还可以加些助阳化气药，如桂枝甘草龙骨牡蛎汤[34]。

10. 副主任医师 3：患者糖尿病病史较长，目前大血管、微血管并发症都有，最需要关注的是心、脑血管并发症，治疗方面需要提高患者的依从性，针对心、脑等大血管并发症较重的患者，血糖控制范围可适当放宽，空腹血糖控制在 7mmol/L 左右，餐后血糖控制在 10mmol/L，避免低血糖引起的心脑血管意外情况；目前血压控制偏低，可能与近期加用活血化瘀、硝酸酯类药物有关，密切监测血压情况，尤其是立、卧位血压，根据血压监测结果适当调整控制血压药。中医方面：患者入院时痰浊偏重，方用半夏白术天麻汤[79]加减，经治疗后患者临床症状有所改善，目前辨证主要属瘀血内停，方用桃红四物汤[29]为主治疗，可以合用炙甘草汤[69]通阳复脉。

【主任医师总结发言】

1. 诊断　患者糖尿病发病时还年轻，既往没有糖尿病家族史、没有巨大儿史，当时糖尿病分型诊断可能存在疑问，经过 20 年的病情发展，目前表现属于典型的 2 型糖尿病患者。由于血糖控制不好，目前大血管、微血管并发症都存在，以心、脑表现最为突出，因此需要完善包括冠脉造影 / 冠脉血管造影（CTA）、经颅多普勒超声 / 头颈血管造影在内的相关检查。

2. 治疗方面　①控制体重；②控制血糖：患者年龄不大，各种并发症不是很重，应加强血糖控制，糖化血红蛋白控制在 6.5% ～ 7.0%，以减少对血管内皮的损害；③控制血压：应控制在 130/80mmHg 以内，以患者可耐受为标准，心率控制在 65 ～ 75/min；④控制血脂：强化血脂控制以延缓 / 改善动脉粥样硬化进展。患者预后主要在于心、脑，临床用药要预防再发脑梗死、预防心脏自主神经病变导致的房颤、心脏骤停等。

3. 糖尿病患者二级预防　对于糖尿病患者来讲，建议一经发现，即启动冠心病的二级预防（见第 3 章五），目前糖尿病是冠心病的等危危险因素，也是独立危险因素，血糖的代谢异常所引起的一系列血脂、血压、血管等反应。即使尚无冠心病反应，但糖尿病已经是冠心病的征兆，视患者情况，必要时及时启动，尤其对已经存在血脂异常、周围血管动脉硬化甚至形成斑块者。

二级预防是什么？首先是戒烟、戒酒、运动、控制饮食、控制体重等非药物的干预，其次是抗血小板、控制血压、调节血脂、应用 ACEI 或 ARB 或 β 受体阻断药等药物干预，同时也要注意血糖管理。这里的血糖管理，不是因为针对糖尿病患者，是即使冠心病不伴有糖尿病的患者，也要注意血糖的管理，对于糖尿病病史长、年龄较大的患者，血糖可以控制在比较宽泛的水平，餐前可以在 6 ～ 7mmol/L，餐后可以在 7 ～ 8mmol/L，不要超过 10mmol/L。

4. 中医方面　病位在心、脑，辨证属痰瘀互结，因此要心脑同治、痰瘀同治。化痰方剂可以选择半夏白术天麻汤[79]、瓜蒌薤白半夏汤[61]、小陷胸汤[9]，活血方剂可以选择通窍活血汤[62]、丹参饮[4]。尤其是丹参、瓜蒌用量要大，这两味药也是丹蒌片、步长脑心通等主药。此外，炙甘草汤[69]也可以部分选用。

5.有关冠心病的话题　冠心病属于大血管病变，本患者糖尿病在前，冠心病发现在后，不能排除糖尿病性心脏病的可能性。对于糖尿病合并冠心病患者，可以基于糖尿病阴虚之本，从冠心病的症状辨证论治。心阳虚者加桂甘系列，脾虚者加苓桂系列，肾虚者加姜附系列，心阴阳两虚者加炙甘草汤，气血不足、邪气内扰者加小建中汤，心阳受损、兼表邪未尽者加桂枝去芍药汤、桂枝去芍药加附子汤，气机郁滞者加四逆散，热扰心膈者加栀子豉汤。

十八、2 型糖尿病并低血糖、多发大微血管病变、高血压病、肝功能不全、慢性丙型病毒性肝炎

【病例汇报】

患者郑某，男，47 岁，汉族，主因"口干、乏力 15 年，加重伴双下肢水肿半年"，由门诊收住入院。

[病情要点]　患者 15 年前无明显诱因出现口干多饮、周身乏力，就诊于仁和医院，诊为"2 型糖尿病"并住院治疗，具体不详。后患者先后多次因血糖控制不理想于我科住院治疗。11 年前调整为重组人胰岛素注射液 R 早 20U、中 12U、晚 16U、精蛋白锌重组人胰岛素注射液 N 睡前 22U 控制血糖，5 年前因"左跟骨粉碎性骨折"于我院骨科住院治疗，因频发低血糖转至我科，调整为赖脯胰岛素注射液早 16U、中 8U、晚 12U+ 甘精胰岛素注射液睡前 26U 控制血糖，血糖控制平稳后出院。3 年前患者于血糖控制不佳于我科住院，期间诊断为"糖尿病周围神经病变，糖尿病视网膜病变，糖尿病肾病Ⅳ期，频发低血糖"，调整为门冬胰岛素注射液早 18U、中 14U、晚 18U ＋甘精胰岛素注射睡前 30U 皮下注射控制血糖，血糖控制平稳后出院。2 年前患者再次因血糖控制不佳于我科住院治疗，予门冬胰岛素注射液早 20U、中 18U、晚 20U+ 甘精胰岛素注射液 30U 睡前皮下控制血糖；患者平素未规律监测血糖，血糖控制不详。未予饮食控制。近半年患者无明显诱因出现口干、多饮症状加重，伴双下肢踝关节水肿，略疼痛，于今日就诊于我院门诊，建议住院治疗，现患者为求进一步诊治收住入院。最大体重 75kg，近半年体重下降约 10kg。刻下症：口干、多饮，周身乏力，视物模糊，四肢麻木及发凉，双下肢水肿，无间歇性跛行，无颜面水肿，纳食可，眠安，小便黄，泡沫多，大便不成形，每日 2 ～ 3 次。

[既往史]　窦性心动过速、脂肪肝、胆囊结石、慢性丙型病毒性肝炎携带者、高血压病史。

[个人史]　吸烟史 20 余年，每日 20 ～ 40 支，饮酒 5 年，每日 3 ～ 4 两。

[查体]　BMI 22.4kg/m²，腰臀比 0.95，血压 182/125mmHg，神清，精神可，心肺腹查体未见明显异常，双下肢水肿。生理反射存在，病理反射未引出。四肢肌力正常。肌张力正常对称。双侧 10g 单丝试验阴性，双侧音叉试验阴性，双侧足背动脉搏动减弱。

[望闻问切]　神色形态：神清，精神可，营养良好；声息气味：语利，气息平；舌象：

舌质暗红，苔白腻，边有瘀斑；脉象：脉弦细。

[辅助检查] 生化全项：DBIL 10.5μmol/L，AST 81.6U/L，GGT 484.0U/L，TBIL 21.64μmol/L，LDH 329.7U/L，GLU 18.8mmol/L，ALB 31.50g/L，CHOL 3.1mmol/L，TP 58.3g/L，A/G 1.2；甲状腺检查全项未见异常；肿瘤标志物常规：CA19-9 87.41U/ml。传染病八项：Anti-HBs 256.91（阳性）U/L，HCV 9.50（阳性）S/CO；DIC：FIB 4.37g/L，APTT 22.9s；全血细胞分析：PDW 18.2%，MCH 37.8pg，MCV 110.2fL，RBC $3.57×10^{12}$/L，PCT 0.08%。HbA1c：10.5%。血沉：50mm/h；胰岛功能：Ins 1.26mU/L，C-Peptide 0.699nmol/L。骨代谢：N-MID 9.36ng/ml。尿常规：KET 弱阳性，BLD（2+），GLU（4+），PRO（3+），CAST 4.73/LPF，SG ≥ 1.030，CAST 1.63/μl，RBC 49.80/μl，M-ALB 1421.7mg/L，ACR 2494.65mg/g。便常规＋隐血未见异常。治疗 1 周后复查，生化：AST 52.4U/L，BUN 7.95mmol/L，LDH 283.9 U/L，GGT 310.0U/L，CHOL 3.0mmol/L，ALB 26.00g/L，K 2.9mmol/L；全血细胞分析：MCV 109.5 fL，MCH 36.7pg，PDW18.8%，PLT $80×10^9$/L，RBC $3.15×10^{12}$/L，PCT 0.07%，HCT 34.5%；心电图：窦性心律，心电轴正常，T 波改变；胸片示双肺多发小结节影，建议进一步 CT 检查明确；双踝关节正侧位片示双踝关节未见骨质异常，未见明显骨折征象；腹部彩超：轻度脂肪肝，肝回声不均匀，胆囊多发壁间结石，胆囊壁毛糙，脾轻大；心脏彩超：左室舒张功能减低；颈动脉彩超、下肢动脉彩超未见明显异常；颈椎正侧双斜位片：颈椎退行性变。颈椎 MR：颈椎退行性改变，$C_{4/5}$，$C_{5/6}$ 椎间盘后突出。CT 腰椎平扫（间盘）：$L_{3/4}$ 椎间盘膨出，$L_{4/5}$、L_5/S_1 椎间盘突出；腰椎退行性改变。电子胃镜：浅表性胃炎，HP:（＋＋＋）。

[眼科会诊] 糖尿病视网膜病变非增殖期（重度），左玻璃体混浊，屈光不正。

[初步诊断] 中医诊断:消渴病，脾虚胃热证。西医诊断:①2 型糖尿病,糖尿病性低血糖,糖尿病性周围神经病变,糖尿病性肾病（Ⅳ期）,糖尿病性视网膜病变;②高血压病 3 级（极高危）;③心律失常，窦性心动过速;④肝功能不全，慢性丙型病毒性肝炎，脂肪肝;⑤胆囊结石。

[目前治疗] 中医治疗:辨证为脾虚胃热，予半夏泻心汤[23]加减辛开苦降，运脾理滞。西药治疗：①控制血糖，门冬胰岛素 30 注射液早 22U、中 4U、晚 18U，盐酸二甲双胍片 1000mg 口服每日 2 次;②神经病变，硫辛酸注射液、甲钴胺注射液、马来酸桂哌齐特注射液;③抗血小板，阿司匹林肠溶片;④控制血压，酒石酸美托洛尔 25mg 口服每日 2 次，苯磺酸氨氯地平 5mg 口服每日 2 次，厄贝沙坦氢氯噻嗪 300mg 口服每日 1 次;⑤改善微循环，羟苯磺酸钙胶囊;⑥保肝，还原型谷胱甘肽，红花清肝十三味丸。

【医师讨论实录】

1. 住院医师 1：患者电解质紊乱，考虑不除外与患者饮酒相关，鉴于患者目前肝肾均受损，建议戒烟戒酒。目前大量蛋白尿，控制血压药应考虑予血管紧张素受体拮抗药（ARB）控制血压药。舌质暗红，苔白腻，边有瘀斑，舌下脉络纡曲，脉弦滑。目前热象不明显，痰湿及瘀血较明显，可考虑含灯盏花类中成药。患者情绪急躁，长期饮酒，考虑病位在肝，大便不成形，周身乏力，病位在脾，下肢水肿，久病及肾，肢体麻凉，考虑瘀血阻滞，久病入络。治以调和肝脾，予四逆散[8]联合活血利湿类中药。

2. 住院医师2：饮食方面，患者目前应予优质低蛋白饮食；血糖方面，患者需要预防低血糖风险，糖化血红蛋白控制在7.5%以下；患者既往窦性心动过速病史，结合患者心电图T波改变，目前虽查颈动脉及下肢动脉未见异常，但应预防心脑血管疾病。中医方面，中成药可予海昆肾喜胶囊保护肾功、降蛋白尿。四诊合参，中医辨证为脾肾阳虚夹瘀证，中药予茵陈五苓散[81]合桃红四物汤[29]加减。

3. 住院医师3：患者目前大量蛋白尿，可予血管紧张素受体拮抗药（ARB）控制血压药辅助降尿蛋白。中成药金水宝胶囊、百灵胶囊保护肾功能等均可考虑。有研究表明羟苯磺酸钙胶囊改善肾微循环对保护肾功能有效。中医方面辨证脾肾阳虚，予一贯煎[82]合桂枝茯苓丸[20]加减。

4. 主治医师1：患者目前存在大量蛋白尿、高血压病、低蛋白血症，考虑目前存在肾病综合征，控制血压药以血管紧张素受体拮抗药（ARB）为首选。中成药肾康注射液活血化瘀，海昆肾喜胶囊（见第3章）降蛋白尿，均可保护患者肾功能。中医辨证病位在肝脾肾，本虚标实，痰瘀互结，汤剂予金匮肾气丸[31]合桂枝茯苓丸[20]加减。

5. 主治医师2：患者依从性差，对患者进行饮食及运动指导，规范生活方式。患者目前微血管病变较为明显，应严格控制血糖以减缓糖尿病并发症的发展，但患者长期饮酒，应注意低血糖的发生，目前应用酒石酸美托洛尔，容易掩盖低血糖症状（见第3章四）。中医方面，患者畏寒肢冷，下肢水肿，结合舌脉考虑脾肾阳虚，瘀血阻滞，可予实脾散[75]加减。

6. 主治医师3：患者多次于我科住院治疗，依从性差，对患者进行糖尿病教育，干预其生活方式。控制血压方面建议加大血管紧张素受体拮抗药（ARB）类药物用量，减少其他降压药。中成药可考虑百令胶囊保护肾功能。中医方面考虑本虚标实，治予济生肾气丸[63]联合疏肝理气、活血化瘀类中药。

7. 副主任医师1：患者低钾考虑与腹泻及盐酸二甲双胍片使用有关。患者丙型病毒性肝炎治疗不规律，目前GGT升高、低蛋白血症、大量蛋白尿、血糖波动较大、电解质紊乱均考虑不除外丙肝活动期所致。目前大量蛋白尿考虑不除外与丙肝相关，丙肝所致肾损害的病理表现为肾小球肾炎、肾病综合征。建议患者至传染病医院系统诊治丙肝。患者胃镜提示HP（+++），应警惕隐匿性肝硬化、上消化道出血，建议停用阿司匹林肠溶片。中成药可考虑应用黄葵胶囊、肾康注射液。

8. 副主任医师2：患者依从性较差，虽反复住院，但自我管理仍较差，注意个人健康管理、规律用药。患者慢性病型病毒性肝炎，建议传染病专科医院进一步诊治，评估是否需干扰素治疗。糖尿病肾病4年，大量蛋白尿，中成药治疗蛋白尿可考虑黄葵胶囊（见第3章）。饮食上建议优质蛋白饮食，请肾病科会诊汇总治疗方案，可行肾及肝穿刺明确诊断。患者入院

1 周后出现低钾，白蛋白降低，应注意鉴别，避免使用利尿药。注意心血管的变化，避免血栓形成。中医方面，患者神疲畏寒，考虑脾肾阳虚，可予附子理中丸[83]合真武汤[36]联合桃仁、红花、茵陈等药物治疗。患者双下肢水肿，可考虑中药离子导入及温灸等中医理疗方法。

9. 副主任护师：患者依从性差，长期饮酒、吸烟史，对患者进行生活方式干预。中医治疗配合较差。双下肢水肿，予垫枕、抬高双下肢促进静脉回流。患者血钾低，建议进食富含钾离子食物，浅表性胃炎，忌食辛辣刺激性食物。

【主任医师总结发言】

1. 患者 HP（+++）　慢性病型病毒性肝炎，各位医师管理患者的同时应首先做好自我防护。患者肝病在先，继而出现血糖异常，不除外肝源性糖尿病。故患者以微血管损伤为主，大血管病变较晚出现，能解释患者目前眼底、肾等微血管病变存在，而颈动脉、下肢血管未见明显异常。应充分重视丙肝预后，避免一切肝损伤药物。肝主疏泄，主藏血，西医为解毒器官，目前肝缩小，考虑早期肝硬化。

2. 在治疗方面　控制血糖应暂停盐酸二甲双胍片，予四次胰岛素治疗，糖化血红蛋白控制在 7.5% 左右，空腹血糖控制在 7.0 ～ 8.0mmol/L，餐后血糖控制在 8.0 ～ 10.0mmol/L。控制血压药物应暂停利尿药，以血管紧张素受体拮抗药（ARB）类药物为主。患者心电图提示 T 波改变，考虑心脏供血不佳，可予硝酸酯类药物保护心脏。肝解毒的药物可考虑能量合剂（即辅酶 A ＋三磷腺苷＋胰岛素），中成药可考虑丹参注射液，对逆转肝纤维化有一定作用，但患者目前双下肢水肿，应注意液体入量，必要时可补充白蛋白治疗。胃镜提示 HP（+++），请消化科会诊。改善微循环可考虑阿魏酸哌嗪、双嘧达莫，暂停阿司匹林肠溶片，注意患者凝血机制的改变。

3. 中医方面　中药汤剂半夏泻心汤[23]为和解剂，不能解决患者目前症状，如从大便次数多，不成形的角度入手，葛根芩连汤反而更适合。中医定位在肝，水肿为阴水，口唇紫暗及肌肤甲错等瘀血表现也较为明显，结合舌质紫暗，舌苔白腻，边有瘀斑，舌下脉络纡曲，脉弦滑，辨证脾肾阳虚，瘀血阻滞，可予桂枝茯苓丸[20]合抵当丸[84]合茵陈蒿汤[85]化裁，方药如下：

桂枝 20g	猪苓 30g	茯苓 30g	白芍 30g
桃仁 6g	泽泻 10g	红花 10g	莪术 6g
地龙 10g	丹参 30g	土鳖虫 6g	水蛭 6g
炒白术 30g	茵陈 30g	地耳草 10g	半枝莲 15g
半边莲 15g	川牛膝 30g	车前子（包煎）30g	

4. 解析病毒性肝炎　分五类：甲、乙、丙、丁、戊，除了乙肝是 DNA 病毒感染之外，都是 RNA 病毒感染。甲肝、戊肝是粪 - 口传播，乙肝、丙肝、丁肝主要是由血液、母婴、性传播；甲肝好发于儿童，丙肝、戊肝、丁肝好发于成年人，乙肝无明显高发年龄；一般甲

肝的潜伏期最短 1 个月左右，戊肝次之，1 个半月左右，乙肝、丁肝一般 3 ～ 6 个月；一般甲肝多为急性发病、无病毒携带的患者，其他四者发病一般均较为缓慢。其中，乙肝大三阳是即乙肝表面抗原（HBsAg）、乙肝 e 抗原（HBeAg）、乙肝核心抗体（抗 -HBc）三项阳性；小三阳是乙肝表面抗原（HBsAg）、乙肝 e 抗体（HBeAb）、乙肝核心抗体（抗 -HBc）三项阳性。肝炎的患者，尤其病程比较长的，之后就会肝硬化，出现腹水、门静脉高压，甚至食管胃底静脉曲张破裂出血而危及生命。如果加上平时饮食起居等生活习惯不良，尤其嗜酒的患者，整个的病程进展也会加快。另外，这种感染性疾病，首先我们要保护好自己，其次不要忘记上报院感办，尤其是活动期的患者，在不危及生命的情况下，建议转到专科医院救治。

十九、甲亢并高尿酸血症

【病例汇报】

患者肖某，女，25 岁，未婚，主因"颈部肿大伴心慌、手抖 5 个月，加重 3 天。"由门诊收住入院。

[病情要点] 患者 5 个月前无明显诱因出现颈部肿大、心慌、手抖，未予重视。后逐渐出现怕热多汗、乏力、消瘦（8 月份体重下降 12kg）等症状，1 周前于我院就诊，查甲状腺功能示：TSH 0.0024mU/L，FT_3 > 30pg/ml，FT_4 4.47ng/dl，TT_3 > 8.00ng/ml，TT_4 22.07μg/dl，anti-TG 8.40U/ml，anti-TPO 69.89U/ml，A-TSHR 38.23U/L；甲状腺超声：甲状腺弥漫性病变，诊断为：甲状腺功能亢进症，予甲巯咪唑 10mg 每日 2 次治疗。3 天前上述症状加重，现患者为进一步诊治收治入院。刻下症：心慌，手抖，怕热多汗；咽部异物感，情绪急躁，乏力，双下肢久行后发软，休息可缓解；纳可，饮食如常，眠安，大便成形，每日 2 ～ 3 次，小便正常。

[查体] T 36℃，P 106/min，R 18/min，血压 132/78mmHg，形体消瘦，皮肤潮湿，甲状腺 II 度肿大，质软，无压痛，可随吞咽上下移动，血管杂音（弱阳性），手颤（＋），突眼：Mobius 征、Darymple 征、Joffroy 征、Stellwag 征、von Graefe 征均为阴性。心律齐，第一心音亢进，其余瓣膜区未闻及病理性杂音。双下肢无水肿。

[个人史] 出生于河南省，久居于河南，无疫区居住史。否认吸烟及饮酒史。

[家族史] 父母健在，否认家族性疾病史。

[望闻问切] 神志清楚，表情自然，面色荣润，形体消瘦，体态自如，四肢活动无异常。语音清晰，气息平稳，未闻及异常气味。舌红，苔薄黄，脉弦数。

[辅助检查] 全血细胞分析＋ C 反应蛋白：未见明显异常。血型鉴定：O 型，Rh（D）阳性；尿常规：SG > 1.030，KET（3 ＋）100mg/dl，PRO（弱阳性）20mg/dl，ERY（弱阳性）10/μl；DIC 初筛试验：TT 11.6s；HbA1c：5.0%；A-TSHR 37.99U/L；甲状腺功能：TSH 0.002mU/L，

T_3 3.47ng/ml，FT_4 2.89μg/ml，aT ＜ 15.0U/ml，aTPO 380.8U/ml，FT_3 10.03pg/ml，T_4 17.5ng/ml；生化全项：Mg 0.71mmol/L，P 1.65mmol/L，IDBIL 25.70μmol/L，DBIL 7.2 μmol/L，UA 550μmol/L，GLB 21.3g/L，ALB 37.5g/L TSA 45.5mg/dl，Cr 33μmol/L；动态红细胞沉降率、便常规＋隐血、胸部正侧位片、人免疫缺陷病毒（HIV）抗原抗体、肝炎病毒系列（进口）、梅毒血清特异性抗体测定、肿瘤标志物常规未见明确异常。骨代谢：VITD-T 17.52ng/ml；心脏彩超：三尖瓣反流（轻度）；腹部彩超：左肾体积增大；女性激素：PRL 42.09ng/ml。24 小时心电图：窦性心律、心动过速、窦房结至交界区游走性心律，预激综合征，房性早搏，间断性 ST-T 改变。24 小时血压：平均血压 126/70mmHg。

[初步诊断] 中医诊断：瘿病，阴虚火旺；西医诊断：甲状腺功能亢进症；高尿酸血症；慢性咽炎。

[目前治疗] 中药治疗：甲亢宁 1.35g 口服每日 3 次，解毒消瘿；护肝宁片 1.2g 口服每日 3 次，清热利湿，预防肝功能损伤；西药治疗：甲巯咪唑片 10 mg 口服每日 2 次，抑制甲状腺素合成，利可君片 20mg 口服每日 2 次，预防白细胞减少，苯溴马隆片 50mg 每日 1 次口服，促进尿酸排泄，碳酸氢钠片 0.5g 口服每日 3 次，碱化尿液；中药汤剂以益气养阴清热、疏肝健脾为治则。

【医师讨论实录】

1. 规培医师 1：西医方面：患者心慌、手抖、怕热、乏力症状均较前好转，大便成形，皮肤潮湿较前减轻，心电监护提示心率波动在 75 ~ 115/min，较前明显下降，入院后体重增加 1kg，说明目前治疗方案有效。提出以下问题供大家讨论：①患者以甲亢（见第 2 章二十二）收入院，考虑 Graves 病（见第 2 章二十四）可能性大，但需要排除是否合并慢性淋巴细胞性甲状腺炎（见第 2 章二十五），请大家指导病因诊断；②患者肾体积增大，不排除是生理性原因引起，请大家分析原因；③入院后发现预激综合征，如甲亢控制后没有明显心悸症状可以不用处理，也可以采用射频消融术根治，请大家指导相关治疗。中医方面：患者平素情绪急躁、肝气郁结、日久化热，肝木乘脾，四肢失于濡养，表现为四肢消瘦、乏力、酸软，辨证属于阴虚内热，服用大量清热药后胃部不适，目前采用疏肝健脾为主治疗，现患者胃部不适好转，同意目前治疗方案。

2. 规培医师 2：西医方面：肾体积增大，但肾功能正常，可暂时不用处理；预激综合征可采用射频消融术治疗。中医方面：患者面色萎黄、形体消瘦，建议采用健脾益气为主治疗，方用归脾汤[41]加减。

3. 规培医师 3：西医方面：患者甲状腺激素水平升高，超声提示甲状腺血流丰富，甲亢诊断明确，目前涉及病因诊断问题，需要鉴别 Graves 病与慢性淋巴细胞性甲状腺炎，治疗方面目前患者处于甲亢初期，采用甲巯咪唑抗甲状腺治疗，甲状腺功能好转、TgAb 下降，说明治疗有效。肾体积增大考虑生理性原因引起。中医方面：患者情绪郁结、肝阳上亢，母病及子则心慌心悸，横犯脾胃则大便次数增多，治疗以平肝潜阳、疏肝养阴为主，方用柴胡疏肝散[86]加麦冬等养阴药。

4. 规培医师 4：西医方面：同意医师意见，诊断需考虑 Graves 病或者 Graves 病合并慢性淋巴细胞性甲状腺炎，可以根据后期病情变化规律进行分析；患者以前没有发现心脏病，甲亢控制后根据患者病情可行电生理检查、射频消融术治疗；肾体积增大可能是生理原因。中医方面：患者为年轻女性，性情急躁，情绪容易紧张，临床考虑肝郁脾虚，采用疏肝健脾、益气养阴为主治疗，方用逍遥散[2]加减。

5. 规培医师 5：西医方面：甲亢诱因可能与外感、情绪有关，左肾体积增大可能是生理原因。中医方面：本病病位涉及心、脾、肾，辨证属于心火旺盛、肾阴不足、脾胃虚弱，方用当归六黄汤[87]加桑寄生、菟丝子治疗。

6. 规培医师 6：西医方面：诊断考虑 Graves 病，慢性淋巴细胞性甲状腺炎可能性不大；肾增大、肾功能正常，考虑生理性原因引起。中医方面：患者形体消瘦、面色晦暗，考虑先天不足、后天失养，中药采用健脾益肾、疏肝解郁为主治疗。

7. 规培医师 7：西医方面：慢性淋巴细胞性甲状腺炎甲状腺功能会有动态变化，可以通过后续疾病演变规律明确诊断；目前肾功能正常，肾体积增大可以暂时不用治疗。中医方面：患者怕热、多汗、心慌、手抖，应采用滋阴清热、疏肝理气为主治疗，方用滋水清肝饮[88]加减。

8. 主治医师：西医方面：诊断考虑 Graves 病，同意目前治疗方案；预激综合征慎用 β 受体阻断药、洋地黄类、维拉帕米、地尔硫䓬等单纯抑制房室结功能的药物，胺碘酮甲亢患者禁用，如果心率快可以采用普罗帕酮降低心率，甲亢控制后考虑采用射频消融术根治；肾体积增大可能与甲亢循环血量增大有关。此外，患者尿隐血阳性也需排除肾炎等其他疾病，可以查尿常规明确红细胞来源。中医方面：甲亢一般以阴虚阳亢为本，治疗采用滋阴潜阳方法，但目前患者形体消瘦、面色晦暗，考虑肝郁脾虚，同意目前采用四逆散[8]、生脉散[32]合二陈汤[25]为主治疗方案，也可以加天王补心丹[89]养阴安神定悸。

9. 副主任医师 1：西医方面：同意初步诊断与治疗，根据目前的症状、体征以及化验单结果，比较倾向于 Graves 病。中医方面：甲亢主要责之于肝，累及心、脾、肾，初期气滞痰凝、郁而化火，患者化火证明显，初期采用清热解毒治疗，但要避免富碘中药使用，请上级医师谈谈富碘中药的应用及注意事项。

10. 副主任医师 2：西医方面：同意目前治疗方案，抗甲状腺药物有肝损害和粒细胞减少的不良反应，需要动态观察血细胞和肝功能的变化；预激综合征患者存在房室旁路，患者可能以前就存在该病，本次因甲亢住院发现，需要慎用 β 受体阻断药；肾体积增大，可能是因为甲亢后代谢增强、血液循环增快、肾长期处于高滤过状态引起，但 5 个月的时间窗有些短，目前尿隐血阳性，还需要考虑是否合并梗阻性肾病。中医方面：甲亢发病情绪为主要诱因，病位在肝，可采用疏肝解郁为法治疗，方用柴胡疏肝散[86]加减治疗。

11. 副主任医师 3：初步诊断倾向于 Graves 病，但甲状腺 B 超提示弥漫性病变、回声不均匀，怀疑是否合并慢性淋巴细胞性甲状腺炎，长期慢性淋巴细胞性甲状腺炎患者血沉也有可能正常。经抗甲状腺药物治疗后患者症状、实验室指标明显好转，说明治疗有效，目前主要是明确诊断问题。患者肾体积增大，结合患者体型消瘦，单纯从生理上解释可能不太合适，需要排除其他引起肾体积增大的原因，如血尿酸升高引起的梗阻性肾病、甲亢后代谢亢进引起肾高滤过等因素；预激综合征与甲亢关系密切，可以等甲状腺功能恢复后观察心率变化，决定进一步治疗方案。中药治疗：患者面色晦暗、形体消瘦，食用凉食后胃脘部胀满疼痛，目前采用疏肝健脾方法治疗，因周末患者感冒、咽部不适，可以适当加一些清热利咽药物。

12. 主任医师：从发病、临床表现、实验室指标等角度，倾向于 Graves 病诊断，但暂时不能排除慢性淋巴细胞性甲状腺炎。内分泌疾病诊断包括功能诊断和病因诊断，甲亢病因包括 Graves 病、结节性甲状腺肿伴甲亢、甲状腺自主高功能腺瘤、垂体性甲亢等。此外，各种类型的甲状腺炎也可以引起甲状腺激素水平一过性升高，进一步鉴别需要摄碘率等相关检查支持，但目前我院还没有开展相关检查。Graves 病和慢性淋巴细胞性甲状腺炎均属于自身免疫性疾病，两种疾病可以同时存在，目前甲状腺毒症（见第 2 章二十一）明显，不影响治疗方案选择，但需密切观察甲状腺功能变化，及时调整甲巯咪唑用量。中医治疗：甲亢属于瘿病范畴，与肝郁气滞、脾虚痰浊有关，治疗过程中要考虑虚实关系，如果气滞痰凝明显要理气化痰，如果脾肾亏虚就需要以扶正为主治疗。

【主任医师总结发言】

1. 明确诊断　患者甲亢诊断明确，Graves 病可能性大，但不排除合并慢性淋巴细胞性甲状腺炎。患者 5 个多月病程，如果是慢性淋巴细胞性甲状腺炎，血沉也可能恢复到正常，明确诊断需要摄碘率支持，暂时不具备相关检查条件。目前甲状腺体积增大、血流丰富、肝功能受损、白细胞减少，西医诊断应为"甲亢　Graves 病可能性大"（见第 2 章二十四）。入院前没有发现心脏相关疾病，甲亢发作后心率增快，入院查心电图及 24 小时动态心电图提示预激综合征，西医第二诊断为甲状腺相关性心脏病，预激综合征。肾体积增大不考虑先天性问题，患者为年轻女性但血尿酸升高、伴有血尿，首先考虑梗阻性肾病可能性大。患者长期暴饮暴食、喜欢吃海鲜，碘摄入过多，容易形成甲状腺疾病，海鲜摄入过多还容易造成血尿酸升高，尿酸性结石从平片上看不到、超声检查未见，但可以引起梗阻性肾病、尿隐血。目前患者月经中断，可能与下丘脑受到抑制有关，应完善下丘脑、垂体相关激素水平检查。一般高尿酸血症（见第 2 章十三）在年轻人中男性发病率高于女性，与雌激素的保护有关，而女性在绝经期后，高尿酸血症的发病率与男性差不多。该患者 25 岁女性，血尿酸＞360mmol/L 即可诊断，可能与患者暴饮暴食、雌激素水平下降等因素有关。患者甲亢，加之饮食不节制，代谢异常，雌激素水平下降，影响月经、生育。

2. 治疗方面　患者高尿酸血症，考虑到患者肝功能不好，不建议使用苯溴马隆片治疗。该患者应该重视其饮食及心理，规律饮食，保持良好情绪，加之针对甲亢及其并发症的治疗，才会有更好的疗效。心脏方面可以使用参松养心胶囊、稳心颗粒治疗，参松养心胶囊有清热解毒的功能，对治疗预激综合征有效，优先选用。

3.中医方面 从甲亢本身角度出发，大家从不同角度用药都有道理。比如患者怕热、多汗、甲亢症状明显，可以采用当归六黄汤[87]治疗，但目前患者大便稀溏、脾胃虚弱，故不建议使用。根据目前症状，辨证属肝脾不和、肠道湿热为主，方用四逆散[8]疏肝健脾合四妙丸[24]清利下焦湿热，再加用土茯苓、蚕沙等药物为好。

二十、2 型糖尿病并多发大微血管病变、低血糖；合并高血压病、冠心病、胃溃疡、睡眠呼吸暂停综合征、焦虑抑郁状态、重度骨质疏松伴骨痛

【病例汇报】

韩某，74 岁，女，主因"间断乏力 17 年，加重 1 周"入院。

[病情要点] 患者于 17 年前无诱因出现乏力、口干多饮症状，于当地医院诊断为"2 型糖尿病"，口服药物治疗（具体过程不详），血糖控制不详。2005 年患者因血糖控制不理想于我科住院治疗，明确诊断为"2 型糖尿病"，予胰岛素控制血糖治疗。此后患者多次因"糖尿病、冠心病"于我科住院治疗，出院后坚持应用重组人胰岛素注射液及甘精胰岛素控制血糖治疗，血糖控制不详。偶有心慌、汗出等低血糖症状发生。2017 年 3 月患者因"心慌、乏力"于我科住院治疗，出院后予重组人胰岛素注射液早 26U、午 14U、晚 16U，甘精胰岛素睡前 24U，沙格列汀片 5mg 每日 1 次，控制血糖，出院后患者自行停用沙格列汀，患者平素未控制饮食，运动量较少，自诉空腹血糖波动在 9～10mmol/L，餐后血糖波动在 12～18mmol/L。近 1 周患者出现纳差，乏力症状加重，今日患者就诊于我科，建议住院治疗，现患者为求进一步治疗收住入院。既往最大体重 85kg，近期体重无变化。刻下症：周身乏力，口干口苦，时有胸闷、憋气，伴心悸，活动后喘憋，时有前胸部疼痛，无压榨及濒死感，无肩背痛及上肢放射痛，偶有夜间阵发性呼吸困难，间断头晕，伴恶心，无呕吐，无天旋地转，腹胀，偶有反酸烧心，双下肢轻中度水肿，腹胀，情绪波动，悲伤欲哭，喜叹息，腰痛，无肢体活动不利，无言语不利，纳食差，眠欠安，夜间打鼾，小便少，排便不畅，每日 2～3 次。

[既往史] 26 年前因"子宫出血"行输血治疗；冠心病病史 16 年，现服用酒石酸美托洛尔片 25mg 每日 2 次、硫酸氢氯吡格雷片 50mg 每日 1 次、单硝酸异山梨酯片 20mg 每日 2 次；15 年前行白内障手术；13 年前行腰椎间盘内固定术；高血压病史 12 年，现未服用控制血压药；高脂血症、脂肪肝、睡眠呼吸暂停综合征及重度骨质疏松症病史 8 年；糖尿病周围神经病变、糖尿病视网膜病变病史 7 年；动脉硬化、胃溃疡、慢性浅表性胃炎、混合痔病史 7 年；6 年前因胆管胆囊结石伴急性胰腺炎于协和医院外科行剖腹探查、胆囊切除、胆管切开探查取石、

T管引流术。脑梗死病史6年余，未遗留言语及肢体活动不利；左桡骨远端骨折病史4年，现肢体活动度尚可；高尿酸血症病史3年，未服用药物；否认传染病病史；否认药物过敏史。否认肝炎、否认结核病等传染病史。预防接种史不详。否认重大外伤史。否认药物过敏史、否认食物过敏史、否认其他接触物过敏史。

[家族史] 否认糖尿病、冠心病、高血压病、脑梗死、肿瘤家族史。

[个人史、婚育史] 月经史15（5～7）/（28～30），51。育有1女，女儿体健；否认巨大胎儿分娩史。

[查体] 体温36.2℃，脉搏78/min，呼吸20/min，血压142/71mmHg，身高150cm，体重80kg，BMI 35.5kg/m²，腰围103cm，臀围110cm，腰臀比0.93，面色暗淡，神清，精神一般，口唇发绀，查体合作，双肺呼吸音粗，未闻及干、湿啰音，心界稍向左扩大。心率78/min，律齐，各瓣膜区未闻及病理性杂音，腹部膨隆，右上腹距前正中线约4cm可见一长约18cm的手术瘢痕，腹部膨隆，肝脾肾未触及；中下腹部轻度压痛，无反跳痛。双下肢轻中度凹陷性水肿，双侧足背动脉搏动减弱。神经系统查体：言语流利，计算力正常，对答切题，双侧额纹对称，双侧鼻唇沟对称，双上肢近端肌力Ⅴ级，双上肢远端肌力Ⅳ级，左下肢近端肌力Ⅴ级、远端肌力Ⅴ级，右下肢近远端肌力Ⅴ级；双侧肌张力正常，生理反射存在，脑膜刺激征阴性，巴宾斯基征、奥本海姆征、查多克征阴性，指鼻试验、对指试验、轮替动作稳准，跟膝胫试验不能配合完成。舌暗红，苔白腻，脉沉细滑。甲状腺无肿大，无压痛。双足肢皮色正常，双侧皮温减退，双足背动脉搏动减弱，四肢痛温觉减退，10g单丝试验阳性，音叉试验阴性，踝反射对称引出。

[望闻问切] 神色形态：神清，精神可，营养良好；声息气味：语利，气息平；舌象：舌淡胖，脉滑。

[辅助检查结果] 肾功全项：GLU 9.5mmol/L，Ua 362.5μmol/L，Ca 2.25mmol/L，K^+ 3.9mmol/L，CREA 66.90μmol/L；心梗三项未见异常；BNP 229ng/L；心电图左前束支传导阻滞、T波改变。

[初步诊断] 中医诊断：①消渴病，气阴两虚夹湿夹瘀证；②胸痹，气阴两虚夹湿夹瘀证；③眩晕病，气阴两虚夹湿夹瘀证；④中风病，中经络，气阴两虚夹湿夹瘀证。西医诊断：①2型糖尿病，糖尿病性周围神经病变，糖尿病性视网膜病变，糖尿病性低血糖；②高血压病2级（极高危）；③冠状动脉粥样硬化性心脏病，不稳定性心绞痛，心功能Ⅲ级；④脑梗死（陈旧）；⑤高脂血症；⑥动脉硬化；⑦脂肪肝；⑧胃溃疡；⑨慢性支气管炎；⑩睡眠呼吸暂停综合征；⑪焦虑抑郁状态；⑫重度骨质疏松伴骨痛；⑬骨关节病；⑭肥胖。

[目前治疗] 中医治疗：百令胶囊2g口服每日2次，补益肺肾；丹红注射液静脉滴注，活血化瘀通络；据四诊所见，中医辨证为气阴两虚夹湿夹瘀证，治以健脾益气渗湿，活血化瘀通络，患者拒绝服用中药，故不予；腰痛，局部予以离子导入。西药治疗：①血糖方面：重组人胰岛素注射液早26U、午14U、晚16U皮下注射，甘精胰岛素注射液24U睡前皮下

注射，控制血糖。②心血管及循环方面：硫酸氢氯吡格雷片50mg口服每日1次，抗血小板聚集；单硝酸异山梨酯片25mg口服每日2次，减少心肌耗氧，改善心肌供血；辛伐他汀片20mg口服每晚1次，降脂；托拉塞米片5mg口服每日1次、螺内酯片20mg口服每日1次，保钾利尿。③消化方面：枸橼酸莫沙必利片5mg口服每日3次，促进胃动力；雷贝拉唑钠肠溶胶囊20mg口服每日1次，抑酸、保护胃黏膜。④其他：骨化三醇胶丸0.25μg口服每日1次，碳酸钙D3片0.6g口服每日2次补钙；茶碱缓释片0.1g口服每日2次止喘；硫辛酸注射液抗氧化应激，甲钴胺注射液营养神经。

【医师讨论实录】

1. 住院医师1：患者老年女性、肥胖、基础病多，改善胰岛素抵抗可通过减重、运动、药物实现。患者冠心病，不稳定型心绞痛，心功能Ⅲ级，重度骨质疏松，不能耐受运动，运动减重不可行；患者大于65岁、胃溃疡病史，且心功能较差、睡眠呼吸暂停存在缺氧，双胍类不能应用；患者严重骨质疏松、心功能不全、水肿、噻唑烷二酮不宜选用；患者曾使用二肽基肽酶抑制药，该药在心功能Ⅲ～Ⅳ级的患者中无临床经验，且因经济原因停用，GLP-1类似物也无在心功能Ⅲ～Ⅳ级的患者中无临床经验且存在较大胃肠道不良反应风险。综合患者情况，药物的选择受到很大限制。患者焦虑抑郁状态，对生活淡漠无趣，或可考虑予心理治疗及药物干预以促使患者调整心态，积极配合改善生活方式，控制血糖。在药物相互作用方面，β受体阻断药和利尿药可能会加重胰岛素抵抗，患者病情需使用，可考虑是否能在病情许可情况下减量。

2. 住院医师2：患者肥胖，合并睡眠呼吸暂停综合征，因此需要改善患者睡眠质量，从而改善胰岛素抵抗。目前在控制血糖方面，仍考虑应用胰岛素。

3. 主治医师1：患者老年女性，依从性较差，故应加强其饮食方面的教育；患者存在胰岛素抵抗，改善胰岛素抵抗的药物有双胍类制剂、噻唑烷二酮类、DPP-4类、SGLT-2；因患者心功能较差，故二甲双胍片不能用；患者心功能Ⅲ级，目前又有重度骨质疏松，故噻唑烷二酮类亦不可以选择；根据《2型糖尿病合并心脑血管患者控制血糖药物应用专家共识》，恩格列净可对心血管获益；根据ADVANCE、ACCORD研究显示，未发现严格血糖控制（糖化血红蛋白＜6.5%）可获益。

4. 主治医师2：患者老年女性，目前胰岛素用量较大，考虑患者存在胰岛素抵抗，目前应该减少胰岛素用量，改善胰岛素抵抗。①联合口服药物。由于患者心功能较差，因此影响药物选择，双胍类制剂不可以用，可加DPP-4制剂；亦可以考虑α糖苷酶抑制药；患者存在消化道溃疡，长期使用PPI制剂可加重其精神方面疾病，故应慎用。②患者依从性较差，饮食方面应该给予指导。

5. 主治医师3：患者老年女性，多次于我科住院治疗，患者依从性较差，饮食控制较差，需给予饮食教育；患者目前体重较大，胰岛素用量较大，存在胰岛素抵抗，目前患者心功能较差，故双胍制剂不能给予，考虑可加DPP-4、GLP-1以改善胰岛素抵抗。但由于患者既往胃溃疡病史，GLP-1会引起胃肠道不良反应，因此不考虑。

6. **主治医师4**：①四诊合参，中医辨证属肝郁脾虚夹瘀证；②患者老年女性，应关注心肾功能、电解质紊乱情况；③患者长期服用治疗骨质疏松药物，且服用药物较多，住院期间监测骨代谢、骨密度，酌情减药物；④血糖方面：建议使用DPP-4制剂，改善胰岛素抵抗。

7. **主治医师5**：患者老年患者，于我科反复住院，依从性较差，改善生活方式比较困难。患者上次于我科住院时启用DPP-4制剂，患者血糖控制较理想，但患者由于经济原因出院后自行停用，胰岛素控制血糖治疗；患者目前使用人胰岛素注射液，可将其改为胰岛素类似物，甘精胰岛素可改为地特胰岛素，以减少对体重的影响。患者焦虑、抑郁，目前未服用相关药物，应于精神科专科就诊。

8. **副主任医师**：患者老年女性，体重较大，运动量较少，可给予生活方式干预；在血糖控制方面，继续"三短一长"控制血糖，可将甘精胰岛素改用为地特胰岛素，或预混胰岛素3次注射控制血糖；结合患者目前病情，患者目前存在胰岛素抵抗，口服药物改善胰岛素抵抗，目前DPP-4可以应用，但GLP-1制剂由于其严重的胃肠道不良反应，不建议应用；患者存在大血管病变，避免低血糖风险，糖化血红蛋白控制在7.0%～7.5%；患者大便不畅，可能存在糖尿病性胃肠道病变；患者重度骨质疏松，在治疗同时，监测骨代谢；在中医方面，患者腰痛明显，可予局部离子导入、温灸治疗。

9. **营养师**：①每日能量为1250kcal，其中糖类178g，并于两餐之间加餐，防止低血糖的出现。建议摄入粗粮及杂豆类50～60g，增加食物纤维和B族维生素的摄入量，营养神经防治周围神经病变。②蛋白质：50g，为提高蛋白质的摄入，每日应选择瘦禽畜肉类75g，鸡蛋1枚，脱脂牛奶250ml，豆制品50～100g，以提高优质蛋白质的摄入。③脂肪的摄入量为38g以植物油为主。由于植物油所含能量较高，每日摄入不超过20g为宜。④注意食物纤维的摄入，每日应达到30g为宜，有益于对餐后血糖及血脂的控制，并且改善便秘情况。⑤改变患者进食观点，纠正不良饮食习惯，平衡饮食，适当锻炼身体，是治疗糖尿病的基础，本患者行动不便，可进行以上肢为主的运动。

10. **护士长**：患者存在情志方面疾病，考虑患者缺少关爱，因此，在住院期间医护人员给予其关怀；防跌倒、坠床，需采取好安全措施；患者血管条件较差，应减少不必要的输液。

【主任医师总结发言】

患者为老年女性，基础疾病较多，收入院后应该注重基本治疗，精准治疗的前提是明确诊断，下面重点分析明确诊断的要点。

1. **糖尿病相关疾病诊断** 患者存在胰岛素抵抗（见第2章一），因此需要减少增加胰岛素抵抗的因素，增加改善胰岛素抵抗的药物或因素。根据《西医内科学》中胰岛素治疗适应证的相关指征，结合患者目前血糖情况，应该减少胰岛素剂量或不用。目前可以选择的口服药物有 GLP-1 制剂、DPP-4 制剂、α 糖苷酶抑制药、促泌药（格列奈类制剂）；患者既往亦出现低血糖事件，因此需要优选控制血糖方案，故建议停三餐前胰岛素，改予瑞格列奈 1 ～ 4mg 口服每日 3 次，从小剂量起始。DPP-4 制剂、GLP-1 制剂因其价格较贵，考虑患者经济原因，不建议使用。患者既往睡眠呼吸暂停综合征（OSAS）（见第 2 章三十三）可以引起胰岛素抵抗，因此需完善睡眠呼吸监测，必要时呼吸机治疗，改善患者通气功能，胰岛素抵抗亦可改善。

2. 合并疾病诊断　患者重度骨质疏松（见第 2 章三十），结合患者目前情况，停碳酸钙片，继续骨化三醇治疗，以减少骨折风险；维持目前心脑血管二级预防药物治疗；患者既往胃溃疡（见第 2 章三十五）病史，进一步完善全消化道造影，评估溃疡情况，如溃疡已愈合，可予前列地尔改善血液循环；患者目前轻、中度水肿，水肿好转后立即停用利尿药。

3. 正确查体有助于诊断　这个患者主管医生在神经系统查体（见第 3 章八）上还是比较认真的，大家可以借着这个病例复习一下。先是十二对脑神经：一嗅二视三动眼，四滑五叉六外展，七面八听九舌咽，十迷十一副舌下全；然后是运动神经，分为随意运动和不随意运动，查肌力、肌张力、不随意运动、共济运动等；接下来是感觉神经，浅感觉包括痛觉、触觉、温度觉，深感觉包括关节觉、震动觉，还有复合觉包括皮肤定位觉、两点辨别觉、实物辨别觉和体表图形觉这些；然后是神经反射，包括浅反射、深反射、病理反射、脑膜刺激征，其中病理反射有巴宾斯基征、奥本海姆征等，脑膜刺激征包括颈强直、布鲁津斯基征。

4. 中医医生写病历的基本功　辨病辨证依据，既是落实到病历纸上的内容，也是诊断需要思考的内容。写到病历里，就更需要有逻辑性。首先罗列主要刻下症；其次辨主证：根据患者的主要症状辨证，并辨清病位、病性，并写出该主证的主要表现，如脾气虚、肾阴虚分别有哪些具体症状；第三结合患者年龄、禀赋辨病势；第四辨兼证：根据患者兼症辨证，并写出兼证的主要表现，如痰湿内蕴、瘀血阻络分别有哪些具体症状；最后四诊合参，综合病位、病性、病势辨证。

二十一、2 型糖尿病并低血糖症、冠心病、高血压病、梅尼埃病

【病例汇报】

范某，女，63 岁，主因"间断口干、乏力 13 年，加重伴胸闷、憋气 2 周"入院。

[病情要点] 患者 2004 年无明显诱因出现口干、乏力，无多食易饥，无体重变化，就诊于二龙路医院，检查后（具体不详）诊断为"糖尿病"，患者未予重视，未予诊治。2014 年查空腹血糖 12mmol/L，餐后血糖 15 ～ 16mmol/L，就诊于民航总医院，予阿卡波糖片 50mg 口服每日 3 次、格列吡嗪片 5mg 口服每日 3 次＋低精蛋白重组人胰岛素注射液 10U 睡前皮

下注射治疗，患者规律用药，未严格控制饮食、运动及监测血糖。2016年底患者出现视物模糊，以右侧明显，就诊于我院眼科门诊，诊断为"双眼玻璃体混浊"，给予滴眼液治疗。2017年2月14日无明显诱因出现头晕，无眼前黑矇，无视物旋转，于我院门诊查头颅CT示：右侧基底节区、右侧放射冠区腔隙性脑梗死，餐后血糖15mmol/L，于我院住院治疗，调整控制血糖方案为甘精胰岛素注射液26U睡前皮下注射，口服盐酸二甲双胍片500mg口服每日3次，沙格列汀片5mg口服每日1次治疗，血糖控制欠佳，其间行冠脉血管造影（CTA），提示冠脉三支病变，建议患者转往专科医院治疗。患者3月14日于阜外医院住院治疗，调整控制血糖方案改为皮下注射门冬胰岛素注射液早6U、午6U、晚6U+甘精胰岛素注射液26U睡前，盐酸二甲双胍片500mg口服每日3次治疗。患者未严格控制饮食，自诉血糖波动在空腹8mmol/L，餐后10mmol/L左右。因偶测午餐后血糖5～6mmol/L，患者自行停用午餐前胰岛素，目前患者应用门冬胰岛素注射液早餐前10U、晚餐前10U+低精蛋白重组人胰岛素注射液30U睡前皮下注射治疗。2周前无明显诱因出现夜间胸闷、憋气，喷入硝酸甘油气雾剂后缓解。现患者为求系统诊治收入我科。既往最大体重72kg，近半年体重下降约2kg。刻下症：口干、乏力、胸闷、憋气，颈前及下颌处胀痛，活动及情绪波动时明显，持续时间小于15分钟，喷入硝酸甘油气雾剂后缓解，夜间可平卧，无心前区及后背疼痛，时有头晕，伴眼前黑矇及视物旋转，无恶心呕吐，多汗，视物模糊，牙龈肿痛，双手发凉，纳可，眠差，入睡困难，易惊醒，小便调，大便干，2～3日1行。

[既往史] 高血压病病史20年，血压最高达220/100mmHg，现服用苯磺酸氨氯地平片5mg口服每日1次，替米沙坦片80mg口服每日1次，血压控制在110～140/70～80mmHg。梅尼埃病病史20年；反复胸闷、憋气3年，2017年2月于我院行冠脉血管造影（CTA）诊断为冠心病，3月14日于阜外医院行冠脉造影示三支病变，建议冠脉搭桥治疗，患者及家属要求药物保守治疗，现用阿司匹林肠溶片100mg口服每日1次，硝酸异山梨酯片5mg口服每日3次，瑞舒伐他汀钙片5mg每晚1次；腔隙性脑梗死病史8个月；甲状腺结节病史8个月；40年前因阑尾炎于外地医院行阑尾切除术；30年前因胆结石于外地医院行胆囊摘除术；2004年因肛瘘于二龙路医院行手术治疗。否认肝炎、否认结核病等传染病史。预防接种史不详。否认重大外伤史。否认输血史。否认药物过敏史、否认食物过敏史、否认其他接触物过敏史。

[家族史] 否认家族遗传病史。

[婚育史] 15（6～8）/（28～30），50。适龄结婚，育有2女，配偶及女儿体健。否认巨大儿分娩史。

[体格检查] 体温36.3℃，脉搏70/min，呼吸20/min，血压116/75mmHg，身高150cm，体重70kg，BMI 31.1kg/m²，腰围101cm，臀围100cm，腰臀比1.01，神清，精神可，甲状腺Ⅱ度肿大，无压痛。上腹部可见一长约10cm斜形手术瘢痕，下腹部可见一长约8cm斜形手术瘢痕，双肺呼吸音清，未闻及干、湿啰音，心音低钝，心界向左扩大。心率

70/min，律齐，各瓣膜区未闻及病理性杂音，腹部膨隆，未见胃肠型及蠕动波，腹软，无压痛及反跳痛，肝脾脏未触及，未触及腹部肿块，肝肾无明显叩击痛。双下肢无水肿。双足肢皮色正常，双侧皮温偏低，双足背动脉搏动减弱，四肢痛温觉正常，10g 单丝试验阳性，音叉试验阳性，踝反射对称引出。双侧巴宾斯基征阴性，查多克征阴性，双霍夫曼征阴性，凯尔尼格征阴性。

[望闻问切] 神色形态：神清，精神可，营养良好；声息气味：语利，气息平；舌象：舌暗红、苔薄白，舌下脉络纤曲；脉象：脉沉缓。

[辅助检查] 入院后查心梗三项，BNP 未见异常，全血细胞分析：NEU% 70.1%，PDW 17.0%，HbA1c 8.8 %。

[初步诊断] 中医诊断：①消渴病，气阴两虚夹瘀；②胸痹，气阴两虚夹瘀；③中风病，中经络，气阴两虚夹瘀；④眩晕病，气阴两虚夹瘀。西医诊断：① 2 型糖尿病，糖尿病性低血糖症，糖尿病性周围神经病变；②冠状动脉粥样硬化性心脏病，不稳定型心绞痛，心功能Ⅲ级；③腔隙性脑梗死；④高血压病 3 级（极高危）；⑤高脂血症；⑥动脉硬化；⑦梅尼埃病；⑧甲状腺结节；⑨重度骨质疏松。

[目前治疗] 中医治疗：耳穴压豆选取便秘点、大肠、脾、三焦，辅助改善便秘；中成药治疗用丹红注射液 40ml 静脉滴注每日 1 次，活血化瘀；据四诊所见，中医辨证为气阴两虚夹瘀，治以益气养阴、活血化瘀，方选生脉散[32]、丹参饮[4]合瓜蒌薤白半夏汤[61]化裁。西医治疗：门冬胰岛素注射液早 8U、午 6U、晚 8U 皮下注射，重组甘精胰岛素注射液睡前 28U 皮下注射，控制血糖；阿司匹林肠溶片 100mg 口服每日 1 次，硫酸氢氯吡格雷片 75mg 口服每日 1 次，抗血小板聚集；硝酸异山梨酯片 5mg 口服每日 3 次，改善心肌供血；瑞舒伐他汀钙片 5mg 口服每晚 1 次，控制血脂、稳定斑块；替米沙坦片 80mg 口服每日 1 次、苯磺酸氨氯地平片 5mg 口服每日 1 次，控制血压；前列地尔注射液 10μg 小壶入每日 1 次，改善循环。

【医师讨论实录】

1. 住院医师 1：患者为老年女性，体型肥胖，目前多次胰岛素皮下注射控制血糖，胰岛素具有增加体重风险。患者存在严重心血管疾病（冠脉三支病变，存在极高猝死风险，更应慎防低血糖。目前患者餐时胰岛素用量不大，或可考虑停用餐时胰岛素，考虑改予 α 糖苷酶抑制药或瑞格列奈类药物。同意目前冠心病、高血压病治疗。中医辨证：患者存在本体气虚阴虚，但目前临床表现以标实为主，患者胸闷憋气症状较重，辨证属痰瘀气滞，于补益中酌加理气芳香开窍活血药物如冰片、川芎、麝香、沉香等或可收效，不便煎服可选用冠心苏合胶囊等，冠心舒通胶囊等中成药。

2. 住院医师 2：首先目前已给予患者冠心病二级预防，既往心电图示窦性心动过缓，建议完善动态心电图后再考虑给予 β 受体阻断药。血糖方面，糖化血红蛋白应控制在

7%～7.5%，空腹血糖 8mmol/L，餐后血糖 10mmol/L 左右。中医方面，辨证属于气阴两虚夹痰夹瘀，病位在心脾肾，予血府逐瘀汤[10]合消渴饮[3]及瓜蒌薤白半夏汤[61]加减。

3. 住院医师 3：该患者目前突出的问题是心脑血管疾病；也是患者以后致死或致残的主要因素。目前国内外糖尿病防治指南均推荐：对于 2 型糖尿病患者，必须加强高血糖、高血压病、血脂异常、肥胖等多重心血管危险因素的综合管理，以最大限度降低心血管事件和死亡风险；既往 Advanced、Accord 研究提示对于病程长、年龄大，合并粥样硬化性心脏病的患者，强化控制血糖并不能显著降低心血管事件，反而是一旦发生低血糖还可能诱发心律失常、心肌梗死、脑卒中、猝死风险；因此对这类患者，控制血糖的安全性比控制血糖疗效更为重要；应尽量避免低血糖的前提下使血糖达标；结合该患者，糖尿病病史 13 年，起始药物治疗 3 年，目前总胰岛素量偏少，病程中有低血糖发生，故建议控制血糖方案改为格列奈类加基础胰岛素；患者肥胖，亦可以尝试 GLP-1 类药物，协助减轻体重，改善血糖；患者可能存在睡眠呼吸暂停低通气综合征，建议完善睡眠监测，予以相应干预，从而更好改善糖脂、血压及体重。中医方面：结合患者症状、舌脉，辨证为气阴两虚，痰瘀互阻，予生脉饮[32]加瓜蒌薤白半夏汤[61]加减，以益气养阴，化痰活血。

4. 主治医师 1：患者为老年女性，基础病较多，体型肥胖，糖化血红蛋白建议控制在7%～7.5%，目前餐时胰岛素用量不大，可改为口服药，如阿卡波糖片、瑞格列奈，基础胰岛素可改为对体重影响小的地特胰岛素。冠心病治疗方面，未使用 β 受体阻断药，可根据病情加用 β 受体阻断药以减少心肌耗氧。中医辨证为病位在心，辨证属于痰瘀互结，可给予活血化瘀等中药。

5. 主治医师 2：综合患者病史，注意以下四方面。①糖尿病方面：结合患者病情，严重心脏血管病变，尽量避免低血糖出现，结合患者体重及糖尿病病程，可以使用口服药联合胰岛素控制血糖。②血压方面：首先评估患者心脏情况，应严格控制血压于 130/80mmHg 以内，避免因血压过高增加心脏负荷；其次全身血管病变，应注意肾动脉情况，使用血管紧张素转换酶抑制药（ACEI）类药物时评估肾功能。③冠心病方面：按照西医"ABCD"给药。④中医治疗方面：同意以上医师意见，辨证为痰瘀互结，口服中药以活血化瘀，理气化痰，方用血府逐瘀汤[10]，加用虫类药物以增加活血通络作用。最后患者平素大便秘结，可考虑使用通便药物，保证每日 1～2 次大便。

6. 主治医师 3：患者糖尿病病史 13 年，心脑血管问题突出，需要脑心同治。首先患者肥胖，建议基础胰岛联合口服药治疗，糖化血红蛋白控制在 7.5% 左右。其次，心血管方面，建议专科医院完善治疗。最后患者 BMI 高，追问患者有无睡眠呼吸暂停，可完善睡眠呼吸监测，如必要夜间佩戴呼吸机，可减少夜间猝死风险。中医辨证气阴两虚，瘀血阻滞，方选生脉饮[32]合血府逐瘀汤[10]化裁。

7. 主治医师 4：患者心脑血管疾病，肥胖，目前胰岛素治疗，可联合口服药，地特胰岛素不增加体重，可将基础胰岛素改为地特胰岛素。冠心病方面，同意目前用药，根据心率情

况可联合 β 受体阻断药。完善睡眠监测检查。中医方面，辨证属于痰瘀互结证，给予瓜蒌薤白半夏汤[61] 联合开阳顺气、芳香开窍类中药。

8. 营养师：该患者为老年女性，身高 150cm，体重 70kg，BMI 为 31.1kg/m^2，腰臀比 1.01，属腹型肥胖。结合患者自身情况，营养方面给出几条建议。①每日能量为 1250kcal，其中糖类 188g，占总能量的 60%，折合主食约为 213g，平素进餐时间较规律，但每日主食摄入量为 3 两以下，糖类摄入不足，建议患者增加主食的摄入，并于两餐之间加餐，解决糖类摄入不足的问题，并防止低血糖的出现。建议摄入粗粮及杂豆类 50 ～ 60g，粗细粮搭配，增加 B 族维生素的摄入量，营养神经。②蛋白质：50g，患者优质蛋白摄入量每日不足 15g，为提高蛋白质的摄入，建议患者以循序渐进的方式增加鸡蛋、脱脂牛奶、瘦肉类及豆制品的摄入，直至达到推荐摄入量，目前可随餐补充适量蛋白质粉。③脂肪的摄入量为 33g，符合低脂饮食原则，并以植物油为主，植物油中含有大量的维生素 E，有抗氧化作用，能减少体内脂质过氧化物，降低血胆固醇浓度，但由于植物油所含能量较高，每日摄入不超过 20g 为宜。少用或不用氢化植物油脂（奶精、植脂末、人造奶油、代可可脂等），以减少反式脂肪酸的摄入量，反式脂肪酸 < 1% 总能量。④每天摄入 400 ～ 500g 新鲜蔬菜和水果有助于减低冠心病、高血压病（见第 2 章三十二）的危险。增加叶酸、维生素 B$_6$、维生素 B$_{12}$，可降低血 HCY 水平，有利于降低冠心病发病率和死亡率。增加食物纤维的摄入，起到通便、降脂的作用。吃清淡少盐食品。⑤目前需控制体重，改善胰岛素抵抗。增加运动，提高代谢率。按时加餐，预防低血糖。

食疗方面。①菊楂决明饮：菊花 3g，生山楂片、草决明各 15g，沸水冲泡 30 分钟，每天数次饮用。②双耳汤。白木耳、黑木耳各 10g，温水泡发，加水，隔水蒸 1 小时，分数次饮用。③海带冬瓜汤。海带 30g，冬瓜 100g，猪瘦肉 50g，花生 50g，盐适量煲汤。适用于糖尿病性高血压病兼高脂血症。

9. 副主任医师：患者因血糖波动及心脏问题入院，血糖方面，同意基础胰岛素联合口服药控制血糖，口服药选择上，瑞格列奈及阿卡波糖片可用，控制目标适当放宽，空腹血糖 8mmol/L，餐后血糖 10mmol/L 左右，糖化血红蛋白 7% ～ 7.5%。血糖控制需要药物及生活方式干预，患者心功能差，运动量少，饮食可在我科营养师指导下规律控制。心脏方面，三支病变，血压控制在 130/80mmHg 左右，过低影响血流灌注，血脂需严格控制达标。肥胖伴有睡眠呼吸暂停夜间猝死风险高，建议行睡眠呼吸监测明确。患者病情较重，告知家属患者病情，猝死风险高。中医方面，辨证为痰瘀互结，予生脉饮合瓜蒌薤白半夏汤[61] 加减。

【主任医师总结发言】

1. 评估患者病情心脏风险较高，需提高护理级别，予心电监护、吸氧，密切观察生命体征变化。

2. 患者肥胖（见第 2 章十四）、糖脂代谢紊乱，此次住院主要以改善糖脂代谢，管理血糖为目的，血糖控制目标（见第3章二）可适当放宽，要求糖化血红蛋白7%～7.5%，空腹血糖6～7mmol/L，餐后血糖8～10mmol/L。目前基础＋餐时胰岛素方案较为适合，不建议联合口服药物，二甲双胍片增加无氧代谢，阿卡波糖片影响肠道吸收功能，导致老年人营养不良，而SGLT-2类新药增加泌尿系感染风险，因此均不适合此类患者服用。根据患者体重计算基础胰岛素用量，以体重乘以0.3为基础量上限，患者目前甘精胰岛素用量已到28U，超过上限水平，不建议继续增加，可适当增加餐时胰岛素用量。

3. 2013版中国糖尿病医学营养治疗指南提出，降低糖尿病患者心血管疾病风险的生活方式包括：减轻体重（如果超重）并保持体重，健康饮食，戒烟，适量饮酒，增加活动量，控制血压（＜130/80mmHg）、控制糖化血红蛋白。患者减重可带来多重收益，建议营养师指导饮食及运动，调整营养摄入，改善代谢水平，积极减重，每日监测体重变化。

4. 其他治疗方面，以改善心脑功能指标为主，现已使用双抗疗法，注意每周监测凝血功能，注意有无皮肤瘀斑、血尿、黑粪等出血倾向，必要时可给予华法林或肝素，定期监测肝肾安全性。患者反复发作心绞痛，调整硝酸异山梨酯为单硝酸异山梨酯片，另外，可给予小量利尿药在协同控制血压同时，降低心脏前负荷，调整控制血压药物为厄贝沙坦氢氯噻嗪片。

5. 睡眠呼吸暂停低通气综合征（见第2章三十三）现在越来越受到重视，不仅是呼吸科存在这样的患者，2型糖尿病、肥胖的患者，在问诊的时候可以问睡眠时是否打鼾，一般50%以上患者会存在或重或轻的睡眠呼吸暂停。这个病，现在也越来越受到内分泌科医生的重视，因为它起病隐匿，但危害不小，目前被认为是多种全身性疾病独立的危险因素，容易在夜间发生猝死。所以对于这样的患者，我们在诊疗时，知道病情的患者，必要时佩戴呼吸机睡眠，不知道是否存在睡眠呼吸暂停的患者，一定要监测夜间睡眠呼吸，做肺功能等相关检查，做到早发现、早治疗、及时教育。具体关于这个疾病的情况，大家回家可以翻看各类书籍，到中国知网查阅相关文献了解。

6. 在中医方面，同意大家的意见，属于痰瘀互结证，治以活血化瘀、化痰理气，给予瓜蒌薤白半夏汤合半夏白术天麻汤，加水蛭6g，川芎6g，赤芍15g，三七粉4g，中成药选用通心络胶囊以益气活血，通络止痛。

二十二、2型糖尿病并肝功能异常、高尿酸血症、高血压病1级

【病例汇报】

患者高某，女，57岁，主因"口干口渴1月余，加重8天"于2017年11月13日由门诊收住入院。

[病情要点] 患者1个月前无明显诱因出现口干口渴，未予重视。8天前患者自觉口干口渴加重，早餐后3小时自测血糖20mmol/L。当日晚饭前开始自服阿卡波糖片100mg口服

每日 3 次，格列喹酮片 30mg 口服每日 3 次，同时饮食控制过于严格，热量摄入不足。此后每日自测血糖，空腹血糖 8 ～ 9mmol/L，餐后 2 小时血糖 9 ～ 10mmol/L。2 天前患者就诊北京市第二医院，查餐后 2 小时血糖 9.9mmol/L，尿酮体（＋），诊断为"2 型糖尿病"。为求进一步诊治，收入我科。刻下症：口干口渴，面颊潮红，口唇干燥，头晕，与体位改变相关，纳多，眠差，体力尚可，手足无麻木，无明显汗出，二便调。

[既往史] 8 年前右踝关节骨折。10 年前颈后部脂肪瘤手术。

[查体] 血压 151/74mmHg，心肺腹查体未见异常。右踝部双侧纵向 10cm 手术瘢痕。后颈部横向 3cm 术后瘢痕。

[望闻问切] 神色形态：神清，精神可，营养良好；声息气味：语利，气息平；舌象：舌薄黄，稍干，脉象：脉弦细。

[辅助检查] 糖化血红蛋白（快速法）：HbA1c 9.5%；生化全项：CK 270U/L，IDBIL 20.30μmol/L，DBIL 4.2μmol/L，AST 53U/L，UA 492μmol/L，GLU 7.57mmol/L，CHE 11.2kU/L，TBIL 24.5μmol/L，ALT 65.8 U/L，γ-GT 58.8 U/L。甲状腺功能：T_3 0.64 ng/ml，T_4 5.2 ng/ml，TSH 1.785mU/L，FT_3 2.38pg/ml，FT_4 1.44μg/ml，aTG ＜ 15.0U/ml，aTPO ＜ 28.0U/ml。胸部 CR、颈动脉超声、下肢动静脉超声、TCD、甲状腺超声、乳腺超声未见明显异常。头 MRI：轻度脑白质变性；ECG：窦性心律，T 波改变。心动超声：二尖瓣轻度反流，EF 62%；腹部超声：轻度脂肪肝；冠脉 CTA：右冠状动脉起源于左冠状窦，近段略显狭窄，必要时进一步检查；动态心电图：窦性心律患者，房性早搏（1 次），室性早搏（9 次）。

[初步诊断] 中医诊断：消渴病阴虚内热证；西医诊断：① 2 型糖尿病；②肝功能异常；③高尿酸血症；④右踝关节骨折术后；⑤高血压病 1 级（极高危）。

[目前治疗] 阿卡波糖片 100mg 口服每日 3 次，降糖；水飞蓟宾葡甲胺片 0.1g 每日 3 次口服，保肝；芪蛭降糖胶囊 2g 口服每日 3 次，益气养阴，活血化瘀；苯溴马隆片 50mg 每日 1 次口服，控制尿酸；碳酸氢钠片 0.5g 口服每日 3 次，控制尿酸；阿司匹林肠溶片 100mg 口服每日 1 次，抗血小板聚集。汤药以养阴清热为主，方用玉女煎加减。

【医师讨论实录】

1. 住院医师 1：西医方面：患者为初发 2 型糖尿病，入院予口服降糖药方案治疗，入院时查甲功 TT_3 下降，余未见异常。住院期间查甲功出现 T_3 下降、T_4 下降、TSH 升高。患者甲功虽 T_3 下降、T_4 下降，但 FT_3、FT_4 在正常范围，TSH 略高，且性腺激素未见明显异常，肾上腺激素检查暂未行，但从离子水平未见异常，可侧面认为肾上腺激素水平应无异常。故认为应定期复查甲状腺功能，观察一段时间后再行鞍区 MRI 以排除或明确诊断。中医方面：患者面色潮红，口干口渴甚，认为是阴虚内热之症，方用玉女煎加减。提出以下问题供大家讨论：①患者入院 HbA1c 是 9.5%，FBG 7.7mmpl/L，选用口服降糖药治疗，就糖尿病的规范治疗，请大家指导；②初发 2 型糖尿病患者用药还需兼顾哪些方面；③患者曾出现 T_3 下降、

T_4 下降，请大家讨论分析病因；④此患者中医治疗策略。

2. 住院医师 2：西医方面：患者目前未使用他汀类药物，同意加用他汀保护血管功能；患者目前血压尚可，若用降压药同意使用厄贝沙坦降压，若应用厄贝沙坦患者血压过低，建议可更换氯沙坦钾片。中医方面：中药建议加入利湿化浊药，如三仁汤。

3. 规培医师 1：西医方面：患者目前应用阿卡波糖片、盐酸二甲双胍片口服降血糖，血糖控制尚可；患者仍存在脂代谢异常，建议控制血脂；建议 ARB 类药物控制血压。中医方面：建议酌加化痰除湿的中药，如茯苓、白术、车前子等。

4. 规培医师 2：西医方面：①同意应用 ARB 类降压药如厄贝沙坦控制血压；②患者目前未使用他汀类药物，建议加用他汀以稳定斑块，与阿司匹林合用保护血管功能。中医方面：建议加用疏肝的中药以调畅患者情志，可用柴胡疏肝散加减。

5. 规培医师 3：西医方面：同意联用他汀、ARB 类降压药、阿司匹林保护血管。中医方面：患者年龄 57 岁，处于围绝经期，阴虚症状较重，建议加二至丸滋阴填精益肾。

6. 规培医师 4：二甲双胍的适应证：单纯饮食控制及体育锻炼治疗无效的 2 型糖尿病起始治疗，特别是肥胖的 2 型糖尿病患者；对于 1 型或 2 型糖尿病，本品与胰岛素合用，可增加胰岛素的降血糖作用，减少胰岛素用量，防止低血糖发生；与磺脲类口服降糖药合用具有协同作用。

二甲双胍的禁忌证：①肝肾功能不全，心力衰竭（休克）、急性心肌梗死和败血症等引起的肾功障碍；②需要药物治疗的充血性心力衰竭和严重的心、肺疾病；③严重感染和外伤，外科大手术，临床有低血压和缺氧；④已知对二甲双胍过敏者；⑤急性或慢性代谢性酸中毒，包括有或无昏迷的糖尿病酮症酸中毒，糖尿病酮症酸中毒需用胰岛素治疗；⑥酗酒者；⑦接受血管内注射碘化造影剂者，可暂时停用二甲双胍；⑧维生素 B_{12}、叶酸缺乏未纠正者、严重贫血者；⑨患者胃肠道反应如腹胀、腹泻、恶心、呕吐较重者或体重过轻者慎用。

盐酸吡格列酮的适应证：对于 2 型糖尿病（非胰岛素依赖）患者，可与饮食控制、体育锻炼联合控制血糖；可单独使用控制血糖；当饮食控制、体育锻炼、单药治疗控制血糖不满意时，可与磺脲类、二甲双胍或胰岛素合用。

盐酸吡格列酮的禁忌证：对本品过敏者；骨质疏松者慎用。

7. 主治医师 1：西医方面：患者入院空腹血糖 7.7mmol/L，HbA1c 9.5%，考虑口服降糖药治疗，应用二甲双胍联合阿卡波糖；患者入院时 ALT 65.8U/L，AST 53U/L，有轻度的肝损害，故应用二甲双胍后，使用保肝药的同时应监测患者肝肾功能，定期复查。中医方面：中医治疗应以疏肝健脾、养阴清热为主，方用丹栀逍遥散加减。

8. 主治医师 2：西医方面：①患者入院查 LDL-C 2.83mmol/L，处于正常范围高值，不算完全达标，建议联合应用他汀；②同意应用厄贝沙坦以降压，并保护靶器官；③因患者入院行 OGTT 试验示胰岛素分泌有延迟，同意应用二甲双胍降糖并改善胰岛素抵抗；④同意应用阿卡波糖降低餐后血糖。中医方面：中医治疗原则疏肝健脾，滋阴补肾，兼以清热，方用逍遥散合二仙汤。

9. 主治医师3：西医方面：①患者为初发的2型糖尿病，二甲双胍为起始的一线用药，但患者入院时有轻度的肝损害，建议监测肝肾功能；②同意应用阿卡波糖，阿卡波糖为α-糖苷酶抑制药，同时有抑制患者食欲的作用，可辅助减轻患者体重；③按照指南，患者大于50岁就应开始使用阿司匹林，认同该患者应用阿司匹林；④患者LDL-C还在正常范围，但应予他汀稳定斑块，预防并保护血管，故建议选用药效较弱的他汀小剂量应用。中医方面：患者更年期综合征，阴虚内热明显，并兼有痰湿内蕴的表现，建议治以养阴清热除烦、滋阴养肾，方用丹栀逍遥散合二至丸，酌加当归、地黄等品。

10. 副主任医师：西医方面：①患者以2型糖尿病入院，发病时间较短，虽然有尿酮，但血糖较低，为7.7mmol/L，建议饮水纠酮后，尿酮（-）。先予阿卡波糖治疗。因血糖控制不佳，并尿酮（-），加用二甲双胍治疗。②患者入院LDL-C 2.83mmol/L，但颈动脉、下肢动静脉超声示未见动脉硬化，考虑医保问题，故暂时未予患者他汀类药物，但远期随访同意加用他汀。患者否认既往高血压病史，入院出现血压升高，但未予药物干预，监测动态血压在正常范围内，故虽诊断但未用降压药。如果出于保护脏器方面考虑，可以让其到门诊随访服用ARB类降压药。中医方面：患者诉平素喜冷饮，因此考虑患者胃热较甚，故方选玉女煎[18]。

【主任医师总结发言】

1. 西医方面

（1）按照指南，初发2型糖尿病患者应用4类药——①二甲双胍改善胰岛素抵抗，控制血糖；②阿司匹林抗血小板聚集；③他汀类药物控制血脂，稳定斑块，与阿司匹林联用保护血管功能；④ARB类药物如厄贝沙坦促进微循环，保护靶器官主要是心、脑、肾。

（2）2型糖尿病起病时间具有不确定性，患者入院时HbA1c是9.5%，估测患者起病已有一定时间，虽已达到胰岛素起始治疗的标准，但考虑到患者既往未服用过降血糖药物，可暂不启用胰岛素，先口服药物观察，防止低血糖的发生。

（3）若有肝损害，ALT、AST大于正常2倍，才为停用或禁用二甲双胍的指征，此患者ALT、AST轻度升高，尚可应用二甲双胍，但也要关注肝功能、肾功能。

（4）新研究显示，对于女性二甲双胍可改善女性围绝经期状态，对于男性可预防泌尿系肿瘤，所以二甲双胍的使用应引起大家的重视，一般无明显禁忌证可以考虑使用。

（5）患者因行冠脉CTA，短暂停用二甲双胍，改用盐酸吡格列酮，盐酸吡格列酮可降低内脏脂肪，但骨质疏松患者需慎用，故此患者应行骨代谢检查明确其有无骨质疏松。另外二甲双胍可以改善外周肌肉的脂肪含量，吡格列酮可以降低内脏脂肪，若有效果，联用会很好，但谨防低血糖。

（6）患者既往骨折手术史，故应适当补钙，建议患者补充维生素D。而且患者的骨折是否由于骨质疏松引起，追问骨折前因后果，是否存在脆性骨折，有条件可以查骨密度。

（7）患者入院后甲功 T_3 下降、T_4 下降，可能与患者处于更年期，垂体功能短期受到抑制有关，建议复查甲功。

（8）患者高尿酸血症（见第 2 章十三），入院查 UA 是 492μmol/L，更年期女性雌激素可能会有一定程度的下降，使得代谢能力减弱，UA 暂时性升高；住院期间予苯溴马隆口服降 UA，但阿司匹林短期内可能有升高 UA 的作用，故可适当减小阿司匹林用量。

（9）将二甲双胍、盐酸吡格列酮的说明书找到，明确适应证和禁忌证，贴到墙上，供大家学习。

2. 中医方面　在辨证论治的前提下，应加入靶向对症治疗的药物，如针对高尿酸，可加用土茯苓以降尿酸，土茯苓同时又可化湿利浊；患者口干、口渴明显，可适当加大知母、石膏用量；同意加二仙汤以温肾阳，补肾精，仙茅性平，可以使用，不会太燥。

二十三、1 型糖尿病并多发血管病变、高血压病

【病例汇报】

患者姚某，男，54 岁，主因"间断口干、多饮 20 年，加重伴视物模糊 2 个月"于 2017 年 12 月 1 日由门诊收住入院。

[病情要点] 患者于 1997 年因口干、多饮，伴多食、多尿、体重下降约 10kg，就诊北京中医医院，查空腹血糖 > 10mmol/L（具体数值不详），予口服"阿卡波糖 50mg 每日 3 次"联合"盐酸二甲双胍片 500mg 每日 3 次"控制血糖。服药后患者口干、多饮症状加重，同年就诊北大人民医院，测血糖 FBG 达 13mmol/L，2hPG 达 20mmol/L，遂住院治疗。经完善 OGTT 试验等检查，诊断为"1 型糖尿病"，调整降糖方案为"重组人胰岛素注射液早 13U、中 9U、晚 12U 餐前 + 精蛋白锌重组人胰岛素注射液 10U 睡前皮下注射"+"盐酸二甲双胍片 500mg 口服每日 3 次"，血糖控制可（具体不详）。2016 年 5 月因频发低血糖，于门诊调整降糖方案为"门冬胰岛素注射液三餐前各 15U 皮下注射"、"甘精胰岛素注射液 14U"联合"盐酸二甲双胍片 500mg 口服每日 3 次"，监测早餐前血糖 4.5 ～ 6mmol/L，2h 血糖 8 ～ 11mmol/L。2 个月前，患者口干、多饮加重，伴视物模糊，监测血糖晚餐后睡前血糖偏高，晚餐后最高 20.2mmol/L。自行根据血糖情况增加晚餐前"门冬胰岛素"用量 4 ～ 6U，并调整"甘精胰岛素"量为 20U。现为进一步诊治，收入我科。刻下症：口干，多饮、多食，视物模糊，腰骶部酸胀，睡眠可，纳可，大便可，每日 1 次，尿黄，夜尿 1 ～ 2 次，体重无明显改变。

[既往史] 高血压病史 4 个月，最高时达到 150/80mmHg，近 1 个月服用厄贝沙坦片半片每日 1 次，未监测血压；1 个月前体检发现颈动脉硬化伴斑块形成，始口服阿司匹林肠溶片 100mg 口服每日 1 次；1 个月前体检发现甲状腺结节，前列腺增生；胆囊息肉病史 4 年余，

未治疗。

[查体] 心率 72/min，律齐，各瓣膜听诊区无杂音。腹平坦，腹壁未见静脉曲张，未见胃肠型及蠕动波。腹软，腹部无压痛及反跳痛，腹部未触及包块，肝脾肋下未触及，墨菲征阴性，移动性浊音阴性。肠鸣音未见异常，未闻及血管杂音。腹式呼吸存在。双侧输尿管检查无压痛。脊柱生理弯曲存在，棘突无压痛、叩痛。双下肢无水肿，双足背动脉未见异常。双下肢位置觉降低，痛觉、温度觉未见异常。腱反射正常。

[望闻问切] 神色形态：神清，精神可，营养良好；声息气味：语利，气息平；舌象：舌薄黄，偏暗，脉象：脉细。

[辅助检查] 胰岛细胞抗体、胰岛素抗体、谷氨酸脱羧酶抗体、酪氨酸磷酸酶抗体：均阴性（2017-07-19，北京大学第一医院）。空腹 C 肽 0.56ng/ml（2017-07-18，北京大学第一医院）。糖化血红蛋白 6.1%（2017-11-13，309 医院体检中心）。骨密度基本正常（2017-11-13，309 医院体检中心）。乙肝两对半、梅毒试验、丙肝抗体、艾滋病病毒抗体检测均阴性。肿瘤 5 项、甲功三项均阴性（2017-11-13，309 医院体检中心）。超声检查示胆囊息肉样病变，前列腺增生，甲状腺实性结节，右侧颈动脉硬化改变，斑块形成，肝胰脾肾、膀胱，左侧颈动脉声像未见异常（2017-11-13，解放军第 309 医院）。眼底检查：视网膜动脉硬化 I 期（2017-11-13，309 医院体检中心）。神经传导速度：运动神经中双腓总神经远端潜伏期延长，波幅减低，余所检神经均未见异常；感觉神经中所检神经均未见异常；刺激右正中神经及右胫神经 F 波均未见异常（2017-07-26，西城区平安医院）。生化全项：CT_n-I 0.000μg/L，LDL-C 2.39mmol/L，TG 1.39mmol/L，VLDL 0.63mmol/L，HDL-C 1.06mmol/L，AST 18.1 U/L，BUN 5.5mmol/L，UA 286μmol/L，GLU 10.34mmol/L，ALB 41.4U/L，ALT 29.4U/L，Cr 64μmol/L。24 小时尿蛋白分析：NL 1900ml，UCSFP 0.11G/L，MA 3.3mg/L，24hMA 6.27mg/24h，24h-uTP 209.00mg/24h。尿常规、便常规、男性激素、血沉未见异常。电脑多导联心电图正常。

[初步诊断] 中医诊断：消渴病，心肝阴虚热盛证；西医诊断：①1 型糖尿病，糖尿病性视网膜病变，糖尿病性周围血管病，颈动脉动脉硬化；②高血压病 1 级（极高危）；③胆囊息肉；④前列腺增生；⑤甲状腺结节。

[目前治疗] 入院后予门冬胰岛素注射液早 15U、中 15U、晚 15U 餐前皮下注射、甘精胰岛素注射液 14U 睡前皮下注射，调节血糖；盐酸二甲双胍片 500mg 每日 3 次 口服；阿卡波糖片 50mg 口服每日 3 次，控制血糖。0.9% 氯化钠注射液 100ml+ 前列地尔 2ml 小壶入每日 1 次，改善微循环；阿司匹林肠溶片 100mg 口服每晚 1 次，抗血小板聚集；厄贝沙坦片 75mg 口服每日 1 次，降血压。中药以养阴清热为法，方用酸枣仁汤加减。

患者入院后频繁出现低血糖，目前治疗方案调整为：①门冬胰岛素注射液早 8U、中 6U、晚 8U 餐前皮下注射；②甘精胰岛素注射液 14U 睡前皮下注射；③阿卡波糖片 50mg 口服每日 3 次，控制血糖；④0.9% 氯化钠注射液 100ml+ 前列地尔 2ml 小壶入每日 1 次；⑤

阿司匹林肠溶片 100mg 口服每晚 1 次；⑥厄贝沙坦片 75mg 口服每日 1 次。

【医师讨论实录】

1. 规培医师 1：西医方面，患者体型肥胖，姐妹 T2DM 家族史。患者于北大医院行 OGTT 示 T1DM，但胰岛细胞抗体、胰岛素抗体、谷氨酸脱羧酶抗体、酪氨酸磷酸酶抗体均阴性，考虑为特发性 T1DM。目前应用"三短一长"的胰岛素方案可避免低血糖的发生。患者入院后多次出现低血糖情况，认为与患者饮食、运动相关，建议患者三餐规律饮食，避免过度运动。中医方面，治以益气养阴，佐以清热，方用参芪地黄汤加减。提出以下问题供大家讨论：该患者糖尿病诊断明确，分型是否明确？应进一步完善哪些检验检查？1 型糖尿病降糖方案的目标值？如何做到平稳降糖，又避免低血糖发作？

2. 规培医师 2：西医方面，追溯患者发病年龄及病史，患者于北大医院诊断 T1DM 的过程与依据需再详细调查以明确诊断。中医方面，患者辨证仍以肝肾阴虚为主，方用杞菊地黄汤加减。

3. 规培医师 3：西医方面，患者入院时血糖较高（10.34mmol/L），住院期间多次出现低血糖，最低 1.9mmol/L，然而患者低血糖时未诉明显不适，患者血糖波动较大，同意目前降糖方案。中医方面，患者诉口唇麻木，辨证仍以阴虚热盛为主，方用杞菊地黄汤加活血化瘀类中药。

4. 规培医师 4：西医方面，同意 T1DM 的诊断；患者血管超声示颈动脉、下肢动脉硬化，考虑是否应加用阿司匹林、他汀类药物；应重视患者血压，加之患者入院后行 24 小时尿蛋白定量 209mg/24h，可能合并了糖尿病肾病，建议加用 RAAS 阻滞药，厄贝沙坦加量。中医方面，患者症见双目干涩、视物模糊，辨证以肝肾阴虚为主，方用杞菊地黄汤加减；患者睡眠欠安，建议加安神药，如酸枣仁汤。

5. 规培医师 5：西医方面：认为 T1DM 诊断明确；患者 20 年前于外院诊断 T1DM，近期频繁出现低血糖，考虑是否为糖尿病的蜜月期，即患者在发病早期接受胰岛素的充分治疗后，患者的胰岛功能部分恢复，尚能维持较好的糖代谢，进入一段临床缓解期，临床症状也好转，其血糖水平也能维持接近正常。因此建议可适当减小胰岛素用量以避免低血糖的发生。中医方面，患者辨证以肝肾阴虚兼有内热为主，方用知柏地黄汤加减；患者已出现蛋白尿，建议加治疗蛋白尿的中药，如芡实、金樱子等；患者双足麻木，建议中药泡足。

6. 住院医师：西医方面，患者于北大医院行 OGTT，然而胰岛细胞抗体、胰岛素抗体、谷氨酸脱羧酶抗体、酪氨酸磷酸酶抗体均阴性，考虑为 LADA。T1DM 患者应首选胰岛素，此患者在应用胰岛素的同时加用了二甲双胍，这可能是导致患者低血糖的原因。中医方面，患者辨证以肾阴亏虚、阴虚内热为主，方用知柏地黄汤加减。

7. 主治医师 1：西医方面，认为 T1DM 诊断存疑。对于患者诊断 T1DM 后仍用二甲双胍存疑。建议患者血糖平稳后再次行 OGTT 以明确诊断。中医方面，同意患者辨证以肝肾阴虚兼有内热为主，方用杞菊地黄汤加活血通络的中药。

8. 主治医师 2：西医方面，患者起病时空腹血糖＜ 10mmol/L，尿 KET（-），胰岛抗体（-），认为 T1DM 诊断存疑待明确。

9. 主治医师 3：西医方面，患者以血糖升高起病，而非以酮症起病，认为 T1DM 诊断存疑。患者目前胰岛素日总量 30U，相当于 0.4U/kg；患者 TG 3.8mmol/L，LDL-C 2.3mmol/L，因此暂未予他汀类药物，仅予阿司匹林改善动脉硬化。中医方面，患者目前睡眠差、情绪焦虑，现阶段应以养心安神为主，方用酸枣仁汤加减。待睡眠改善以后当治其本，治以调补脾肾，方用地黄汤加减。

10. 副主任医师：西医方面，此患者为非经典的 T1DM。要诊断 LADA 需具备三项：①胰岛自身抗体阳性；②年龄≥ 18 岁；③诊断糖尿病后至少半年不依赖胰岛素治疗。患者目前血糖波动较大，可先行空腹胰岛功能检查。

【主任医师总结发言】

1. 西医方面

（1）应进一步详细追问患者病史。

（2）T1DM 的 4 个亚型：1a 型免疫介导型、1b 型特发性、暴发性 T1DM、LADA。T1DM 患者胰岛抗体可不升高，其中暴发性 T1DM 胰岛抗体阳性率最高。1a、1b、LADA 患者血糖患者多波动较大，HbA1c 常升高不明显。

（3）T1DM 患者也可应用口服降糖药，仅磺酰脲类胰岛素促泌药无效。

（4）杜绝患者发生低血糖（见第 2 章十一），停餐时胰岛素，仅保留睡前的基础胰岛素，待血糖稳定后重新计算分布胰岛素，大约按 0.2U/kg。

（5）辨清苏木杰现象、黎明现象（见第 3 章四），分析患者什么时候血糖低，什么时候血糖高，血糖变化前后是否饮食，饮食量是多少，是否对血糖的升高、降低有影响，如何应用降糖药物。

（6）患者高血压病史 4 个月，应积极预防大血管、微血管的并发症，保护靶器官。患者目前伴阵发性房颤，偶见长间歇，应加强对心脏的保护。

（7）建议行甲状腺 MIBI 动态核素扫描以明确患者甲状腺结节（见第 2 章二十七）性质，复查甲状腺功能，若 TSH 有升高，可酌予口服甲状腺激素以抑制结节生长。

（8）体格检查是医生的基本功，在不借助西医检查设备的情况下，认真、细致、全面的体格检查是可以提早发现病情的，所以每一位医生都需要注重体格检查，这里不仅包括西医的查体，也包括中医的望闻问切。①望诊：通过患者的体型、体态、面容等初步辨别患者体质。②通过病史针对性查体：入院患者既往有甲状腺结节，应关注甲状腺查体，有无肿大、压痛、表面是否光滑等。③通过症状与体征查体：如患者有头晕症状，思考常见的引起头晕的原因，并逐一检查排除，如检查颈动脉、神经查体等。④通过辅助检查回报结果查体：

患者腹部超声示胆囊炎，复查腹部查体、墨菲征等。

2．中医方面

（1）患者口干、双目干涩，视物模糊，有胆囊息肉病史，故辨证以肝肾阴虚为本。患者同时有甲状腺结节，故兼有肝郁气滞，痰瘀阻络。

（2）规范书写中医辨病辨证依据。

（3）常用理气药对：制香附、郁金、鸡内金；利胆：茵陈、栀子。

（4）治疗甲状腺结节时软坚散结的中药常用猫爪草和夏枯草，需根据患者的甲状腺功能决定用药。猫爪草具有免疫抑制作用。夏枯草为含碘量较少的消瘿药。[研究表明，在含碘药物的临床应用中，中等量的碘（0.5～2mg/d）可提供合成甲状腺素的原料，因而增加甲状腺素的合成；大剂量的碘（＞5mg/d）则会抑制甲状腺素的合成和释放，使血中的甲状腺素含量迅速下降。夏枯草含碘量较少，为 38×10^{-6}g/kg]。

第2章　病历相关病症诊疗新进展

一、胰岛素抵抗

胰岛素抵抗，是指在一定水平的胰岛素情况下，机体靶组织对胰岛素介导的葡萄糖摄取和利用减弱、受损或丧失。现认为胰岛素抵抗和代偿性高胰岛素血症与许多疾病（如糖尿病、肥胖、高血压、高血脂、冠心病及脑卒中等）有关。产生胰岛素抵抗的主要部位在肝、肌肉和脂肪组织。一般认为，肥胖程度越明显，胰岛素抵抗越重，中心性肥胖（所谓的"将军肚"或者称为"啤酒肚"，又名"恶性肥胖或腹型肥胖"）越明显，胰岛素抵抗越重。如果存在高胰岛素血症，也提示有胰岛素抵抗，但胰岛素抵抗人群并不一定都有高胰岛素血症。

【病因】

导致胰岛素抵抗的病因很多，包括遗传性因素或称原发性胰岛素抵抗，如胰岛素的结构异常、体内存在胰岛素抗体、胰岛素受体或胰岛素受体后的基因突变，原发性胰岛素抵抗绝大多数是由于多基因突变所致，并常常是多基因突变协同导致胰岛素抵抗。除了上述遗传因素之外，许多环境因素也参与或导致胰岛素抵抗，称之为继发性胰岛素抵抗，如肥胖、长期高血糖、高游离脂肪酸血症、某些药物（如糖皮质激素）、某些微量元素缺乏（如铬和钒缺乏）、妊娠和体内胰岛素拮抗激素增多等。

【评价】

临床一般可通过以下几种常用的方法进行评价。

1. 空腹血糖/胰岛素比值　绝对的高胰岛素血症时意味存在胰岛素抵抗，或空腹血糖/胰岛素比值（或 OGTT 血糖曲线下面积/胰岛素曲线下面积比值降低）也是胰岛素抵抗的指标，但他们不能用于胰岛 B 细胞胰岛素分泌有缺陷的人群（如糖尿病患者）。

2. 空腹血糖与胰岛素乘积的倒数　最近有作者提出空腹胰岛素与空腹血糖乘积的倒数可较好地反映胰岛素敏感性。该指标经研究在不同种族人群中如糖耐量正常、糖耐量受损和糖尿病人群证实与胰岛素钳夹技术测定的胰岛素敏感指数高度显著相关。

$$胰岛素敏感性 = K \div （空腹血浆胰岛素 \times 空腹血糖）$$

假如以正常人胰岛素敏感性为 1，正常空腹胰岛素＝10μU/L，空腹血糖为 5mmol/L，两乘积为 50；以此值与患者的数值比即得出患者的敏感指数，如患者空腹胰岛素为 10μU/ml，血糖为 10.0mmol/L，两者乘积为 100，患者的胰岛素敏感性 =50/100=0.5，即为正常人的 50%。这一指标与 1985 年稳态模型（HomaModel）中使用的胰岛素抵抗公式（空腹胰岛素 × 空腹血糖 /22.5）极为相似，在统计分析中这两种公式得出的结果几乎完全相同。

3.胰岛素负荷试验　按 0.1U/kg 体重计算静脉注射速效胰岛素，注射前 0 分钟、注射后 5 分钟、10 分钟、15 分钟、20 分钟及 30 分钟分别测定血糖，根据血糖下降速率计算胰岛素敏感性。

4.稳态模式评价胰岛素抵抗（HOMA-IR）　HOMA-IR=（空腹血糖 × 空腹胰岛素）/22.5。该公式简单，在病例较多的情况下与正常血糖钳夹试验和 minimal model 实验测定的结果密切相关，对数转换后的结果较原始结果更可靠。目前该公式可用于正常人群、糖耐量异常人群和糖尿病人群并可作为评价药物对胰岛素敏感性的影响指标。

5.正常血糖高胰岛素钳夹法　是评价胰岛素敏感性可信度最高的方法。先行胰岛素初次静脉滴注 10 分钟，以使血胰岛素浓度达到约 100μU/ml，随后持续输入胰岛素[约 40mU/（$m^2 \cdot h$）] 110 分钟，以保持胰岛素浓度恒定于 100μU/ml，与此同时，通过不断调节葡萄糖的输注以保持血糖恒定在正常范围（通常为 5.0mmol/L）。葡萄糖的输注速度可作为评价胰岛素敏感性的指标，如果在保持正常血糖情况下，葡萄糖的输注速度明显低于"正常对照组"，提示存在胰岛素抵抗。该法的进行常需要经验丰富的医务人员和特殊的设备，且比较烦琐，所需费用较贵，一般只用作研究。

【危害性】

胰岛素抵抗的危害性越来越受到大家的广泛重视，它不仅强烈导致 2 型糖尿病的发生，也是 2 型糖尿病的主要病因，同时还是构成代谢综合征的重要病例基础，是大血管疾病的重要危险因子。

【治疗】

对于有糖尿病家族遗传病史的人群来讲，预防很重要，避免肥胖，加强运动，合理饮食，降低体重，监测血糖，理想控制血糖，合理选择降糖方案。此外，针对个体情况，合理应用抗氧化应激的药物，抗炎治疗，降低血尿酸，治疗多囊卵巢综合征，适当补充铬和钒等微量元素。

二、2 型糖尿病

2 型糖尿病（diabetes mellitus，DM）是由于胰岛素分泌绝对或相对不足（胰岛素分泌缺陷），以及机体靶器官对胰岛素敏感性降低（胰岛素作用缺陷）引起的以血糖水平升高、可伴有血脂异常等为特征的代谢性疾病，是非胰岛素依赖型糖尿病。它是一种慢性的、渐进性发展的疾病，随着病情的发展，症状和体征会逐渐加重。

2 型糖尿病中大部分病人以胰岛素抵抗为主，患者多肥胖，因胰岛素抵抗，胰岛素敏感性下降，血中胰岛素增高以补偿其胰岛素抵抗，但相对患者的高血糖而言，胰岛素分泌仍然相对不足。早期病情较轻，大多无体征，糖尿病血糖严重升高者可发生糖尿病酮症酸中毒或非酮症性高渗综合征等急性并发症；长期血糖升高可导致视网膜、肾、周围神经或血管等全身大血管、微血管、脏器及神经病变，是糖尿病致死致残的主要原因。2 型糖尿病患者常合并代谢综合征的一个或者多个组分的临床表现，如高血压、血脂异常、肥胖症等。随着血糖、血压、血脂等水平的增高及体重增加，2 型糖尿病并发症的发生风险、发展速度及其危害将显著增加。

【发病机制】

1. 病因　2 型糖尿病的发病与遗传、肥胖、体力活动不足、饮食结构不合理、宫内营养不良、年龄、生活方式、感染等因素有关。

2. 发病机制　其病理生理学特征为胰岛素抵抗伴随胰岛 B 细胞功能缺陷所导致的胰岛素分泌减少或相对减少。胰岛素抵抗既是 2 型糖尿病的发生原因，又是其逐渐发展的基础。

【诊断】

1. 典型症状（多饮、多尿及不能解释的体重下降），并且随机（餐后任何时间）血浆葡萄糖（VPG）≥ 11.1mmol/L（200mg/dl）。

2. 空腹血浆葡萄糖（FPG）水平≥ 7.0mmol/L（126mg/dl）。

3. 口服葡萄糖（75g 脱水葡萄糖）耐量试验（OGTT）中 2 小时的血浆葡萄糖（2hPG）水平≥ 11.1mmol/L（200mg/dl）。

4. 2010 年 ADA 指南将糖化血红蛋白≥ 6.5% 作为诊断标准之一（表 2-1）。

表 2-1　糖代谢分类 WHO（1999）

糖代谢分类	静脉血浆葡萄糖（mmol/L）	
	空腹血糖（FPG）	糖负荷 2 小时后血糖（2hPG）
正常血糖	< 6.1	< 7.8
空腹血糖受损（IFG）	6.1 ≤ FPG < 7.0	< 7.8
糖耐量减低（IGT）	< 7.0	7.8 ≤ 2hPG < 11.1
糖尿病（或 / 和）	≥ 7.0	≥ 11.1

注：IFG 和 IGT 统称为糖调节受损（IGR，即糖尿病前期）；空腹状态是至少 8 小时未进食热量。

【临床表现】

1. **特点** 多见于 40 岁以上成年人，多伴肥胖；起病隐匿、缓慢，病情较轻。

2. **症状** "三多一少"（多饮、多食、多尿、体重下降）可能不明显，可以视物模糊、皮肤瘙痒、外阴瘙痒、心脑血管疾病、酮症、反复感染等首发，可伴有倦怠乏力、心烦易怒、失眠健忘、腰膝酸软、四肢麻木等症状。

3. **体征** 疾病初期可无明显体征，可伴有肥胖（BMI ≥ 24.0kg/m² 或腹围女性 ≥ 80cm、男性 ≥ 85cm，或腰围/臀围女性 ≥ 0.85、男性 ≥ 0.90）。严重时伴有急、慢性并发症，可有水肿、失水、昏迷等不同程度表现。

【治疗】

1. **口服降糖药** 常用口服降糖药物有胰岛素促分泌剂（磺酰脲类药物、瑞格列奈、那格列奈）、双胍类药物、α-葡萄糖苷酶抑制药、噻唑烷二酮类衍生物等。

（1）磺酰脲类药物（SU）：主要是刺激已经合成的胰岛素从 B 细胞释放出来，久用后胰岛素水平逐渐下降至治疗前水平，但其作用常在 2 型糖尿病病程 10 年后明显降低。主要适用于经饮食、运动疗法血糖仍不能获得理想控制者，尤其非肥胖者首选。应用本类药物应注意：餐前 30 分钟服用；小剂量开始，每 1～3 周调整一次剂量；常见且严重的不良反应为低血糖（表 2-2）。

表 2-2　磺酰脲类药物

药　物	半衰期(小时)	起效（分钟）	维持(小时)	用　量	注意事项
格列本脲	12～24	30	24	每天 1.25～20mg，分 1～2 次	代谢产物仍具降糖活性，故低血糖发生率高
格列吡嗪	2～4	30～60	16～24	每天 2.5～40mg，分 2～3 次	控释片可维持 24 小时作用时间，且低血糖发生率低
格列齐特	10～12	30	24	每天 40～320mg，分 1～2 次	缓释片最大量每天不超过 120mg
格列喹酮	1～2	30	8	每天 30～180mg，分 2～3 次	胆管排泄，适于老年或轻度肾功能不全的 2 型糖尿病患者，低血糖发生率低
格列波脲	8	30	24	每天 12.5～100mg，分 1～2 次	
格列美脲	5～9	迅速、完全	24	每天 2～16mg，分 1～2 次	肝代谢，肾排泄 60%，粪便排泄 40%，低血糖发生率低

（2）双胍类药物：现在广泛使用的双胍类药物为二甲双胍，具有增强外周组织对胰岛

素的敏感性，抑制肠道葡萄糖的吸收，直接抑制肝糖原异生，还可以改善脂质代谢，降低血小板聚集，改善纤溶系统，避免体重增加等作用，对空腹血糖作用较明显。

二甲双胍半衰期 1.5～5 小时，高峰浓度 2～3 小时，持续 4～6 小时，常用量 500～1500mg，小剂量开始，有效剂量每天 2000mg，最大量每天不超过 3000mg。

注意：肥胖者为首选。单独使用时不产生低血糖，与磺酰脲类或胰岛素合用可诱发低血糖。肝肾功能正常时不增加血中乳酸浓度，肝肾功能不全时禁用，也不能用于慢性缺氧性疾病者、孕妇、哺乳期妇女、酗酒、碘造影剂前后 48 小时、外科手术前。

（3）α- 葡萄糖苷酶抑制药：α- 葡萄糖苷酶抑制药可竞争性与 α- 淀粉酶、蔗糖酶、麦芽糖酶等结合并抑制其活性，其中对葡萄糖淀粉酶的抑制作用最强，阿卡波糖对 β 半乳糖苷酶的作用很少或没有，伏格列波糖对 α 淀粉酶几乎没有作用。α- 葡萄糖苷酶抑制药在降低血糖的同时不升高内源性胰岛素分泌，并能降低血浆胰岛素和 C 肽的水平，同时可以降低三酰甘油和低密度脂蛋白胆固醇的水平。

阿卡波糖的常用剂量每天 50～300mg，伏格列波糖每天 0.2～0.6mg，分次嚼碎口服，小剂量开始，且在进餐第一口时服用效果最佳。

注意：①本类药物适于轻中度 2 型糖尿病经饮食和运动控制后血糖仍不满意者，尤其肥胖者可作为首选，对餐后血糖更有效。②最常见不良反应在胃肠道，一般与剂量有关，常随着治疗时间的延长而减轻或消失。③单独使用不引起低血糖，若与磺酰脲类药物或者胰岛素合用可诱发低血糖，此时的低血糖处理不能应用多糖或双糖，应给予葡萄糖或含单糖的饮料。

（4）噻唑烷二酮类衍生物（TZDs）：噻唑烷二酮类衍生物可增加胰岛素受体、促进葡萄糖摄取和利用、降低血浆游离脂肪酸以减轻其对胰岛 B 细胞的毒性作用，在一定程度上可以改善血脂，降低血压，改善机体的凝血和纤溶系统，减少尿白蛋白的排泄。该类药物适用于肥胖型 2 型糖尿病者，其疗效与胰岛 B 细胞功能成正比。常用 TZDs 药物有以下两种（表 2-3）。

表 2-3　常用 TZDs 药物

药物	半衰期(小时)	起效 (分钟)	用量	注意事项
罗格列酮	3～4	60	每日 4～12mg	延缓药物失效优于二甲双胍
吡格列酮	3～7	30	每日 15～45mg	延缓进行性高血糖优于二甲双胍

注意：① TZDs 在空腹或随食物服用，每日服用 1 次，小剂量开始。②罗格列酮和吡格列酮均无肝毒性，但服药前及服药期间注意监测肝功能，若存在活动性肝炎或肝功能明显升高者，不应服用本药物。③单独使用该类药物一般无低血糖发生。④应用罗格列酮和吡格列酮的过程中可能出现轻度贫血，与二甲双胍合用，其发生率可能增加。⑤罗格列酮可能引起体重的轻度增加，可能与水钠潴留、皮下脂肪含量增加有关。

（5）其他口服降糖药

①瑞格列奈：起效较快，进餐时服用，30 分钟血糖明显降低，主要控制餐后血糖，初始剂量餐前 0.5mg，最大单次剂量为 4mg，每日总量不超过 16mg。其适应证与禁忌证与磺酰脲类药物类似，不良反应少见。

②那格列奈：刺激胰岛素分泌快而短暂，可快速降低高血糖，减少空腹血糖及餐前低血糖的发生。初始剂量 30 ～ 60mg/ 次、3/d，最大剂量 120mg/ 次，餐前即刻服用。适应证、禁忌证、不良反应与瑞格列奈相似。

③胰高血糖素样肽 -1（GLP-1）类似物：体内分泌的 GLP-1 可刺激葡萄糖依靠性胰岛素分泌，抑制胰升糖素分泌，延缓胃排空，减轻体重，促进胰岛 B 细胞新生、再生，可为 DPP-Ⅳ 所迅速降解，半衰期只有 1 ～ 2 分钟，故人工合成 GLP-1 类似物，可延长半衰期，每天睡前一次即可，可明显增加体内胰岛素分享，显著降低空腹血糖和胰高血糖素水平，低血糖发生率低。目前上市的艾塞那肽皮下注射 1.8mg，每日 1 次，利拉鲁肽皮下注射 10μg，每日 2 次。其最常见的不良反应是恶心、腹泻、呕吐。

④DPP-Ⅳ 抑制药：DPP-Ⅳ 抑制药可抑制 DPP-Ⅳ 活性，增加餐后肠促胰素水平，促进胰岛素分泌，抑制胰高血糖素分泌。优点在于不导致低血糖、耐受性好，缺点在于降 HbA1c 作用弱，可能诱发胰腺炎，不适用于 1 型糖尿病及糖尿病酮症酸中毒的治疗（表 2-4）。

表 2-4　DPP-Ⅳ 抑制药

药物	用量	注意事项
西格列汀	每次 100mg，每日 1 次	安全性好，获批临床应用
维格列汀	每次 25 ～ 100mg，每日 1 次	
沙格列汀	每次 2.5 ～ 5mg，每日 1 次	获批临床应用
利格列汀	每次 5mg，每日 1 次	无须因患者肝肾功能差而调整剂量
阿格列汀	每次 25mg，每日 1 次	

2. 胰岛素

（1）胰岛素按作用时间分为 7 类（表 2-5）。

表 2-5　胰岛素制剂

胰岛素制剂	种类	起效（小时）	峰值（小时）	持续（小时）
超短效胰岛素类似物	赖脯胰岛素	0.25 ～ 0.5	0.5 ～ 1.5	4 ～ 6
	门冬胰岛素			

（续　表）

胰岛素制剂	种类	起效（小时）	峰值（小时）	持续(小时)
短效胰岛素	中性胰岛素	0.5～1	2～3	4～6
	重组人胰岛素			
	生物合成人胰岛素			
中效胰岛素	精蛋白锌重组人胰岛素	2～4	6～10	10～16
	精蛋白生物合成人胰岛素			
长效胰岛素	甘精胰岛素	4～6	10～16	20～24
	地特胰岛素			
预混胰岛素	精蛋白生物合成人胰岛素（预混30R/ 预混 50R）	0.5～1	双峰	14～18
	精蛋白锌重组人胰岛素（预混30R/ 预混 50R）			

注意：①脐周 3cm 以外的腹部、股部、臂部、肱三头肌部等，腹部吸收较快，受身体活动较小。②小剂量开始，与进餐时间想配合。③自行混合胰岛素时应先抽取短效胰岛素，动物胰岛素不与人胰岛素混合，不同厂家不相互混合。④不在使用的胰岛素应储存在 2～8℃ 的低温环境中，避免阳光直射，笔式胰岛素在被装入胰岛素笔中后可使用 1 个月，无须冷藏。

（2）使用原则

①若无糖尿病急性并发症，一般建议个体化，从小剂量开始。

②若发病起就单用胰岛素，初始剂量可按 0.3～0.8U/（kg·d）计算；若为口服降糖药物转为胰岛素替代治疗，考虑到口服抗糖尿病药物在体内的蓄积作用，初始剂量一般为 0.2～0.3U/（kg·d），每日初始剂量一般不超过 20U；若联合口服降糖药物治疗，初始剂量可更小 0.1～0.2U/（kg·d）。

③临床上一般常开始应用三餐前＋基础胰岛素，如需增加或减少胰岛素剂量，一般至少要观察 2～3 天；但若出现难以解释的低血糖时，则要及时减少剂量。胰岛素剂量调整满意、血糖控制稳定后，再等量改用预混胰岛素，以减少注射次数（每日皮下注射 1～2 次），但如需强化胰岛素治疗，常需每日 3～4 次皮下注射胰岛素，可增强胰岛素的敏感性和改善胰岛 B 细胞功能，但仍需注意监测血糖，调整胰岛素剂量，以免低血糖发生。

（3）治疗方案

①餐前＋基础强化治疗方案：餐前应用短效胰岛素或超短效胰岛素，消除餐后高血糖；睡前注射中效或超长效人胰岛素类似物作为基础胰岛素，主要控制夜间及清晨的高血糖。该

方案主要用于 2 型糖尿病的强化和糖尿病患者的手术前的血糖控制。剂量分配一般早餐前占全天总量的 30% ～ 45%，午餐前占 20% ～ 25%，晚餐前占 25% ～ 30%。睡前注射基础胰岛素，用全天总量的 20% ～ 25%。

②预混型胰岛素 30R 或 50R 方案：通常每日 1 ～ 2 次，早餐前占全天总量的 2/3，晚餐前占全天总量的 1/3。其中预混胰岛素 50R 控制餐后高血糖可能优于预混胰岛素 30R。

③优化基础胰岛素方案：饮食运动和口服药治疗血糖控制不理想及早加用基础胰岛素，根据空腹血糖目标积极调整基础胰岛素到足量（甘精胰岛素一般为 0.2 ～ 0.3U/kg），以获得 HbA1c 的达标；必要时可以在某一餐或两餐加用超短效胰岛素。

【中医药治疗】

本病属于中医学"消渴病"范畴，根据病机和症状的不同，还有"消瘅""肺消""膈消""消中""三消"等名称，是由于阴虚燥热、五脏虚弱而导致的以多食、多饮、多尿、形体逐渐消瘦或尿浊、尿有甜味为特征的病证。

1. 病因病机

（1）病因：消渴病与禀赋不足、饮食失节、情志失调、劳欲过多、过服温燥药物而耗伤阴津等均有关系。

（2）病位：主要在肺、脾、胃、肾，涉及心、肝。

（3）病机：消渴病患者阴虚燥热日久，耗伤阴气，阴虚必耗血，阴血同源，阴血不足，血脉不充，血行不畅而致血脉瘀滞；气为血帅，气虚不能行血，血行不畅，血脉瘀阻。阴虚之极，而致阳虚，阴寒内生，寒宁血脉，血行不畅加重瘀血。瘀血阻滞气机，津液失布，加重消渴症状。瘀血阻于心脉则胸痹心痛，阻于脑络则中风偏瘫，阻于目络则目暗眼花，阻于肢体则疼痛麻木，阻于足趾则黑烂骨坏。

综上，消渴病阴虚为本，血瘀、燥热为标，多虚实夹杂。初期为情志失调，痰浊化热伤阴，以标实为主；久则气阴两虚，终致阴阳两虚，兼夹瘀血，以本虚为主。瘀血贯穿糖尿病发病的始终，是其发生、发展的关键。

2. 辨证论治

（1）主证

①肝胃郁热证

[四诊] 脘腹痞满，胸胁胀闷，面色红赤，形体偏胖，腹部胀大，心烦易怒，口干口苦，大便干，小便色黄，舌质红，苔黄，脉弦数。

[治法] 开郁清热。

[方药] 大柴胡汤（柴胡、黄芩、清半夏、枳实、白芍、大黄、生姜等）。

[加减] 舌苔厚腻，加化橘红、陈皮、茯苓；舌苔黄腻、脘痞，加生山楂、红曲；舌暗、舌底脉络瘀滞，加水蛭粉、桃仁、红花等。

②胃肠实热证

[四诊] 脘腹胀满，痞塞不适，大便秘结，口干口苦，或有口臭，或咽痛，或牙龈出血，口渴喜冷饮，饮水量多，多食易饥，舌红边有齿痕，舌下有络脉青紫，苔黄，脉滑数。

[治法] 通腑泄热。

[方药] 大黄黄连泻心汤（大黄、黄连、枳实、石膏、葛根、玄明粉等）。

[加减] 口渴明显加天花粉、生牡蛎；大便干结加枳壳、厚朴，并加大大黄、玄明粉的用量；口舌生疮、心胸烦热或齿鼻出血，加黄芩、黄柏、栀子、蒲公英。

③脾虚胃热证

[四诊] 心下痞满，胀闷呕恶，呃逆，水谷不消，纳呆，便溏，或肠鸣下利，或虚烦不眠，或头眩心悸，或痰多，舌淡胖，舌下络脉瘀阻，苔白腻，脉弦滑无力。

[治法] 辛开苦降。

[方药] 半夏泻心汤（半夏、黄芩、黄连、党参、干姜、炙甘草等）。

[加减] 呕吐加苏叶、紫苏梗、旋覆花等；便秘加槟榔、枳实、大黄；血瘀者加水蛭粉、生大黄。

④上热下寒证

[四诊] 心烦口苦，胃脘灼热，痞满不痛，或干呕呕吐，肠鸣下利，手足及下肢冷甚，舌红，苔黄根部腐腻，舌下络脉瘀阻。

[治法] 清上温下。

[方药] 乌梅丸（乌梅、黄连、黄柏、干姜、蜀花椒、附子、当归、肉桂、党参等）。

[加减] 下寒重者重用肉桂；上热明显者重用黄连、黄芩；虚象明显者重用党参，加黄芪。

⑤阴虚热盛（阴虚火旺）证

[四诊] 五心烦热，急躁易怒，口干口渴，渴喜冷饮，易饥多食，时时汗出，少寐多梦，溲赤便秘，舌红赤，少苔，脉虚细数。

[治法] 滋阴降火。

[方药] 知柏地黄丸合白虎汤（知母、黄柏、山茱萸、牡丹皮、山药、石膏、粳米、甘草、天花粉、黄连、生地黄、藕汁等）。

[加减] 失眠加首乌藤、炒枣仁；火热重加黄连、乌梅；大便秘结加玄参、当归。

⑥气阴两虚证

[四诊] 消瘦，倦怠乏力，气短懒言，易汗出，胸闷憋气，脘腹胀满，腰膝酸软，虚浮便溏，口干口苦，舌淡体胖，苔薄白干或少苔，脉虚细无力。

[治法] 益气养阴。

[方药] 参芪麦味地黄汤（人参、黄芪、麦冬、五味子、熟地黄、山药、茯苓、牡丹皮、泽泻、山茱萸等）。

[加减] 口干口渴重，加天花粉、乌梅、生地黄；伴有视物模糊加女贞子、草决明、夏枯草；

心悸怔忡、失眠健忘加枣仁、灵芝草；饥饿明显重用熟地黄，加玉竹。

⑦阴阳两虚证

[四诊] 小便频数，夜尿增多，浑浊如脂如膏，甚至饮一溲一，五心烦热，口干咽燥，耳轮干枯，面色黧黑；畏寒肢凉，面色苍白，神疲乏力，腰膝酸软，脘腹胀满，食纳不香，阳痿，面目水肿，五更泄泻，舌淡体胖，苔白而干，脉沉细无力。

[治法] 阴阳双补。

[方药] 金匮肾气丸（桂枝、附子、熟地黄、山茱萸、山药、茯苓、牡丹皮、泽泻、枸杞子、甘草、杜仲、菟丝子、肉桂、当归、鹿角胶等）。

[加减] 偏阴虚者选用左归饮加减，偏阳虚者选用右归饮加减。

（2）兼夹证

①夹瘀证

[四诊] 胸闷刺痛，肢体麻木或疼痛，痛定不移，肌肤甲错，健忘心悸，心烦失眠，或中风偏瘫，语言謇涩，或视物不清，唇舌紫暗，舌暗有瘀斑，舌下络脉青紫纡曲，苔薄白，脉弦或沉而涩。

②夹痰证

[四诊] 嗜食肥甘，形体肥胖，呕恶眩晕，口黏痰多，食油腻则加重，舌体胖大，苔白厚腻，脉滑。

③湿证

[四诊] 头重昏蒙，四肢沉重，遇阴雨天加重，倦怠嗜卧，脘腹胀满，食少纳呆，便溏或黏滞不爽，舌胖大，边齿痕，苔腻，脉弦滑。

④浊证

[四诊] 腹部肥胖，实验检查血脂或血尿酸升高，或伴脂肪肝，舌胖大，苔黄腻，脉滑（表2-6）。

表2-6 瘀痰湿浊治法的区别

	治法	方剂	药物
瘀证	活血化瘀	桃红四物汤加减	地黄、川芎、白芍、当归、桃仁、红花等
痰证	行气化痰	二陈汤加减，偏痰热可用黄连温胆汤加减	半夏、陈皮、茯苓、甘草、枳实、竹茹、黄连、大枣等
湿证	健脾燥湿	三仁汤加减	杏仁、豆蔻、薏苡仁、厚朴、半夏、通草、滑石、竹叶等
浊证	消膏降浊	大黄黄连泻心汤加味	大黄、黄连、枳实、石膏、葛根、玄明粉、红曲、生山楂、五谷皮、西红花、威灵仙等

【饮食疗法】

饮食治疗也是 2 型糖尿病一项基本治疗方法，临床上主要采用估算方法，三餐热量大致分配为 1 ∶ 2 ∶ 2。根据平日体力劳动强度和 BMI 来选择总热量的多少，如平日轻体力劳动或肥胖者，应减少热量的摄入，总热量计算时应选择相对低值；反之重体力劳动者或消瘦者，应增加热量的摄入，总热量计算时应选择相对低值。热量计算方法如下。

①标准体重（kg）= 身高（cm）-100（男性）/105（女性）

②每日所需总热量（kJ）= 标准体重 ×（25 ～ 35）

③糖类质量（g）= 总热量 ×60%÷4

④蛋白质质量（g）= 总热量 ×（10% ～ 15%）÷4

⑤脂肪质量（g）= 总热量 ×（25% ～ 30%）÷9

需要注意的是：糖尿病肾病的患者，根据肾功能的情况控制蛋白质的摄入，其计算方法参看"2 型糖尿病肾病"一章。

【运动疗法】

运动疗法更适合肥胖者，运动项目的选择根据自身情况选择简单易行的，不要求竞技性强，应以大肌群节律性运动为特征的有氧代谢运动为佳，如散步、慢跑、打乒乓球、骑自行车、游泳等。一般建议步行，三餐 1 小时后步行 30 ～ 40 分钟，若时间不允许，可以每天运动 3km、30 分钟以上、每周 5 次以上。

注意：①运动后可诱发低血糖，需要随身携带升高食物；②剧烈运动可能引起低血糖后的高血糖；③使心血管疾病、肾病及尿毒症等病情加重，故伴有心脑血管疾病及肾功能不全者不建议高强度运动，选择散步为佳；④过量的运动可引起骨关节的损伤；⑤切忌餐前或餐后立即活动，前者可诱发低血糖，后者可引起消化吸收障碍。

【预防及预后】

除药物治疗外，2 型糖尿病治疗包括患者教育、自我监测血糖、饮食治疗、运动治疗，才能减缓病情的发展，对于糖尿病高危人群才能有效预防。

2 型糖尿病的预后一般，主要在于其长期慢性病程中可能逐渐发生、发展的并发症（如周围神经病变、周围血管病变、肾病、视网膜病变、足部病变、皮肤病变等）及合并症（如冠心病、脑血管疾病、感染、低血糖等）。

三、糖尿病与心血管疾病

糖尿病患者容易发生心血管疾病，其发生率是非糖尿病患者人群的 2 ～ 4 倍。心血管病累及心、脑和周围大血管，累及心血管主要是动脉粥样硬化，如冠心病、心绞痛、心力衰竭甚至是猝死。

（一）糖尿病与心血管疾病是等危症

2 型糖尿病以心血管疾病（CVD）的患病风险与死亡风险增加为主要特征，因此，美国心脏病协会（AHA）已经声明"糖尿病是一种心血管疾病"。大约 65% 的 2 型糖尿病患者的死亡与冠心病（CAD）或脑卒中有关，发生过临床心血管事件的糖尿病患者比非糖尿病患者预后更差。由于糖尿病患者血栓形成通路的持续活化和纤溶受损，糖尿病患者易于形成动脉血栓。动脉疾病增加或促血栓形成状态的组合，是糖尿病个体发生急性冠状动脉缺血性心脏病（CHD）的根本原因。伴有糖尿病的 CHD 通常病变弥漫，受累血管支数和中度狭窄的发生率均有增加。由于糖尿病自主神经病变能减轻缺血性 CHD 的症状，延误疾病的发现，使预后更差。此外，糖尿病个体还面临着血供重建术后血管再狭窄和死亡率的增加。CHD 对糖尿病心功能的影响是通过糖尿病心肌病使心功能恶化，糖尿病心肌病可以损伤心脏收缩功能，加速心力衰竭。

（二）糖尿病在心血管病发生机制中起独立和主导作用

糖尿病可促进动脉粥样硬化的发生与发展，急性心血管事件或主要不良心血管事件包括心脏和大脑血管堵塞，造成心肌梗死和脑梗死，直接威胁生命。防治动脉粥样硬化重点应早期发现心血管危险因子并予以解除。阻断糖尿病患者动脉粥样硬化发生和发展过程中的一些关键性环节，对于防治急性心血管事件，降低死亡和病残，保障生活质量十分重要。

（三）控制高血糖与心血管疾病的关系

严格控制高血糖不仅能对微血管病变起良好的防治作用，也有益于防治大血管病变。磺脲类降糖药并不增加心血管疾病的死亡率，格列齐特、格列美脲并无消除缺血性预适应的防御机制，并不增加心绞痛和心肌梗死的发生；二甲双胍在超重肥胖糖尿病患者中的应用可明显减低心血管病的死亡率，二甲双胍可有降糖以外的保护心血管作用。总之，高血糖本身可促进动脉粥样硬化的发展。

（四）糖尿病患者冠心病的临床问题

1. 糖尿病动脉粥样硬化程度的判断　糖尿病患者可有不同程度的动脉粥样硬化病变，从脂质条纹到粥样斑块，从斑块大小和稳定性到不稳定以至破裂，血栓形成，从管腔变大到缩小以至狭窄闭塞。临床可以表现为劳累性心绞痛、不稳定性心绞痛、心肌梗死、心力衰竭、心律失常、猝死、心源性休克等。但实际上，隐匿性心肌缺血和心肌梗死、动态心电图监测可有冠脉缺血典型改变而无症状或仅有似是而非的回忆症状。不典型的心肌梗死可无胸痛而仅有意识模糊、呼吸困难、恶心呕吐、疲乏等症状。颈动脉超声多普勒可显示内膜中层厚度或斑块形成，可作为冠脉粥样硬化的替代依据。

2. 要注意年龄和病程的因素　老年糖尿病患者病程长久，身体虚弱，均有潜在冠心病和心功能不全的存在，进行平板运动试验应谨慎。伴有慢性肾功能减退、蛋白尿、增殖性视网膜病变，尤其视网膜玻璃体出血者不宜进行这项检查。

（五）治疗

1. 改变生活方式　合理饮食控制，尤其超重肥胖者应限制总摄入热量。低脂肪饮食，饱和脂肪酸＜ 7% 总热量，以多不饱和及单不饱和脂肪酸为主。低盐、低蛋白质饮食，并以优质蛋白质为宜，适用于心肾功能不全者。鼓励患者多吃绿叶蔬菜和新鲜水果，忌烟限酒。有心脑血管疾病者应根据心、肺、肾功能和下肢骨骼关节活动等因素制订合理运动方案，切忌过量运动，应量力而行，适可而止，持之以恒。切忌过度疲劳、头昏目眩、大汗淋漓、心慌气喘、虚脱倒地。应经常教育患者，何时运动，如何运动。运动是一种辅助治疗，既要防止低血糖，又要防止心力衰竭。

2. 控制血糖　应用磺脲类药物控制高血糖时未见增加心血管病死亡率。在超重肥胖者应用二甲双胍治疗可使心肌梗死危险性降低，但应用宜掌握禁忌证和注意点。胰岛素增敏药如噻唑烷二酮类可降低血糖和 HbA1c，但作用达峰时间需要 4 ～ 6 周。它可单独应用或与其他抗糖尿病药联合应用，以加强其降糖和心血管保护作用。由于噻唑烷二酮可促使水钠潴留而增加细胞外容量，包括血容量，增加心脏前负荷，忌用于心功能Ⅲ、Ⅳ期患者。但在没心功能不全患者应用噻唑烷二酮可改善动脉粥样硬化的炎症和高凝状态。α 葡萄糖苷酶抑制药阿卡波糖不仅降低餐后高血糖，而且对防治高血压、动脉硬化、心梗也有良好效果。胰岛素在防治动脉粥样硬化中能起到积极抗炎和抗血栓的作用。

3. 控制血脂　降脂药主要有他汀类和贝特类，前者抑制胆固醇合成，从而具有明显降低血清总胆固醇、LDL-C、TG，升高 HDL-C 的作用；后者可降低血清 TG、VLDL、LDL，sdLDL，升高 HDL-C、大而漂浮的 LDL 颗粒。烟酸虽有全面调脂降脂作用，但它可增加胰岛素抵抗，有升高血糖作用，一般不用于糖尿病患者。降脂目标：TG ＜ 1.7mmol/L（＜ 150mg/dl）；HDL-C 男＞ 1.2mmol/L（＞ 4.5mg/dl），女＞ 1.4mmol/L（＞ 5.5mg/dl）；LDL-C ＜ 2.6mmol/L（＜ 100mg/dl）。他汀类的严重不良反应为横纹肌溶解，急性肾衰竭，磷酸肌酸激酶（CK）增高；而贝特类主要不良反应为转氨酶升高，应予注意。但一般还是比较有效且安全。

4. 控制血压　糖尿病患者高血压发生率比非糖尿病人群高 1 倍，但普遍重视不够，治疗不能达标。2 型糖尿病患者，降低血压应达标，收缩压＜ 130mmHg，舒张压＜ 80mmHg。若有蛋白尿，肾功能减退者，收缩压＜ 125mmHg，舒张压＜ 75mmHg。血压应尽可能降低到合适的低限，可以减少大血管和微血管并发症。每降低收缩压 10mmHg，舒张压降低

5mmHg，可使糖尿病相关死亡率、脑卒中、心力衰竭均有减少。降压所用的药物往往需要作用在不同部位的联合应用，首推血管紧张素转换酶抑制药或血管紧张素 AT_1 受体阻断药、利尿药、钙拮抗药、肾上腺素能受体阻断药、血管舒张药等。

5. 抗血小板聚集和活化药物　仍推崇阿司匹林每日 75～150mg，可作为一级和二级预防，减少心血管事件的发生。需应用阿司匹林作为一级预防者为有心肌梗死家族史、高血压、高胆固醇血症、肥胖超重、饮酒嗜好者，应用阿司匹林可减低总死亡率。噻氯匹啶和氯吡格雷具有中等度抑制 ADP，抑制血小板聚集作用，其罕见的不良反应有粒细胞缺乏和血栓性血小板减少性紫癜。两药已在冠心病患者安装支架后作为常规术后应用。

6. 抗心肌缺血抗心绞痛的药物　硝酸甘油使冠状动脉舒张，增加冠脉血流量，缓解心绞痛。禁忌证：心肌梗死早期、青光眼、颅内高压、使用西地那非者。应防止发生直立性低血压，加重心绞痛；可加重肥厚性心肌病引起的心绞痛。硝酸异山梨酯适用于心绞痛的预防和长期治疗；心肌梗死后持续心绞痛；可与洋地黄和（或）利尿药合用治疗慢性心力衰竭。其不良反应有面颊潮红，头痛眩晕，直立性低血压，心动过速（过缓）。禁用于休克、虚脱、肥厚型心肌病、青光眼、颅内高压。与其他血管扩张药、钙拮抗药、降压药等合用，可增强其降压效果。单硝酸异山梨酯作用、不良反应、禁忌证同硝酸异山梨酯。

7. 血管重建治疗　糖尿病促进动脉粥样硬化加速发展，斑块局部演变可引起管腔狭窄乃至闭塞，所供养的组织处于缺血乃至无血状态，导致细胞组织坏死乃至器官梗死，尤其发生在重要生命器官如心、脑部位，危及生命，可致死或致残，预后差。

四、糖尿病与脑血管疾病

糖尿病是脑卒中的主要危险因素之一，而脑卒中是导致长期残疾和功能障碍的最主要原因，造成各国的经济负担加重，目前已成为全球导致死亡的第二大死因。2 型糖尿病患者发生脑卒中的相对危险度增加 2～6 倍，其中糖尿病对于年轻型脑血管意外的发生影响更为明显。糖尿病患者具有加速进展的颈动脉内中膜厚度，更为严重的颅内外动脉粥样硬化，明显增加小血管隐匿性疾病，更易影响脑内穿透性小血管和增加脑血栓相关心脏疾病的发生。糖尿病也会使脑卒中的预后变差。不仅糖尿病可增加脑血管病变的危险，空腹血糖异常和糖耐量受损患者的脑血管病变发生率也显著增加。另外，糖尿病还影响患者认知功能，主要包括学习和记忆功能，思维的灵活性和速度。在老年 2 型糖尿病患者中存在加速进展的认知功能减退。

【发病机制】

糖尿病脑血管病变包括大血管和微血管病变。其中大血管病变产生的主要因素是加速的动脉粥样硬化和血栓形成。糖尿病相关性痴呆，具体的发病机制还不十分清楚，但有研究认为糖尿病导致的血糖、胰岛素和淀粉代谢异常以及血管疾病可能是其相关的病理生理基础。

1. 糖尿病大血管病变　高血糖、胰岛素抵抗、脂代谢异常、肾素 - 血管紧张素 - 醛固酮系统、内皮损伤和功能异常、凝血和纤溶机制异常、炎症等均是引起糖尿病大血管病变的因素。

2. 糖尿病微血管病变　糖尿病微血管病变同样参与糖尿病脑血管病的发生，同时也是糖尿病相关性痴呆的因素之一。微循环障碍、微血管瘤和微血管基膜增厚是糖尿病微血管病变的典型改变。

【临床表现】

主要为脑梗死，以多发性腔隙性梗死（直径＜ 2mm）多见，病变范围广泛。可有失语、神志改变、肢体瘫痪等定位体征，伴脑萎缩可表现智力下降、记忆力差、反应迟钝等。对于无临床症状的脑梗死，临床常无神经系统定位体征，反复发生，或可发生血管性痴呆、延髓麻痹等。已证实腔隙性脑梗死患者在伴发糖尿病时其神经功能恢复显著降低。

糖尿病患者可伴发显著增加的认知功能障碍，是阿尔茨海默病和血管性痴呆发生的独立危险因素。可能与糖尿病脑血管病变以及低血糖事件的发生导致神经变性等因素有关。糖尿病所导致的血管性痴呆以多发梗死型为主，特点为病程反复，呈阶梯式进展和斑片状分布的神经功能缺损，或为伴随多次脑血管事件后突发痴呆。

【预防与治疗】

1. 基础疾病的治疗　良好的血糖、血压和血脂的联合治疗仍然是糖尿病合并脑血管病变预防和治疗的基础。对合并心血管病变的患者控制血糖过程中还要特别强调防止低血糖发生，因低血糖发生易加重心脑供能不足现象，有诱发脑血管意外的危险，并加重患者的认知功能障碍。

2. 脑血管病变的治疗

（1）溶栓治疗：糖尿病合并脑梗死的治疗与一般脑梗死的治疗原则基本相同，推荐在起病 3～48 小时使用溶栓治疗。溶栓治疗越早效果越佳，一般待血栓已形成，药物溶栓效果很差或无效。临床上凡怀疑为大血管血栓形成者，应立即给予阿司匹林，因可增强溶栓效果。

（2）脱水及抗凝治疗：在对患者进行降压、降糖和降脂过程中，同时应兼顾脱水降低颅内压及抗凝治疗。常用脱水药包括甘露醇、甘油果糖、白蛋白及呋塞米等。而常用抗凝药包括阿司匹林、抵克立得、华法林及双嘧达莫等。

五、糖尿病眼病

糖尿病性眼部并发症是主要致盲眼病之一，由于房水、晶状体、玻璃体和视网膜血管等解剖生理的特殊性，它们易受到体液理化性质异常的影响。糖尿病患者常合并多种眼部并发症，其程度和症状各不相同。眼的各部分包括结膜、角膜、虹膜、晶状体、视网膜、视神经、眼外肌都可能受到糖尿病的影响而出现病变。其实主要的致盲病因是视网膜病变，其他致盲眼病还有老年性白内障及老年黄斑变性。

糖尿病视网膜病变（diabetic retinopathy，DR）是糖尿病最严重的眼部并发症。白内障可以通过手术复明，近代技术使手术比较安全并可置入人工晶状体，大大改善了术后视力。老年黄斑变性损害中心视力而保留周边视力，但糖尿病视网膜病变晚期一旦失明，很难复明。近年来我国糖尿病患者显著增加，眼部并发症也日渐增多，成为中老年人主要致盲眼病之一，应引起高度重视。

（一）糖尿病视网膜病变

1. 危险因素

（1）病程：糖尿病视网膜病变的患病率与糖尿病病程有关，对老年发病的糖尿病患者，因在诊断之前糖尿病可能已存在数年，一旦诊断糖尿病，应进行眼底检查明确有无视网膜病变和黄斑水肿。

（2）血糖：一致公认的因素是血糖水平的增高，大多数研究认为保持理想血糖水平与低视网膜病变的发生率呈显著相关性。许多糖尿病专家认为，使血糖尽可能接近正常的强化治疗也会延缓 2 型糖尿病患者并发症的发生和进展。强化治疗的主要不良反应使严重低血糖和体重增加的事件增加 3 倍。严格控制血糖可降低糖尿病微血管并发症的患病率。

（3）血压：高血压被认为是视网膜病变的重要预测因子。因为高血压常与肾疾病有关，约 50% 糖尿病患者伴有高血压。50% 患增生型糖尿病视网膜病变的患者已有或最终出现糖尿病肾病。高血压可增加血管内液体和大分子物质的溢出，还发现与视网膜脂质沉积有关。血管内外压力的平衡可能起着最重要的作用。除视网膜内压外，各级视网膜病变之间这些指标均有显著性差异。视力受累的视网膜病变的患者收缩压和视网膜灌注压有显著性差异。

（4）血脂：高血脂与视网膜病变的出现、硬性渗出的发展有关。糖尿病视网膜病变、硬性渗出的严重程度与胆固醇升高有关，血脂（三酰甘油、低密度脂蛋白、极低密度脂蛋白）与硬性渗出的发生、发展呈正相关。

（5）蛋白尿与肾疾病：糖尿病肾病可引起脂类、血小板、血液流变学异常，大多数流行病学研究发现糖尿病视网膜病变的有无及严重程度与微量蛋白尿、大量蛋白尿有关。

（6）外源性胰岛素：外源性胰岛素是 2 型糖尿病患者视网膜病变可能病因之一，外源性胰岛素本身可能与 C 肽水平正常的糖尿病患者的视网膜病变无关。

2. 病理改变、临床表现和临床分期

（1）病理改变：它和身体其他部位的微血管病理改变相同，表现为血管病变，也就是表现出高通透性、高黏滞性和高活性的"三高"现象。眼内的微血管先是出现微血管瘤、渗出、出血，以后会发生微血管阻塞，使视网膜缺血缺氧，产生新生血管生长因子，使视盘及视网

膜长出新生血管。这些新生血管不成熟，壁薄且脆很易出血，出血可以反复多次。除视网膜出血外，还可致玻璃体内形成大量玻璃体出血。出血后机化增殖可牵拉视网膜发生脱离。

（2）临床表现：糖尿病可引起视网膜血管的广泛损害，眼底有多种病理表现，如微血管瘤、出血、硬性渗出、丝棉斑、血管阻塞、新生血管（neovascular，NV）、玻璃体牵引等。

①微血管瘤：呈红色小点，边缘清楚，大小为 0～15 μm，常发生于无血管灌注区边缘，多数为血管壁薄膨出，内支细胞增殖，周细胞数减少。

②出血：呈红色圆形小点，位于视网膜中层，火焰状出血表示位于浅层。出血是可以缓慢吸收的，通常需要数周或数月。多数较大的点片状出血，表示病变在发展。新生血管可引起大量出血，呈舟状，有一水平面，很有特点；或出血至玻璃体内，可引起骤然失明。

③视网膜水肿：液体积聚在视网膜层间，特别在外丛状层，呈灰白色外观增厚，可持续很长时间。合并脂性渗出或组织退行性变。

④硬性渗出：即脂蛋白沉积在外丛状层，表现为黄白色、有光泽、边缘不规则，呈星形环状或成簇状，或融合成板块状，可经历数月或数年甚至永久不退。小的渗出不在中心处，对视力影响不大；中心部位大块渗出，则极大损害视力。

⑤丝棉斑：旧称软性渗出，它比硬性渗出大，可大于半个盘径（1 个视盘直径为 1.5 mm），呈白色或灰白色、边缘不清楚的斑。它表明神经纤维层缺血性梗死，轴索残片积集，常见于视盘周围。由终末小动脉和毛细血管阻塞引起，内皮细胞和周细胞全部丧失。丝棉斑可历经数周或数月完全吸收，但闭塞血管永不开放。

⑥小动脉阻塞：小动脉呈一白细线或完全看不见，可合并大片毛细血管无灌注区。荧光造影检查可清楚显示动脉狭窄或阻塞。

⑦静脉扩张和串珠：静脉普遍扩张是背景型糖尿病视网膜病变的早期表现之一，血流量增加可导致静脉扩张。晚期静脉变得不规则，收窄扩张或纡曲，可形成腊肠或串珠样外观，可合并大片无灌注区。

⑧视网膜内微血管异常（IRMA）：视网膜内微血管扩张或新生血管或血短路均包括在内，常见于无灌注区或丝棉斑周围。视网膜内微血管异常的出现预示要很快进入增生期。

⑨新生血管：此为进入增生型糖尿病视网膜病变的标记。

（3）临床表现分期：以有无出现视网膜前新血管或其他纤维增殖组织将糖尿病视网膜病变分为两类：非增生型糖尿病视网膜病变（NPDR）和增生型糖尿病视网膜病变（PDR）。

非增生型糖尿病视网膜病变首先分为两型，单纯型（背景型，非增生型）和增生型。单纯型进而又分为三级：Ⅰ.微血管瘤和（或）小出血点；Ⅱ.黄白色硬性渗出合并Ⅰ期，即出血斑等；Ⅲ.丝棉斑和出血、硬性渗出。增生型也分三级：Ⅳ.新生血管，有或无玻璃体出血；Ⅴ.新生血管和纤维增生；Ⅵ.Ⅴ加视网膜脱离。三级均可引起黄斑病变。

增生型糖尿病视网膜病变：被认为是视网膜病变最严重的阶段。过去它常与视力丧失有关，其特点是出现穿过视网膜内界膜到达视网膜表面的异常的新生血管。这些血管常与玻璃体的后面相连。当玻璃体内容物溶解、收缩，这些血管被牵拉到眼部中心。血管靠张力黏附于视网膜和玻璃体上。这些脆弱的血管出血可造成不同程度的视力丧失。视盘新生血管与最严重的视力丧失有关，新生血管常出现在视盘附近，部分是由于这里的视网膜缺少内界膜，也由于这是新生血管因子等物质出眼的自然通道。

3. 糖尿病性黄斑病变 黄斑区是眼内中心视物最敏感的部位，此区虽然只有 1.5 mm 大小，人们做精细的工作、阅读、辨认颜色，全仰仗此区。在患有视网膜病变时，黄斑区有渗出、水肿、出血、微血管瘤等多种病变，这些病变与整个视网膜病变程度相一致。糖尿病视网膜病变中，9% ～ 10% 均有不同程度的黄斑病变。如糖尿病性视网膜病变进入增生期，则70% 均可见黄斑病变。糖尿病性黄斑病变可有糖尿病视网膜病变的表现，如出血、微血管瘤、硬性渗出和 IRMA，与视网膜水肿和后遗症有关。它是视网膜病变中对视力影响最大的因素。是成人发病的糖尿病患者最常见、最主要的病变。此时，不影响绝大部分视网膜，只是邻近视力中央的外周网膜水肿变厚、脂质斑块沉积。在年轻的患者，水肿常与无灌注区的面积、广泛的毛细血管渗漏、较少的渗出有关。此时黄斑病变常与增生型病变有关。

（1）糖尿病性黄斑水肿：黄斑水肿与病程显著相关，随视网膜病变严重度发展而加重，黄斑水肿还与血糖控制、糖化血红蛋白高、心肾衰竭等有关。包括局灶性黄斑水肿、弥漫性黄斑水肿、黄斑区大量出血斑和（或）硬性渗出。

（2）缺血性黄斑病变：血管闭锁边缘常伴出血、扩张的毛细血管和微血管瘤，荧光造影很容易鉴别。黄斑拱环破坏，无血管区扩大，亦可伴黄斑囊样水肿，这是缺血性黄斑病变的特点。

4. 糖尿病性视神经病变 糖尿病尤其是已发生视网膜病变者常发生糖尿病性视盘病变（DP），前部及后部缺血性视神经病变、视盘新生血管形成等。

5. 治疗

（1）控制血糖、血压、改善血液微循环、血液流变。

（2）眼科治疗：导升明、银杏提取物、激光治疗等。

6. 随访指标 糖尿病患者应定期行眼科检查糖尿病视网膜病变的情况。青少年发病的1 型糖尿病患者患病 5 年后、成人发病的糖尿病患者患病后应每年进行眼科检查。对没有明确眼病的患者应通过散瞳检查或眼底照相。出现明显的视网膜病变后应每 4 ～ 6 个月由眼科医生进行检查。如病情需要应缩短复诊时间，遵循这些简单的指标能够及时治疗，明显降低糖尿病患者视力丧失的发生。

（二）糖尿病性白内障

白内障是糖尿病并发的一种重要眼病。白内障有三种类型：代谢性或雪片性白内障、老年性白内障、继发性白内障。

1. 代谢性白内障 代谢性白内障主要见于年轻的控制不良的糖尿病患者。由于呈绒毛状表现故又称为雪片性白内障。这种表现先出现于晶状体的囊下，进展很快，少数患者数日出现晶状体完全混浊，成为成熟性白内障。如果在病变的初期进行良好的糖尿病控制能够阻止或逆转晶状体的混浊。大多数实验性糖尿病动物出现白内障为代谢性白内障。应用醛糖还原酶抑制药降低山梨醇的产生可抑制实验性糖尿病或半乳糖血症动物白内障的发生。但醛糖还原酶抑制药临床有效性尚不确定。糖醇积聚可能是其他糖尿病并发症如神经病变、视网膜病变的潜在因素已受到重视。高脂血症可能参与代谢性白内障的发生。

2. 老年性白内障　是糖尿病患者最常见的白内障。然而糖尿病患者老年性白内障的核硬化和皮质、囊下混浊较非糖尿病者出现得早。这种白内障进展到影响视力的速度较快，需行晶状体摘除。

3. 继发性白内障　继发性白内障与其他眼部疾病如虹膜睫状体炎、脉络膜视网膜炎、高度近视或视网膜脱离有关，这种白内障的发生率与非糖尿病人群无显著性差异。

（三）糖尿病性眼肌麻痹

脑神经麻痹所致的眼球运动瘫痪在糖尿病患者不常见。第Ⅲ对脑神经最常受累，其次是第Ⅵ对脑神经。第Ⅳ对脑神经单独或伴有其他脑神经受累不常见。常见的主诉是复视，可合并有同侧的头痛或眼痛，这些症状可先于复视。双侧神经麻痹少见，可出现于多发的脑神经病变。病变可反复，但没有异常神经再生。糖尿病引起的第Ⅲ对脑神经麻痹中重要的是避开了瞳孔神经纤维，与颅内血管瘤和肿瘤所致的神经麻痹不同，后者常影响 80% ～ 90% 患者的瞳孔。眼肌麻痹的糖尿病患者需立即进行充分的内科和神经科检查，因为系列研究发现糖尿病患者 42% 的眼肌麻痹是由于非糖尿病因素。需要考虑的其他病因有重症肌无力、Graves 病、带状疱疹、脱髓鞘疾病、原发性或转移性脑肿瘤和低血糖。

治疗眼肌麻痹是对症处理，目的是减轻复视。通常包括暂时遮盖患眼。全身治疗可应用改善微循环药物如胰激肽原酶（怡开）和神经营养药如甲钴胺（弥可保）。可合并针刺治疗，必要时应用少量的止痛药，严重的疼痛不是特征性的，需要强调镇痛提示可能有颅内血管瘤。

（四）青光眼

原发性开角性青光眼在糖尿病患者比非糖尿病患者多见。而且青光眼患者中糖尿病更多见。关于糖尿病患者非对称性青光眼的研究认为青光眼的出现能够保护患者不出现严重的视网膜病变，但是尚有争议。眼压是眼部组织压力的主要部分，视网膜静脉压常常略超过眼压，眼压的改变及其与血管阻力的关系在糖尿病视网膜病变中起一定的作用。

新生血管性青光眼是晚期并发症，眼内严重缺血缺氧后，房角和虹膜上产生新生血管，使眼内液不能正常外泄，眼内循环受阻，导致眼内压升高。这种由糖尿病视网膜病变所引起的青光眼较难用药物或手术控制，患眼不但可完全失明，而且疼痛难忍，是并发症中最令人头痛的问题。早期的虹膜新生血管或新生血管青光眼，如视功能好，有条件行激光和（或）

手术治疗，有获得成功的机会。

六、糖尿病神经病变

糖尿病患者的死亡危险因素中，最主要的与糖尿病自主神经病变和感觉神经受损相关。伴随糖尿病神经病变发生，临床上无痛性心肌梗死、猝死和糖尿病足的风险加大，患者的生活质量开始逐步下降，包括痛觉过敏、麻木、胃肠道食物不耐受、便秘-腹泻交替、神经性膀胱、性功能丧失。

糖尿病神经病变包括中枢和外周的神经受损。糖尿病中枢神经损伤与外周神经损伤一样，也是由于神经元内代谢异常和血管病变引起，临床表现主要是功能性改变和缺血性脑卒中增加。本篇节主要描述糖尿病周围神经病变。

几乎所有的糖尿病患者，均存在糖尿病神经病变。临床上出现糖尿病神经病变症状和体征的，由于使用诊断标准的不同，研究结果显示在糖尿病患者群中神经病变的患病率有很大的不同。

【发病机制】

糖尿病神经病变的发病，主要受血液供应受损和神经元或神经纤维内部因高血糖导致病理生理改变。氧化应激是高血糖导致糖尿病慢性并发症，包括糖尿病神经病变的关键因素。慢性高血糖的大血管和微血管并发症增加，主要由于长期氧化应激使组织细胞发生了病理变化。

【临床表现】

糖尿病对神经系统损伤是全身弥漫性，神经损伤的病理也都是脱髓鞘、轴索变性和末梢神经炎。由于组织器官局部解剖结构的异常，神经的血液供应和神经纤维长度和分布存在很大的不同。在临床上，糖尿病神经病变可以为全身性异常表现如全身性疼痛；也可以突出在身体某些部位如心脏、膀胱有特殊表现。

1. 糖尿病远端对称感觉运动性多神经病变　这是临床最常见的类型。一般临床过程是随着糖尿病程的延长，足趾前端开始，两足对称性地出现疼痛、麻木，并逐渐向近端发展，当麻木发展到膝关节附近，双手手指开始出现症状。这种疾病发展过程，往往因为年龄、合并心血管和老年退行性疾病如颈腰椎病变的参与，在临床表现上可能有非常大的差别。也正是由于这些掺杂因素，糖尿病患者下肢的麻木疼痛等症状可以是非对称性的，或以某侧为主，也可以只有手部症状。在这些情况下，临床鉴别诊断非常困难，实际上可能是糖尿病和掺杂因素都有参与，这时的诊断治疗是解决主要问题所在。

神经系统的临床表现以感觉过敏和感觉缺失为主，其中感觉过敏几乎在糖尿病早期就存在。由于支配皮肤汗腺的自主神经受损，大多数患者皮肤干燥角化，造成瘙痒；皮肤代谢异常，使神经末梢受损，往往导致患者有蚁爬感、针刺样疼痛；当这种神经末梢的损伤由于长期代谢控制差、其他因素参与如心理负担过重、感染或心血管疾病等，导致代谢进一步异常加重，使神经末梢，即神经感受器发生剧烈改变，可产生病理性疼痛。这种疼痛，大多数较轻，局限于下肢较多，少数情况下，如短期内血糖剧烈波动，可导致全身疼痛，疼痛程度可以较严重。

感觉缺失实际上是糖尿病最多见的临床表现。由于温度、触觉、振动包括疼痛感觉的下降，随着糖尿病病程延长，病情加重，这些感觉逐步下降，到一定程度，患者就出现麻木，开始以麻为主，更严重以木为主。

2. 糖尿病自主神经病变　自主神经分布也是遍布全身。相对血液循环较差的应该是皮肤，因此绝大多数糖尿病患者都出现了汗腺自主神经功能受损，由此可见糖尿病中自主神经受损应该相当普遍。其中最重要也最容易忽视的是心脏自主神经病变。

在心血管可以表现在静息时心动过速、运动不耐受、直立性低血压、无痛性心肌梗死、猝死等；在胃肠道可以表现为食管运动功能障碍、糖尿病性胃轻瘫、便秘、腹泻、大便失禁等；在代谢方面，可表现为无症状性低血糖和低血糖相关性自主神经功能缺失等；在生殖泌尿系统，可以表现为神经性膀胱、勃起功能障碍、逆行射精、女性性功能障碍甚至丧失等。

3. 糖尿病对称性下肢近端运动神经病变　糖尿病弥散性近端神经病变过去称糖尿病性肌肉萎缩，或 Bruns-Garland 综合征，主要发生在下肢近端。发病呈缓慢进展，但可以急性发作。病变的部位是支配近端肌肉的神经根或神经干。由于多同时合并有感觉神经障碍，起病可以完全没有症状，也可以是大腿前部灼痛或持续性疼痛，有时疼痛可出现在其他部位如腰背、会阴或下肢远端，肌肉受累加重后，出现股四头肌无力、萎缩，提腿、起立困难。其他神经根受累的相应肌肉，如胫前肌、肋肌，也会出现相应的症状。

4. 糖尿病局灶性神经病变　12 对脑神经中除嗅、舌下神经外，其余 10 对神经均可受损，其中最常累及视神经、动眼神经及展神经。一般为双侧对称性，也有单侧性。表现为视力障碍、复视等症状。眼底检查呈乳头炎或视神经乳头萎缩。当第Ⅲ对（动眼）神经累及时常影响交感神经而瞳孔调节失常，有痉挛性散瞳与对光反射消失，甚而发生上眼睑常下垂，眼球外斜。

神经根或神经丛病变在糖尿病病史较久的患者中，可发生躯干型神经病变。它可以是全身外周神经病变多发部位的一部分，也可以单独发生，主要累及胸$_{3\sim12}$节段神经根。临床表现为急性或渐进性单侧胸痛、腹部疼痛，常在夜间加重。急性发作往往需要排除心肌梗死、腹腔疾病、椎管疾病与神经通路上肿瘤或炎症等。如果是单独糖尿病导致的躯干型神经病变，通常在发病后 2～6 个月缓解，如果伴发其他多神经病变，预后较差。

【检查与诊断】

临床除仔细询问病史和了解糖尿病病情外，针对糖尿病患者外周神经容易受到损伤并导致许多潜在危险，相当一部分 2 型糖尿病患者诊断时临床上就已经存在周围神经病变，因此对初诊的 2 型糖尿病患者以及病史 5 年以上的 1 型糖尿病患者，每年均应做周围神经病变检查。

1. 末梢对称性多神经病变检查　包括浅感觉、振动觉、10g 尼龙丝压力觉及踝反射。10g 尼龙丝压力觉丧失及振动觉减退提示足部溃疡的可能性。

2. 糖尿病自主神经病变　方法主要包括立卧位 30/15 比值（≥1.04 正常，1.01～1.03 临界，≤1.00 异常），深呼吸心率差（≥15 正常，11～13 临界，<10 异常），立卧位收缩压差（mmHg）（≥10 正常，11～29 临界，≥30 异常）。

一般认为以下 5 项检查中如果有 2 项或 2 项以上异常则诊断神经病变：DNCV 有 2 项或 2 项以上减慢；Q 振动觉异常；3 温度觉异常；4 踝反射消失；5 足部感觉减退（取足部触觉，采用 10gS-W 尼龙单丝 8 分法）。排除其他骨科和神经科疾病，如颈腰椎病变、吉兰 - 巴雷综合征等。

糖尿病周围神经病变诊断后，还需要确定部位、严重性。考虑神经病变的弥漫性，判断严重程度文献采用的方法有多种。

TCSS 评分分三个部分：①症状（下肢的疼痛、麻木、针刺感、乏力、走路不平衡及上肢症状），每个症状有记 1 分，无症状则记 0 分，共 6 分；②深腱反射（双侧膝反射及踝反射）消失记 2 分，减弱记 1 分，存在记 0 分，共 8 分；③脚趾的感觉检查（针刺觉、温度觉、轻触觉、振动觉、关节位置觉），消失记 1 分，存在记 0 分，共 5 分；总分为 19 分。还有症状综合积分（ISS）、神经病变损害评分与下肢神经病变损害评分（NIS-LL）等。

心血管自主神经病变 Ewing 法检查积分：正常为 0 分，临界为 1 分，异常为 2 分，再据四个试验评分之和诊断心血管自主神经功能，正常为 0～1 分，早期病变为 2～3 分，确诊为 4～6 分，严重为 7～8 分。

【治疗】

绝大多数 1 型与 2 型糖尿病患者，随着病程的增加，将不可避免地出现糖尿病微血管病变。良好地控制血糖、血压和血脂，能够降低并发症发生的风险。而现有的常规糖尿病与高血压治疗，很难能使血糖、血压得到理想的控制。

高血糖是微血管并发症的主要原因，同时也是导致大血管并发症发生的重要因素，糖尿病患者血糖 24 小时都正常的目标仍很难达到；这一治疗的同时，也使严重低血糖发生的概率大大增加。利用药物预防和治疗高血糖对相应组织器官损伤，可能是糖尿病并发症预防的重要方法之一。

1. 糖尿病神经病变治疗策略　既然目前对糖尿病神经病变单一治疗效果均有缺陷，考虑神经病变是长期代谢紊乱的结果，联合治疗是目前的趋势。控制血糖改善糖尿病所有的并发症，首先需要严格控制血糖。有明显糖尿病神经病变往往意味着患者病程长，体内胰岛素严重缺乏，分解代谢旺盛。要修复受损的神经，需要同化作用加强。因此，较严重的神经病变，标志着患者需要用胰岛素。也包括阻断高血糖对神经的进一步损害、改善末梢血循环、改善神经元和神经纤维的营养代谢。

2. 改善症状　在控制血糖等治疗的基础上，大部分患者的神经病变症状改善甚至消失，只有小部分，特别是病史较长、病情较重的患者，需要针对症状治疗。如抗抑郁药物、抗惊厥药物、抗心律不齐药物、促进胃肠动力药物等。

七、糖尿病肾病（CKD）与慢性肾脏疾病（DKD）鉴别要点

诊断糖尿病肾病时，出现以下情况之一的应考虑其为慢性肾病（CKD），由其他原因引起。①无糖尿病视网膜病变；②GFR 较低或迅速下降；③蛋白尿急剧增多或有肾病综合征；④顽固性高血压病；⑤尿沉渣活动表现；⑥其他系统性疾病的症状或体征；⑦血管紧张素转换酶抑制药（ACEI）或血管紧张素 Ⅱ 受体拮抗药（ARB）类药物开始治疗后 2～3 个月肾小球滤过率下降超过 30%。

2014 年美国糖尿病学会（ADA）与美国肾脏病基金会（NKF）达成共识，以糖尿病肾脏疾病（DKD）取代糖尿病肾病（DN）的名称。糖尿病肾脏疾病指糖尿病引起的慢性肾病，主要包括肾小球滤过率（GFR）低于 60 ml/（min·1.73m^2）或尿白蛋白/肌酐比值（ACR）高于 30mg/g 持续超过 3 个月。

美国肾脏病与透析病人生存质量指导指南（KDOQI）推荐，当出现以下任何一条应考虑是由糖尿病引起的肾脏损伤：①大量白蛋白尿；②糖尿病视网膜病变伴有微量白蛋白尿；③在 10 年以上的糖尿病病程的 T1DM 患者中出现微量白蛋白尿。

出现以下情况之一则应考虑其他原因引起的慢性肾病（CKD）：①无糖尿病视网膜病变；②GFR 较低或迅速下降；③蛋白尿急剧增多或有肾病综合征；④尿沉渣活动表现；⑤其他系统性疾病的症状或体征；⑥血管紧张素转换酶抑制药（ACEI）或血管紧张素受体拮抗药（ARB）类药物开始治疗后 2～3 个月 GFR 下降超过 30%。

根据肾小球滤过率（GFR）的水平，将慢性肾病分为 5 期（表 2-7）。

表 2-7　慢性肾病分期

分期	肾功能下降程度	GFR [ml/（min·1.73m^2）]
1 期	正常	≥ 90
2 期	轻度下降	60 ≤ GFR < 90

（续　表）

分期	肾功能下降程度	GFR [ml/ (min·1.73m^2)]
3 期	中度下降	30 ≤ GFR < 60
4 期	重度下降	15 ≤ GFR < 30
5 期	肾衰竭	< 15

八、糖尿病足

糖尿病足（DF）又称糖尿病性指端坏疽、糖尿病性动脉闭塞症，是指因糖尿病血管病变和（或）神经病变和感染等因素，导致糖尿病足或下肢感染、溃疡形成和（或）深部组织的破坏。严重者可引起肢端坏疽，致残率、截肢率高，是糖尿病最常见、最复杂的慢性并发症之一。

【病因】

糖尿病足的发病机制尚不完全明确，目前认为主要与周围神经病变、血管病变及足部感染有关。糖尿病神经病变包括中枢神经病变及周围神经病变，其中以周围神经病变更常见，引起感觉神经、运动神经及自主神经异常。其发病机制可能与神经滋养血管、神经损害性因素增强与保护性因素（神经营养子）减弱或消失有关。

糖尿病血管病变在动脉、静脉和毛细血管均可累及。动脉血管病变主要是在慢性持续高血糖基础上由多种因素综合作用所致，其病理变化主要是动脉粥样硬化，表现为血管内膜和中层厚度增加、斑块形成和钙化，引起血管狭窄、下肢血流减少甚至闭塞，成为下肢坏疽的病理基础。糖尿病患者的血液流变也发生明显改变，血流自动调节功能失效，血浆蛋白异常，纤维蛋白升高，促进血小板黏附于内皮下层。糖尿病患者血液流变学的异常、血液的高凝状态以及各种血管收缩因子的作用，加重了微循环障碍，促使微血栓形成。

感染是糖尿病足溃疡、坏疽发生的直接诱因。糖尿病足患者的局部感染多为继发性，常与内分泌代谢紊乱、血管、神经病变、机体免疫功能低下等有关。引起足部感染发生的 4个重要独立危险因素为：深及骨骼的创伤、再发的创伤、持续时间长的创伤、外周血管疾病。其中皮肤损伤是主要原因，因为人体皮肤是保护机体抵抗外界微生物侵袭的第一道屏障，一旦出现损伤，这种屏障功能便会失去防御能力，各种细菌趁机侵入人体，而糖尿病患者免疫反应异常，中性粒细胞吞噬能力受损，对感染或损伤的反应减弱，故更易引起更加严重的溃疡。

【糖尿病足分级】

1.Wagner 分级　此分级为常用的经典分级方法（表 2-8），由 Meggitt 在 1976 年首先提出，后由 Wagner 在 1981 年加以完善。此分级描述了糖尿病足的病变及进展程度，但无法体现其病因究竟是由感染还是缺血引起。Rooh-UL-Mμgim 应用此分级的研究显示，分级越低非手术治疗效果越好，分级越高截肢可能性越大（表 2-8）。

表 2-8　糖尿病足的 Wagner 分级法

分级	临床表现
0 级	目前无溃疡，有发生足溃疡的危险因素者
1 级	表面溃疡，临床无感染
2 级	较深的溃疡，常合并软组织炎，无脓肿或骨的感染
3 级	深度感染，伴有骨组织病变或脓肿
4 级	局限性坏疽
5 级	全足坏疽

2.Texas 分级　Wagner 法无法很好描述感染与缺血，故立此分级方法以评估足溃疡的深度、感染及缺血程度（表 2-9）。

表 2-9　Texas 大学糖尿病足分级分期方法

分级	分期
1 溃疡史	A 无感染、缺血
2 浅表溃疡	B 感染
3 深及肌腱	C 缺血
4 骨、关节	D 感染并缺血

3.PEDIS 分级系统　此分级方法（表 2-10）对于感染和缺血程度的描述比较客观准确。

表 2-10　糖尿病足的 PEDIS 分级

	1 级	2 级	3 级	4 级
血流灌注	正常（ABI 在 0.9～1.1 或 TBI > 0.6 或经皮氧分压 > 60mmHg）	非严重的 PAD（ABI < 0.9 但踝部收缩压 > 50mmHg 或 TBI < 0.6 但足趾收缩压 > 30mmHg 或 TcPO$_2$ 在 30～60mmHg）	严重的 PAD（踝部收缩压 < 50mmHg 或足趾收缩压 < 30mmHg 或 TcPO$_2$ < 30mmHg）	
溃疡大小	＝创面两最大垂直径的乘积			
溃疡深度	表浅溃疡	深及真皮及皮下组织	深及骨和（或关节）	

（续　表）

	1 级	2 级	3 级	4 级
感染	无感染	感染到皮肤和皮下组织（至少有以下两项：水肿或硬结、溃疡周围的红斑直径 0.5～2cm、局部压痛、局部皮温高、脓性分泌物）	红斑＞2cm 加以上感染征象的任一项或感染深达肌肉和（或）骨组织	出现全身炎性反应综合征
感觉	无感觉缺失	保护性感觉缺失		

注：ABI. 踝肱指数，踝部收缩压与肱动脉收缩压的比值；TBI. 足趾血压和上臂血压的比值；$TcPO_2$. 经皮氧分压

4. 简易分级法　此分级方法由英国的 Edmonds 和 Foster 提出（表 2-11），简单易记。其中 1～2 级重在预防，3～5 级需要积极治疗，5～6 级有截肢可能。

表 2-11　糖尿病足简易分级法

分级	临床表现
1 级正常足	无神经和血管病变
2 级高危足	有神经和血管病变，外加危险因素，如胼胝、水肿、足畸形
3 级溃疡足	溃疡形成
4 级感染足	足感染
5 级坏死足	坏疽
6 级无法挽救足	截肢可能

【表现类型】

根据病因分类，可将糖尿病足溃疡与坏疽分为神经性、缺血性和混合性。

1. 神经性　神经病变是造成足部损害的病理基础，仅有神经病变的足部通常血液循环是良好的，足部表现为温暖、麻木、干燥的，痛觉不明显，足部动脉搏动良好。通常有 2 种后果：神经性溃疡（主要发生于足底）和神经性关节病（夏科关节）。神经性足主要有以下 3 种表现类型。

（1）感觉神经病变：多表现为敏感性的丧失，感觉神经病变常先累及支配足部痛觉和温度觉的细小神经，导致患者对压力相关创伤和皮肤损伤的敏感性下降，失去自我保护机制，对有害刺激不能及时感知，容易受到外力伤害，如踩在尖锐物体上引起创伤或由于鞋子不合适引起皮肤损伤，起初病变轻微，不易被及时察觉，甚至在已有足部溃疡的情况下，仍可行走而无痛觉，以致溃疡恶化，累及足深部组织，甚至骨质，最终出现坏疽，甚至不

得不截肢。

（2）运动神经病变：运动神经病变主要影响小的外周神经，引起足部腓肠肌群（主要是屈肌）神经支配的异常。这种神经支配的不平衡将会引起足部爪形改变，跖骨头突出缺少了足部脂肪垫的保护，在不合适的鞋袜和重力分布的摩擦下，容易引起足部的损伤。最早出现的临床征兆是足部形成坚硬的胼胝，使组织下产生更大的压力。久之，胼胝将可能出现裂口，成为细菌入侵的门户，引起感染。

（3）自主神经病变：自主神经病变发生后，皮肤血流的自主调节能力丧失，动静脉短路，分流增加，虽然皮温不低，颜色粉红，但具有营养性的血供实际上已经减少。另外，还能引起汗液和脂腺分泌缺乏，皮肤干燥，易于发生皲裂，成为细菌入侵的门户，最终导致溃疡的发生。

2. 缺血性　单纯缺血所致的足溃疡，无神经病变，此类患者较少见，约占 10%。

（1）大血管病变：糖尿病引起的大血管病变主要是动脉粥样硬化，主要诱因有：①高血脂；②高血糖；③一氧化氮产生、表达减少和胰岛素抵抗；④血凝的异常；⑤血流的改变。糖尿病患者出现外周动脉病变后，足部溃疡发生的风险明显增加，且常无任何症状，直至溃疡发生。另外，血供减少不利于伤口愈合和对感染的反应，更容易导致足部病变的发生。

（2）微血管病变：糖尿病的微血管并发症主要是微循环障碍，包括微血管病变、微血流紊乱和血液理化特性改变，这三者在糖尿病足肢端坏疽发病过程中，相互影响，互为因果。

3. 混合性（神经 - 缺血性）　大部分患者同时有周围神经病变和周围血管病变，下肢动脉闭塞性病变是重要发病因素，其病变范围广泛，往往影响多部位、多节段，且以小血管病变为主，并伴有微血管病变，使足部的营养、药物供应都减少，容易发生溃疡、坏死，感染不易控制，甚至造成肢体丧失。这类患者的足部皮温大多下降，可见间歇性跛行或静息痛，足边缘部有溃疡或坏疽，足背动脉搏动减弱或消失。

【预防】

1. 保持足部清洁：每天用小于 40℃ 的温水和中性香皂洗脚，洗脚前先用手试水温，以免烫伤；干毛巾擦干，尤其是趾间。

2. 每天检查双足有无肿胀、破损、皮肤颜色改变及皮温改变。

3. 避免足部外伤、冻伤、烫伤，冬季注意足部保暖，但忌用热水袋或电热毯等热源温暖足部，以免烫伤。

4. 注意足部保健：选择合适的鞋袜，不宜过紧，户外活动时穿有保护作用的鞋，穿鞋前检查鞋内有无异物，必要时可选用减压用特制鞋垫；使用润肤霜以保持足部皮肤的柔软，防止皲裂，但避免在趾间涂抹；不要自行处理或修剪病变处；不要赤足走路。

5. 适当地每日小腿和足部运动：可以改善下肢血液循环预防足病发生。

6. 糖尿病足患者宜戒烟、忌酒。

7. 可预防性适当予改善循环与微循环的药物、活血化瘀类药物，促进血液循环，改善周围神经功能。

8. 定期到医院进行下肢及双足的专科检查：是否出现神经、血管的病变。

【治疗】

1. 控制血糖　糖尿病足合并感染时血糖水平往往较高，控制血糖到稳定水平是治疗的基础，也有利于局部感染的控制。轻症、创面较小的糖尿病患者可继续应用口服降糖药治疗；血糖较高、合并多种并发症或感染严重者，应选用胰岛素治疗，可选择皮下注射预混常规胰岛素或预混胰岛素类似物；当血糖水平较高又合并有心功能不全或肾功能不全时，应尽量选用胰岛素泵泵入胰岛素治疗。

2. 改善微循环和神经病变　糖尿病足患者常伴有周围血管病变和神经病变。血管病变严重时，下肢供血不足，导致下肢营养、药物供应都减少，治疗效果不尽人意。改善血液循环和神经病变，亦可使药效增强，常用药物有前列腺素 E_1、西洛他唑、沙格雷酯、甲钴胺、α- 硫辛酸、血栓通注射液、丹参注射液等。

3. 抗感染治疗　糖尿病足感染分为两类：①表浅感染，未接受过抗生素治疗者：多为革兰阳性菌，以金黄色葡萄球菌、链球菌为常见；②深部感染：多为革兰阴性杆菌，以大肠埃希菌、铜绿假单胞菌为常见。糖尿病足合并严重感染者常需住院治疗，可采用三联抗生素抗感染，轻症建议疗程为 1～2 周，严重感染需 2 周或更长时间。IWGDF 推荐的静脉联合应用抗生素包括氨苄西林 / 头孢哌酮（舒巴坦）、替卡西林 / 克拉维酸、阿莫西林 / 克拉维酸、克林霉素加一种喹诺酮类药、克林霉素和第二代或第三代头孢类抗生素、甲硝唑加一种喹诺酮类药等。

4. 其他药物

（1）调节血脂：糖尿病足伴有高脂血症者，应兼顾调节血脂代谢，以他汀类、贝特类药物为主。

（2）控制血压：应首选血管紧张素转化酶抑制药（ACEI）或血管紧张素 II 受体阻断药（ARB）。

5. 创面的局部处理

（1）局部清创。

（2）局部敷料：不同伤口使用不同敷料。

（3）负压伤口疗法：负压伤口疗法（negative pressure wound therapy，NPWT）是近年来治疗创面愈合的新疗法，具有引流、改善局部组织水、改善局部血液循环和促进创面愈合、减少细菌定植和生长的优势，主要包括负压封闭引流（vacuum sealing drainage，VSD）和负压辅助闭合伤口（VAC）两个技术。

6. 介入治疗（血管再通）

（1）适应证：①典型的下肢发凉、间歇性跛行、静息痛症状，下肢缺血性溃疡、坏疽，股动脉及其分支、腘动脉、足背动脉搏动减弱或不能触及；②无症状但有下肢动脉缺血证据：彩色多普勒超声波、MRA、CTA 提示下肢动脉明显狭窄者；③血管狭窄程度＞70%。

（2）禁忌证：①凝血功能障碍者；②严重肝、肾功能不全者；③无流出道的慢性长段闭塞病变，临床及解剖学判断其成功可能性极低时；④不能合作的患者。

7. 其他方法　其他还包括组织工程皮肤修复、自体富血小板凝胶修复、自体组织移植修复等。

九、成人隐匿性自身免疫性糖尿病的中西医治疗

1 型和 2 型糖尿病是糖尿病的两种主要类型，而成人隐匿性自身免疫糖尿病（latent autoimmune diabate in adults，LADA）是从貌似 2 型糖尿病患者中筛选出来的 1 型糖尿病。根据 1999 年 WHO 对糖尿病分型的新建议，LADA 属于自身免疫性 1 型（1a 型）糖尿病中的缓慢起病亚型。该类患者与经典的胰岛素依赖性糖尿病（IDDM）的发病机制相同，不同之处在于其胰岛 B 细胞功能减退缓慢。由于 LADA 的特殊性，它可作为进行 1 型糖尿病免疫学研究的一种人类模型。研究 LADA 患者中具有不同进展速度的自身免疫过程有助于了解 1 型糖尿病的病理改变，尝试新的免疫干预措施，从而可能为 1 型糖尿病的预防甚至治愈提供依据。

从名称上讲，LADA 主要具有成年起病、病程进展缓慢、具有胰岛自身免疫破坏的证据（如一种或多种胰岛自身抗体阳性）三个特征。但由于目前 LADA 并无统一的诊断标准，许多学者将这一类以 NIDDM 起病，具有免疫破坏并逐步进展至 IDDM 的糖尿病患者分别称为缓慢进展性胰岛素依赖型糖尿病（slowly progressive IDDM，SPIDDM）、抗体阳性的 2 型糖尿病、1.5 型糖尿病及诊断时不需要胰岛素的自身免疫性糖尿病（autoimmnue diabetes not requiring insulin at diagnosis）等。这些名称的不统一及其所指人群的不同给确定 LADA 的定义带来一定的困难。目前国内外的文献报道普遍倾向于将 GAD 抗体或 ICA 等胰岛自身抗体阳性的成人起病的 2 型糖尿病称为 LADA。其发病机制与遗传因素、免疫因素等有关。

【临床特点】

对于 LADA 起病年龄的具体界限尚无统一的国际标准，不同的研究者所采用的界限不同。我们曾综合提出 LADA 早期诊断的六条依据，起病年龄暂划为＞15 岁，是基于糖尿病患者 ICA 或 GAD-Ab 阳性率有随年龄增加而降低的趋势，且国际上有将＜15 岁或≥15 岁起病的 IDDM 称为儿童起病型或成年起病型 IDDM 的惯例，因此这样划分可早期发现和处理更多的病例。

与抗体阴性的 2 型糖尿病相比，LADA 患者以非肥胖者多见，且 GAD-Ab 的检出率随体重指数降低而增加。但值得注意的是，肥胖的糖尿病患者中也有一定数量的 LADA，肥胖并不是排除 LADA 的标准，而且我们推测随着现代生活方式变化所引起肥胖症的患病率逐渐增加，肥胖的 LADA 患者可能也会增多，因此应该对所有的新发糖尿病患者进行抗体检测，以期早期正确分型。

LADA 的临床表现可分为非胰岛素依赖阶段和胰岛素依赖阶段。在病程早期即非胰岛素依赖阶段，LADA 的表现与 2 型糖尿病相似，可用口服降糖药物控制血糖、无自发酮症倾向；后期出现胰岛细胞功能衰竭、继发性口服药物失效、需依赖胰岛素治疗。但每一个体从发病至出现胰岛素依赖的时间不一，一般需要 3 ~ 5 年。我们对 2 型糖尿病和 LADA 患者胰岛 B 细胞功能进行的长达 4 年的前瞻性观察显示，在病程 3.3 年时，LADA 患者空腹 C 肽下降达 50% 以上者所占百分比已达 33%，而在病程 6.3 年时此比例达 100%；而 2 型糖尿病患者在病程 7.8 年时仅有 22% 空腹 C 肽下降达 50% 以上，这提示 LADA 患者在糖尿病诊断后 3 ~ 5 年尚保存有一定的 B 细胞功能，而 2 型糖尿病诊断后 7 ~ 8 年才见 C 肽水平降低。

胰岛细胞自身抗体阳性将对成人起病的 2 型糖尿病诊断为 LADA 起决定性作用。目前最常用的抗体为 ICA 和 GAD-Ab，GAD-Ab 的检出率高于 ICA，但两者阳性的一致率不高，而 CPH 抗体多出现在 GAD 抗体阴性者中，因此联合检测可提高对 LADA 诊断的敏感性。新近出现的固相酶联免疫斑点试验，是在以往 ELISA 检测基础上的进一步发展，可以检测出外周血中极少量的、甚至是早期反应的抗原特异性 T 细胞，并通过分析其分泌的细胞因子来了解 T 细胞功能。该方法敏感性高、分析客观、易于操作，是一种理想的细胞免疫反应的评估方法。

与 2 型糖尿病相比，LADA 患者的胰岛功能较差，且其 C 肽下降的速度较 2 型糖尿病迅速。一般说来，2 型糖尿病患者需 6 ~ 8 年可进展到胰岛素依赖阶段，而 LADA 患者只需 3 ~ 5 年。但 LADA 和 2 型糖尿病间无显著性差异。因此总结 LADA 的临床特点：具有 2 型糖尿病的胰岛素抵抗，但其胰岛素的分泌能力较 2 型糖尿病患者差，同时具有经典 1 型和 2 型糖尿病的共同特点。

【诊断】

LADA 尚无统一的诊断标准，国外文献一般将 ICA 或 GAD-Ab 阳性的成年起病的"2 型糖尿病"视为 LADA，因此在新发 2 型糖尿病患者中检测 GAD-Ab 和 ICA 抗体是发现 LADA 的首要步骤，其中 GAD-Ab 的诊断效率优于 ICA。经典 1 型糖尿病的临床代谢特点如发病时多饮、多食、多尿、消瘦或不肥胖、C 肽水平低下、较早依赖胰岛素治疗等只能提供 LADA 诊断的线索，不能作为诊断依据。

可以将以下标准作为对 LADA 诊断的参考：①起病年龄大于 15 岁，且起病 6 个月内无酮症发生；②发病时非肥胖；③伴甲状腺或其他器官特异性自身抗体或自身免疫病；④具有

IDDM 易感基因；⑤胰岛细胞自身抗体（GAD-Ab、ICA、IAZ-Ab 等）阳性；⑥排除线粒体基因突变糖尿病及 MODY。具备第①加②、③、④点中的任何一点则疑诊；具备①、⑤、⑥三点可确诊。

北京中日友好医院潘孝仁教授提出的 LADA 诊断要点（供参考）：① 20—45 岁发病，体重指数 25kg/m² 时，空腹血糖 ≥ 16.5mmol/L；②空腹 C 肽 0.4nmol/L，100g 馒头餐后 1 小时或 2 小时 C 肽 0.8nmol/L；③ GAD-Ab 阳性；④ HLA-DQBI 链第 57 位点为非天门冬氨酸纯合子（易感基因）。其中①是诊断基本点，加上②、③、④点任何一点可考虑诊断 LADA。由于该技术尚未在临床开展，上面的参考诊断标准均未将细胞免疫列入其中。

【治疗】

目前较为公认的治疗 LADA 的措施包括：①避免使用磺脲类等刺激胰岛素分泌的药物；②早期使用胰岛素；③严格控制血糖，使之保持在满意范围；④尝试使用不良反应较小、可促胰岛功能恢复的药物如尼克酰胺等。

中医学认为本病主要是患者先天禀赋不足，素体气虚，过食肥甘厚味，嗜烟酒或内伤七情，多病体虚而损伤脾胃致病。气阴两虚是 LADA 发病的重要基础。主要病机多考虑为气阴两虚，夹有痰湿。辨证施用益气养阴，健脾祛湿化瘀，常能收到药到病除之功效。LADA 的辨证规律是"益气养阴，健脾祛湿化瘀"，阴虚燥热证、气阴两虚证、阴阳两虚证和痰湿内蕴证是其基本证型，在此基础上可运用多种辨证方法以形成兼夹证。

徐吉祥老中医认为 LADA 不同于 2 型糖尿病，脾为生化之源，后天之本，能促进免疫功能；肾乃先天之本，生命之根，与免疫的关系最为密切；肝主疏泄，能疏达一身气机，有助于免疫活动的正常调节以气阴两虚、肝郁血瘀为主要病机，故其具体治法当为益气滋阴、疏肝补血、活血化瘀。徐教授根据自己多年临床经验，据 LADA 的病机、治则及具体治法，组合方药消抗丸。具体由柴胡、黄芪、何首乌、菟丝子、益母草、薏苡仁、熟地黄、当归、白术、赤白芍、香附、秦艽、三棱、莪术等药物组成。方中黄芪、白术、熟地黄、菟丝子健脾补肺益肾、补气培元固表，为主药；当归、白芍、淫羊藿、何首乌养血生精、调理阴阳，加强主药的扶正作用，为辅药；白术、薏苡仁利湿化浊，益母草、三棱、莪术等活血化瘀，鳖甲软坚散结，黄芩清热燥湿解毒，柴胡、木香疏肝理气，合当归、白芍、白术、薏苡仁取作逍遥散之意，甘草调和诸药，共为佐使。诸药合用，融扶正与祛邪于一体，补正而不助邪，祛邪而不伤正，如此邪去正安，脏腑调和，精气旺盛，气血和顺，气化正常。

于世家中医家认为本证主要由素体阴虚、饮食不节，复因情志失调，劳欲过度所致。病机主要有以下几个特点：①阴虚为本，燥热为标。②气阴两伤，阴阳俱虚。③阴虚燥热，变证百出。④发病常与血瘀有关。于世家教授根据多年临床经验，将本病辨证分型为阴虚燥热，气阴两虚、肝肾阴虚、阴阳两虚四大证型予以论治。阴虚燥热证方药予以葛根、生地黄、玄参、麦冬、黄精、天花粉、枸杞子、石膏、知母以滋阴清热，生津止渴；气阴两虚证方药予以党参、沙参、玄参、生地黄、麦冬、黄芪、黄精、玉竹、知母、枸杞子、女贞子、山茱萸、丹参以益气养阴，生津止渴；阴阳两虚证方药予以党参、沙参、丹参、黄芪、玉竹、巴戟天、知母、狗脊、枸杞子、玄参、熟地黄、黄精、女贞子、淫羊藿以温阳滋肾；痰浊内蕴证方药予以党参、白术、茯苓、黄芪、薏苡仁、猪苓、泽泻、赤芍、川芎、枳壳、香附以行气化痰降浊。

十、糖尿病急性并发症

糖尿病急性并发症包括糖尿病酮症酸中毒、高渗综合征、乳酸性酸中毒、低血糖症等。这里主要讲前三种，低血糖症见"第2章十一"。

（一）糖尿病酮症酸中毒

糖尿病酮症酸中毒在糖尿病的几种急性并发症中最为常见，当酮体产生超过肝外组织的利用能力时，血酮体升高称为酮血症，增高的酮体从尿中排出时称为酮尿，临床上统称为酮症。酮体明显增高时，消耗体内大量储备碱，病情尚早不发生酸中毒，当增高的酮体超过机体的代偿能力时则发生代谢性酸中毒，此时称为糖尿病酮症酸中毒。

依据酸中毒的程度，分为轻、中、重三度。轻度仅有酮症而无酸中毒（糖尿病酮症），症状表现相对较轻，甚至无症状，有些患者初次确诊时即被查出酮症；中度除酮症外，还有轻中度酸中毒（糖尿病酮症酸中毒），病情较重；重度是指酸中毒伴有意识障碍（糖尿病酮症酸中毒昏迷），或虽无意识障碍，但二氧化碳结合力低于 10mmol/L，病情危急，抢救不及时可有生命危险。任何加重胰岛素缺乏或胰岛素抵抗的因素或增加胰岛素拮抗激素分泌的因素都可以诱发酮症酸中毒发生。

[临床表现]

（1）常见症状：糖尿病原有的烦渴多饮、多尿、乏力症状加重，或有患者可首次出现上述症状。

（2）消化道症状：食欲缺乏、恶心呕吐、或有腹痛。

（3）酸中毒症状：呼吸加深加速，呼气中带有丙酮，如烂苹果味两颊潮红，舌红呈樱桃红色。

（4）神经精神症状：轻重不一，可有头晕头痛、倦怠嗜睡、神志淡漠、性情烦躁、肌张力下降、生理反射迟钝、甚至出现昏迷，严重者可并发脑水肿。

（5）脱水症状：脱水量较小时，可出现尿量减少、皮肤黏膜干燥、弹性减低、眼球下陷、舌红而干等；如脱水量较大，可出现循环衰竭，表现为血压下降、脉搏细数、四肢厥冷，严重者可发生急性肾衰竭。

（6）其他：发热、胸痛等，症状不典型，须引起注意。

[理化检查]

（1）尿液检查：尿糖和尿酮体通常呈阳性或强阳性，但严重肾功能受损者，尿糖和尿酮体减少甚至呈阴性。另外尿酮检测需注意，由于试剂原因，病情发展到较严重，尿中以 β-羟丁酸为主时容易漏诊。部分患者可出现蛋白尿、管型尿。

（2）血液检查：血糖＞ 13.9mmol/L（250mg/dl），一般在 15.65 ～ 27.76mmol/L（300 ～ 500mg/dl），若高于 33.3mmol/L，多伴有高渗性昏迷状态或肾功能障碍。血酮体＞ 4.8mmol/L（50mg/dl）有诊断意义。留尿困难、尿酮阴性而血酮较高时可采用定量法测量血 β-羟丁酸含量。血二氧化碳结合力和血 pH 降低（＜ 7.35），碳酸氢根降低，阴离子间隙增大，剩余碱负值（＞ -2.3mmol/L）。血尿素氮和肌酐可呈轻中度升高，血清淀粉酶、谷丙转氨酶和谷草转氨酶可呈一过性增高。血脂升高，疾病早期，游离脂肪酸（FFA）常显著升高，约 4 倍于正常高限，三酰甘油和胆固醇亦明显升高，高密度脂蛋白降低，有时血清可呈乳糜状。电解质中，血钠、钾、氯可因呕吐、腹泻等原因降低，但胰岛素缺乏，钾向细胞内转移减少，血清钾浓度往往正常或偏高，血清磷和镁可伴有下降。血常规常可显示白细胞升高，并以中性粒细胞为多见。

[治疗]

（1）治疗原则

①补充液体，尽早纠正脱水状态，纠正电解质紊乱。

②促进葡萄糖利用，抑制肝糖原的产生，使血糖降至安全水平。

③抑制脂肪组织分解，减少酮体的生成，促使酮体利用，减轻酮症，缓解代谢性酸中毒。

④去除诱因，防治各类并发症，降低死亡率。

（2）治疗措施

①补充液体，是首要、关键的治疗措施。

②应用短效胰岛素静脉治疗，当脱水、酸中毒、电解质紊乱纠正后患者食欲恢复时，改为皮下注射胰岛素。

③补充电解质：糖尿病酮症酸中毒常伴有钾、钠、氯、钙、磷、镁等多种电解质的丢失，因此在补液和胰岛素的应用时，可以预防性进行补钾治疗。

④纠正酸碱失衡：轻症经积极输液和胰岛素治疗后，酸中毒可逐渐得到纠正，无需使用碱剂。因此慎重补碱。

⑤防止并发症：伴有脑水肿的患者病死率较高，应早发现，积极预防。

⑥对症与支持治疗。

（二）糖尿病高渗性昏迷

糖尿病高渗性昏迷（NKHC），以高血糖、高渗透压、严重失水、较轻或无酮症，伴不同程度的神经精神系统表现、低血压、脑血管意外、肾功能不全等为主要特征。中医没有相应的病名与对应，临床必须在明确诊断的基础上，中西医结合辨证论治，方可转危为安。

1. 临床表现

（1）症状：本病起病隐匿而缓慢，一般比酮症酸中毒要慢，常被各种诱发疾病所掩蔽，以致易被漏诊或误诊。早期往往呈糖尿病原有症状，如烦渴、多饮、多尿、乏力等逐渐加重，伴食欲缺乏、恶心呕吐、腹痛等；逐渐出现表情淡漠、反应迟钝，进行性嗜睡等前驱症状；于1～2周后渐渐进入昏迷状态。病人常以神经系统症状为突出表现，可以出现嗜睡、蒙眬、幻觉、烦躁、定向障碍、癫痫样发作、精神失常、昏迷等。有的病人可发生偏瘫、失语、肢体抽搐而被误诊为脑血管意外。

（2）体征：严重失水症，如皮肤干燥无弹性，舌唇非常干燥，眼球松软，眼窝凹陷，呼吸浅快（无烂苹果样酮味），心率增快，低血压或休克，四肢厥冷，末梢发绀，高热，有时体温可上升40℃以上，以及出现轻度偏瘫、偏盲、失语、眼球震颤、或癫痫样发作、巴宾斯基征阳性等神经系统体征。一般认为，当血浆渗透压达325mmol/L时，病人即有嗜睡，达365mmol/L时可发生昏迷。

2. 实验室检查　尿比重较高，尿糖呈强阳性，尿酮阴性或弱阳性，常伴有蛋白尿和管型尿。血糖明显增高，多为33.3～66.6mmol/L。血钠多升高，可达155mmol/L以上。血浆渗透压显著增高是HHS的重要特征和诊断依据，一般在350mOsm/L以上。血尿素氮、肌酐和酮体常增高，多为肾前性。血酮正常或略高。

3. 主要诊断依据　由于糖尿病高渗性昏迷的危重性，考虑到血浆渗透压和血糖显著升高是糖尿病高渗性昏迷的两大主要特征，故在临床中如见以下临床表现及检查结果时，应高度怀疑糖尿病高渗性昏迷，并积极治疗，与此同时再进行其他方面的检查。具体诊断依据是：①血糖≥33.3mmol/L；②有效血浆渗透压≥320mOsm/L；③血清碳酸氢根≥15mmol/L，或动脉血pH≥7.30；④尿糖呈强阳性，而尿酮阴性或为弱阳性；⑤中老年人，临床上伴发明显的脱水和意识障碍。

4. 治疗

（1）补充液体：这是高渗昏迷首要、关键的治疗措施。高渗患者有严重脱水，比酮症酸中毒脱水还要明显。补液可以使血糖下降，有效降低血渗透压、恢复有效血容量。严密监测血压、尿量、脉搏、补液量。对于血钠增高的患者，可首先补充0.45%低渗盐水，但不宜过快，否则会引起脑水肿。

（2）胰岛素：应用短效胰岛素静脉治疗，纠正高血糖、降低血渗透压，其基本原则和方式与糖尿病酮症酸中毒基本相同。当脱水、酸中毒改善及神志清楚后，改为皮下注射胰岛素。

（3）补充电解质：与糖尿病酮症酸中毒相比，丢失钾相对要少一些，但随着补液和胰岛素治疗，血钾进入细胞，使血钾迅速降低，因此只要血钾无增高、尿量在40ml/h时，治疗早期就要补钾。

（4）纠正酸碱失衡：轻症经积极输液和胰岛素治疗后，酸中毒可逐渐得到纠正，无须使用碱剂。合并酮症酸中毒或乳酸性酸中毒时，血 pH ＜ 7.1，可考虑使用碱性药物。

（5）其他：避免补液过多、过快、使用低渗液、降血糖过快和不适当地补碱，预防脑水肿发生，必要时可静脉给予脱水剂甘露醇、呋塞米等。

（三）糖尿病乳酸性酸中毒

糖尿病乳酸性酸中毒是体内无氧酵解的糖代谢产物乳酸大量堆积，导致高乳酸血症，进一步出现血 pH 降低，大多发生在伴有肝、肾功能不全或慢性心肺功能不全等缺氧性疾病患者，尤其见于服用苯乙双胍者。具有发病率低、发病急、变化快、易昏迷、易休克、预后差、死亡率高等特点。

本病起病急，故对于糖尿病患者，尤其服用双胍类药物者来讲，一旦出现以下症状，应及时救治：疲乏无力，呼吸快而深且没有酮味，面色潮红，厌食，甚至意识模糊，嗜睡，木僵，昏迷、休克等，有时伴有恶心呕吐、腹痛。测量血压、体温时出现下降。

1. **实验室检查**　在出现上述症状的同时，若酮体无明显增高者，应考虑本病；对休克、缺氧、肝肾功能严重损伤者，在酸中毒较重时，必须警惕乳酸性酸中毒的发生。可以通过对血乳酸、动脉血 pH、二氧化碳结合力、阴离子间隙、HCO_3^-、血丙酮酸等的测定来确诊。诊断标准可概括为：糖尿病患者出现明显酸中毒，血乳酸水平升高，血、尿酮体不升高。

2. **诊断标准**

①有糖尿病病史，或符合糖尿病诊断标准。

②血乳酸 ≥ 5mmol/L，可高达 35mmol/L。

③动脉血 pH ≤ 7.35。

④ HCO_3^- ＜ 10mmol/L。

⑤丙酮酸增高，乳酸 / 丙酮酸 ≥ 30 ∶ 1。

⑥阴离子间隙 ＞ 18mmol/L，阴离子间隙计算公式为：$(K^+ + Na^+) - (HCO_3^- + Cl^-)$（正常为 8 ～ 16）mmol/L。

⑦血酮体一般不升高。本症中血中白细胞大多增高，血中 K^+ 升高或正常，Cl^- 及 Na^+ 则变化不大。

对于一些不能检查血乳酸的医院或社区，可根据病史、症状、体征、动脉血 pH、CO_2 结合力、血尿酮体、肝肾功能等，排除酮症酸中毒、尿毒症、酒精中毒等，则可诊断为乳酸性酸中毒。糖尿病乳酸性酸中毒，一般不伴酮症，但 10% ～ 15% 的 DKA（糖尿病酮症酸中毒）患者和 5% 的高渗性糖尿病昏迷患者同时兼有乳酸性酸中毒。

3. **糖尿病乳酸性酸中毒的治疗**　对于糖尿病乳酸性酸中毒的治疗，是以预防为主，但是一旦出现糖尿病乳酸性酸中毒，则需立即诊治：去除诱因，纠正休克、缺氧、缺血，维持微循环，纠正酸中毒。对心肺功能良好的患者，应力争在 2 小时内使血 pH 恢复到 7.1 以上，之后再争取在 2 ～ 8 小时提高到正常。

十一、低血糖症

低血糖症（hypoglycemia）是一组由多种病因引起的血中葡萄糖浓度过低（通常＜2.8mmol/L）、临床以交感神经兴奋和（或）神经缺糖症状为主要表现的综合征。

【血糖的代谢与调节】

正常人血糖波动在 3.9 ～ 8.3mmol/L 之较窄范围内，并保持相对稳定，是机体在糖的消化、吸收和代谢过程中受多种酶、激素和神经的控制和调节，使血糖的来源和利用之间维持动态平衡的结果。

肝是接受、储存和代谢葡萄糖的主要场所，也是与血糖调节密切相关的多种激素作用的靶器官。肠道中的葡萄糖吸收在餐后 5 ～ 6 小时停止，此后体内葡萄糖主要来源于肝糖原的分解，生成的葡萄糖主要供脑组织利用。但肝中储存的糖原有限，仅为 80 ～ 100g，仅能维持血糖水平正常数小时，以后机体主要依靠在肝和肾中进行的糖异生来维持血糖水平。除肝外，糖异生的前体还来自肌肉和脂肪组织。

神经和内分泌激素对血糖的调节起着重要的作用。下丘脑的摄食和饱感中枢能接受血糖水平变化的刺激并调节食欲和进食行为；自主神经系统既能直接调节肝糖原的代谢，又能通过对内分泌系统的影响间接发挥调节血糖的作用。其中升高血糖的激素主要包括胰高血糖素、肾上腺素、生长激素和糖皮质激素等。胰高血糖素和肾上腺素升糖作用出现快速，但维持时间较短；生长激素和糖皮质激素的升糖作用较慢但持久；降低血糖的激素主要为胰岛素。空腹状态时主要的激素改变是胰岛素分泌减少和升糖激素增多。

肝、神经系统和内分泌系统协同一致，对血糖水平进行复杂精确的调节，维持血糖相对恒定。饱餐后经消化吸收，血糖于半小时后上升，至 1 小时左右达高峰；升高的血糖通过高级神经、边缘系统、下丘脑腹外侧核刺激迷走神经并抑制下丘脑腹内侧核与交感神经，使胰岛素分泌和释放增多；食物通过刺激胃肠迷走神经而兴奋胰岛 B 细胞释放胰岛素，通过刺激胃肠激素包括胃泌素、胰泌素、胃抑肽（GIP）、胰高血糖素、舒血管肠肽（VIP）等的分泌刺激 B 细胞释放胰岛素；但最重要的是葡萄糖直接刺激 B 细胞释放胰岛素。血糖升高还抑制胰岛 A 细胞分泌胰高血糖素，抑制肾上腺素等胰岛素拮抗激素的分泌，同时肝合成糖原增加。

通过上述各种调节，血糖在餐后约 3 小时恢复正常。当血糖浓度接近低血糖范围，人体就会发生一系列防御低血糖的激素反应。在正常个体，血糖降至 4.5mmol/L 左右时，胰岛素停止分泌；血糖降至 3.6 ～ 3.9mmol/L 时，升糖激素分泌增加。胰高血糖素是最早、最重要的反应激素，它促进糖原分解和糖异生。在对抗低血糖的急性反应中，肾上腺素也起着重要的作用，尤其在糖原储存不充分时，也能刺激糖原分解和糖异生，限制胰岛素敏感组织对葡萄糖的利用。但随着低血糖时间的延长，生长激素和皮质醇起着减少葡萄糖的利用和促进葡萄糖生成的作用。血糖在 2.8～3.0mmol/L 时出现交感神经兴奋症状而感知低血糖，从而进食进行行为防御低血糖。如血糖进一步降低，则出现认知功能障碍。

任何引起血糖来源减少或血糖利用增加且肝脏、神经系统或内分泌系统的调节失常均可以导致低血糖症的发生。

【病理生理】

低血糖对机体的影响以神经系统为主，尤其是大脑和交感神经系统。这是由于神经细胞和其他组织细胞不同，它本是没有糖原储备，又不像其他组织那样能利用循环中的游离脂肪酸作为能量来源。脑细胞所需要的能量，几乎完全直接来自血糖。血糖降低时，大脑虽能利用酮体，但酮体的形成需要一定的时间，并不能抵抗急性低血糖时能量缺乏对大脑造成的损害。

对正常人的研究结果表明，胰高血糖素、肾上腺素、生长激素和皮质醇等升糖激素在血糖处于 3.6～3.9mmol/L 时即被激活而升高；血糖在 2.8～3.0mmol/L 时激发交感神经系统释放肾上腺素、去甲肾上腺素和一些肽类物质，从而产生多汗、饥饿感和感觉异常、震颤、心悸、焦虑、心率加快、收缩压增高等症状。

低血糖时中枢神经系统的表现可轻可重，从精神活动的轻微损害到惊厥、昏迷甚至死亡。先是大脑皮质受抑制，继而皮质下中枢包括基底节、下丘脑及自主神经中枢相继累及，最后延髓活动受影响。其顺序与脑部发育进化过程有关，细胞愈进化对缺糖愈敏感，当补充葡萄糖后则按上述次序逆转而恢复。当大脑皮质受抑制时可发生意识蒙眬、定向力与识别力渐丧失、嗜睡、肌张力低下、震颤、精神失常等；当皮质下受抑制时可出现骚动不安、痛觉过敏，可有阵挛性及舞蹈样动作或幼稚动作等，瞳孔散大，甚至强直性惊厥、锥体束征阳性；当中脑累及时可有阵挛性及张力性痉挛、扭转痉挛、阵发性惊厥、眼轴歪斜、巴宾斯基征阳性等，当延髓波及时进入严重昏迷阶段，可有去大脑性强直、各种反射消失、瞳孔缩小肌张力降低、呼吸减弱、血压下降等。如历时较久，常不易逆转。

低血糖时机体的反应、临床症状的严重程度与病因、患者年龄、血糖下降速度和程度、低血糖持续时间等因素相关。长期慢性低血糖者对低血糖有一定的适应能力，可在血糖低于 2.8mmol/L 时无明显临床表现，在血糖进一步降低时则出现症状；而血糖快速下降时，患者在血糖较高水平即可出现明显的临床表现，且常有明显的交感神经兴奋症状。糖尿病患者血糖从高水平快速下降时，即使血糖高于 3.9mmol/L，也可出现明显的交感兴奋症状，属"低血糖反应"。

【病理解剖】

短暂的一过性血糖过低未必引发病理解剖改变。但反复发作且历时较久的低血糖可严重损害脑组织，易发生神经系统病理解剖学上的改变。早期表现为脑组织充血，多发性出血性瘀点；后期脑细胞水肿及缺血性点状坏死，尤以大脑皮质、基底节、海马等最明显；晚期神经细胞坏死而消失，脑组织软化，尤多见于胰岛 B 细胞瘤患者。

【病因分类与发病机制】

低血糖症病因复杂，分类方法也很多。按其发生与进食的关系可以分为空腹低血糖和餐后低血糖；按其进展速度可以分为急性、亚急性和慢性低血糖；按其病因可以分为器质性、功能性及外源性低血糖；也可按一般情况好坏或是否有伴随疾病分类。这些分类法之间有一定的内在联系和交叉。

【临床表现】

低血糖症的症状和体征可分为自主神经兴奋症状和神经缺糖症状两大类。自主神经兴奋症状包括经儿茶酚胺介导的肾上腺能症状如心悸、震颤、焦虑等，和乙酰胆碱介导的胆碱能症状体征如苍白、出汗、饥饿感、感觉异常等。神经缺糖症状是中枢神经系统神经元葡萄糖耗竭的后果，症状包括精神行为异常、抽搐、意识改变，轻者表现为嗜睡、意识模糊，重者昏迷。另可表现为视物模糊、虚弱、思睡等不适。如果低血糖严重并持续，可导致死亡。所有症状体征缺乏特异性。影响低血糖临床表现的因素如下。

1. 病因不同　病因导致的低血糖症有不同的特点。

2. 血糖下降速度　血糖下降速度与临床表现关系密切。长期慢性血糖较低者对低血糖有一定的适应能力，自主神经兴奋表现常不太显著，而以中枢神经系统功能障碍的表现为主；血糖快速下降时，患者在血糖较高水平即可出现明显的临床表现，且常为明显的自主神经兴奋症状。

3. 发病频率　发作越频繁，临床表现往往越明显。

4. 个体差异　不同人耐受性不同，临床表现不尽相同。但对同一患者而言，每次发作的表现相近。

【实验室检查】

1. 血糖　血糖测定是诊断低血糖症最基本的检查，一般用葡萄糖氧化酶方法测定静脉血浆中葡萄糖浓度。临床出现疑似低血糖症状和（或）体征时是测定血糖的最佳时机。非住院患者缺乏即刻采集静脉血测定血糖的条件，可利用快速血糖仪自我测定毛细血管血糖协助初步判断。现用于临床的动态血糖监测有助于发现无症状性低血糖的发作。

2. 血清胰岛素　低血糖发作时测定血清胰岛素对低血糖症的鉴别诊断尤其是胰岛素瘤的诊断非常重要。正常人在血糖降低时胰岛素分泌显著减少甚至停止。如测定胰岛素的放射免疫法灵敏度为 5μU/ml，血糖＜ 2.8mmol/L 时相应的胰岛素浓度＞ 6μU/ml，提示为胰岛素不适当分泌过多所致的低血糖。如采用更灵敏的免疫化学发光法（ICMA）测定，低血糖时相应的胰岛素浓度＞ 3μU/ml 就可判断存在胰岛素分泌过多。既往用于判断胰岛素是否分泌过多的胰岛素释放指数和胰岛素释放修正指数因特异性和敏感性较差，仅作参考。

胰岛素瘤患者的胰岛素分泌增多，但很少超过 100μU/ml。如胰岛素超过 1000μU/ml，提示为外源性胰岛素或存在胰岛素抗体。非胰岛素分泌过多介导的低血糖和正常人在血糖＜ 2.8mmol/L 时，胰岛素水平＜ 5μU/ml。

3. 血清 C 肽　结合胰岛素测定，可协助判断胰岛素来源。低血糖时，C 肽超过 200pmol/L（ICMA）表示内源性胰岛素分泌过多；如胰岛素明显增高而 C 肽降低，提示外源性胰岛素的作用。

4. 72 小时饥饿试验　低血糖症的经典诊断试验。患者如有明确的低血糖发作病史，就诊时无发作，且随访数次血糖皆不低者，皆应入院进行该试验，以明确是否存在低血糖症，并探讨低血糖症的病因，明确是否胰岛素分泌过多所致。餐后发作低血糖者无论混合餐试验是否诱发类似的发作，均应进行饥饿试验。操作步骤如下。

①停用所有不必要的药；②记录禁食开始的时间；③试验期间允许患者进食不含热卡和咖啡因的饮料；④清醒时，患者可有一定的室内活动量；⑤禁食后每 6 小时取外周血样测定血浆葡萄糖、血清胰岛素、C 肽、胰岛素原（有条件的话），血糖＜ 3.3mmol/L 后，每 1 ～ 2 小时测定 1 次；⑥血糖＜ 2.8mmol/L，且患者出现低血糖症状或体征时结束试验；如已经证实存在 Whipple 三联征［出现低血糖症状和（或）体征时血糖低于 2.8mmol/L，补充葡萄糖后血糖升高同时临床表现缓解］，血糖＜ 3.0mmol/L 即可结束；禁食达 72 小时而未出现低血糖时，也结束禁食；⑦禁食结束时，取外周血测定血糖、胰岛素、胰岛素原、C 肽（必要时可测皮质醇、生长激素、胰高血糖素，有条件者可同时测 β- 羟丁酸）；⑧让患者进食，结束试验。

正常人禁食后血糖会有所降低，但不会出现低血糖及其症状体征。

5. 混合餐试验　有进食后 5 小时内出现低血糖症状病史的患者可进行该试验。停用所有不必要的药物、过夜空腹状态下进餐，进餐内容与平时引起低血糖症状的进餐相似；进餐前及进餐后每 30 分钟直至进餐后 5 小时分别取外周静脉血测定血糖（不宜用血糖仪）。除非严重低血糖症状需要医学干预，应尽可能抽完全程的血样。血糖低于 3.3mmol/L 时测定胰岛素和 C 肽。

阳性判断：出现低血糖症状时血糖＜ 2.8mmol/L。有条件者同时测定血液胰岛素促泌剂浓度。由于胰岛素瘤患者也可以表现为餐后低血糖，混合餐试验阳性者也应行 72 小时饥饿试验。

【诊断】

低血糖症的临床表现为非特异性，且存在个体差异。因此，不能仅根据病史作出诊断，也不能单根据血糖测定结果作出诊断。接受药物治疗的糖尿病患者，出现血糖的快速下降即应警惕低血糖的发生；而血糖低于 3.9mmol/L，即应考虑低血糖症。非糖尿病患者，则应根据 Whipple 三联征确立低血糖症的诊断，通常血糖 < 2.8mmol/L。非糖尿病患者出现类似症状发作时血糖 > 3.9mmol/L，则可确定排除低血糖症。低血糖症的病因诊断是关键。胰岛素和（或）促胰岛素分泌药治疗中的糖尿病患者发生低血糖，一般在进行紧急处理后寻找并去除诱因以避免再次发作，无须进一步检查。

【处理原则及方法】

发作时紧急处理　低血糖症发作时尤其是伴神志改变者应迅速处理以避免不可逆转的脑损害。

（1）葡萄糖：最为快速有效，轻者口服葡萄糖水或含糖食物即可；重者尤其是神志改变者需要静脉推注 50% 葡萄糖 50ml，必要时重复使用，并需继续静脉点滴 5% ～ 10% 葡萄糖液并及时进食以维持血糖正常。糖尿病患者发生低血糖，较轻者只需进食含糖类食物。如患者服葡萄糖苷酶抑制药，应进食单糖类食物以纠正低血糖。

（2）胰高血糖素：可快速有效升高血糖，但维持时间较短。常用剂量为 1mg，可皮下、肌内或静脉给药，用于严重低血糖患者。但国内临床上不易获取。

（3）其他：经补充葡萄糖或联合胰高血糖素治疗后低血糖纠正，但神志不清仍不能好转的患者可适当使用糖皮质激素。

十二、胰升糖素瘤

胰升糖素瘤（glucagonoma）为分泌胰高血糖素的胰岛 A 细胞肿瘤。当肿瘤分泌的多肽进入血液循环中时，临床上可出现与相应激素分泌过多有关的症状和体征，肿瘤细胞释放大量胰高血糖素，促使糖、脂肪、蛋白质等机体的主要营养物质大量分解，出现营养不良为主的表现，称为胰升糖素瘤综合征。

胰升糖素瘤的发生与位于第 2 号染色体上的胰高血糖素原前体基因编码的一种多肽有关。此种多肽可使胰岛 A 细胞肿瘤产生胰高血糖素，使位于小肠壁和中枢神经系统的肿瘤产生包括胰高血糖素在内的肠胰高血糖素。胰升糖素瘤多为恶性，可伴肝转移，少数为良性；可以单独存在；胰升糖素瘤起病缓慢，病程较长，即使有肿瘤转移，平均病程 10 ～ 12 年；以中年以上女性多见。

胰升糖素瘤临床表现仅见于恶性肿瘤，典型的表现为表皮松解坏死型游走性红斑（NME）和糖尿病。由于胰高血糖素的糖原分解和糖异生作用，患者常有轻度糖尿病或糖耐量异常。皮肤病变有坏死和对称、游走性红斑。皮肤病变可发生在任何部位，多见于臀部、下腹、会阴、肢体远端、腹股沟、阴囊等。皮损由红斑开始，随后发展为水疱破裂、糜烂、渗出、结痂。皮损可成批反复出现，每批历时 7 ～ 14 天。这种皮损可能由血浆胰高血糖素水平增高直接造成，或继发于血浆氨基酸水平和组织锌水平降低。其他临床症状包括恶心、舌炎、口角炎、静脉血栓形成、贫血、精神错乱（如抑郁症）等有些患者腹泻、体重减轻、贫血、精神错乱（如抑郁症）等。有些患者腹泻明显，原因为胰高血糖素对小肠黏膜的分泌作用（减少水和电解质的吸收，增加其分泌）所致。

依据临床表现，血浆胰高血糖素水平明显升高以及 B 超、MRI 或 CT 等影像学证据可诊断胰升糖素瘤，正常血浆胰高血糖素为 150 ～ 200pg/ml，大多数患者可达 500 ～ 1000pg/ml 以上。

选择性腹腔动脉造影对定位诊断帮助最大，是显示胰腺肿瘤及肝转移的最好方法。同时还须与引起胰高血糖素增高的其他疾病鉴别，如糖尿病、肾功能不全、急性胰腺炎、肝病、严重应激、空腹过久、肾上腺皮质功能亢进等情况下，胰高血糖素也有不同程度的升高，但除非是肝病和家族性高胰岛素血症的患者，其他状况下，胰高血糖素一般不超过 500pg/ml。

手术切除肿瘤本身及其转移灶是治疗本病的首选防范。肿瘤一旦切除，血浆胰高血糖素、血糖、氨基酸水平可以完全恢复正常，皮损可在术后数日内改善。长效生长抑素可控制大部分患者的症状及皮损。同时补充锌、氨基酸和（或）脂肪酸有助于皮损的好转。在难治病患也可考虑化疗、肝栓塞、肝动脉栓塞化疗。

高血糖的治疗措施主要为饮食调节和口服降糖药，少数需胰岛素治疗，无发生酮症酸中毒倾向。高血糖和血浆胰高血糖素水平相关性差，其原因可能为：①胰高血糖素受体的下调；②胰岛 B 细胞代偿性分泌胰岛素。另有研究表明，低血糖诱发的胰高血糖素分泌并非由低血糖本身直接作用于 A 细胞所致，而可能是由胰岛素介导的对 A 细胞的抑制作用减弱和（或）间接神经刺激胰高血糖素分泌。当肿瘤破坏了胰腺的大部分时，需胰岛素治疗糖尿病。

十三、高尿酸血症

高尿酸血症（HUA）是由嘌呤代谢异常引起的代谢性疾病，是痛风重要的生化基础。任何原因引起的尿酸生成增多和（或）排泄减少，都会引起血尿酸水平升高，若男性或绝经后女性血尿酸浓度大于 416μmol/L（7.0mg/dl），女性血尿酸大于 357μmol/L（6.0mg/dl），即可称为高尿酸血症。西医学认为，痛风性关节炎是一种由于嘌呤代谢紊乱、尿酸产生过多或排泄障碍使血尿酸浓度增高及尿酸盐沉积导致的一种以关节疼痛、肿胀、畸形为主的疾病。高尿酸血症及诱发炎性因子介导下的关节炎症反应是急性痛风性关节炎发病基础。若血尿酸浓度超过 420μmol/L，发生痛风性关节炎的风险开始增加。

【流行病学】

目前中国高尿酸血症（HUA）呈现高流行、年轻化、男性高于女性、沿海高于内地的趋势。高尿酸血症是多种心血管危险因素及相关疾病（代谢综合征、2 型糖尿病、高血压、心血管事件及死亡、肾病等）的独立危险因素。高尿酸血症治疗前建议进行分型诊断，以利于治疗药物的选择。生活方式指导、引起高尿酸血症的因素是预防高尿酸血症的核心策略。痛风作为与高尿酸血症直接因果相关的疾病，应严格控制血尿酸值 360μmol/L 以下，最好达 300μmol/L，并长期维持。对于无症状的高尿酸血症，也应予以积极的分层治疗。血尿酸水平与胰岛素抵抗显著相关，与体重指数和腰围、总胆固醇、三酰甘油、低密度脂蛋白胆固醇呈正相关，与高密度脂蛋白胆固醇呈负相关。

高尿酸血症是 2 型糖尿病发生发展的独立危险因素，2 型糖尿病发病风险随着血尿酸水平的升高而增加。普通人群中血尿酸水平每增加 60μmol/L，新发糖尿病的风险增加 17%。

血尿酸是高血压发病的独立危险因素，二者可能存在因果关系。尿酸与肾动脉性高血压相关，尤其是使用利尿药者。血尿酸水平每增加 60μmol/L。高血压发病相对危险增加 13%。

血尿酸可预测心血管及全因死亡，是预测心血管事件发生的独立危险因素。meta 分析结果显示，在校正了年龄、性别、高血压、糖尿病、吸烟和高胆固醇血症因素后，高尿酸血症患者的冠心病总体发生风险为 1.09，高尿酸血症患者 CHD 死亡的风险为 1.16。血尿酸每增加 60μmol/L，与正常血尿酸相比，CHD 死亡的风险增加 12%。女性患者的相关性更为显著。高尿酸血症显著增加心血管死亡风险，可能与高尿酸血症降低 CHD 患者经皮冠状动脉介入治疗（PCI）后血流及再灌注、再狭窄增加的风险有关。高尿酸血症更是心力衰竭、缺血性卒中发生及死亡的独立危险因素。降低血尿酸可以显著改善冠脉血流及扩张型心肌病的左室功能，减少高血压肾病患者心血管及全因死亡的风险。

血尿酸水平升高可导致急性尿酸性肾病、慢性尿酸性肾病和肾结石，增加发生肾衰竭的风险。而肾功能不全又是痛风的重要危险因素。大量研究证实，随着血尿酸的增高，慢性肾病（CKD）、糖尿病肾病的患病率显著增加，而生存率显著下降，而且，血尿酸也是急慢性肾衰竭发生及不良预后的强有力预测因素。而肾功能不全，肾小球滤过率＜60ml/(min•1.73m^2) 时痛风的风险急剧增加。降低血尿酸对肾脏疾病的控制有益。

随着血尿酸水平的增高，痛风的患病率也逐渐升高，但是大多数高尿酸血症并不发展为痛风，只有尿酸盐结晶在机体组织中沉积下来造成损害才出现痛风：少部分急性期患者。血尿酸水平也可在正常范围，因此，高尿酸血症不能等同于痛风。仅依据血尿酸水平既不能确定诊断、也不能排除诊断。溶解尿酸盐结晶必须降低血尿酸水平。在一项随访 2 ～ 10 年的研究中，血尿酸＞360μmol/L 时，87.5% 患者出现膝关节液尿酸盐结晶，而血尿酸 ≤360μmol/L 者只有 43.8%。另有研究显示，控制血尿酸＞360μmol/L 时，痛风性关节炎的发作在最近 1 年内只有 1 次，而血尿酸＞ 360μmol/L 患者则有 6 次。在 3 年的临床观察期间，血尿酸水平越高，1 年后痛风的复发率也越高，显示出血尿酸为 360μmol/L 与痛风发作的显著相关性。将血尿酸控制在 300μmol/L 以下则有利于痛风石的溶解。

【诊断标准和分型】

国际上将高尿酸血症的诊断定义为：正常嘌呤饮食状态下，非同日 2 次空腹血尿酸水平：男性＞ 420μmol/L，女性＞ 360μmol/L。分型诊断：高尿酸血症患者低嘌呤饮食 5 天后，留取 24 小时尿检测尿尿酸水平。根据血尿酸水平和尿尿酸排泄情况分为以下三型。

1. 尿酸排泄不良型　尿酸排泄＜ 0.48mg/（kg·h），尿酸清除率＜ 6.2ml/min。

2. 尿酸生成过多型　尿酸排泄＞ 0.51mg/（kg·h），尿酸清除率≥ 6.2ml/min。

3. 混合型　尿酸排泄＞ 0.51mg/（kg·h），尿酸清除率＜ 6.2ml/min。[注：尿酸清除率（Cua）＝尿尿酸 × 每分钟尿量 / 血尿酸]考虑到肾功能对尿酸排泄的影响，以肌酐清除率（CCr）校正，根据 Cua/CCr 比值对高尿酸血症分型如下：＞ 10% 为尿酸生成过多型。＜ 5% 为尿酸排泄不良型，5%～ 10% 为混合型。

临床研究结果显示，90% 的原发性高尿酸血症属于尿酸排泄不良型。

【筛查和预防】

高尿酸血症的高危人群包括：高龄、男性、肥胖、一级亲属中有痛风史、静坐的生活方式等。对于高危人群，建议定期进行筛查，通过检测血尿酸，及早发现高尿酸血症。预防高尿酸血症应避免下列各种危险因素。

1. 饮食因素　高嘌呤食物如肉类、海鲜、动物内脏、浓的肉汤、饮酒（尤其是啤酒）等均可使血尿酸水平升高。

2. 疾病因素　高尿酸血症多与心血管和代谢性疾病伴发，相互作用，相互影响。因此应注意对这些患者进行血尿酸检测，及早发现高尿酸血症。

避免长期使用可能造成尿酸升高的治疗伴发病的药物：建议经过权衡利弊后去除可能造成尿酸升高的药物，如噻嗪类及襻利尿药、烟酸、小剂量阿司匹林等。对于需服用利尿药且合并高尿酸血症的患者，避免应用噻嗪类利尿药。而小剂量阿司匹林（＜ 325mg/d）尽管升高血尿酸，但作为心血管疾病的防治手段不建议停用。

【控制目标及干预治疗切点】

1. 控制目标　血尿酸＜ 360μmol/L（对于有痛风发作的患者，血尿酸宜＜ 300μmol/L）。

2. 干预治疗切点　血尿酸＞ 420μmol/L（男性），＞ 360μmol/L（女性）。

鉴于大量研究证实血尿酸水平超过正常范围或者正常高限时，多种伴发症的发生风险增加，建议对于高尿酸血症合并心血管危险因素和心血管疾病者，应同时进行生活指导及药物降尿酸治疗，使血尿酸长期控制在＜360μmol/L。对于有痛风发作的患者，则需将血尿酸长期控制在300μmol/L以下，以防止反复发作。对于无心血管危险因素或无心血管伴发疾病的高尿酸血症者，建议对于此类患者仍给予以下相应的干预方案。

【治疗】

1. 一般治疗

（1）生活方式指导：包括健康饮食、限制烟酒、坚持运动和控制体重等。改变生活方式同时也有利于对伴发症（例如CHD、肥胖、MS、糖尿病、高脂血症及高血压）的管理。积极开展患者医学教育，提高患者防病治病的意识，提高治疗依从性。

多饮水，戒烟限酒：每日饮水量保证尿量在1500ml/d以上，最好＞2000ml/d。同时提倡戒烟，禁啤酒和白酒，如饮红酒宜适量；坚持运动，控制体重：每日中等强度运动30分钟以上，肥胖者应减体重，使体重控制在正常范围。

（2）适当碱化尿液：当尿pH在6.0以下时，需碱化尿液。尿pH在6.2～6.9有利于尿酸盐结晶溶解和从尿液排出，但尿pH＞7.0易形成草酸钙及其他类结石。因此，碱化尿液过程中要检测尿pH。常用碳酸氢钠或枸橼酸氢钾钠。

2. 积极治疗　积极治疗与血尿酸升高相关的代谢性及心血管危险因素，积极控制肥胖、MS、2型糖尿病、高血压、高脂血症、CHD或卒中、慢性肾病等。二甲双胍、阿托伐他汀、非诺贝特、氯沙坦、氨氯地平在降糖、调脂、降压的同时，均有不同程度的降尿酸作用，建议可按患者病情适当选用。

3. 降尿酸药物的选择　可以根据患者的病情及高尿酸血症分型，药物的适应证、禁忌证及其注意事项等进行药物的选择和应用。目前临床常见药物包含抑制尿酸合成的药物和增加尿酸排泄的药物，其代表药物分别为别嘌醇和苯溴马隆。

（1）别嘌醇

[适应证] ①慢性原发性或继发性痛风的治疗，控制急性痛风发作时，须同时应用秋水仙碱或其他消炎药，尤其是在治疗开始的几个月内；②用于治疗伴有或不伴有痛风症状的尿酸性肾病；③用于反复发作性尿酸结石患者；④用于预防白血病、淋巴瘤或其他肿瘤在化疗或放疗后继发的组织内尿酸盐沉积、肾结石等。剂量可酌情调整。同样需要多饮水，碱化尿液。

[注意事项] 别嘌醇的严重不良反应与所用剂量相关，当使用最小有效剂量能够使血尿酸达标时，尽量不增加剂量。

[不良反应] 包括胃肠道症状、皮疹、肝功能损害、骨髓抑制等，应予监测。大约5%患者不能耐受。偶有发生严重的"别嘌醇超敏反应综合征"。

[禁忌证] 对别嘌醇过敏、严重肝、肾功能不全和明显血细胞低下者、孕妇、有可能怀孕妇女以及哺乳期妇女禁用。密切监测别嘌醇的超敏反应。主要发生在最初使用的几个月内，

最常见的是剥脱性皮炎。

（2）非布司他：2009 年美国食品药品监督管理局（FDA）批准了一种治疗高尿酸血症的药物——非布司他（febuxostat，商品名 ULORIC）上市，2013 年中国国家食品药品监督管理总局（CFDA）批准非布司他在中国上市。此药为非嘌呤类黄嘌呤氧化酶选择性抑制药，常规治疗浓度下不会抑制其他参与嘌呤和嘧啶合成与代谢的酶，通过抑制尿酸合成降低血清尿酸浓度。

[适应证] 适用于痛风患者高尿酸血症的长期治疗。不推荐用于无临床症状的高尿酸血症。

[不良反应] 常见药物不良反应（> 1/100，< 1/10）主要有肝功能异常、恶心、关节痛、皮疹。

[禁忌证] 本品禁用于正在接受硫唑嘌呤、巯嘌呤治疗的患者。

[注意事项] 在服用非布司他的初期，经常出现痛风发作频率增加。这是因为血尿酸浓度降低，导致组织中沉积的尿酸盐动员。为预防治疗初期的痛风发作，建议同时服用非甾体类抗炎药或秋水仙碱。在非布司他治疗期间，如果痛风发作，无须中止非布司他治疗。应根据患者的具体情况，对痛风进行相应治疗。

（3）苯溴马隆：属于增加尿酸排泄的药物，可以抑制尿酸盐在肾小管的主动再吸收，增加尿酸盐的排泄，从而降低血中尿酸盐的浓度。可缓解或防止尿酸盐结晶的生成，减少关节的损伤，亦可促进已形成的尿酸盐结晶的溶解。由于 90% 以上的高尿酸血症为肾尿酸排泄减少所致，促尿酸排泄药适用人群更为广泛。在使用这类药物时要注意多饮水和使用碱化尿液的药物。此外，在使用此类药物之前要测定尿尿酸的排出量，如果患者的 24 小时尿尿酸的排出量已经增加（> 3.54mmol）或有泌尿系结石则禁用此类药物，在溃疡病或肾功能不全者慎用。

[适应证] 原发性和继发性高尿酸血症，痛风性关节炎间歇期及痛风结节肿等。长期使用对肾没有显著影响，可用于 CCr > 20ml/min 的肾功能不全患者。对于 CCr > 60ml/min 的成人无须减量，每日 50 ～ 100mg。通常情况下服用苯溴马隆 6 ～ 8 天血尿酸明显下降，降血尿酸强度及达标率强于别嘌醇，坚持服用可维持体内血尿酸水平达到目标值。

[不良反应] 可能出现胃肠不适、腹泻、皮疹等，但较为少见。罕见肝功能损害，国外报道发生率为 1/17 000。

[禁忌证] ①对本品中任何成分过敏者。②严重肾功能损害者（肾小球滤过率低于 20ml/min）及患有严重肾结石的患者。③孕妇、有可能怀孕妇女以及哺乳期妇女禁用。

[注意事项] 治疗期间需大量饮水以增加尿量（治疗初期饮水量不得少于 1500 ～ 2000ml），以促进尿酸排泄。避免排泄尿酸过多而在泌尿系形成结石。在开始用药的前 2 周可酌情给予碳酸氢钠或枸橼酸合剂，使患者尿液的 pH 控制在 6.2 ～ 6.9。定期测量尿液的酸碱度。

（4）丙磺舒：属于增加尿酸排泄的药物。

[注意事项]不宜与水杨酸类药、阿司匹林、依他尼酸、氢氯噻嗪、保泰松、吲哚美辛及口服降糖药同服。服用本品时应保持摄入足量水分（每天2500ml左右），防止形成肾结石，必要时同时服用碱化尿液的药物。定期检测血和尿pH、肝肾功能及血尿酸和尿尿酸等。

[禁忌证]①对本品及磺胺类药过敏者。②肝肾功能不全者。③伴有肿瘤的高尿酸血症者，或使用细胞毒的抗癌药、放射治疗患者因可引起急性肾病，均不宜使用本品。有尿酸结石的患者属于相对禁忌证。也不推荐儿童、老年人、消化性溃疡者使用。痛风性关节炎急性发作症状尚未控制时不用本品。如在本品治疗期间有急性发作，可继续应用原来的用量，同时给予秋水仙碱或其他非甾体抗炎药治疗。

4. 联合治疗　如果单药治疗不能使血尿酸控制达标，则可以考虑联合治疗。即XOI与促尿酸排泄的药物联合，同时其他排尿酸药物也可以作为合理补充（在适应证下应用），如氯沙坦、非诺贝特等。氯沙坦、非诺贝特可以辅助降低痛风患者的尿酸水平。高血压患者伴血尿酸增高，选用氯沙坦抗高血压的同时，亦能降低血尿酸；另外，氯沙坦治疗合并血尿酸升高的慢性心功能不全患者可使血尿酸下降。非诺贝特可作为治疗高三酰甘油血症伴高尿酸血症的首选。如果仍不能达标，还可以联合培戈洛酶。

5. 降尿酸药应持续使用　研究证实持续降尿酸治疗比间断服用者更能有效控制痛风发作。共识建议在血尿酸达标后应持续使用，定期监测。

【中医药治疗】

中医将痛风归为"热痹""着痹""历节""痛风"等病的范畴。《金匮要略》中记载：诸肢节疼痛，身体尪羸，脚肿如脱，头眩短气，温温欲吐者，治用桂枝芍药知母汤。朱丹溪著《格致余论》，曾列痛风专篇云"痛风者，大率因血受热已自沸腾，其后或涉水或立湿地……寒凉外搏，热血得寒，污浊凝滞，所以作痛，夜则痛甚，郁于阴也"。说明痛风之病因是血分受热，污浊凝涩，郁于阴分。《丹溪心法》曰"肥人肢节痛，多湿与痰饮流注经络而痛，瘦人肢节痛，是血虚"。说明胖人多痰湿互结，阻滞经络。张介宾《景岳全书·脚气》中认为外是阴寒水湿，今湿邪袭人皮肉筋脉；内由平素肥甘过度，湿壅下焦；寒与湿邪相结郁而化热，停留肌肤，病变部位红肿灼热，久则骨蚀。综上所述，痛风多为湿浊、痰瘀、血虚等病理因素引起。结合其好发人群及发病诱因来看，其基本病机为素肝肾阴虚，筋脉失养，复加思虑伤脾，伤食伤胃，运化失职，滋生湿浊，内蕴化热，煎津成痰，久则入络为瘀。在此基础上，兼以感受外邪或过度疲劳，浊邪凝聚，气机逆乱，痰瘀相并，气滞血瘀而发病。

1. 辨证论治

（1）湿热蕴结证

[临床表现]局部关节红肿热痛，发病急骤，病及一个或多个关节，多兼有发热、恶风、口渴、烦闷不安或头痛汗出，小便短黄，舌红苔黄，或黄腻，脉弦滑数。

辨证要点：局部关节红肿热痛，发病急骤，小便短黄，舌红苔黄，或黄腻，脉弦滑数。

[治法] 清热祛湿，通络止痛。

[方药] 四妙散合当归拈痛汤加减。炒苍术 15g，川黄柏 15g，川牛膝 15g，茵陈 15g，羌活 10g，独活 10g，全当归 15g，川芎 10g，虎杖 15g，防风 10g，土茯苓 10g，萆薢 15g，泽泻 10g。

[加减] 可选加利尿除湿之品，如猪苓、泽泻、车前子、防己、滑石之类；选加健脾化浊之品，如薏苡仁、土茯苓、金钱草之类；热盛者，选加忍冬藤、连翘、黄柏之类；阴津耗伤者，选加生地黄、玄参、麦冬之类；肿痛较甚者，选加乳香、没药、秦艽、络石藤、海桐皮、桑枝、地龙、全蝎之类；关节周围有红斑者，选加生地黄、牡丹皮、赤芍之类；下肢痛甚，可选加牛膝、木瓜、独活之类；上肢痛甚，可选加羌活、威灵仙、姜黄之类。

（2）脾虚湿阻证

[临床表现] 无症状期，或仅有稍微的关节症状，或高尿酸血症，或见身困乏怠，头昏头晕，腰膝酸痛，纳食减少，脘腹胀闷，舌质淡胖或舌尖红，苔白或黄厚腻，脉细或弦滑等。

[辨证要点] 无症状期，或高尿酸血症，或见身困乏怠，头昏头晕，舌质淡胖或舌尖红，苔白或黄厚腻，脉细或弦滑等。

[治法] 健脾祛湿，益气通络。

[方药] 防己黄芪汤加减。黄芪 15g，防己 10g，桂枝 10g，细辛 3g，当归 10g，独活 10g，羌活 10g，白术 10g，防风 10g，淫羊藿 10g，薏苡仁 10g，土茯苓 10g，萆薢 15g，甘草 5g。

[加减] 气血亏虚者，加党参、黄精、山药；肢体活动不利者，加桂枝、桑枝、鸡血藤；关节疼痛者，加鸡血藤、络石藤、乳香、没药等。

（3）寒湿痹阻证

[临床表现] 关节疼痛，肿胀不甚，局部不热，痛有定处，屈伸不利，或见皮下结节或痛风石，肌肤麻痹不仁，舌苔薄白或白腻，脉弦或濡缓。

[辨证要点] 关节疼痛，痛有定处，屈伸不利，舌苔薄白或白腻，脉弦或濡缓。

[治法] 温经散寒，祛湿通络。

[方药] 乌头汤加减。制川乌 5g，生麻黄 5g，生黄芪 10g，生白芍 10g，苍术 10g，生白术 10g，羌活 10g，姜黄 10g，当归 10g，土茯苓 10g，萆薢 10g，甘草 10g。

[加减] 可参用风湿热痹证型加利尿除湿之品和健脾化浊之品以及上、下肢引经药。风邪偏胜者，可加重羌活、独活、防风，或选加祛风通络之品如海风藤、秦艽之类；寒邪偏胜者，可加大温经散寒之品，如制草乌、制附子、细辛之类；湿邪偏胜者，可选加胜湿通络之品，如防己、萆薢、川木瓜之类。对皮下结节或痛风石可选加祛痰、化石通络之品，如天南星、金钱草、炮穿山甲之类。

（4）痰瘀痹阻证

[临床表现] 关节疼痛反复发作，日久不愈，时轻时重，或呈刺痛，固定不移，关节肿大，

甚至强直畸形，屈伸不利，皮下结节，或皮色紫暗，脉弦或沉涩。

[辨证要点] 关节疼痛反复发作，日久不愈，屈伸不利，皮下结节，或皮色紫暗，脉弦或沉涩。

[治法] 活血化瘀，化痰散结。

[方药] 桃红四物汤合当归拈痛汤加减。全当归 10g，川芎 10g，赤芍 10g，桃仁 10g，茵陈 10g，威灵仙 10g，海风藤 10g，猪苓 10g，茯苓 10g，金钱草 10g，土茯苓 15g，萆薢 15g。

[加减] 皮下结节，可选用天南星、白芥子之类；关节疼痛甚者，可选加乳香、没药、延胡索；关节肿甚者，适当选加防己、土茯苓、滑石；关节久痛不已，可加全蝎、乌梢蛇、炮穿山甲；久病体虚，面色不华，神疲乏力，加党参、黄芪。

（5）肝肾阴虚证

[临床表现] 病久屡发，关节痛如虎咬，局部关节变形，昼轻夜甚，肌肤麻木不仁，步履艰难，筋脉拘急，屈伸不利，头晕耳鸣，颧红口干。舌质红，少苔，脉弦细或细数。

[辨证要点] 病久屡发，关节痛如虎咬，局部关节变形，昼轻夜甚，肌肤麻木不仁，舌质红，少苔，脉弦细或细数。

[治法] 补益肝肾，活血化瘀。

[方药] 独活寄生汤合六味地黄丸加减。独活 15g，桑寄生 15g，杜仲 15g，牛膝 15g，细辛 3g，秦艽 10g，茯苓 30g，肉桂 6g，防风 10g，川芎 10g，人参 10g，甘草 6g，当归 15g，芍药 15g，干地黄 15g，泽泻 15g，山药 15g，山茱萸 15g。

[加减] 关节疼痛者，加全蝎、地龙、乌蛇；关节屈伸不利者，加乳香、没药、姜黄、桂枝、桑枝等；久病体虚者，加黄芪、黄精等；阴虚有热者，加知母、黄柏、牡丹皮、秦艽等。

十四、肥胖症

肥胖症（obesity）是一组常见的、古老的代谢症候群。当人体进食热量多于消耗热量时，多余热量以脂肪形式储存于体内，其量超过正常生理需要量，且达一定值时遂演变为肥胖症。正常男性成人脂肪组织重量占体重的 15% ～ 18%，女性占 20% ～ 25%。随年龄增长，体脂所占比例相应增加。因体脂增加使体重超过标准体重 20% 或体重指数（BMI）＞ 24 者称为肥胖症。如无明显病因可寻者称单纯性肥胖症；具有明确病因者称为继发性肥胖症。

【发病机制】

肥胖症可分单纯性和继发性两大类。无明显内分泌、代谢病病因可寻者称单纯性肥胖症。又可分体质性肥胖症及获得性肥胖症两型。前者往往有家族史，自幼肥胖，脂肪细胞呈增生肥大，后者大多由于进食过多或消耗过少而脂肪细胞贮藏过多呈肥大变化，但无增生。

单纯性肥胖症的病因至今尚未阐明。继发于神经 - 内分泌 - 代谢紊乱基础上的多种疾病伴肥胖症有下列七组：下丘脑病；垂体病；胰岛疾病；甲状腺功能减退症；肾上腺皮质功能亢进症；性腺功能低下症；其他：水钠潴留性肥胖症等。

1. **遗传因素**　单纯性肥胖者多有家族史。常常父母肥胖子女也出现肥胖。有人统计父亲或母亲仅一方肥胖，其子女肥胖约占 40%；父母双方肥胖，其子女肥胖约占 60%。遗传因素造成的肥胖常自幼发胖，且伴有高脂血症或高脂蛋白血症。

2. **饮食因素**　热量摄入过多，尤其高脂肪或高糖饮食均可导致脂肪堆积。

3. **活动与运动因素**　运动是消耗能量的主要方式。运动减少，能量消耗降低，未消耗的能量以脂肪储存于全身脂肪库中。有人统计散步、跑步所消耗的能量与静坐时比较有明显差异。故认为活动量的减少也是导致肥胖的因素之一。

4. **神经精神因素**　实验及临床中证实下丘脑在高级神经调节下有调节食欲的中枢，其中腹内侧核为饱食中枢（又称厌食中枢），兴奋时有饱感而食欲减退，抑制时食欲大增。腹外侧核为食饵中枢（又称嗜食中枢），兴奋时食欲旺盛，抑制时则厌食或拒食。正常情况下二者相互调节，相互制约，当二者功能紊乱时，饱食中枢抑制或食饵中枢兴奋均可提高食欲而致肥胖。此外，食饵中枢功能受制于精神状态，迷走神经兴奋而胰岛素分泌增多时，常出现食欲亢进；精神过度紧张而交感神经兴奋或肾上腺素能神经受刺激时，食欲受抑制。腹内侧核为交感神经中枢，腹外侧核为副交感神经中枢，二者在本症发病机制中起着重要作用。

5. **代谢因素**　肥胖者合成代谢亢进，与正常人相比有着显著差别。特别是脂肪合成增加而分解减少，在休息和活动时能量消耗均较一般人为少。此外，体温升高，基础代谢要随之增高，而肥胖者对环境温度变化之应激反应低下，所以肥胖者用于产热的能量消耗减少，把多余的能量以脂肪形式贮藏起来，形成和维持肥胖。

6. **内分泌因素**　肥胖者胰岛素分泌偏多，促进脂肪合成抑制脂肪分解，另一方面肥胖者又存在胰岛素抵抗，脂肪细胞膜上胰岛素受体较不敏感，脂肪细胞上单位面积的胰岛素受体密度减少，也促进脂肪合成。进食过多可通过对小肠的刺激产生过多的肠抑胃肽，肠抑胃肽刺激胰岛 B 细胞释放胰岛素，同样促进脂肪合成。随年龄增高甲状腺功能、性腺功能亦趋低下时，脂肪代谢发生紊乱，体内脂肪分解减慢而合成增多，使脂肪堆积。

肥胖病的病因和发病机制是复杂的，有若干因素需要考虑，如遗传因素、饮食生活习惯等，但进食热量多于人体消耗量而以脂肪形式储存体内为肥胖病的直接起因。

【诊断】

本病的诊断参照《中国成人超重和肥胖症预防与控制指南》和《中国成人肥胖症防治专家共识》（2011 年）中的肥胖症诊断标准进行诊断，诊断要点如下。

1. **体重指数的测量方法**　目前判断体重超重和肥胖的常用的简单方法是世界卫生组织

（WHO）推荐的体重指数（BMI）。BMI 最常用于估计成人的低体重和超重。在流行病学调查中及临床上，已有大量证据表明用 BMI 较单用体重更能准确反映体脂的蓄积情况。

体重指数（BMI）= 个体的体重（kg）÷ 身高（m）的平方（kg/m²）

在测量时，受试者应当空腹、脱鞋、只穿轻薄的衣服。测量身高的量尺（最小刻度为 1mm）应与地面垂直固定或贴在在墙上。受试者直立、两脚后跟并拢靠近量尺，并将两肩及臀部也贴近量尺。测量人员用一根直角尺放在受试者的头顶，使直角的两个边一边靠紧量尺另一边接近受试者的头皮，读取量尺上的读数，准确至 1mm。称量体重最好用经过校正的杠杆型体重秤，受试者全身放松，直立在秤底盘的中部。测量人员读取杠杆秤上的游标位置，读数准确至 10g。

2. **腰围和臀围的测量方法** 腹部脂肪过多（中心性肥胖）是许多慢性疾病的独立危险因素。腹部脂肪过多比周围脂肪（如臀部和四肢脂肪）过多对健康具有更大的危害。腰围是临床上估计病人腹部脂肪过多的最简单的和实用的指标，不仅可用于对肥胖者的最初评价，在治疗过程中也是判断减重效果的良好指标。腰围与臀围的比值也可以指示脂肪的区域性分布，但腰围与臀围的比值对腹部脂肪累积程度和对某些疾病危险度的估计并不比单独测量腰围更灵敏。

腰围的测量方法是让受试者直立，两脚分开 30～40cm，用一根没有弹性、最小刻度为 1mm 的软尺放在右侧腋中线胯骨上缘与第 12 肋骨下缘连线的中点（通常是腰部的天然最窄部位），沿水平方向围绕腹部一周，紧贴而不压迫皮肤，在正常呼气末测量腰围的长度，读数准确至 1mm。臀围是测量臀部的最大周径。

3. **世界卫生组织对成人体重指数的分类** 世界卫生组织（WHO）对肥胖和超重的划分主要是根据西方正常人群的 BMI 值分布及 BMI 值与心血管疾病发病率和死亡率的关系来考虑的（表 2-12，表 2-13）。

表 2-12 WHO 对成人 BMI 的划分

分类	BMI（kg/m²）	合并症危险性
低体重（营养不良）	< 18.50	低（但其他临床问题增加）
正常范围	18.5～24.9	在平均范围
超重	≥25.0	
肥胖前期	25.0～29.9	增加
一级肥胖	30.0～34.9	中等严重
二级肥胖	35～39.9	严重
三级肥胖	≥40.0	极严重

表 2-13　亚洲成年人不同体重指数和腰围水平时的相关疾病危险性

分类	BMI（kg/m²）	相关疾病危险性	
		腰围 cm：男＜ 90，女＜ 80	腰围 cm：男≥ 90，女≥ 80
体重过低	＜ 18.50	低（但其他疾病危险性增加）	平均水平
正常范围	18.5 ～ 22.9	平均水平	增加
超重	≥ 23.0		
肥胖前期	23.0 ～ 24.9	增加	中度增加
一级肥胖	25.0 ～ 29.9	中度增加	严重增加
二级肥胖	≥ 30.0	严重增加	非常严重增加

4. 内脏脂肪面积及其他　用 CT 或磁共振扫描第 3 和第 4 腰椎水平可计算内脏脂肪面积，面积超过 130cm² 与代谢性疾病相关，小于 110cm² 则危险性降低。此外，还可用皮脂厚度测量仪及生物电阻抗测量预测体内的脂肪含量，间接判断是否肥胖症以及肥胖症的程度。

测量体脂的方法，首先应当估计体脂的总量及脂肪分布状况。体脂的测量方法有直接测量法和间接估计法。

（1）直接测量法：有密度测定法（体密度法）、体内总水量估计法（体液密度测定法）、体内钾总量测定法、中子活性法、传导率法、电阻抗法、双光子法、CT 和 MRI。

（2）间接估计法

①体重指数（BMI）：BMI＝ 体重（kg）÷ 身高（m）的平方（kg/m²）

②标准体重表。

③计算标准体重的经验公式：标准体重（kg）＝ 身高（cm）－ 100，标准体重（kg）＝身高（cm）－ 105（亚洲人常用）。

④1/4 皮脂厚度测定：可以用卡尺或 B 型超声于规定的位置测量皮下脂肪厚度，现已少用。

⑤ 1/2 腰臀比值（WHR）或腰围的测定：腰围是反映脂肪总量和脂肪分布的综合指标，WHO 推荐的测量方法是被测者站立，双脚分开 25 ～ 30 cm，使体重均匀分配，腰围测量位置在髂前上棘和 12 肋下缘连线的中点，测量者将软尺紧贴但不能压迫被测者的皮肤，测量值精确到 0.1 cm，臀围测量部位是前经耻骨联合，两侧经大转子，后为臀部最突出部位（相当于最大臀围）。

⑥ 3/4 腹腔内脂肪与皮下脂肪面积比值（VPS）或用 CT 或 MRI 扫描第 3 腰椎和第 4 腰椎水平计算内脏脂肪的面积，面积＞ 130 cm² 与代谢性疾病相关。

【用于鉴别肥胖症的相关检查】

1. 下丘脑 - 垂体 - 甲状腺轴检查　基础代谢率（BMR）、甲状腺吸 ¹³¹I 率，血清蛋白结合碘（PBI）、血清总 T_3、总 T_4、游离 T_3（FT_3）、游离 T_4（FT_4），了解甲状腺功能状态及检出甲减。TSH、TSH 兴奋试验、鉴别甲减，注射 TSH 后 T_3、T_4 升高为继发于下丘脑或垂体的甲减，无反应者为原发性甲减。TRH、TRH 兴奋试验，进一步鉴别甲减，若注 TRH 后 TSH 无反应为垂体性甲减，若 TSH 有反应为下丘脑性甲减。

2. 下丘脑 - 垂体 - 肾上腺轴功能检查　尿 17- 羟、17- 酮及尿游离皮质醇测定；血浆皮质醇测定，主要检出皮质醇增多症患者。血浆 ACTH、ACTH 兴奋试验，主要鉴别皮质醇增高是原发于肾上腺抑或是继发于垂体及下丘脑。小剂量（2mg/d）、大剂量（8mg/d）地塞米松抑制试验，前者用于鉴别单纯性肥胖与皮质醇增多症；后者用于鉴别皮质醇增多症为原发于肾上腺肿瘤或继发于垂体及下丘脑病变。

3. 下丘脑 - 垂体 - 性腺轴功能检查　血清睾酮、雌二醇测定用于检出性功能低下。LH、FSH 测定及 LHRH 兴奋试验，若血 LH、FSH 升高，表明性功能低下原发于性腺病变；若降低，表明性功能低下继发于下丘脑或垂体。注射 LHRH 后，FSH、LH 升高则病变在下丘脑，FSH、LH 无反应则病变在垂体。

4. 胰岛功能检查　怀疑糖尿病、胰岛 B 细胞瘤时可测定空腹血糖、血清胰岛素及 C 肽、糖基化血红蛋白、血清果糖胺。也可选用葡萄糖耐量试验、饥饿试验、D860 试验等。糖尿病空腹血糖 $\geq$ 7.8mmol/L（140mg/dl）或糖耐量试验 2h 血糖 $\geq$ 11mmol/L（200mg/dl）。胰岛素瘤血糖低，血中胰岛素高，饥饿试验诱发低血糖时胰岛素高，胰岛素（U/ml）与空腹血糖（mg/dl）之比大于 0.5。

5. X 线检查　颅平片及蝶鞍分层片，可发现较大垂体瘤、脑瘤及颅骨内板增生。怀疑脑瘤者做气脑或脑血管造影。怀疑肾上腺肿瘤者可行腹膜后充气造影或血管造影检查。胰腺、卵巢也可行 X 线检查。

6. CT 和磁共振检查（MRI）　颅及全身 CT 或 MRI 检查可发现垂体瘤、其他颅内肿瘤以及肾上腺、胰腺、卵巢等部位肿瘤，为目前常用的无创伤性检查。

7. B 超检查　对肾上腺、胰腺、甲状腺、性腺肿瘤或囊肿的诊断有帮助。

8. 放射性核素检查　主要用于内脏器官肿瘤性疾病的诊断，如肾上腺或甲状腺肿瘤。

【中医药治疗】

肥胖是由于多种原因导致体内膏脂堆积过多，体重异常增加，并伴有头晕乏力、神疲懒言、少动气短等症状的一类病证。中医学认为肥胖者为标实本虚之证。表面形体壮实、而实际为正气不足。肥胖多发于中年人，中年以后身体由盛转衰，活动减少，各脏腑功能渐弱，代谢功能降低故而发胖，如《素问·阴阳应象大论》载"年四十而阴气自半也，起居衰矣，年五十而体重……"。此外因生活安逸，好坐好静，气血流行缓慢，脾胃消化功能减弱，水谷精微失于输布化为膏脂和水湿积于肌肤，导致肥胖。饮食不节，入多于出，导致肥胖。《素问·奇病论》载"夫五味入口，藏于胃，脾为之行其精气，津液在脾，故令人口甘也。

此肥美之所发也。此人必数食甘美而多肥……"。金元四大家之一李东垣也提出"脾胃旺"的人能食而胖。过食也可伤脾，水湿内停，郁而化热，湿热溢于肌肤，表现肥胖。七情变化超出人体生理调节范围，必定影响饮食起居，引起脾胃运化功能障碍，功能过弱过亢均能导致肥胖。本病形成多由过食肥甘、膏粱厚味之品，加之久卧、久坐、活动过少，致"形不动则精不流，精不流则气郁""久卧伤气"，气虚气郁必使运化无力，转输失调，膏脂痰湿内聚，使人肥胖。或七情所伤，常致肝气郁滞，而使肝胆疏泄失于调畅，不仅影响脾之健运，气机之升降转输，而且胆汁不能正常泌输精汁，净浊化脂，则浊脂内聚而肥胖。由于脾肾气虚，肝胆失调，不仅造成膏脂、痰浊、水湿停蓄，也使气机失畅，脉道不利，而造成气滞或血瘀。总而言之，肥胖病的发病机制实为本虚标实，本为气虚，标为湿、痰、痰脂，临床上当据证而辨。治疗当以补虚泻实为原则，补虚常用健脾益气，脾病及肾，结合补益肾气，泻实常用祛湿化痰，结合行气、利水、消导、通腑、化瘀等法（表 2-14）。

表 2-14 肥胖病辨证分型与治疗

证型	痰湿内盛	脾虚不运	脾肾阳虚	胃热滞脾
症状	形盛体胖，身体重着，肢体困倦，胸膈痞满，痰涎壅盛，头晕目眩，口干不欲饮，嗜食肥甘醇酒，神疲嗜卧	肥胖臃肿，神疲乏力，身体困重，胸闷脘胀，四肢轻度水肿，晨轻暮重，劳累后明显，饮食如常或偏少，既往多有暴饮暴食史，小便不利，便溏或便秘	形体肥胖，颜面虚浮，神疲嗜卧，气短乏力，腹胀便溏，自汗气短，动则更甚，畏寒肢冷，下肢水肿，尿昼少夜频	多食，消谷善饥，形体肥胖，脘腹胀满，面色红润，心烦头昏，口干口苦，胃脘灼痛，嘈杂，得食则缓
辨证特点	重浊，痞满，嗜食肥甘，苔白腻滑，脉滑	乏力，水肿，暴饮暴食，小便不利，大便不调，舌淡胖有齿印，苔薄白腻，脉濡细	虚浮，畏寒肢冷，下肢水肿，夜尿频，舌淡胖，苔薄白，脉沉细	多食易饥，心烦面赤，口干口苦，胃中嘈杂，舌红，苔黄腻，脉弦滑
治法	燥湿化痰，理气消痞	健脾益气，渗利水湿	温补脾肾，利水化饮	清胃泻火，佐以消导
代表方剂	导痰汤加减	参苓白术散合防己黄芪汤加减	真武汤合苓桂术甘汤加减	小承气汤合保和丸加减
化裁	湿偏盛，可加苍术、薏苡仁、赤小豆、车前子、防己；痰湿化热可加竹茹、浙贝、黄芩、黄连、瓜蒌仁等；痰瘀交阻可加当归、赤芍、桃仁、红花、丹参、泽兰等	肢体肿胀明显可加大腹皮、桑白皮、木瓜，或合用五皮饮；腹胀便溏加厚朴、陈皮、广木香；腹中寒加肉桂、干姜	气虚明显加人参、黄芪；水湿内停明显，加五苓散，或泽泻、猪苓、大腹皮；阳虚明显，加补骨脂、仙茅、淫羊藿、益智仁，并重用肉桂、附子	肝胃郁热可加柴胡、黄芩、栀子；肝火便秘可加更衣丸；肠胃湿热可加用枳实导滞或木香、槟榔；肝胆湿热可用龙胆泻肝汤；表里俱实用防风通圣丸

饮食调摄

1.基础治疗，贵在坚持

（1）控制饮食：对于肥胖症的治疗，通过加强饮食管理，控制营养素的摄入，采用调节饮食的方法。①轻度肥胖：主要控制食物中可吸收糖类的量，减少热能摄入。尤其要控制糖果、糕点、花生、啤酒，宜多吃水果和蔬菜。以每月体重下降 500～1000g 为宜。②中度肥胖：必须严格控制饮食，按标准体重与活动情况计算每日所需热能。③重度肥胖：这类患者宜先用低热能饮食治疗，每天热能总量控制在 1674～2511kJ（400～600kcal），如无效时改用饥饿疗法或间歇饥饿疗法。

（2）合理调配：一年四季的冷暖寒凉不同，组成饮食的各种食物也应有所不同。四时八节，饮食应有别，对肥胖症者的治疗饮食来说，更应注意这一点，我国古代即有"五谷为养，五果为助，五畜为益，五菜为充"的饮食调配原则，从现代营养的观点来说，这种组成是非常合理的，已得到中、外很多营养学家的肯定。五谷杂粮为主，鸡、鱼、肉、蛋、奶相助，加上蔬菜、水果的补充。主副食品只要合理搭配即可营养素齐全，五味调和。传统医学认为酸、甜、苦、辛、咸五味与心、肝、脾、肺、肾五脏互为配伍，酸入肝，苦入心，甘入脾，辛入肺，咸入肾。在饮食调配时应考虑到这些问题。肥胖症的饮食调配应以给予大量蔬菜、水果等高纤维素、高无机盐和高维生素食物，同时应适当控制粮食和含高脂肪的食物。

（3）饮食有节：不偏食，饥饱得度，不暴饮暴食是预防肥胖的关键之一。我国人民对饮食保健有丰富的经验，"少吃香，多吃伤""若要身体好，吃饭不过饱；晚饭减一口，活到九十九""饥不暴食，渴不狂饮，每餐八成饱，保您身体好"。这些都是行之有效的饮食养生的格言，其主要精神就是控制饮食。切实做到"早吃好，午吃饱，晚吃少"，这对防止肥胖是至关重要的。

2.合理运动 具体方法主要以耐力性锻炼项目为主，辅助体操运动、球类项目、健美运动、迪斯科、舞蹈等，均有很好的减肥作用。

十五、原发性醛固酮增多症

原发性醛固酮增多症（primary aldosteronism）简称原醛症，是指肾上腺皮质分泌过多醛固酮，导致储钠排钾、血容量增多、肾素 - 血管紧张素系统的活性受抑制，临床表现为高血压和低血钾的综合症候群。以往此症被认为是高血压的少见病因，其发生率约占同期高血压患者的 0.5%～2%，但近年研究发现，符合生化诊断为原醛症者可高达高血压人群的 10% 以上。原醛症也成为继发性高血压的最常见病因。

【病理分型及其病因】

原醛症的主要类型为特发性醛固酮增多症（特醛症）与醛固酮瘤（Conn 综合征），其他少见类型包括原发性肾上腺皮质增生、肾上腺醛固酮癌、异位分泌醛固酮的肿瘤及家族性醛固酮增多症（Ⅰ 型及 Ⅱ 型）。

1. 醛固酮瘤（aldosterone producing adenoma，APA）　即 Conn 综合征，占原醛症的35%，以单一腺瘤最多见，双侧或多发性腺瘤仅占其中 10%，一侧腺瘤合并另一侧增生则罕见。醛固酮瘤体积一般较小，肿瘤包膜完整，富含脂质。切面呈金黄色，直径多＜ 3cm，边界清楚，腺瘤于光镜下呈现球状带细胞，网状带细胞或致密细胞，可见大小不一的混合型细胞。此类细胞可具球状带和束状带细胞特征。导致库欣综合征（见第 2 章十八）的肾上腺腺瘤以外的同侧及对侧肾上腺皮质萎缩，而醛固酮瘤同侧或对侧的肾上腺可以正常、增生或伴微结节及大结节，亦有见对侧皮质萎缩者。醛固酮瘤患者其生化异常及临床症状较其他类型原醛症明显，多为 ACTH 反应型瘤，血醛固酮浓度与 ACTH 的昼夜节律相平行。少数为肾素反应性腺瘤（aldosterone-producing renin-responsive adnoma，APRA），APRA 患者取站立位后可引起血浆肾素变化，从而导致血醛固酮升高。

2. 特发性醛固酮增多症（idiopathic hyperaldosteronism，IHA）　特醛症病理变化为双侧肾上腺皮质球状带增生，可为弥漫性或局灶性。增生的皮质可见微结节和大结节，光镜下可见结节由充满脂质的细胞组成，类似于正常束状带细胞。患者对肾素 - 血管紧张素的反应增强，醛固酮分泌不呈自主性。取站立位时，血肾素的轻微升高即可使血醛固酮增多。静脉滴注血管紧张素 Ⅱ 后，患者醛固酮分泌增多的反应较正常人和醛固酮瘤患者为强。

3. 单侧肾上腺结节增生性原醛症　单侧性肾上腺增生（UNAH）所致原醛症的特点是单侧肾上腺结节样增生，手术治疗效果良好，已经被认为是原醛症的单独病因。

4. 家族性醛固酮增多症（familial hyperaldosteronism，FH）　分为 Ⅰ 型即糖皮质激素可治性醛固酮增多症和 Ⅱ 型家族性醛固酮增多症。

（1）糖皮质激素可治性醛固酮增多症（GRA）：即家族性醛固酮增多症 Ⅰ 型，多青年起病，肾上腺呈结节性增生，多为常染色体显性遗传疾病。正常时醛固酮合成酶在肾上腺皮质球状带表达，而 11β- 羟化酶在束状带表达，融合基因的形成导致醛固酮合成酶在束状带异位表达，并受 ACTH 的调控，所以患者醛固酮分泌可被糖皮质激素抑制。

（2）家族性醛固酮增多症 Ⅱ 型：1992 年由 Stowasser 首先报道。病情轻重不一，病理类型可为肾上腺腺瘤或增生，抑或同时存在。凡同一家系中出现两个以上确诊的原醛症患者，且醛固酮不能被地塞米松抑制试验所抑制，基因学检查无融合基因存在，即可确诊为家族性醛固酮增多症 Ⅱ 型。

5. 原发性肾上腺皮质增生（primary adrenal hyperplasia）　原发性肾上腺皮质增生症在病理形态上与特醛症一致，表现为双侧肾上腺球状带增生，但其生化改变与醛固酮瘤更相似，而与特发性醛固酮增多症不同。该病约占原发性醛固酮增多症 1%，对螺内酯治疗反应良好，肾上腺单侧或次全切除疗效显著。

6. 分泌醛固酮的肾上腺癌（aldosterone-secreting adrenocortical carcinoma） 此型少见，约占原醛的 1%。肾上腺癌仅有 2.5% 的肿瘤分泌醛固酮，临床上表现为原发性醛固酮增多症。其特点为：①肿瘤体积大，直径大于 3cm。②除醛固酮外，常同时分泌糖皮质激素、性激素。③明显高醛固酮血症伴严重低血钾和碱中毒。④肿瘤切除后易复发。如有上述特征，应高度怀疑癌肿。

【病理生理】

原醛症一系列的病理生理变化均由超生理需要量的醛固酮所致，主要为高血压、低血钾及碱中毒、肾素 - 血管紧张素系统受抑制。醛固酮为储钠排钾激素，主要生理作用是促进肾远曲小管钠离子重吸收及钾离子排泄。原醛症者分泌大量醛固酮，使肾远曲小管 Na^+ 重吸收增加，尿钠排出减少，体钠潴留，血容量增加。患者钠摄入量大于排出量，钠代谢呈正平衡。但当体内钠滞留至一定程度时，往往可见患者尿钠排泄增加，钠代谢接近于平衡状态。肾小管这种摆脱醛固酮影响，不再继续储钠的现象称为"脱逸现象"。目前认为脱逸现象的发生与心钠素代偿性分泌增多有关。心钠素是心房肌细胞产生和分泌的一种排钠、利尿、降血压的循环激素，钠负荷、血容量增加、右心房压力增高等因素均会刺激心房肌释放心钠素。血浆心钠素与血浆醛固酮、收缩压、舒张压皆呈正相关；手术切除分泌醛固酮的腺瘤后，血浆心钠素下降至正常范围，与血压的下降一致，提示心钠素增多是原醛症中的继发性反应。当原醛症患者钠潴留及血容量增多至一定程度时，即刺激心房内压力感受器，使心钠素分泌增多，心钠素抑制肾近曲小管钠重吸收，使到达远曲小管的钠增加，超过醛固酮作用下远曲小管重吸收钠的能力，尿钠排泄增加，即产生"脱逸"现象。"脱逸"现象在原醛症的病理生理中起重要作用，心钠素的参与，避免了钠的继续潴留，从而使机体在血容量轻度增多、血压升高的条件下，达到了平衡状态，很大程度上避免了水肿、心力衰竭的发生。此外，心钠素可抑制肾小球旁细胞肾素的分泌及肾上腺皮质醛固酮的分泌，并能对抗 AT - Ⅱ（血管紧张素Ⅱ）的缩血管作用，是拮抗肾素 - 血管紧张素 - 醛固酮系统的重要内分泌激素。

醛固酮的排钾作用与其钠重吸收作用密切相关。当远曲小管腔内 Na^+（阳离子）被重吸收后，肾小管腔内液的电离子呈负性状态，此时小管细胞内的阳离子 K^+ 和 H^+ 即随着电化学梯度被分泌至小管腔内液中而随尿排出。原醛症由于大量醛固酮促进肾远曲小管钠重吸收增加，故钾的排泄亦增加，造成机体严重缺钾。醛固酮促进肾远曲小管排钾的作用受到肾远曲小管 Na^+ 浓度的影响，远曲小管内 Na^+ 含量越高，尿 K^+ 排泄越多。反之，肾远曲小管内 Na^+ 含量减少，K^+ 分泌减少，尿 K^+ 排出亦减少。所以当钠摄入减少，使到达远曲小管的钠减少时，醛固酮的排钾作用即明显减弱。此外，原醛症中钾的排泄不受钠"脱逸"的影响而减少，这是由于钠"脱逸"是在心钠素作用下，近曲小管钠重吸收减少，而并非远曲小管中钠重吸收减少所致，故远曲小管中钠重吸收及 Na^+-K^+ 交换不变，钾仍不断丢失。一生理条件下，肾素 - 血管紧张素系统是调节醛固酮分泌的最主要因素；肾素 - 血管紧张素系统活性增高可刺激醛固酮分泌。当细胞外液容量减少，肾动脉压下降或肾小管腔内 Na^+ 浓度降低时，肾小球旁器分泌肾素增加，继而肾素 - 血管紧张素系统兴奋醛固酮分泌，促进钠重吸收和容量扩张。相反，当细胞外液容量扩张或肾小管腔内 Na^+ 浓度增高时，肾素分泌受抑制，醛固酮分泌减少，尿钠排泄增多，使高钠和高容最得以纠正，体内代谢维持平衡。原醛症时醛固酮分泌增多，体内钠增多，血容量增加，抑制肾素 - 血管紧张素系统，形成特征性的高醛固酮、低肾素综合征。原醛症、尤其是醛固酮瘤患者，不仅基础肾素 - 血管紧张素活性降低，在兴奋肾素 - 血管紧张素诸因素（如直立，低盐饮食，应用排钾利尿药等）的作用下，其肾素 - 血管紧张素系统的活性亦不像正常人那样升高。

原醛症患者在大量醛固酮作用下，尿中长期大量失钾，细胞外液中 K^+ 浓度降低，细胞内 K^+ 相继逸出，于是细胞内 K^+ 含量降低。与此同时细胞外液的 Na^+ 和 H^+ 进入细胞内，且从细胞内排出的能力降低，细胞内 Na^+ 和 H^+ 增加，引起细胞内酸中毒和细胞外碱中毒，血 pH 上升，血浆重碳酸盐增高。此外，正常人，当由于肠道失钾等因素所致体内低钾时，肾小管内皮细胞内 K^+ 含量减少，于是远曲小管内 Na^+-K^+ 交换减少，Na^+-H^+ 交换增加，尿呈酸性。而在原醛症，尽管严重失钾，但由于大量醛固酮的储钠排钾作用，远曲小管 Na^+-K^+ 交换仍被促进不呈酸性，Na^+-H^+ 交换则被抑制，肾小管细胞泌氢减少，故尿不呈酸性，可呈碱性或弱碱性。因此，细胞内液酸中毒，细胞外液碱中毒及碱性尿为原醛症的特征。

【临床表现】

1. **高血压**　原醛症患者最早和最常出现的症状，血压多为中度升高，也可呈难治性高血压，少数表现为恶性高血压，亦有极少数患者血压可完全正常，但此时，往往呈相对高血压，即与患病前相比，血压明显升高。原醛症患者与年龄、性别、高血压病程、血压升高程度相匹配的原发性高血压患者相比较，心血管事件发生率及死亡率皆增高。患者很少出现水肿，这与钠离子的"脱逸"现象有关。常规降压药物治疗往往效果不佳，因而难治性高血压者应怀疑原醛症可能，并做必要的筛查试验。另外，还应注意到如用氢氯噻嗪等排钾利尿药可导致低血钾加重或原来血钾不低者出现低血钾。不同的亚型，原醛症的高血压程度亦有差别，醛固酮瘤者的血压高于特醛症。目前，已经逐渐把醛固酮看成心血管系统疾病的一个独立的危险因素。

2. **低血钾**　这是原醛症的另一重要症状。低血钾和严重钾丢失是原醛症这一存在已久的活动性疾病的后期表现。近年随诊断水平的提高，原醛症的确诊时间明显提前，甚或相当多的原醛症是在高血压人群中筛选出来的，因而低血钾发生率明显降低，大约 50% 的醛固酮瘤和仅 17% 的原醛症患者出现低血钾。低血钾可仅表现为疲乏无力，也可为典型的周期性麻痹。通常先累及双下肢，导致肌无力或肌麻痹，严重者四肢均受累，甚至影响吞咽、呼吸；

肌麻痹的发生与低血钾的程度及细胞内外钾离子的浓度梯度差有关。长期低钾由于致细胞内外钾浓度梯度差减少，因而症状可较轻，但可累及心脏，心电图表现为 U 波明显、ST-T 变化、Q-T 间期延长等低钾图形，另可有早搏、心动过速甚至室颤等心律失常表现。长期低钾还可使肾小管上皮细胞呈空泡样变性，导致肾浓缩功能减退，表现为多尿、夜尿增多、口干、尿比重低。

3. 其他　原醛症患者糖代谢紊乱的患病率升高。原醛症患者醛固酮分泌增多，直接作用于胰岛素受体，从而使胰岛素敏感性降低；醛固酮通过下调其自身受体，抑制前单核细胞胰岛素受体 mRNA 的表达及胰岛素结合作用；醛固酮可使丝裂原活化蛋白激酶及蛋白激酶 B（Akt）失活，从而阻断胰岛素信号转导通路；此外，细胞内失钾可损害胰岛 B 细胞功能，致胰岛素释放减少和作用减弱，引起糖耐量受损甚或糖尿病。另外，不仅是糖代谢紊乱，血脂紊乱及腹型肥胖在原醛症患者中的患病率较同年龄的正常人群升高。儿童患者由于长期缺钾等代谢紊乱，可出现生长发育迟缓。原醛症患者因细胞外碱中毒，游离钙减少，血镁降低等因素，易出现手足抽搐和肌肉痉挛。但症状的发生常与血钾浓度有关，低钾明显时，由于神经肌肉兴奋性降低，不易出现手足抽搐等症状。而一旦补钾后，神经肌肉兴奋性提高，易出现手足抽搐。

【诊断】

原醛症的诊断可分为两种情况，一是临床所见高血压患者中将处于不同条件的原醛症患者敏锐地识别出来，包括钾正常的高血压患者（如难治性高血压），有轻度低血钾或利尿药等诱因所致的间歇性低血钾，以及已有明显低血钾的患者；另一情况是主动对高血压患者，尤其是原醛症发病较高的群体进行筛查。

美国内分泌学会于 2008 年组织国际知名专家讨论并发表了醛固酮增多症病例检出、诊断、治疗的指南。该指南将原醛症的诊断分为三个步骤：检出（习惯称为筛查）试验（detecting tests）、证实试验（confirmatory tests）和分型试验（subtype evaluation tests）。

【治疗】

原发性醛固酮增多症的治疗取决于病因。醛固酮瘤应选择手术治疗，单侧肾上腺切除术多可治愈。原发性肾上腺增生症单侧或次全切除术亦有效。特发性醛固酮增多症需用盐皮质激素受体拮抗药为主的药物治疗。如临床难以确定是腺瘤还是增生，可用药物治疗并随访其发展。

1. 手术治疗　单侧原醛症（醛固酮瘤和单侧肾上腺结节性增生），手术治疗是首选的治疗手段，目前腹腔镜切除术是首先推荐的疗法。单侧原醛症手术有效率（即血压和血钾改善）接近 100%；若以术后血压在未用降压药时低于 140/90mmHg 为治愈标准，则醛固酮瘤单侧肾上腺切除的治愈率为 50%（35% ～ 60%）；若以低于 160/95mmHg 为治愈标准，则提高到

56% ～ 77%。若在原醛症以前已有高血压、或老年患者、高血压病程长者（＞ 5 年）等，手术对高血压的效果较差，低血钾可纠正或改善。与开放手术相比，腹腔镜手术有并发症少、住院时间短的优点，由于 AVS 只能确定哪侧肾上腺为优势侧，但不能确定优势侧的哪一部分更自主分泌，且有报道切除肾上腺中 27% 包含多发结节，故应做患侧肾上腺全切除术，如仅摘除腺瘤，并保留余下的患侧肾上腺，则治愈率将明显降低，因而现已不推荐此种方法。长期看来，对于单侧原醛症，手术治疗较药物治疗效果为佳。研究也表明，诊断的延迟导致 APA 手术治疗太迟，将影响高血压症状的改善及预后。对不能手术的醛固酮瘤患者，可药物治疗。首选盐皮质激素受体拮抗药如螺内酯或保钾利尿药阿米洛利。大多数患者需要联合螺内酯及其他降压药。

[术前准备]　手术前应对患者作适当的准备，纠正电解质代谢紊乱，使血钾恢复正常，心电图低钾表现消失，并适当降低血压。对血压特别高，低钾严重者宜用低盐饮食，每日钠摄入量限制在 80mmol 左右，补充氯化钾 4 ～ 6g/d，分次口服，或用螺内酯 80 ～ 100mg，日服 3 ～ 4 次，待血钾恢复，血压下降后改为 40 ～ 60mg，日服 3 ～ 4 次。如同时补钾并用螺内酯，两者皆减量。在手术前 1 ～ 2 天，宜停用螺内酯，单补钾，由于螺内酯半衰期较长，如此可避免腺瘤切除后发生的醛固酮减少症。术前螺内酯的降压效果常可预测手术的疗效，螺内酯降压效果好者，术后疗效亦较佳。

[术后处理]　手术后应尽早测定血浆醛固酮水平和肾素活性，腺瘤切除当日，即应停止外源性钾的补充，停用螺内酯，其他降压药的应用酌情减少或停用。此是由于肿瘤对侧肾上腺被优势侧过量醛固酮分泌抑制，因而术后可有一过性的醛固酮减低症的可能，术后应给予一定的生理盐水补充。除非血钾低于＜ 3.0mmol/L，一般在补液中不加氯化钾，待可进食后则给予足量盐供应，一般 1 周后改为正常饮食。多数患者术后血压可在数月内逐渐下降至正常或接近正常，但也有长至 1 年血压继续下降者；部分患者血压降至正常或接近正常后又升高，虽低于术前且易用降压药物控制，但复发的可能性大，应密切观察；少数患者血压无明显改善，其原因可能是同时有原发性高血压病，或年老、高血压病程久。

2. 药物治疗　因双侧肾上腺病变导致的原醛症应首选药物治疗。双侧肾上腺病变主要为特醛症，偶为双侧腺瘤，还包括 GRA。特醛症建议药物治疗为首选。

特发性醛固酮增多症的首选治疗为螺内酯，也可选用依普利酮。螺内酯已在临床应用 40 余年。螺内酯可与醛固酮竞争性地结合盐皮质激素受体，从而抑制醛固酮作用，致使储钾排钠。纠正低血钾，改善高血压。作为特醛症的长期使用药物，为尽可能减少其不良反应，开始时应采用小剂量，按需缓慢、逐渐增加，以探索最小有效剂量。最高剂量限于每日 100mg，必要时联合应用其他类型降血压药。由于螺内酯还可阻断睾酮的合成以及拮抗雄激素、孕激素的作用，故可产生一些不良反应，包括阳痿、性欲减退、男性乳房发育或女性月经紊乱。男性乳房发育的发生是剂量依赖性的，有报道认为，每日小于 50mg 的螺内酯服用 6 个月，发生率为 6.9%，但若每日大于 150mg 则发生率高达 52%。

当患者出现严重肾功能减退时，则不能用螺内酯，因可引起高血钾。需避免同时服用水杨酸盐，因其可降低螺内酯的效果。螺内酯可延长地高辛的半清期，当两药合用时需适当减少地高辛用量。

依普利酮（Eplerenone）为一新的无抗雄激素和孕激素作用的选择性醛固酮受体拮抗药，相对于螺内酯，使用此药可以减少内分泌系统不良反应。已于 2002 年和 2003 年获美国 FDA 批准用于原发性高血压和心力衰竭的治疗。其不良反应包括眩晕、头痛、乏力、腹泻、高三酰甘油血症和肝酶升高。

十六、慢性肾上腺皮质功能减退症

肾上腺皮质功能减退症（adrenocortial insufficiency）按病程可分为慢性和急性。慢性肾上腺皮质功能减退症多见于中年人；急性肾上腺皮质功能减退症多继发于 Sheehan 病，或是慢性肾上腺功能不全患者在应激、手术、感染、创伤等情况下诱发。肾上腺皮质功能减退症按病因可分为原发性和继发性，原发性是由于自身免疫、结核等原因破坏了 90% 以上的肾上腺所致，其中结核性肾上腺皮质功能减退症以男性多见，自身免疫性肾上腺皮质功能减退症以女性多见；继发性是指垂体、下丘脑等病变引起 ACTH 不足所导致。虽然本病发病率低，但若不重视会危及生命，而其一旦被及时诊断并给予适量的糖皮质激素补充治疗，患者的生活质量将大为改善，预防并及时诊治急性肾上腺皮质功能减退症是本病的关键。

【病因与发病机制】

1.原发性肾上腺皮质功能减退症

（1）自身免疫性肾上腺炎：随着结核病在全球的控制，自身免疫性肾上腺炎成为 Addison 病的首位病因，占 70%～90%，可为孤立性肾上腺受累（约占 40%，男性略多）或为自身免疫性多内分泌腺病综合征（autoimmune polyendocrine syndrome，APS）的一部分（约占 60%，女性多见）。APS-1 型，又称自身免疫性多内分泌病变 - 念珠菌病 - 外胚层发育不良（autoimmune polyend ocrinopathy-candidiasis-ectodermal dystrophy，APECED），是由于自身免疫调节因子（AIRE）基因突变所致，呈常染色体隐性遗传，儿童期起病，常伴有原发性甲状旁腺功能减退、皮肤黏膜念珠菌病、肾上腺皮质功能减退、卵巢功能早衰、恶性贫血、慢性活动性肝炎、吸收不良综合征和脱发等；APS-2 型又称 Schmidt 综合征，较 1 型多见，与常染色体显性不完性 T 淋巴细胞抗原 4（CTLA-4）强相关，成年期起病多见，可伴肾上腺皮质功能减退、1 型糖尿病、卵巢功能早衰、白癜风、恶性贫血、脱发和重症肌无力等。

（2）感染性疾病：包括结核、HIV 感染、深部真菌感染。其中肾上腺结核目前相对少见，但仍然是 Addison 病的重要原因。近年结核病发病率在我国有所上升，因此应引起重视。随着获得性免疫缺陷综合征（AIDS）在全球尤其是发展中国家中的蔓延，HIV 感染患者引起肾上腺皮质功能减退的风险应引起关注。尽管起病较隐匿，但约 10%AIDS 患者的快速 ACTH 兴奋试验示皮质醇反应降低。外周糖皮质激素抵抗也可能是 AIDS 患者发生肾上腺皮质功能减退的原因，一些治疗 AIDS 机会性感染的药物如酮康唑（抑制皮质醇合成）或利福平（促进皮质醇代谢）都可能诱发肾上腺皮质危象。深部真菌感染包括组织胞浆菌病、球抱子菌病、牙生菌病、隐球菌病和酵母菌病等，均可引起肾上腺皮质功能减退症。

（3）遗传病：遗传也是肾上腺皮质功能减退症的重要因素，包括肾上腺脑白质营养不良症、先天性肾上腺发育不全、ACTH 不敏感综合征、胆固醇代谢缺陷症等。

2. 继发性肾上腺皮质功能减退症

（1）垂体性肾上腺皮质功能减退症：包括全垂体功能减退症（如垂体巨大肿瘤、颅咽管瘤、肉芽肿病、淋巴细胞性垂体炎、垂体转移癌或外伤等都可破坏正常的垂体组织引起垂体性肾上腺皮质功能减退，常伴其他垂体激素的缺乏）、选择性 ACTH 缺乏症（少见且不易被诊断）、急性垂体性肾上腺皮质功能衰竭（垂体危象）等。

（2）下丘脑 CRH 分泌不足：肿瘤、外伤、结节病或头部放疗等均可引起下丘脑 CRH 分泌不足导致继发性肾上腺皮质功能减退症及其他垂体激素不足的表现。

（3）血中糖皮质激素浓度长期升高致下丘脑和垂体功能抑制：如 Cushing 综合征、垂体 ACTH 瘤和功能性肾上腺肿瘤，医源性糖皮质激素过度应用均可抑制下丘脑 - 垂体 - 肾上腺轴，手术后未及时补充糖皮质激素或突然停药将出现继发性肾上腺皮质功能减退症，甚至诱发急性肾上腺皮质功能减退。

【临床表现】

慢性肾上腺皮质功能减退症起病隐匿，病情逐渐加重，主要表现为易疲劳、乏力、体重减轻、厌食、恶心呕吐、腹痛和体位性低血压等。Addison 病最特征的表现是皮肤黏膜色素沉着，呈棕褐色，分布全身，但在暴露及易摩擦的部位（面部、手部、掌纹、乳晕、甲床、足背、瘫痕和束腰带部位）更明显，齿龈、舌表面和颊黏膜也常有色素沉着，更典型皮肤改变是在弥漫性色素沉着中有白癜风。肾上腺脑白质营养不良症还可有中枢神经系统症状，而且多数患者的肾上腺皮质功能减退的症状不典型。而继发性肾上腺皮质功能减退症肤色苍白。合并其他腺垂体功能减退时可有甲状腺和性腺功能减退，表现为不耐寒、便秘、闭经、腋毛阴毛稀少、性欲减退、阳痿等；青少年患者常表现生长迟缓和青春期发育延迟。下丘脑或垂体占位病变还可有头痛、视野缺损和中枢性尿崩症。

【诊断】

慢性肾上腺皮质功能减退症的诊断依据临床表现和实验室检查，但由于其临床症状多为非特异性，因此约 50% 有临床症状的 Addison 病患者在症状出现后 1 年才被确诊。其中皮肤黏膜色素沉着是诊断原发性肾上腺皮质功能减退症的特征性症状，少数原发性肾上腺皮质功能减退症无明显色素沉着，可能的原因是基础血皮质醇水平还足以对下丘脑－垂体起负反馈作用，或病情进展较快，例如癌肿等尚未发展到明显的色素沉着，患者即已死亡。继发性肾上腺皮质功能减退症则无色素沉着且表现为皮肤苍白。对临床表现疑似的肾上腺皮质功能减退症患者应该进一步行基础血皮质醇和 ACTH 水平检测，再结合功能试验进一步鉴别其为原发性或是继发性。

【鉴别诊断】

原发性和继发性肾上腺皮质功能减退症的鉴别通过测定晨间血皮质醇和 ACTH 的基础水平，一般就能将原发性肾上腺皮质功能减退症与正常人和继发性肾上腺皮质功能减退症区别出来。原发性肾上腺皮质功能减退症早晨 8 时血皮质醇低于正常或在正常下限，但同步的血 ACTH 高于正常，有时可达 880pmol/L，（4000pg/ml）甚至更高，血醛固酮可低于正常或在正常下限，同时血浆肾素活性升高；快速 ACTH 兴奋试验无反应。继发性肾上腺皮质功能减退症患者基础血皮质醇可与正常差异不大，且受 ACTH 检测敏感性的影响，血 ACTH 值亦可为正常，因此动态功能试验对继发性肾上腺皮质功能减退症诊断尤其重要，其中胰岛素低血糖兴奋试验被认为是金标准试验，部分继发性肾上腺皮质功能减退症由于肾上腺萎缩，快速 ACTH 兴奋试验可以无反应，需要行连续性 ACTH 兴奋试验才能与原发性肾上腺皮质功能减退症鉴别；另外有学者认为可通过检测 ACTH 兴奋试验时同步的醛固酮水平来鉴别，继发性肾上腺皮质功能减退症中，醛固酮升高程度 ≥ 150pmol/L（5ng/dl），而原发性者则不升高。CRH 兴奋试验可以用于鉴别垂体性和下丘脑性肾上腺皮质功能减退症，前者无反应或低反应，而后者呈过反应或延迟反应。

【治疗】

1. 健康宣教　教育者了解本病的性质，即应终身使用肾上腺皮质激素替代治疗，包括长期生理剂量的替代和短期的应激替代治疗。教育患者应随身携带疾病卡片，写明姓名、年龄、联系地址及家属姓名和电话，表明自己为肾上腺皮质功能减退症患者，如被发现意识不清或病情危重，要求立即送往医院急救。甚至有人主张随身携带肾上腺皮质激素注射液与注射器，以备不时之需。

2. 激素替代治疗　应遵循以下原则：①长期坚持，终身使用；②尽量替代个体化合适的激素用量，以达到缓解症状的目的，避免替代过度引起体重增加和骨质疏松等不良反应；③对原发性肾上腺皮质功能减退症患者必要时补充盐皮质激素；④应激时增加激素剂量，有恶心呕吐 12 小时不能进食时应静脉给药。

（1）糖皮质激素：判断糖皮质激素替代剂量是否合适，医生相当程度上应根据患者的症状和体征作出评价。过量通常表现为肥胖、糖耐量受损和骨质疏松，而剂量不足则表现乏力、皮肤色素沉着等。血 ACTH 水平不能作为剂量合适的标志，且以使 ACTH 维持正常为目标的治疗可能导致替代过度；但在原发性肾上腺皮质功能减退症治疗过程中又出现色素沉着加重时，应该测定血 ACTH。

（2）盐皮质激素：多数患者用适量的糖皮质激素和充分摄取食盐后多能获得满意疗效。如果患者有明显低血压，可加用盐皮质激素，治疗过程中应监测血压、体重、血钠、血钾和血浆肾素活性。若盐皮质激素替代过量，患者可出现水肿、高血压，甚至发生心力衰竭。故肾炎、高血压、肝硬化和心功能不全者应慎用。

（3）雄性激素：一般认为对改善肾上腺皮质功能减退症患者的心情和幸福感有积极作用，尤其对那些已经接受糖皮质激素和盐皮质激素合理治疗但仍无幸福感的患者，对于主诉性欲减退的妇女，还能增加其性欲。

（4）甲状腺激素：全垂体功能降低引起的继发性肾上腺皮质功能减退症，或 2 型 APS 累及甲状腺者可同时合并甲状腺功能低下，应该在糖皮质激素替代治疗至少 2 周后给予甲状腺激素，以免甲状腺激素加重糖皮质激素缺乏而诱发肾上腺危象。

【预后】

在 19 世纪 50 年代人工合成糖皮质激素被应用以前，肾上腺皮质功能减退症的病死率很高，80% 患者在确诊后 2 年内死亡。目前，自身免疫性肾上腺皮质功能减退症患者经激素替代可维持正常或基本正常的生活；其他病因引起的肾上腺皮质功能减退症患者的预后很大程度上取决于原发疾病。有资料表明，继发性肾上腺皮质功能减退症的病死率增加，主要是因为并发心血管和呼吸系统疾病，同时其他激素轴功能的不足也是原因之一。有关原发性肾上腺皮质功能减退症的死亡率的研究还未见报道。但是未能及时发现的肾上腺危象及原发疾病如脑白质肾上腺萎缩症等是原发性肾上腺皮质功能减退症预期寿命缩短的原因。

十七、嗜铬细胞瘤

嗜铬细胞瘤（pheochromocytoma）起源于肾上腺髓质、交感神经节或其他部位的嗜铬组织，是内分泌性高血压的重要原因，并在众多高血压人群中占有相当的比例。这种瘤持续或间断地释放大量儿茶酚胺，引起持续性或阵发性高血压和多个器官功能及代谢紊乱。约 10% 为恶性肿瘤。本病以 20 — 50 岁最多见，男女发病率无明显差异。

嗜铬细胞瘤是一种来源于神经嵴，具备内分泌功能的肿瘤，其发病率占高血压病人的 0.1% ～ 0.6%，可分为肾上腺嗜铬细胞瘤及异位嗜络细胞瘤即副神经节瘤（paraganglioma，PGL），其综合恶变率在肾上腺嗜铬细胞瘤约为 10%，在异位嗜铬细胞瘤为 30% ～ 40%。手术治疗是唯一根治性治疗，效果肯定，在术前使用 α 受体阻断药及扩容治疗成为标准后，其死亡率基本为零。

【发病机制】

嗜铬细胞瘤位于肾上腺者占 80% ～ 90%，大多为一侧性，少数为双侧性或一侧肾上腺瘤与另一侧肾上腺外瘤并存，多发性者较多见于儿童和家族性患者。肾上腺外嗜铬细胞瘤称为副神经节瘤，主要位于腹部，多在腹主动脉旁（占 10% ～ 15%），其他少见部位为肾门、肾上极、肝门区、肝及下腔静脉之间、近胰头部位、髂窝或近髂窝血管处如卵巢内、膀胱内、直肠后等。腹外者甚少见，可位于胸内（主要在后纵隔或脊柱旁，也可在心脏内）、颈部、颅内。肾上腺外肿瘤可为多中心的，局部复发的比例较高。

肾上腺髓质的嗜铬细胞瘤可产生去甲肾上腺素和肾上腺素，以前者为主，极少数只分泌肾上腺素，家族性者可以肾上腺素为主，尤其在早期、肿瘤较小时；肾上腺外的嗜铬细胞瘤，除主动脉旁嗜铬体（zuckerkandl organ）所致者外，只产生去甲肾上腺素，不能合成肾上腺素，因为将去甲肾上腺素转变为肾上腺素的苯乙醇胺 N- 甲基转移酶需要高浓度的皮质醇才能激活，只有肾上腺髓质及主动脉旁嗜铬体才具备此条件。

嗜铬细胞瘤可产生多种肽类激素，其中一部分可能引起嗜铬细胞瘤中一些不典型的症状，如面部潮红（舒血管肠肽，P 物质），便秘（阿片肽，生长抑素），腹泻（血管活性肠肽、血清素、胃动素），面色苍白、血管收缩（神经肽 Y）及低血压或休克（舒血管肠肽、肾上腺髓质素）等。此肿瘤还可释放嗜铬粒蛋白至血中，在血中测得此物高浓度，可协助诊断。

【临床诊断】

以心血管症状为主，兼有其他系统的表现。

1. 心血管系统表现

（1）高血压：最主要症状，有阵发性和持续性两型，持续性者亦可有阵发性加剧。嗜铬细胞瘤典型的三联症状为"头痛、心悸、多汗"，而高血压为嗜铬细胞瘤最重要的体征，临床上有阵发性高血压和持续性高血压阵发性加剧两型。

阵发性高血压型：阵发性高血压为特征性表现。发作时血压骤升，收缩压往往达 200 ～ 300mmHg，舒张压亦明显升高，可达 130 ～ 180mmHg（以释放去甲肾上腺素为主者更明显），伴剧烈头痛，面色苍白，大汗淋漓，心动过速（以释放肾上腺素为主者更明显），心前区及上腹部紧迫感，可有心前区疼痛、心律失常、焦虑、恐惧感、恶心、呕吐、视物模糊、复视。特别严重者可并发急性左心力衰竭或脑血管意外。发作终止后，可出现面颊部及皮肤潮红、全身发热、流涎、瞳孔缩小等迷走神经兴奋症状，并可有尿量增多。诱发因素可为情绪激动、体位改变、吸烟、创伤、小便、大便、灌肠、扪压肿瘤、麻醉诱导和药物（如组胺、胍乙啶、胰升糖素、甲氧氯普胺）等。发作时间一般数分钟，长者可达 1 ～ 2 小时或更久。发作频繁者一日数次，少者数月一次。随着病程演进，发作渐频，时间渐长，一部分患者可发展为持续性高血压伴阵发性加剧。

持续性高血压型：对高血压患者有以下情况者，要考虑嗜铬细胞瘤的可能性：对常用降压药效果不佳，但对 α 受体阻断药、钙拮抗药有效；伴交感神经过度兴奋（多汗、心动过速），高代谢（低热、体重降低），头痛，焦虑，烦躁，伴直立性低血压或血压波动大。如上述情况见于儿童或青年人，则更要想到本病的可能性。发生直立性低血压的原因，可能为循环血容量不足，以及维持站立位血压的反射性血管张力下降。一部分患者（往往是儿童或少年）病情发展迅速，呈急进型（恶性）高血压过程，舒张压高于 130mmHg，眼底损害严重，短期内可出现视神经萎缩，甚至失明，可发生氮质血症、心力衰竭、高血压脑病。需迅速用抗肾上腺素药控制病情，并及时手术治疗。

（2）低血压、休克：本病可发生低血压，甚至休克；或出现高血压和低血压相交替的表现。这种患者还可发生急性腹痛、心前区痛、高热等，而被误诊为急腹症、急性心肌梗死或感染性休克。低血压和休克的发生可有下述原因：①肿瘤骤然发生出血、坏死，以致停止释放儿茶酚胺；②大量儿茶酚胺引起严重心律失常或心力衰竭，致心排血量锐减；③由于肿瘤主要分泌肾上腺素，兴奋肾上腺素能 β 受体，促使周围血管扩张；④大量儿茶酚胺使血管强烈收缩、组织缺氧、微血管通透性增加，血浆外逸，血容量减少；⑤肿瘤分泌多种扩血管物质，如舒血管肠肽、肾上腺髓质素等。

（3）心脏表现：大量儿茶酚胺可引起儿茶酚胺性心肌病，伴心律失常，如期前收缩、阵发性心动过速，甚至心室颤动。部分患者可发生心肌退行性变、坏死、炎性改变。患者可因心肌损害发生心力衰竭，或因持久性血压过高而发生心肌肥厚、心脏扩大、心力衰竭、非心源性肺水肿。心电图可出现穿壁性心肌梗死图形，此种表现又可消失。

2.代谢紊乱

（1）基础代谢增高：肾上腺素可作用于中枢神经及交感神经系统控制下的代谢过程，使患者耗氧量增加。代谢亢进可引起发热、消瘦。

（2）糖代谢紊乱：肝糖原分解加速及胰岛素分泌受抑制而肝糖异生加强，可引起血糖过高，糖耐量减低。

（3）脂代谢紊乱：脂肪分解加速、血游离脂肪酸增高。

（4）电解质代谢紊乱：少数患者可出现低钾血症，可能与儿茶酚胺促使 K^+ 进入细胞内及促进肾素、醛固酮分泌有关。也可出现高钙血症，可能为肿瘤分泌甲状旁腺激素相关蛋白。

3.其他临床表现

（1）消化系统：肠蠕动及张力减弱，可引起便秘，甚至肠扩张。儿茶酚胺可使胃肠壁内血管发生增殖性及闭塞性动脉内膜炎，可造成肠坏死、出血、穿孔。胆石症发生率较高，与儿茶酚胺使胆囊收缩减弱、Oddi 括约肌张力增强，引起胆汁潴留有关。

（2）腹部肿块：少数患者在左或右侧中上腹部可触及肿块，个别肿块可很大，扪及时应注意有可能诱发高血压。恶性嗜铬细胞瘤可转移到肝，引起肝大。

（3）泌尿系统：病程长、病情重者可发生肾功能减退。膀胱内嗜铬细胞瘤患者排尿时常引起高血压发作，可出现膀胱扩张，无痛性肉眼血尿，膀胱镜检查可做出诊断。

（4）血液系统：在大量肾上腺素作用下，血容量减少，血细胞重新分布，周围血中白细胞增多，有时红细胞也可增多。

（5）伴发其他疾病：嗜铬细胞瘤可伴发于一些因基因种系突变而致的遗传性疾病，如2型多发性内分泌腺瘤病（原癌基因 RET 突变）、1 型多发性神经纤维瘤（抑癌基因 NF-1 突变）、斑痣性错构瘤病（抑瘤基因 VHL 突变）。遗传性嗜铬细胞瘤常为多发性，手术治疗后易复发。

【相关检查】

本病的早期诊断甚为重要，肿瘤多为良性，为一可治愈的继发性高血压病，切除肿瘤后大多数患者可恢复正常，而未被诊断者有巨大的潜在危险，可在药物、麻醉、分娩、手术等情况下诱发高血压危象或休克。对临床提示本病者，应做以下检查。文献报道 24 小时尿 CA 对嗜铬细胞瘤的诊断敏感性为 70%～80%，特异性为 80%～90%；24 小时尿香草扁桃酸（VMA）的敏感性为 63%，而特异性相对较好，为 94%。以间羟肾上腺素（MN）和去甲间羟肾上腺素（NMN）作为生化检查指标，其敏感性可达 98%，特异性也可达 90%。

（1）血、尿儿茶酚胺及其代谢物测定：持续性高血压型患者尿儿茶酚胺及其代谢物香草基杏仁酸（vanillylmandelic acid，VMA）及甲氧基肾上腺素（metanephrine，MN）和甲氧基去甲肾上腺素（normetanephrine，NMN）皆升高，常在正常高限的 2 倍以上，其中间羟肾上腺素、去甲间羟肾上腺素的敏感性和特异性最高。阵发性者平时儿茶酚胺可不明显升高，而在发作后才高于正常，故需测定发作后血或尿儿茶酚胺，后者可以每毫克肌酐量或以时间单位计排泄量。摄入咖啡、可乐类饮料及左旋多巴、拉贝洛尔（柳胺苄心定）、普萘洛尔（心得安）、四环素等药物可导致假阳性结果；休克、低血糖、高颅内压可使内源性儿茶酚胺增高。

（2）药理试验：对于持续性高血压患者，尿儿茶酚胺及代谢物明显增高，不必做药理试验。对于阵发性者，如果一直等不到发作，可考虑做胰升糖素激发试验。给患者静注胰升糖素 1mg，注后 1～3 分钟，如为本病患者，血浆儿茶酚胺增加 3 倍以上，或升至 2000pg/ml，血压上升。

（3）影像学检查：应在用 α 受体阻断药控制高血压后进行。可用以下方法：①B 型超声做肾上腺及肾上腺外（如心脏等处）肿瘤定位检查：对直径 1cm 以上的肾上腺肿瘤，阳性率较高。②CT 扫描：90% 以上的肿瘤可准确定位，由于瘤体出血、坏死，CT 显示常呈不均质性。如未事先用 α 受体阻断药控制高血压，静注造影剂有可能引起高血压发作。③MRI：其优点为无须注射造影剂，患者不暴露于放射线，可显示肿瘤与周围组织的关系及某些组织学特征，有助于鉴别嗜铬细胞瘤和肾上腺皮质肿瘤，可用于孕妇。④放射性核素标记的间位碘苄胍（MIBG）可被肾上腺素能囊泡浓集，故用此物做闪烁扫描可显示儿茶酚胺的肿瘤，特别适用于转移性、复发性或肾上腺外肿瘤，并可显示其他的神经内分泌瘤。⑤嗜铬细胞瘤及另一些神经内分泌瘤细胞可有生长抑素受体表达，利用放射性核素标记的生长抑素类似物奥曲肽做闪烁显像，有助于定位诊断。⑥如上述方法皆未能确定肿瘤位置，可做静脉导管术，在不同部位采血测儿茶酚胺的浓度，根据其浓度差别，可大致确定肿瘤的部位。

【治疗】

嗜铬细胞瘤手术切除前采用 α 受体阻断药使血压下降，减轻心脏的负担，并使原来缩减的血管容量扩大。常用的 α 受体阻断药为作用较长（半衰期 36 小时）的酚苄明（Phenoxybenzamine，氧苯苄胺），开始时每日口服 2 次，每次 10mg，按需逐渐加量至血压得到控制。一般每日 30 ～ 40mg，有时需用到 60mg 或更多。不良反应为直立性低血压，鼻黏膜充血。有时由于 α 受体被阻断后 β 受体活性增强而出现心动过速和心律失常。

选择性的 α₁ 受体阻断药哌唑嗪、多沙唑嗪也可获满意效果，并可避免全部 α 受体阻断的不良后果，如明显的低血压和心动过速。半衰期较短，可较灵活调节用量。起始用小剂量以避免严重的体位性低血压。

当患者骤发高血压危象时，应积极抢救：立即静脉缓慢推注酚妥拉明 1 ～ 5mg。同时密切观察血压，当血压下降至 160/100mmHg 左右即停止推注，继之以 10 ～ 15mg 溶于 5% 葡萄糖生理盐水 500ml 中缓慢静脉滴注。也可舌下含服钙拮抗药硝苯地平 10mg，以降低血压。

在手术治疗前，α 受体阻断药的应用一般不得少于 2 周，并进正常或含盐较多的饮食（心力衰竭者除外），以使原来缩减的血容量恢复正常。虽然酚苄明作用时间较长，仍宜用到手术前 1 日为止，以免手术时出现血压骤升。术前 β 受体阻断药不必常规应用，如患者有心动过速或心律失常则需采用。在用 β 受体阻断药之前，必须先用 α 受体阻断药使血压下降，如单独用 β 受体阻断药，则由于阻断 β 受体介导的舒血管效应而使血压升高，甚而发生肺水肿，尤其是分泌肾上腺素为主的患者。

切除嗜铬细胞瘤有一定危险性，必须在富有经验的外科医师和麻醉师主持下施行。在麻醉诱导期，手术过程中，尤其在接触肿瘤时，可出现急骤血压升高和（或）心律失常。对血压骤增者，可采用速效的 α 受体阻断药酚妥拉明静脉推注，继之以静脉滴注或用硝普钠静脉滴注。对心律失常者，可用 β 受体阻断药或其他抗心律失常药，如利多卡因等。肿瘤被切除后，血压一般降至 90/60mmHg。如血压低，周围循环不良，表示血容量不足，应补充适量全血或血浆，必要时也可静脉滴注适量去甲肾上腺素，但不可用缩血管药来代替补充血容量。

嗜铬细胞瘤切除后，血压多能恢复正常，但在手术后第 1 周，血压仍可偏高，同时尿、血儿茶酚胺也可偏高。其原因可能为手术后的应激状态，或是患者原来体内储存的儿茶酚胺较多，因此在手术后 1 个月左右，根据血压状态和血、尿儿茶酚胺，方能更准确地判断治疗效果。小部分患者手术后仍有高血压，可能因合并原发性高血压，或儿茶酚胺长期增多损伤血管所致。由于嗜铬细胞瘤有可能为多发性或复发性，故术后应随访观察。

恶性嗜铬细胞瘤的治疗较困难，一般对放疗和化疗不敏感，可用抗肾上腺素药做对症治疗。链佐星（链脲霉素）治疗的效果不一。也可用酪氨酸羟化酶抑制药 α- 甲基间酪氨酸阻碍儿茶酚胺的生物合成。^{131}I-MIBG 治疗可获一定效果，用后血压可下降，儿茶酚胺的排出量减少。已发生转移的恶性嗜铬瘤的预后不一，重者在数月内死亡，少数可活 10 年以上，5 年生存率约为 45%。转移最常见的部位为骨骼、肝、淋巴结、肺，其次为脑、胸膜、肾等。

【预防调护】

1. 预防　保持心情开朗愉悦，饮食有节，注意养生保护阴精；保证充足的睡眠，注意劳逸结合。保持心情愉快，增强战胜疾病的信心；饮食以清淡易消化为宜，多吃蔬菜、水果，忌烟酒、油腻、辛辣之品，少食海腥发物，虚证眩晕者可配合食疗，加强营养；眩晕发作时应卧床休息，闭目养神，少做或不做旋转、弯腰等动作，以免诱发或加重病情；重症病人要密切注意血压、呼吸、神志、脉搏等情况，以便及时处理。

2. 调护　加强锻炼，注意营养，增强体质。注意思想修养，陶冶情操，避免恶性的精神和环境刺激。对已发厥证者，要加强护理，密切观察病情的发展、变化，采取相应措施救治。患者苏醒后，要消除其紧张情绪，针对不同的病因予以不同的饮食调养。所有厥证患者应严禁烟酒及辛辣香燥之品，以免助热生痰，加重病情。

十八、库欣综合征

库欣综合征（Cushing syndrome）又称皮质醇增多症，是一组因下丘脑 - 垂体 - 肾上腺（HPA）轴调控失常，肾上腺皮质分泌过多糖皮质激素而导致的以向心性肥胖、满月脸、多血质外貌、紫纹、高血压、继发性糖尿病和骨质疏松等症状为表现的临床综合征，包括垂体或者垂体外分泌 ACTH 的肿瘤，肾上腺皮质肿瘤或者结节以及外源性糖皮质激素过多。库欣综合征可在任何年龄发病，但多发于 20 － 45 岁，成人多于儿童，女性多于男性，男女比例为（1：3）～（1：8）。

【分类与病因】

库欣综合征按其病因可分为促肾上腺皮质激素（ACTH）依赖性和非依赖性两大类。临床上以垂体 ACTH 瘤致库欣综合征常见。

1. ACTH 依赖性库欣综合征　指下丘脑 - 垂体或垂体以外的某些肿瘤组织分泌过量 ACTH 和（或）促肾上腺皮质激素释放激素（CRH），引起双侧肾上腺皮质增生并分泌过量的皮质醇，包括垂体性库欣综合征即库欣病（Cushing's disease）、异位 ACTH 综合征和异位 CRH 综合征。最常见的为库欣病，由垂体分泌过量 ACTH 引起，占库欣综合征的 65% ～ 75%。异位 ACTH 综合征指垂体以外的肿瘤组织分泌过量的有生物活性的 ACTH 或 ACTH 类似物，刺激肾上腺皮质增生，使之分泌过量皮质醇、盐皮质激素及性激素所引起的一系列症状，约占库欣综合征的 15%。国外文献报道最多见的病因为肺部或支气管肿瘤，约占 50%。异位 CRH 综合征是由于肿瘤异位分泌 CRH 刺激垂体 ACTH 细胞增生，ACTH 分泌增加。ACTH 依赖性库欣综合征由于过量 ACTH 的长期刺激，双侧肾上腺皮质多呈弥漫性增生，主要引起肾上腺束状带细胞增生肥大。

2.ACTH 非依赖性库欣综合征　指肾上腺皮质肿瘤或增生导致自主分泌过量皮质醇，主要为肾上腺皮质腺瘤和腺癌，分别占库欣综合征的 10% 和 6%，而且多为单侧。双侧肾上腺皮质腺瘤罕见，可为一侧优势一侧为无功能腺瘤，也可为两侧皆为功能性腺瘤。肾上腺皮质腺瘤或癌自主分泌过量的皮质醇引起血皮质醇升高，使下丘脑 CRH 和垂体 ACTH 细胞处于抑制状态，血中 ACTH 水平通常较正常减低，腺瘤以外同侧肾上腺及对侧肾上腺皮质萎缩。肾上腺皮质结节样增生少见，仅占 1% 以下，包括原发性色素沉着结节性肾上腺皮质病（primary pigmented nodular adrenocortical disease，PPNAD），促肾上腺皮质激素非依赖性大结节样肾上腺增生（AIMAH）和抑胃肽依赖性库欣综合征。PPNAD 是一种罕见的库欣综合征类型，此病以双侧肾上腺皮质多发性自主分泌的色素沉着结节伴结节间皮质组织萎缩为特征。促肾上腺皮质激素非依赖性大结节样肾上腺增生发病率低，双侧肾上腺呈皮质结节样增生，目前病因虽未完全明确，有库欣综合征的典型临床表现，大剂量地塞米松抑制试验（HDDST）不能被抑制，血浆 ACTH 水平低，大多数检测不到。CT 或 MRI 提示双侧肾上腺显著增大，可见单一或多个大结节。碘化胆固醇同位素扫描证实双侧肾上腺皮质功能亢进。

3.儿童库欣综合征　较少见，男女儿童发病率相等，10 岁以上患儿多为增生，小于 10 岁者多为肿瘤，异位 ACTH 综合征罕见。除库欣综合征临床症状外，常可见生长发育受到抑制，生长缓慢，骨骼发育延迟。腺瘤和癌肿患者尚可有糖皮质激素过多伴雄激素过多体征，生长过速，且可出现男性化征象，如面部痤疮、多毛、性早熟等。

【临床表现】

库欣综合征主要是由于皮质醇长期分泌过多引起的蛋白质、脂肪、糖类、电解质代谢紊乱，并可干扰多种其他激素的分泌。库欣综合征的临床表现有多种类型。①典型病例：表现为向心性肥胖、满月脸、多血质、痤疮、紫纹、血压增高、月经失调、性功能障碍等。多为垂体性库欣病、肾上腺腺瘤、异位 ACTH 综合征中的缓进型。②重型：主要特征为体重减轻、摄食减少、高血压、重度低血钾性碱中毒、水肿、肌无力，多为迅速进展的异位 ACTH 综合征、肾上腺癌肿。③早期病例：以肥胖为主，向心性不够显著，血压稍高，一般情况较好，尿游离皮质醇稍增高，小剂量地塞米松试验可有一定程度的抑制。④年龄较大以并发症为主就诊者，如心力衰竭、脑卒中、病理性骨折、精神症状或肺部感染，库欣综合征易被忽略。⑤成年男性出现女性化，或女性明显男性化应怀疑肾上腺癌。

1.脂代谢紊乱　多数患者为轻到中度肥胖，主要由于血皮质醇水平升高引起脂肪代谢紊乱、体内胰岛素抵抗引起能量代谢异常所致。初发患者可表现为均匀肥胖，但随着病程进展，由于糖皮质激素引起血糖升高继发高胰岛素血症，使胰岛素敏感区脂肪堆积，肥胖多呈向心性分布。典型的向心性肥胖是指头面部、颈后部、锁骨上窝及腹部脂肪沉积增多，但四肢（包括臀部）正常或消瘦，呈现特征性的满月脸、鲤鱼嘴、水牛背、锁骨上窝脂肪垫和悬垂腹，而四肢相对瘦小。

2. **蛋白质代谢障碍** 皮质醇促进蛋白质分解加速，合成减少，因此机体长期处于负氮平衡状态。表现为面部红润，皮肤菲薄，皮下毛细血管清晰可见，呈多血质面容。皮肤弹力纤维断裂，形成宽大、梭形的紫色裂纹。紫纹多见于腹部、大腿内外侧、臀部等处，与皮肤张力增加、蛋白质过度分解有关。典型的紫纹对库欣综合征的诊断有一定的价值。

3. **糖代谢异常** 糖尿病的发病率较正常人群高，多为隐性糖尿病。高皮质醇血症使糖异生作用增强，并可对抗胰岛素降血糖的作用，引起糖耐量异常，胰岛素相对不足。部分患者可出现多饮、多尿、多食。

4. **高血压** 糖皮质激素有保钠排钾作用，使机体总钠量明显增加，血容量扩张，通过激活肾素 - 血管紧张素系统，增强心血管系统对血管活性物质包括儿茶酚胺、血管加压素和血管紧张素 II 的正性肌力和加压反应，抑制血管舒张系统，使得血压上升并有轻度水肿。约80% 库欣综合征患者有高血压症状。高血压通常为持续性，收缩压和舒张压均有中度升高。

5. **性功能改变** 库欣综合征患者性腺功能均明显减退。因其不仅直接影响性腺，还对下丘脑 - 垂体的促性腺激素分泌有抑制作用。在女性可引起痤疮、多毛、月经稀少、不规则甚至闭经、不育；男性可有阳痿、性欲减退、睾丸缩小变软等。

6. **肌肉骨骼** 四肢肌肉可有萎缩。晚期多见骨质疏松，患者可有明显的骨痛、骨折等。X 线平片可见脊椎压缩性骨折，多发性肋骨骨折与糖皮质激素抑制骨基质蛋白质形成、增加胶原蛋白分解、抑制维生素 D 的作用、减少肠道钙吸收、增加尿钙排泄等有关。

7. **造血系统改变** 皮质醇刺激骨髓造血，红细胞计数和血红蛋白含量升高，加之患者皮肤菲薄，故呈多血质外貌。糖皮质激素可破坏淋巴细胞和嗜酸粒细胞，并使中性粒细胞释放增多，故血中中性粒细胞增多而淋巴细胞和嗜酸性粒细胞减少。

8. **电解质及酸碱平衡紊乱** 明显的低血钾性碱中毒，主要见于异位 ACTH 综合征、重型库欣病、肾上腺皮质癌，有关机制为具盐皮质激素活性的去氧皮质酮、皮质酮产生过多，以及皮质醇分泌量过高，超过了肾远曲小管上皮细胞中 2 型 11β- 羟基类固醇脱氢酶（11β-OHSD2）将皮质醇转变为无活性皮质素的能力，于是皮质醇作用于盐皮质激素受体（MR）使其激活，发挥储钠、排钾、泌氢效应。也有认为异位 ACTH 综合征中高 ACTH 可抑制 11β-OHSD2 的活性。患者尿皮质醇 / 皮质素代谢物比值升高可作为佐证。

【诊断】

库欣综合征的临床表现多样，有些患者仅表现为不典型和孤立的症状，诊断较难。美国内分泌协会推荐，对于出现与年龄不相符的症状（如高血压、骨质疏松）的患者，出现多种和进行性发展的症状提示库欣综合征可能的患者，身高百分位数减低而体重增加的儿童，合并肾上腺意外瘤的患者应筛查是否存在库欣综合征。对怀疑库欣综合征的患者做出临床决策涉及两个阶段。第一阶段是明确患者是否存在库欣综合征。如果答案为"是"，第二阶段是明确库欣综合征的病因。值得注意的是，在评估前首先应询问详细的病史和进行全身体检，了解有无酒精和外源性糖皮质激素药物应用史（口服、肠外、吸入或表面）。

　　库欣综合征的定性诊断美国内分泌协会指南推荐进行以下试验中的一种作为初步实验室检查：24 小时尿游离皮质醇测定（至少 2 次）、午夜唾液皮质醇（2 次）、1mg 地塞米松抑制试验（DST）和低剂量地塞米松抑制试验（2mg/d，48h）。目前尚没有高度特异性的检查方法，初期检查结果正常可基本排除库欣综合征，无须进一步检查。对高度怀疑库欣综合征的患者，应同时进行两项试验。

【治疗】

　　库欣综合征的治疗策略取决于其病因，ACTH 依赖的皮质醇增多症（库欣病）首选经蝶垂体腺瘤切除术，不能手术或手术失败者行垂体放疗、双侧肾上腺切除术或药物治疗。原发性肾上腺增生、腺瘤或癌肿则首选肾上腺病变切除，无法切除者予以药物治疗。

　　1. 库欣病的治疗　本病治疗的目标包括临床症状的改善，生化指标恢复正常，病情长期控制无复发。

　　（1）经蝶垂体手术：包括垂体腺瘤切除术或部分垂体切除术，大多数库欣病为单一分泌 ACTH 的腺瘤引起，极少数为垂体弥漫性增生。该手术的并发症主要为尿崩症和垂体功能减退，其发生率与垂体切除的多寡密切相关，尿崩症可为暂时的，也可为持久性的。

　　（2）放射治疗：传统的分次照射疗法作为主要治疗，成年患者缓解率介于40%～60%，18 岁以下儿童患者的效果较佳，奏效也较快，往往在 12 个月内缓解率达80%。放疗作为经蝶手术未获预期效果的补充治疗，成人缓解率可达 80% 以上，儿童可全部缓解。垂体功能减退为放疗的主要不良后果，生长激素缺乏尤为多见，儿童患者需密切观察，一旦出现及时用生长激素治疗。立体定向放疗中应用较多的为伽马刀疗法，自从高分辨力的磁共振显像问世后，定位更为精确，一般只需给予一次照射，既可作为垂体 ACTH瘤的主要治疗，也可作手术后的辅助治疗。

　　（3）双侧肾上腺切除术：为迅速控制高皮质醇血症的有效方法，采用微创肾上腺切除术可减少手术本身给患者带来的损伤。术后因永久性肾上腺皮质功能减退需终身进行糖皮质激素和盐皮质激素替代治疗。由于术后存在发生 Nelson 综合征的危险，仅推荐垂体手术失败或垂体手术复发的库欣病患者才考虑行双侧肾上腺切除术。

　　（4）药物治疗：通过控制下丘脑 - 垂体的 ACTH 合成和分泌、阻断在肾上腺异常表达的受体、抑制肾上腺糖皮质激素的合成，以及阻断外周糖皮质激素的效应等来发挥作用，作为控制高皮质醇血症的有效选择。

2. **肾上腺腺瘤的治疗**　引起库欣综合征的肾上腺腺瘤需行患侧腺瘤手术摘除。腺瘤及下节肾上腺癌手术前对患者的评估参阅垂体手术前有关事项。随着腹腔镜手术的广泛开展，已成为单侧肿瘤的手术选择，较传统的开腹手术可以减少术后的住院时间。在切除高功能分泌的肾上腺组织后，由于垂体受到长期抑制，往往出现 1～2 年的肾上腺皮质功能不全期。下丘脑-垂体-肾上腺轴功能的恢复是个连续动态的过程，肾上腺肿瘤切除后 ACTH 水平最先逐渐上升，皮质醇水平在相当长一段时间内处于较低的水平；之后，ACTH 水平逐步升高至超过正常，同时不断刺激萎缩的肾上腺皮质；经数月后萎缩的肾上腺皮质功能得到恢复，皮质醇分泌升高至正常，继而 ACTH 也降至正常范围。随着影像学技术的提高，意外发现的肾上腺部位的肿瘤越来越多，通常对于意外瘤的处理原则是首先判定其有无分泌功能，若有分泌功能，应行手术切除，以避免今后可能引起的内分泌紊乱。其次，可根据肿瘤体积的大小来决定是否进行手术。通常体积较大（直径＞ 3cm）的肿瘤恶性可能性较大，应行手术切除，而体积较小又无分泌功能的肿瘤可随访观察，但上述两点均非绝对。

十九、克兰费尔特综合征

克兰费尔特综合征（Klinefelter syndrome）又称"先天性曲细精管发育不全综合征"，系克兰费尔特（Klinefelter）于 1942 年首先描述。患者有类无睾身材、男性乳房发育、小睾丸、无精子及尿中促卵泡素增高等特征，1959 年 Jacobs 等发现本病患者的染色体为 47XXY，因此本病又称为 47XXY 综合征。

除典型的 47XXY 核型外，近年来文献又报道其他几种不典型核型和嵌合体核型，如 48XXXY，49XXXXY，49XXXYY 等，其中 80% 核型为 47XXY。各种染色体核型有两个共同特点：一是至少有一个 Y 染色体；二是比正常男性多 1 个或 1 个以上 X 染色体。

本病的发病率占新生男婴的 1/1000，智能低下小儿为一般人群的 5 倍，在不育男性中占 3%，在精子减少和无精症中占 5%～10%。

【病因与发病机制】

本综合征的原因是由于父母的生殖细胞在减数分裂形成精子和卵子的过程中，性染色体发生不分离现象所致。患者母亲年龄越大，染色体不分离的频率也越高，可能与卵细胞衰老、着丝点纵裂动力的减弱或纺锤丝迷向的缘故有关。受精卵发育过程中有丝分裂不分离则形成各种嵌合型。某些化学物质是引起细胞染色体异常的诱变剂，丝裂霉素 C 是一种染色体断裂剂，导致染色体结构畸变和微核增多；乙醇在肝内转变为乙醛，进而引起染色体不分离，可引起某些个体二倍体细胞增多并产生微核，可能导致生殖腺内产生染色体数目异常的配子，提示易感人群饮酒可能导致子代发生克兰费尔特综合征。

各种核型均有 Y 染色体，无论 X 染色体的数目增加到多少，只要有 Y 染色体就决定其表现型为男性。其短臂上存在的基因在胚胎的极早期即决定着原始性腺向睾丸发育，过多的 X 染色体削弱了 Y 染色体对男性的决定作用，抑制了睾丸曲细精管的成熟，促使其发生退行性变，曲细精管发生纤维化、透明变性及阻塞，睾丸变得小而硬。因此生殖细胞对卵泡刺激素无反应，无精子产生，反馈性引起卵泡刺激素分泌增高。由于间质细胞功能被抑制，睾酮生成及分泌减少，反馈性引起促黄体激素代偿性增高。促黄体激素分泌增多刺激间质细胞，使雌二醇及其前体物质的分泌增多。雌二醇 / 睾酮比值不同程度地增高，使患者产生不同程度的乳腺过度发育及女性化。额外的 X 染色体可使患者出现男性乳房发育，X 染色体数目愈多，智力障碍和躯体畸形程度愈严重，男性化障碍程度更明显，睾丸曲细精管玻璃样变性、间质纤维化增生亦愈重。X 染色体可能通过控制细胞雄激素受体的数量而影响男性生殖器官的发育。

【临床表现】

典型的 Klinefelter 综合征约占本病的 80%，青春发育期前，缺乏临床表现，少数患者学习成绩较差，青春发育期可能延迟 1 ～ 2 年，其后可出现以下临床表现。

1. 症状和体征

（1）男性表现型：睾丸小而硬，体积仅为正常人的 1/3 或长度小于 2cm，曲细精管退行性变，患者无精子而不育。

（2）男性第二性征发育差，半数以上患者乳房女性化，皮肤细嫩，声音尖细，肌容量减少，易于肥胖，无胡须，体毛少，阴毛分布如女性，龟头小，性功能低下。

（3）患者身材高，四肢长，下半身长于上半身，指距小于身高，提示骨骼比例异常不是单纯雄激素不足造成的，而雄激素不足者指距大于身高。

（4）部分患者有轻、中度智力发育障碍、精神异常或精神分裂症倾向，拒绝社会活动，常不能坚守工作岗位。

（5）可伴有其他疾病，如肺部疾病（肺气肿、慢性支气管炎）、骨质疏松症、血栓栓塞、静脉曲张、糖尿病、心血管疾病、原发性甲状腺功能减退、乳腺癌、胸部肿瘤及各种自身免疫性疾病。

2. 实验室检查

（1）血清睾酮水平：可降低或正常，由于患者性激素结合球蛋白（SHBG）升高，因此总血浆睾酮可在正常范围，但具有生物活性的游离睾酮下降。

（2）促性腺激素（FSH 及 LH）：青春期前正常，一般 11 岁后升高，青春期后明显升高。

（3）黄体生成素释放激素（LHRH）兴奋试验：呈正常或活跃反应。

（4）绒毛膜促性腺激素（hCG）兴奋试验：睾酮的升高较正常人差。

（5）精液检查：精液中无精子或少量畸形精子。

（6）口腔黏膜涂片性染色质：阳性，克兰费尔特综合征出现 X 染色质的机会增多，超过 20% 的细胞有 Barr 小体。

（7）染色体核型分析：外周血淋巴细胞染色体核型检查为 47XXY。

（8）SRY 基因检测：用 PCR 法可测得患者 SRY 基因为阳性。

【治疗】

对雄性激素缺乏者需要用雄激素替代治疗，但不宜应用于儿童，因为早期应用雄激素可促使骨骺过早闭合，影响儿童的生长发育，所有雄激素仅仅适用于青春期后（一般从 12 — 14 岁开始），促进第二性征的成熟，恢复性功能，改善精神状态，使患者可以有较好的社会生活适应能力，但是不能恢复生精能力。

替代治疗虽然无助于生育，但长期乃至终身给予雄激素替代治疗仍然是十分必要的。补充雄激素后，血睾酮水平升高，雌二醇水平亦升高，其原因可能为雄激素在外周组织转化为雌激素所致。一般认为雄激素替代治疗时不一定诱发或加重男子乳房女性化发育。

对于有性格变化的患者，雄激素治疗时应从小剂量开始，逐渐加量，以防患者出现寻衅攻击行为。雄激素能引起前列腺增大，目前尚无诱发前列腺癌的证据。雄激素不能改观女性型乳房，为了外观或心理因素，可以考虑切除乳腺。克兰费尔特综合征患者乳腺癌的风险增加 20 ～ 50 倍，建议每月进行乳房自我检查。

对于无精症的生精问题，目前尚无有效的方法来治疗，雄激素补充治疗不能解决生育问题。文献报道少部分 Klinefelter 综合征患者能从其睾丸活检组织中提取精子，通过细胞质内单精子显微注射技术（ICSI）将单个精子直接注入卵母细胞细胞质内以治疗不育，其后代绝大多数具有正常的染色体核型（46XX 或 46XY），也可能出现 47XXY 或 47XXX 核型，必须在种植胚胎前和出生前做遗传学检测，鉴别出染色体异常的受精卵，种植高质量的胚胎，发现胎儿染色体异常则应及时终止妊娠。

二十、生长激素释放抑制激素瘤

生长激素释放抑制激素瘤（somatostatinoma）是一种罕见的综合征，首例报道于 1979 年。当肿瘤释放的激素进入血液循环时，出现以糖尿病、胆石症及脂肪泻为特征的临床表现。

生长激素释放抑制激素瘤主要发生于胃肠道和胰腺，偶然也可发生于肺、肾等其他脏器。十二指肠和胰腺为好发部位。肿瘤可为局限性或浸润性，组织学证实为中度分化的胰岛 D 细胞癌，免疫组化表明全部或大部分肿瘤细胞质内有生长激素释放抑制激素（somatostatin，SS）。功能性生长激素释放抑制激素瘤所分泌的 SS 可抑制胆囊运动并对腺垂体、胰岛等内分泌细胞功能和外分泌功能均有抑制作用。无功能性生长激素释放抑制激素瘤可无临床症状或仅表现为梗阻症状。当 SS 同时抑制胰岛素和胰高血糖素时，可导致轻度糖尿病。当 SS 对消化道功能产生抑制作用时，可出现胆石症、脂肪泻、消化不良、低胃酸。其他的临床表现还有偶尔发生的低血糖、阵发性头痛、心动过速、皮肤潮红、贫血等。发生于十二指肠的生长激素释放抑制激素瘤偶尔可成为上消化道出血的原因之一。

生长激素释放抑制激素瘤的诊断主要依据胰腺肿瘤的发现，患者血中 SS 水平明显升高，可达 9000 ～ 13 000pg/ml，血中降钙素也可升高。生长激素释放抑制激素瘤虽然多属恶性，但生长缓慢，病程可长达十年。手术切除为首选的治疗方法。然而，由于此病缺乏特异性症状，常在影像学检查时偶然发现。诊断时多数已属晚期，故部分病例难以手术切除。可予生长抑素类似物以缓解症状和抑制其转移灶的生长。必要时也可进行化疗。

二十一、甲状腺毒症

甲状腺毒症是指血液循环中甲状腺激素水平过高，引起神经、循环、消化等系统兴奋性增高和代谢亢进为主要表现的一组临床综合征。常见原因为甲状腺功能亢进症（包括弥漫性毒性甲状腺肿、多结节性毒性甲状腺肿、甲状腺自主高功能腺瘤、碘甲亢、桥本甲亢、新生儿甲亢、垂体 TSH 腺瘤等）；非甲状腺功能亢进类型（亚急性甲状腺炎、无症状甲状腺炎、慢性淋巴细胞性甲状腺炎、产后甲状腺炎、外源性甲状腺激素替代、异位甲状腺激素产生等。

二十二、甲状腺功能亢进症

甲状腺功能亢进症（hyperthyroidism，简称甲亢）系指有多种病因导致体内 TH 分泌过多，引起以神经、循环、消化等系统兴奋性增高和代谢亢进为主要表现的一组疾病的总称。临床上可表现为甲状腺肿大、突眼及疲乏无力、怕热多汗、多食易饥、体重下降、心悸、焦躁易怒、失眠、手和眼睑细颤等症状。甲亢是青中年女性的常见病、多发病，本病病程长，易反复发作，严重影响患者的生活、工作、仪表形象，甚至影响患者的身心健康。随着现代医学的不断研究，对甲亢的认识不断深入，高水平的甲状腺激素可引起甲状腺肿大、突眼、高血糖、骨质疏松、白细胞减少、贫血、肝损害、甲亢性心脏病、失眠、月经失调、不孕不育等疾病，严重危害患者的身体健康，甚至危及生命。近年来，随着人们生活和工作节奏的加快，甲亢的发病率明显升高，具有地域差异，国内对甲状腺功能亢进症的流行病学的调查并不多，近年我国一组流行病学调查表明总发病率为 3%，女性为 4.1%，男性为 1.6%，女性明显高于男性。

本病的病程较长，易于复发，甲亢表现出的甲状腺肿大、突眼、急躁易怒、心慌、失眠等常见症状严重影响患者的仪表形象、生活和工作，甚至给患者的心理造成不良影响。

【病因病机】

甲状腺功能亢进症的发病机制，目前公认本病的发生与自身免疫有关，属于器官特异性自身免疫疾病。它与自身甲状腺炎等同属于自身免疫性甲状腺病。

1. 遗传　本病有显著的遗传倾向，目前发现它与组织兼容性复合体（MHC）基因相关：白种人与 HLA-B8、HLA-DR3、DQA1*501 相关；非洲人种与 HLA-DQ3 相关；亚洲人种与 HLA-Bw46 相关。

2. 自身免疫　GD 患者的血清中存在针对甲状腺细胞 TSH 受体的特异性自身抗体，称为 TSH 受体抗体，也称为 TSH 结合抑制性免疫球蛋白。TRAb 有两种类型，即 TSH 受体刺激性抗体和 TSH 受体刺激阻断性抗体。TRAb 与 TSH 受体结合，激活腺苷环化酶信号系统，导致甲状腺细胞增生和甲状腺激素合成、分泌增加。所以，TSAb 是 GD 致病性抗体。95% 未经治疗的 GD 患者 TSAb 阳性，母体的 TSAb 也可以通过胎盘，导致胎儿或新生儿发生甲亢。TSBAb 与 TSHR 结合占据了 TSH 的位置，使 TSH 无法与 TSHR 结合，所以产生抑制效应，甲状腺细胞萎缩，甲状腺激素产生减少。TSBAb 是自身免疫甲状腺炎导致甲减的原因之一。因为 GD 和 AIT 同属于 AITD，所以 50%～90% 的 GD 患者也存在针对甲状腺炎的其他自身抗体。

Graves 眼病是本病的表现之一，其病理基础是在眶后组织浸润的淋巴细胞分泌细胞因子（干扰素-γ 等）刺激成纤维细胞分泌黏多糖，堆积在眼外肌和眶后组织，导致突眼和眼外肌纤维化。

3. 环境因素　可能参与了 GD 的发生，如细菌感染、性激素、应激等多对本病的发生和发展有影响。

4. 精神因素是甲亢发病的重要诱因　许多研究表明甲亢是一种心身疾病，其发病及病情变化与情绪反应密切相关，而情绪反应的强弱又与患者的心理状况及社会影响因素等有关系。

5. 应激性生活事件对甲亢的影响　有研究表明 Graves 病病人在发病前 90% 以上可查到明显的生活事件应激，大大高于健康人群的生活事件发生率，提示 Graves 病的起病与精神刺激的作用密切相关。

【诊断】

本病的诊断参照《中华人民共和国中医药行业标准——中医病证诊断疗效标准》和《中医内科常见病诊疗指南——西医疾病部分》中甲状腺功能亢进症部分临床表现、诊断等内容，整合其诊断依据如下。

【临床表现】

1. 症状

（1）神经系统：易激动、精神过敏。舌和双手平举向前伸出时有细震颤。多言多动，失眠紧张，思想不集中，焦虑烦躁，多猜疑等，有时出现幻觉，甚至躁狂症，但也有寡言、抑郁者。患者腱反射活跃，反射时间缩短。

（2）高代谢症状：怕热多汗，皮肤、手掌、面、颈、腋下皮肤红润多汗。常有低热，发生甲亢危象时可有高热、心悸、食欲亢进，但体重下降，疲乏无力。

（3）心血管系统：心悸、气促，稍活动则明显加剧，重症患者可有心律不齐，心脏扩大，心力衰竭等。心动过速常为窦性，一般心率在 100 ～ 200/ 分，静息或睡眠时心率仍快，为本病的特征之一。心律失常以早搏最为常见，阵发性或持久性心房颤动和扑动，以及房室传导阻滞等心律失常也可发生。心音增强，心搏动有力，心尖部第一心音亢进，常闻及收缩期杂音，偶闻及舒张期杂音。心脏扩大和充血性心力衰竭多见于年长久病的男性重患。当合并感染或应用 β 受体阻断药时易诱发心力衰竭。可见收缩压升高，舒张压稍低或正常，脉压增大。

（4）消化系统：食欲亢进，体重明显下降，过多甲状腺激素刺激可兴奋肠蠕动以致大便次数增多，有时因脂肪吸收不良而成脂肪痢。甲状腺激素对肝可有直接毒性作用，可致肝大和谷丙转氨酶升高。

（5）血液系统：可见周围血液中白细胞总数偏低，淋巴细胞百分比和绝对值及单核细胞增多，血小板寿命缩短，有时可出现紫癜。由于消耗增加和铁的利用障碍，偶可引起贫血。

（6）运动系统：主要表现为肌肉软弱无力，少数可表现为甲亢性肌病。

（7）生殖系统：女性患者可出现有月经减少，周期延长，甚至闭经，但部分患者仍能妊娠、生育。男性可见阳痿、乳腺发育。

（8）内分泌系统：肾上腺皮质激素功能于本病早期较为活跃，但在甲亢危象时，其功能呈相对减退，甚或不全；垂体分泌促肾上腺皮质激素增多，血浆皮质醇的浓度正常，但其清除率加快，说明其运转和利用增快。

2. 体征

（1）甲状腺肿：多数甲亢患者有甲状腺肿大，为弥漫性对称性肿大，质软，吞咽时上下移动。少数患者的甲状腺肿大不对称，或肿大明显，出现压迫症状。由于甲状腺的血流量增多，故在上下叶外侧可闻及血管杂音，并扪及震颤，尤以腺体上部较明显。甲状腺肿大伴杂音和震颤为本病的一种特殊体征，但应注意与静脉和颈动脉杂音相区别。

（2）眼征：非浸润性突眼：又称良性突眼，占大多数，一般呈对称性，有时一侧突眼先于另一侧。主要是由于交感神经兴奋眼外肌群和上睑肌张力增高所致，主要改变为眼睑及眼外部的表现，球后组织改变不大。眼征有以下几种：①眼裂增宽（Darymple 征）；②少瞬和凝视（Steelwag 征）；③眼球内侧聚合不能或欠佳（Mobius 征）；④眼向下看时，上眼睑因后缩而不能跟随眼球下落（von Graefe 征）；⑤眼向上看时，前额皮肤不能皱起（Joffroy 征）。

浸润性突眼：又称内分泌性突眼、眼肌麻痹性突眼症或恶性突眼，病情较为严重，可见于甲亢不明显或无高代谢症的患者。主要由于眼外肌和球后组织体积增加、淋巴细胞浸润和水肿所致。

（3）皮肤及肢端表现：少数患者有典型对称性黏液性水肿，多见于小腿胫前下段，有时也可见于足背和膝部、面部、上肢，甚至头部。初起时呈暗紫红色皮损，皮肤粗厚，以后呈片状或结节状叠起，最后呈树枝状，可伴发感染和色素沉着。少数患者可有肢端软组织肿胀，呈杆状，掌指骨骨膜下新骨形成，以及指或趾甲的游离边缘部分和甲床分离现象，称为指端粗厚。

【理化检查】

1. 甲状腺功能检查

（1）血清总甲状腺素（TT_4）：在估计患者甲状腺素结合球蛋白（TBG）正常情况下，T_4 的增高提示甲亢。

（2）血清总三碘甲状腺原氨酸（TT_3）：增高幅度大于 TT_4。

（3）血清反 T_3（rT_3）：甲亢时明显增高。

（4）游离甲状腺素 T_4（FT_4）和游离三碘甲状腺原氨酸（FT_3）：FT_4、FT_3 的测定结果不受前述 TBG 的影响，较 TT_4、TT_3 的结果更能正确地反映甲状腺功能状态。甲亢时明显高于正常，尤以 FT_3 的增高更为明显。

（5）促甲状腺激素（TSH）：低于正常。

2. 甲状腺摄 ^{131}I 率　如摄碘率增高，3 小时 > 25%，或 24 小时 > 45%（近距离法），峰值前移可符合本病，但宜做 T_3 抑制试验，以区别单纯性甲状腺肿。

（1）T_3 抑制试验：正常及单纯甲状腺肿时第二次摄碘率明显下降，达 50% 以上。本病及浸润性突眼患者中，TSH 对甲状腺的刺激已为 TSAb 所取代，且不受 T_3、T_4 所抑制，故在服用 $TT_3$20μg 每 8 小时 1 次，持续 1 周后，第二次摄碘率不被抑制后 < 50%。此法对老年冠心病患者不宜使用，以免引起心律失常或心绞痛。

（2）促甲状腺激素释放试验（TRH）兴奋试验：有兴奋反应为正常，如 TSH 接近 0，或用灵敏度较高的免疫测量分析，结果 TSH 低于正常，且不受 TRH 兴奋，可提示甲亢。

3. 甲状腺球蛋白抗体（TGA）和甲状腺微粒体抗体（MCA）

在本病中 TGA 和 MCA 均可阳性，但其滴度远不如慢性淋巴细胞性甲状腺炎高。

在通常情况下，甲亢患者 T_3、rT_3 和 T_4 血浓度升高，尤其是 FT_4、FT_3 更为可靠，T_3 的升高较 T_4 为明显，因而在早期时，T_4 尚未升高超过正常时，T_3、rT_3 已有明确增高，TSH 低于正常仅在较敏感的免疫放射测定中见到。

【诊断要点】

1. 具有甲亢典型症状及体征的患者。

2. 血清总甲状腺素（TT_4）、血清总三碘甲状腺原氨酸（TT_3）、游离甲状腺素 T_4、游离三碘甲状腺原氨酸（FT_3）升高，促甲状腺激素（TSH）水平降低，且对促甲状腺素释放激素（TRH）兴奋试验无反应。

3. 甲状腺摄 ^{131}I 率增高，3 小时 > 25%，或 24 小时 > 45%（近距离法），峰值前移（3

小时的摄 ^{131}I 率为 24 小时的 80% 以上），T_3 抑制试验阴性（不能抑制）。

4. 免疫学检查：甲状腺球蛋白抗体（TGA）和甲状腺微粒体抗体（MCA）的阳性率和滴度可升高，甲状腺刺激性抗体（TSAb）阳性。

【治疗】

甲状腺功能亢进就其治疗，目前仍存在分歧意见，是外科和内科医生主要争论的问题。甲亢的现代治疗主要有三种方法：即抗甲亢药物、放射性碘及手术治疗。手术包括一侧次全切除术，一侧腺叶全切除，对侧腺体大部切除术，甲状腺全切除术。

1. 抗甲状腺药物（ATD）　是甲亢的基础治疗，但是单纯抗甲状腺药物治疗的治愈率仅有 50% 左右，复发率高达 50%～60%。抗甲状腺药物也用于手术和 ^{131}I 治疗前的准备阶段。常用的抗甲状腺药物分为硫脲类和咪唑类两类，硫脲类包括丙硫氧嘧啶（Propylthiouracil，PTU）和甲硫氧嘧啶等；咪唑类包括甲巯咪唑（Methimazole，MMI）和卡比马唑（Carbimazole）等。普遍使用甲巯咪唑和丙硫氧嘧啶。两药比较：甲巯咪唑半衰期长，血浆半衰期为 4～6 小时，可以每天单次使用；丙硫氧嘧啶血浆半衰期为 60 分钟，具有在外周组织抑制 T_4 转换为 T_3 的独特作用，所以发挥作用较甲巯咪唑迅速，控制甲亢症状快，但是必须保证 6～8 小时给药一次。丙硫氧嘧啶与蛋白结合紧密，通过胎盘和进入乳汁的量均少于甲巯咪唑，所以在妊娠伴发甲亢时优先选用。

[适应证]　①病情轻、中度患者；②甲状腺轻、中度肿大；③年龄＜20 岁；④孕妇、高龄或由于其他严重疾病不适宜手术者；⑤手术前和 ^{131}I 治疗前的准备；⑥手术后复发且不适宜 ^{131}I 治疗者。

[不良反应]　①粒细胞减少：抗甲状腺药物可以引起白细胞减少，发生率为 5% 左右，严重者可发生粒细胞缺乏症，发生率 0.37% 左右。主要发生在治疗开始后的 2～3 个月，外周血白细胞低于 $3 \times 10^9/L$ 或中性粒细胞低于 $1.5 \times 10^9/L$ 时应当停药。由于甲亢本身也可以引起白细胞减少，所以要区分是甲亢所致，还是抗甲状腺药物所致。治疗前和治疗后定期检查白细胞是必须的，发现有白细胞减少时，应当先使用促进白细胞增生药。②皮疹：发生率为 2%～3%。可先试用抗组胺药，皮疹严重时应及时停药，以免发生剥脱性皮炎。③中毒性肝病：发生率为 0.1%～0.2%，多在用药 3 周后发生，表现为变态反应性肝炎，转氨酶显著上升，肝脏穿刺可见片状肝细胞坏死，死亡率高达 25%～30%。PTU 还可以引起 20%～30% 的患者转氨酶升高，升高幅度为正常值的 1.1～1.6 倍。另外甲亢本身也有转氨酶增高，所以在用药前需要检查基础的肝功能，以区别是否是药物的不良反应。

[停药指标]　主要依据临床症状和体征。目前认为抗甲状腺药物维持治疗 18～24 个月可以停药。下述指标预示甲亢可能治愈：①甲状腺肿明显缩小；② TSAb（或 TRAb）转为阴性。

2. ^{131}I 治疗

[疗效和不良反应的评价]　治疗机制是甲状腺摄取 ^{131}I 后释放出 β 射线，破坏甲状腺组

织细胞。^{131}I 治疗甲亢已有 60 多年的历史，现已是欧美国家治疗成人甲亢的首选疗法。此法安全简便，费用低廉，效益高，总有效率达 95%，临床治愈率 85% 以上，复发率小于 1%；没有增加患者甲状腺癌和白血病等癌症的发病率；没有影响患者的生育能力和遗传缺陷的发生率；^{131}I 在体内主要蓄积在甲状腺内，对甲状腺以外的脏器，例如心、肝、血液系统等不造成急性辐射损伤，可以比较安全地用于治疗患有这些脏器合并症的重度甲亢患者。

[适应证和禁忌证] 2007 年中华医学会内分泌分科学会和核医学分科学会制定的《中国甲状腺疾病诊治指南》达成了下述共识。

（1）适应证：①成人 Graves 甲亢伴甲状腺肿大Ⅱ°以上；②抗甲状腺药物治疗失败或过敏者；③甲亢手术后复发；④甲状腺毒症心脏病或甲亢伴其他病因的心脏病；⑤甲亢合并白细胞和（或）血小板减少或全血细胞减少；⑥老年甲亢；⑦甲亢合并糖尿病；⑧毒性多结节性甲状腺肿；⑨自主功能性甲状腺结节合并甲亢。

（2）相对适应证：①青少年和儿童甲亢，用抗甲状腺药物治疗失败、拒绝手术或有手术禁忌证；②甲亢合并肝肾等脏器功能损害；③Graves 眼病，对轻度和稳定期的中、重度病例可单用 ^{131}I 治疗甲亢，对病情处于进展期患者，可在 ^{131}I 治疗前后加用泼尼松。

（3）禁忌证：妊娠和哺乳期妇女。

[并发症] ^{131}I 治疗甲亢后的主要并发症是甲状腺功能减退（简称加减）。国外报道甲减的发生率每年增加 5%，5 年达到 30%，10 年达到 40% ～ 70%。国内报道早期甲减发生率约 10%，晚期达 59.8%。核医学和内分泌学专家都一致认为，甲减是 ^{131}I 治疗甲亢难以避免的结果，选择 ^{131}I 治疗主要是要权衡甲亢与甲减后果的利弊关系。由于甲减并发症的发生率较高，在用 ^{131}I 治疗前需要患者知情并签字同意。医生应同时要告知患者 ^{131}I 治疗后有关辐射防护的注意事项。

3. 手术治疗

[适应证] ①中、重度甲亢，长期服药无效，或停药复发，或不能坚持服药者；②甲状腺肿大显著，有压迫症状；③胸骨后甲状腺肿；④多结节性甲状腺肿伴甲亢。手术治疗的治愈率 95% 左右，复发率为 0.6% ～ 9.8%。

[禁忌证] ①伴严重 Graves 眼病；②合并较重心、肝、肾疾病，不能耐受手术；③妊娠初 3 个月和第 6 个月以后。

[手术方式] 通常为甲状腺次全切除术，两侧各留下 2 ～ 3g 甲状腺组织。主要并发症是手术损伤导致甲状旁腺功能减退症和喉返神经损伤，有经验的医生操作时，其并发症发生率为 2%，普通医院条件下的发生率达到 10% 左右。

4. 其他治疗

（1）碘剂：减少碘摄入量是甲亢的基础治疗之一。过量碘的摄入会加重和延长病程，增加复发的可能性，所以甲亢患者应当食用无碘食盐，忌用含碘药物。复方碘化钠溶液仅在手术前和甲状腺危象时使用。

（2）β 受体阻断药：作用机制，①阻断甲状腺激素对心脏的兴奋作用；②阻断外周组织 T_4 向 T_3 的转化，主要在抗甲状腺药物初治期使用，可较快控制甲亢的临床症状。通常应用普萘洛尔每次 10 ～ 40mg，每天 3 ～ 4 次。对于有支气管疾病者，可选用 $β_1$ 受体阻断药，如阿替洛尔、美托洛尔等。

5.Graves 眼病的治疗　GD 的治疗首先要区分病情程度。

（1）轻度 GD 治疗：病程一般呈自限性，无须强化治疗。治疗以局部和控制甲亢为主。①畏光，戴有色眼镜；②角膜异物感，人工泪液；③保护角膜，夜间遮盖；④眶周水肿，抬高床头；⑤轻度复视，棱镜矫正；⑥强制性戒烟；⑦有效控制甲亢是基础性治疗，因为甲亢或甲减都可以促进 GD 进展，所以甲状腺功能应当维持在正常范围之内；⑧告知患者轻度 GD 是稳定的，一般不发展为中度和重度 GD。

（2）中度和重度 GD 治疗：在上述治疗基础上强化治疗。治疗的效果要取决于疾病的活动程度。对处于活动期的病例（CAS ≥ 3 分），治疗可以奏效，例如新近发生的炎症、眼外肌障碍等。相反，对于长期病例、慢性突眼、稳定的复视治疗效果不佳，往往需要做眼科康复手术的矫正。视神经受累是本病最严重的表现，可以导致失明，需要静脉滴注糖皮质激素和眶减压手术的紧急治疗。

1）糖皮质激素：需注意已有甲泼尼龙引起严重中毒性肝损害和死亡的报道，发生率为 0.8%，可能与药物的累积剂量有关，所以糖皮质激素的总剂量不宜超过 4.5 ～ 6.0g。早期治疗效果明显则提示疾病预后良好。

2）放射治疗：适应证与糖皮质激素治疗基本相同，有效率为 60%，对近期的软组织炎症和近期发生的眼肌功能障碍效果较好。糖尿病和高血压视网膜病变者是禁忌证。本疗法可以单独应用或者与糖皮质激素联合使用。联合应用可以增加疗效。

3）眶减压手术：目的是切除眶壁和（或）球后纤维脂肪组织，增加眶容积。适应证：①视神经病变可能引起视力丧失；②复发性眼球半脱位导致牵拉视神经可能引起视力丧失；③严重眼球突出引起角膜损伤。并发症是手术可能引起复视或者加重复视，尤其在手术切除范围扩大者。

4）控制甲亢：近期有 3 项临床研究证实甲亢根治性治疗可以改善 GD 的治疗效果。但是对甲亢做根治性治疗（^{131}I 或者手术切除），还是应用抗甲状腺药物控制目前尚无定论。处于进展期的 GD 患者在糖皮质激素保护下对甲状腺实施 ^{131}I 治疗。甲状腺功能低下可以加重 GD 以前已有报道，所以无论使用何种方法控制甲亢，使甲状腺功能维持正常对 GD 都是有益的。

6.妊娠期甲亢的治疗

（1）抗甲状腺药物治疗：妊娠时可以给予抗甲状腺药物治疗。因为抗甲状腺药物可以通过胎盘影响胎儿的甲状腺功能，尽可能地使用小剂量的抗甲状腺药物实现控制甲亢的目的。首选丙硫氧嘧啶，因该药不易通过胎盘。需要密切监测孕妇的甲状腺激素水平，血清 TT_4、FT_4 应当维持在妊娠期正常范围的上限水平。不主张抗甲状腺药物治疗同时合用 $L-T_4$，因为后者可能增加抗甲状腺药物的治疗剂量。

（2）产后 GD，在妊娠的后 6 个月，由于妊娠的免疫抑制作用，抗甲状腺药物的剂量可以减少。分娩以后，免疫抑制解除，GD 易于复发，抗甲状腺药物的需要量也增加。

（3）手术治疗：发生在妊娠初期的甲亢，经丙硫氧嘧啶治疗控制甲亢症状后，可选择在妊娠 4～6 个月时做甲状腺次全切除。

（4）哺乳期的抗甲状腺药物治疗：因为丙硫氧嘧啶通过胎盘和进入乳汁的比例均少于甲巯咪唑，故丙硫氧嘧啶应当首选，一般认为丙硫氧嘧啶 300mg/d 对哺乳婴儿是安全的。

7. 甲状腺毒症心脏病的治疗

（1）抗甲状腺药物治疗：立即给予足量抗甲状腺药物，控制甲状腺功能至正常。

（2）^{131}I 治疗：经抗甲状腺药物控制甲状腺毒症症状后，尽早给予大剂量的 ^{131}I 破坏甲状腺组织。为防止放射性损伤后引起的一过性高甲状腺激素血症加重心脏病变，给予 ^{131}I 的同时需要给予 β 受体阻断药保护心脏；^{131}I 治疗后 2 周继续给予抗甲状腺药物治疗，等待 ^{131}I 发挥其完全破坏作用；^{131}I 治疗后 12 个月内，调整抗甲状腺药物的剂量，严格控制甲状腺功能在正常范围；如果发生 ^{131}I 治疗后甲减，应用尽量小剂量的 L-T$_4$ 控制血清 TSH 在正常范围，避免过量 L-T$_4$ 对心脏的不良反应。

（3）β 受体阻断药：普萘洛尔可以控制心动过速，也可以用于由于心动过速导致的心力衰竭。为了克服普萘洛尔引起的抑制心肌收缩的不良反应，需要同时使用洋地黄制剂。

（4）处理甲亢合并的充血性心力衰竭的措施与未合并甲亢者相同。但是纠正的难度加大。洋地黄的用量也要增加。

（5）心房纤颤可以被普萘洛尔和（或）洋地黄控制。控制甲亢后可以施行电转律。

【预防和调护】

1. 预防　由于甲亢的发病率近些年出现逐渐增长的趋势，我们应该坚持预防为主，及时做好甲亢疾病的预防工作，我们可从以下几个方面着手。

（1）对于未患病的人群来说，饮食方面，沿海地区应该注意膳食中的含碘量，尽量不使用含碘量高的食物，从根本上防止碘甲亢；内陆地区（缺碘地区）补碘日期应有限制，服用甲状腺片剂也应有时限，坚持每年定期做甲状腺彩超检查，实现甲亢病的早发现早治疗；在生活方面，人们应该坚持积极、乐观的心态面对生活，养成良好的作息习惯，实现劳逸结合，进行必要的体育锻炼，从根本上提高自身的免疫力，及时预防甲亢疾病的发生；人们应该避免压力过大，学会适当放松自己和释放压力，保持身心愉快，减少甲亢疾病的发生率。

（2）对于患有甲亢的病患来说，应该多吃一些蛋白质含量和维生素含量比较高的食物，尽量少吸烟、少喝酒，不要进行剧烈运动，多注意休息，做好身体的调养；另外，病患要积极配合医生治疗，坚持按时服药，学会控制情绪和自我调节，可以适当养花草进行修身养性，还必须坚持劳逸结合，多喝茶，做好治疗后的调养工作。

2. 调护

（1）保持环境安静，避免嘈杂：因患者基础代谢亢进，怕热，应安排通风良好的环境，保持室温凉爽而恒定，使病人得到充分的休息。随时更换浸湿的衣服及床单，防止受凉。

（2）饮食护理：为满足机体代谢亢进的需要，给予高热量、高蛋白、高维生素及矿物质、低纤维素的饮食。两餐之间增加点心。每日饮水 2000 ~ 3000ml。禁止摄入刺激性的食物及饮料，如浓茶、咖啡等。避免服用海带、紫菜、海鱼等含碘高的饮食，少喝可乐、雪碧等产气饮料。

（3）用药护理：不可自行减量或停药，并密切观察药物不良反应，及时处理。

（4）有计划地适量活动：病情轻者可下床活动，以不感到疲劳为度。

（5）心理护理：指导病人自我心理调整，避免感染、严重精神刺激、创伤等诱发因素。避免甲状腺危象发生。

【中医药治疗】

古人早在公元前七世纪就认识到"瘿"的存在，然而古代文献中并没有以"甲状腺功能亢进症"为病名的记载。隋代巢元方的《诸病源候论》首次记载了"瘿病"这一病名，并将其进行分类。后世医家多沿用宋代医家陈无择《三因方》中的五瘿分类法，将"瘿病"分为石、肉、筋、血、气五瘿。

1. 病因病机　中医学认为甲状腺功能亢进症的发病与先天禀赋、饮食劳逸、情志因素相关，与肝脾肾三脏关系密切，患者素性忧郁或患怒伤肝，可致肝气郁结，肝气失于疏泄，横犯脾胃，肝郁则气滞，脾伤则气结，气滞则运化水液无力，脾伤则酿生痰湿，津凝痰聚，壅结颈前而见颈前肿大。气为血之帅，气旺则血行通畅，反之则变生瘀血病变。痰气交阻日久或肾气亏虚，气化无力，气机升降出入失常，血失流畅，脉道滞涩而成瘀；正气衰弱，肾水不足，虚火上乘或肝郁化火，火热内盛，耗伤津液，导致阴虚火旺之候，可见怕热多汗、面赤、眼突、多食易饥、手抖、脉数等症，瘿病日久，在损伤肝肾阴的同时，也可损及心阴，出现心悸、失眠、烦躁等症状。气郁痰结，气痰火瘀交结为患，进而耗气伤阴，以致气阴两虚，表现为消瘦、乏力、心悸、自汗、眼目干涩、心烦少寐等症状。因此本病的病位在肝脾肾，与心相关，病理产物痰湿、瘀血相应而生，兼夹为病。故以疏肝、健脾、补肾、养心、祛痰散结、活血化瘀为治疗大法，根据不同偏向，调整治疗倾向：肝气郁结者宜疏肝理气，肝郁化热者宜解郁清热；脾气亏虚者宜健脾益气，脾阳不足者宜温补脾阳；肾虚偏阳虚者宜温补肾阳，偏阴精亏虚者宜滋阴填精；痰浊阻滞者宜健脾利湿、祛痰散结；血瘀者以气滞为患者宜理气活血化瘀，以气虚为患者宜补气活血；阴虚为主者，宜养阴活血。

2. 辨证施治

（1）阴虚阳亢证

[症状] 急躁易怒、两胁胀痛，颈部（甲状腺）肿大严重，手抖舌颤，面红目赤，口渴

口苦咽干，口臭，喑哑，头晕头痛，消谷善饥，心烦失眠，小便色黄，舌尖红苔黄燥，脉数有力。

临床上，本证常见的相兼证如下。

①肝郁气滞证：甲状腺肿大，质软表面光滑，急躁易怒、两胁胀痛，吞咽不爽，喉间有痰，舌质红，苔白，脉弦数有力。

[治法] 疏肝理气，化痰散结。

[方药] 四逆散。

[加减] 心悸失眠加琥珀（冲）、首乌藤；腹泻、四肢乏力加茯苓、薏苡仁、山药；汗多，消瘦疲乏，舌红少苔，脉细数加沙参、花粉。

②心肝火旺证：甲状腺肿大，面红目赤眼肿，心烦心悸，头晕头痛，手抖舌颤，失眠多汗，口干口苦，小便色黄，舌边尖红，苔黄燥，脉弦数。

[治法] 养心柔肝。

[方药] 天王补心丹、一贯煎加减。

[加减] 耳鸣、腰膝酸软，加女贞子、蔓荆子、何首乌；面赤手抖，加珍珠母、钩藤、煅牡蛎、生地黄、熟地黄、麦冬、黄芩。

③肝胃火旺证：甲状腺肿大，面红目赤，急躁易怒，手抖舌颤，多食善饥，怕热多汗，口臭口干口苦，头晕头痛，消瘦；舌红，苔黄厚燥，脉沉弦数有力。

[治法] 理气活血，养阴清热。

[方药] 龙胆泻肝汤。

[加减] 失眠加酸枣仁（炒）、柏子仁；头晕、手抖加石决明、天麻；眼突加丹参、赤芍。

④肝火犯肺证：干咳、咳时牵引两胁疼痛、急躁易怒、喑哑、手抖、口干口苦、舌淡红苔薄白、脉弦细等。

[治法] 滋阴潜阳，清金制木。

[方药] 百合地黄汤。

（2）气阴两虚证

[症状] 神疲乏力，自汗，急躁易怒，或纳呆，脘腹胀满，肠鸣矢气，或泄泻便不爽等，手抖舌颤，眩晕，耳鸣，五心烦热，两颧赤红，盗汗，腰膝酸软，男子阳痿遗精，女子经少经闭，心烦心悸，潮热盗汗，失眠健忘多梦，腰膝酸软。

此期常见的相兼证如下。

①肝郁脾虚证：急躁易怒与情志抑郁兼见、神疲乏力，自汗，纳呆食少、善太息、胸胁胀闷、便溏、失眠手抖、脉弦细，舌苔白等。

[治法] 疏肝健脾，清热化痰。

[方药] 逍遥丸合香砂六君子汤。

②肝肾阴虚证：急躁易怒，两胁胀痛，手抖舌颤，头晕，五心烦热，耳鸣，颧红盗汗，

腰膝酸软，男子遗精阳痿，女子经少经闭，口干口苦、舌红少苔等。

[治法]　滋补肝肾，镇肝息风。

[方药]　杞菊地黄汤。

[加减]　眼突加石决明、杭菊花；瘿肿加贝母、丹参、僵蚕；男子早泄遗精加知母、黄柏；女子经少加何首乌。

③心肾不交证：心烦心悸，潮热盗汗，失眠健忘多梦，腰膝酸软，头晕耳鸣、乏力、男子遗精阳痿，女子经少经闭，口干、舌红少苔等。

[治法]　交通心肾，育阴潜阳。

[方药]　六味地黄丸合黄连阿胶汤。

（3）阴阳两虚证

[症状]　心悸胸闷，神智昏聩，气短乏力，自汗畏寒或有发热大汗，头晕失眠健忘，四肢厥冷，舌淡红苔薄白，脉沉弱结代。

[治法]　益气敛阴，回阳固脱。

[方药]　生脉饮。

（4）气郁痰阻

[治法]　理气舒郁，化痰消瘿。

[方药]　四海舒郁丸加减。

[加减]　胸闷、胁痛者，加柴胡、郁金、香附，理气解郁；咽颈不适加桔梗、牛蒡子、木蝴蝶、射干，利咽消肿。

（5）痰结血瘀

[治法]　理气活血，化痰消瘿。

[方药]　海藻玉壶汤加减。

[加减]　结块较硬及有结节者，可酌加黄药子、三棱、莪术、露蜂房、山甲片、丹参等，以增强活血软坚、消瘿散结的作用。胸闷不舒加郁金、香附，理气开郁。郁久化火而见烦热、舌红、苔黄、脉数者，加夏枯草、牡丹皮、玄参，以清热泻火。纳差便溏者，加白术、茯苓、怀山药，健脾益气。

（6）肝火炽盛

[治法]　清肝泻火。

[方药]　栀子清肝汤合藻药散加减。

[加减]　肝火亢盛、烦躁易怒、脉弦数者，可加龙胆草、夏枯草，清肝泻火。风阳内盛，手指颤抖者，加石决明、钩藤、白蒺藜、牡蛎，平肝息风。兼见胃热内盛而见多食易饥者，加生石膏、知母，清泄胃热。

二十三、甲状腺功能减退症

甲状腺功能减退症（hypothyroidism），简称甲减，是由多种原因引起的甲状腺素合成、分泌或生物效应不足所致的全身性低代谢综合征，其病理特征是黏多糖组织和皮肤堆积，表现为黏液性水肿。原发性甲减约占99%，而继发性甲减或其他原因引起的甲减只占1%。甲减是常见的甲状腺疾病之一，男女均可发病，而以女性多见，男：女发病比例为1：（4～5），普通人群的患病率为0.3%～0.4%。

【分类】

1. 根据甲减的病因分类

（1）自身免疫损伤：最常见的有自身免疫性甲状腺炎，包括慢性淋巴细胞性甲状腺炎、萎缩性甲状腺炎、产后甲状腺炎及亚急性淋巴细胞性甲状腺炎等。

（2）甲状腺破坏：包括甲状腺次全切除术、垂体或下丘脑肿瘤手术、反射性碘治疗。

（3）抗甲状腺药物：如咪唑类、硫脲类、锂盐。

（4）碘过量：碘过量可引起具有潜在性甲状腺疾病者发生一过性甲减，也可诱发和加重自身免疫性甲状腺炎，如含碘药物胺碘酮可诱发甲减。

2. 根据病变发生的部位分类

（1）原发性甲减（primary hypothyroidism）：是甲状腺腺体本身病变引起的甲减，主要由于甲状腺组织破坏或甲状腺合成甲状腺激素障碍所致，约占全部甲减的99%。其中90%以上原发性甲减是由自身免疫、甲状腺手术和甲亢^{131}I治疗所致。根据临床所见，有因硫脲类抗甲状腺药物、慢性淋巴细胞性甲状腺炎、甲状腺功能亢进症或甲状腺癌行甲状腺大部切除术后、放射性碘治疗后、先天性甲状腺缺如或发育不良、异位甲状腺、侵袭性纤维性甲状腺炎、致甲状腺肿药物引起、先天性甲状腺激素生成障碍、甲状腺转移瘤，以及慢性地方性碘缺乏引起的甲减等。

（2）继发性加减：有些甲状腺的浸润性疾病如结核、结节病梅毒、各种炎症、胱氨酸病及组织细胞增生症等也可引起甲减。

3. 根据患者存在甲状腺肿大与否分类　原发性甲减的病因有：

（1）甲状腺不肿大：①甲状腺先天发育异常，多有家族遗传倾向；②特发性：原因不明，有称是慢性淋巴性甲状腺炎的后期阶段；③甲状腺放射性碘治疗后或甲状腺次全切除术后；④甲状腺部位行放射线照射治疗后，如淋巴瘤或霍奇金病于甲状腺部位的放疗后，10%～30%可引起甲减。

（2）甲状腺肿大：①甲状腺激素合成障碍，是常染色体隐性遗传，占先天性甲减的25%～30%；②由于母体内的碘化物或抗甲状腺药经胎盘传递给患儿而致病；③碘缺乏（＜25μg/d）或天然的致甲状腺肿物质（如木薯）；④药物引起，如硫脲类抗甲状腺药物、氨基水杨酸、碘化物、保泰松等；⑤慢性淋巴性甲状腺炎，此症存在体液和细胞免疫作用异常，多数病人血中有抗甲状腺抗体，患者血中还存在促甲状腺激素结合抑制免疫球蛋白和刺激甲状腺生长的抗体，病人常有甲状腺自身免疫性疾病家族史；⑥产后暂时性甲减，可能是较轻的慢性淋巴性甲状腺炎，多在生产以后 3～6 个月发生甲减，甲状腺轻度肿大；⑦放射性碘治疗后引起的甲减，国外有资料报道在治疗后甲减发生每年递增，其随诊 5 年的发生率为 18%，20 年为 42%。国内也有类似报道，近年国内由于采用小剂量放射性碘治疗，甲减发生率明显减少，多在 10% 以下；⑧甲状腺次全切除后引起的甲减，其发生率国外有资料为 4%～29.7%，北京协和医院术后随诊 5 年发生率为 8.7%。

中枢性甲减（central hypothyroidism，继发性和三发性甲减）：继发性甲减较少见，是由垂体疾病使 TSH 分泌减少引起的，如垂体肿瘤、席汉综合征（见第 2 章二十九）、非肿瘤性选择性 TSH 缺乏、卒中、垂体手术或放射治疗等。三发性甲减十分罕见，系下丘脑产生 TSH 释放激素（TRH）减少，使垂体的 TSH 的分泌不足引起。

TSH 或甲状腺激素抵抗：TSH 抵抗综合征是由于甲状腺对 TSH 不敏感而引起的一种少见的甲减，可能与遗传缺陷有关，即 TSH 受体基因失活性突变或 TSH 信号传导途径异常。甲状腺激素抵抗主要系甲状腺激素受体（TR）基因尤其是 TRβ 基因突变所致，具有家族发病倾向，呈常染色体显性或隐性遗传。

4. 根据甲状腺功能减低的程度分类　临床甲减（clinical hypothyroidism）和亚临床甲减（subclinical hypothyroidism）。

临床甲减：实验室检查表现为血清 TSH 升高和 FT_4 或 TT_4 降低。

亚临床甲减：临床上可无明显甲减表现，血清 TSH 的升高，FT_4 或 TT_4 正常。

（1）甲减的激素变化：T_4 是外周血中甲状腺激素的主要存在形式和 T_3 的主要来源，但 T_3 是生物活性最强的甲状腺激素。测定血清 T_3、T_4 浓度能很好反映甲状腺功能状态。血清中 T_3 仅 5%～20% 由甲状腺直接分泌而来，80% 以上的 T_3 是在外周组织通过 T_4 脱碘而成。因此较重甲减患者的 T_3 和 T_4 均降低，而轻型甲减的 T_3 不一定降低，故诊断轻型甲减时，T_4 比 T_3 敏感。

由于 FT_4 与 FT_3 不受血清中甲状腺激素结合球蛋白（thyroxin binding globulin）变化的影响，故能直接反映甲状腺的功能状态。所以 FT_4 和 FT_3 其敏感性和特异性均明显高于 T_3 和 T_4。甲减的患者一般 FT_3、FT_4 均下降，而轻型甲减、甲减初期多以 FT_4 下降为主。

根据下丘脑 - 垂体 - 甲状腺轴的生理反馈机制，血清 TSH 浓度的变化是反映甲状腺功能的最敏感的指标。TSH 作用于碘代谢的所有环节，它可以促进甲状腺球蛋白水解，碘的转运、活化、酪氨酸的碘化和碘泵活性等。TSH 同时也是合成与分泌 T_3、T_4 的主要调节激素，所以甲状腺功能改变时，TSH 的合成、分泌和血浓度的变化比 T_3、T_4、FT_3、FT_4 更快、更显著。因此血清 TSH 测定是诊断亚临床甲减的最主要指标。

（2）甲减的病理改变：由于病因的不同，甲状腺可表现为缩小、缺如或肿大。甲状腺缺如见于先天性甲状腺未发育、发育不良或异位甲状腺者；甲状腺萎缩表现为甲状腺滤泡及胶质部分或全部消失，出现透明样变的纤维组织。萎缩性甲状腺炎者，早期腺体有大量淋巴细胞、浆细胞浸润，久之滤泡毁坏代以纤维组织，残余滤泡上皮细胞矮小，滤泡内胶质显著减少。放疗和手术后患者的甲状腺也明显萎缩。继发性甲减者常有腺体缩小，滤泡萎缩，上皮细胞扁平，但滤泡腔充满胶质。呆小症者除由于激素合成障碍致滤泡增生肥大外，一切均呈萎缩性改变；甲状腺肿大早期见于甲状腺滤泡细胞增生肥大，胶质减少或消失，病久甲状腺呈结节状，常见于地方性甲状腺肿患者，由于缺碘所致，可见滤泡充满胶质，甲状腺上皮细胞呈扁平状。慢性淋巴细胞性甲状腺炎后期可伴有结节，药物所致甲减者，甲状腺常呈代偿性弥漫性肿大；继发性甲减的甲状腺滤泡细胞数目减少，但有胶质存在，原发甲减患者的垂体前叶增大，甚至呈结节样增生，这是由于甲状腺激素分泌减少以后，反馈至垂体前叶，过多的分泌 TSH 所致。

【临床诊断】

1. 一般表现　易疲劳，怕冷，体重增加，记忆力减退，反应迟钝，嗜睡，精神抑郁，便秘，月经不调，肌肉痉挛等。体检可见表情淡漠，面色苍白，皮肤干燥发凉、粗糙脱屑，颜面、眼睑和手皮肤水肿，声音嘶哑，毛发稀疏、眉毛外 1/3 脱落。由于高胡萝卜素血症，手脚皮肤呈姜黄色。

2. 肌肉与关节　以肌肉乏力、肌肉收缩后迟缓延迟、关节病变为特征，主要表现为肌肉软弱乏力，也可有暂时性肌强直、痉挛、疼痛，嚼肌、胸锁乳突肌、股四头肌和手部肌肉可有进行性肌萎缩。腱反射的弛缓期特征性延长，超过 350ms（正常为 240 ～ 320ms），其中跟腱反射的半弛缓时间延长更为明显。

3. 心血管系统　心肌黏液性水肿导致心肌收缩力损伤、心动过缓、心排血量下降。ECG 显示心动过缓、PR 间期延长、P 波 /QRS 波群 /T 波低平。由于心肌间质水肿、非特异性心肌纤维肿胀、左心室扩张和心包积液导致心脏增大，有学者称之为甲减性心脏病。冠心病在本病中高发。10% 患者伴发高血压。

4. 血液系统　由于下述四种原因易发生不同程度的血液系统疾病。①甲状腺激素缺乏引起血红蛋白合成障碍；②肠道吸收铁障碍引起铁缺乏；③肠道吸收叶酸障碍引起叶酸缺乏；④恶性贫血是与自身免疫性甲状腺炎伴发的器官特异性自身免疫病。

5. 消化系统　厌食、腹胀、便秘是最为常见的胃肠道反应，严重者出现麻痹性肠梗阻或黏液水肿性巨结肠。

6. 内分泌系统　性腺功能减退伴高泌乳素血症是内分泌系统的突出表现。男性出现阳痿和精子缺乏。女性常有月经过多、经期延长或功能性子宫出血，最后可出现闭经和不孕症。约 1/3 患者伴有溢乳，但血泌乳素常不增高，甲减纠正后即可停止。

肾上腺皮质功能一般比正常低，血、尿皮质醇降低，ACTH 分泌正常或降低，ACTH 兴奋反应延迟，但无肾上腺皮质功能减退的临床表现。如原发性甲减伴自身免疫性肾上腺皮质功能减退和 1 型糖尿病，称为多发性内分泌功能减退综合征（Schmidt 综合征）。

长期的原发性甲减患者因甲状腺激素缺乏而垂体 TSH 和 PRL 细胞增生，引起垂体扩大，在此基础上易形成垂体 PRL 瘤或 TSH 瘤。

7. 黏液性水肿昏迷　见于病情严重的患者，多在冬季寒冷时发病。诱因为严重的全身性疾病、甲状腺激素替代治疗中断、寒冷、手术、麻醉和使用镇静药等。临床表现为嗜睡、低体温（＜ 35℃）、呼吸徐缓、心动过缓、血压下降、四肢肌肉松弛、反射减弱或消失，甚至昏迷、休克、肾功能不全危及生命。

【相关检查】

1. 激素水平、功能试验及抗体检测

（1）血清 TSH：血清 TSH 是最有用的检测指标，对甲减诊断有极重要意义。原发性甲减，TSH 升高是最敏感和最早期的诊断指标；垂体性或下丘脑性甲减，根据下丘脑 - 垂体病情轻重，TSH 可正常、偏低或明显降低；周围性甲减，TSH 一般高于正常范围。

（2）血清甲状腺激素（T_3、T_4）：不管何种类型甲减，血清 TT_4 和 FT_4 减低是临床甲减诊断必备的条件。血清 TT_3、FT_3 在轻症患者可在正常范围，在严重患者降低。T_4 降低而 T_3 正常可视为早期甲减的表现。但是，部分患者血清 T_3 正常而 T_4 降低，也可能是甲状腺在 TSH 刺激下或碘不足情况下合成生物活性较强的 T_3 相对增多，或周围组织中的 T_4 较多地转化为 T_3 的缘故。此外，在严重疾病且甲状腺功能正常的病人及老年正常人中，血清 T_3 可降低，故 T_4 浓度在诊断上比 T_3 浓度更为重要。由于总 T_3、T_4 受 TBG 的影响，故测定 FT_3、FT_4 比 TT_3、TT_4 更敏感、准确。亚临床型甲减患者仅有血清 TSH 升高，TT_4 或 FT_4 正常。

（3）反 T_3（rT_3）：在甲状腺性及中枢性甲减中降低，在周围性甲减中可能增高。

（4）甲状腺摄碘率实验（RAIU）：在甲减的评估中常不需要。使用放射性碘来评估甲状腺功能的实验，主要取决于甲状腺本身功能减退程度。如果饮食中碘的摄入量相对较高，就减少了放射碘的摄取剂量，并且同一个体每天的碘摄入量也是变化的，低甲状腺摄碘率就会使得这项实验的诊断价值降低。当甲减主要是由于甲状腺激素的合成障碍，而不是由甲状腺细胞的破坏所导致的甲状腺代偿性增大造成时，甲状腺摄碘率很可能是正常，甚至是升高的。

（5）促甲状腺激素释放激素兴奋试验（TRH 兴奋试验）。原发性甲减基础 TSH 升高，TRH 刺激后 TSH 升高更明显；垂体性（继发性）甲减基础 TSH 正常、偏低或偏高，TRH 刺激后血中 TSH 不升高或呈低（弱）反应，表明垂体 TSH 贮备功能降低；下丘脑性（三发性）甲减基础 TSH 正常或偏低，在 TRH 刺激后 TSH 升高，并呈延迟反应。

（6）甲状腺自身抗体测定：血清抗甲状腺球蛋白抗体（TGAb）、抗甲状腺过氧化物酶抗体（TPOAb）阳性，提示甲减是由于自身免疫性甲状腺炎所致。

2. 生化检查和其他检查

（1）血红蛋白及红细胞有不同程度降低，多表现为轻、中度正常细胞性正常色素性贫血、小细胞低色素性贫血、巨幼细胞贫血。

（2）生化检查：血清胆固醇明显升高，三酰甘油增高，LDL-C 增高，HDL-C 降低，同型半胱氨酸增高，血清 SGOT、磷酸肌酸激酶（CPK）、乳酸脱氢酶（LDH）增高。

（3）糖耐量试验：呈低平曲线，胰岛素反应延迟。

（4）心电图：示低电压、窦性心动过缓、T 波低平或倒置，偶有 P-R 间期过长（A-V 传导阻滞）及 QRS 波时限增加。

（5）X 线检查：骨龄的检查有助于呆小病的早期诊断。X 线片上骨骼的特征为成骨中心出现和成长迟缓（骨龄延迟）；成骨中心骨化不均匀、呈斑点状（多发性骨化灶）；骨骺与骨干的愈合延迟。胸部 X 线可见心脏向两侧增大，可伴心包积液和胸腔积液。

（6）心脏超声检查：示心包积液，治疗后可完全恢复。

（7）必要时做垂体增强磁共振，以除外下丘脑垂体肿瘤。

（8）脑电图检查。某些呆小病者脑电图有弥漫性异常，频率偏低，节律不齐，有阵发性双侧 Q 波，无 α 波，表现脑中枢功能障碍。

【治疗】

本病一般不能治愈，需要终身替代治疗。

1. 甲状腺制剂终身替代治疗　临床上常用有两种制剂。

（1）甲状腺片：其所含甲状腺激素来源于动物甲状腺，与人的甲状腺比较，动物甲状腺中 T_3 所占比例较大，现已少用。

（2）左甲状腺素钠：它在外周组织脱碘，产生足量的 T_3 满足生理需要，是治疗甲减的理想制剂，现已成为治疗甲减的首选药物。而且左甲状腺素钠的半衰期长达 7 天，吸收相对缓慢，不必分次服，即使漏服 1 天也无多大影响，可以于漏服的次日加服 1 天的剂量。从小剂量开始服用，一般每日维持量为 100～150μg。

2. 黏液水肿性昏迷的治疗　黏液性水肿昏迷是原发性甲减的一种罕见但非常严重的表现，多见于年龄较大且长期未进行规范治疗的老年患者。值得一提的是，出现黏液性水肿昏迷常表示甲减引起了严重的生理失代偿。昏迷大多在寒冷季节发病，受寒及感染是最常见的诱因，其他如创伤麻醉镇静药使用等也可诱发。嗜睡、认知功能障碍、精神病及体温过低（常 < 33℃）是黏液性水肿昏迷的标志特征，同时可伴有低钠血症、肺通气不足及心动过缓等，常危及患者生命。因此对有长期甲减病史的老年患者，一旦出现嗜睡或体温过低情况，一定要高度警惕黏液性水肿昏迷的发生，及时进行处理。

（1）补充甲状腺激素。首选 T_3 静脉注射，如无注射剂可予片剂鼻饲，患者清醒后改为口服。

（2）保温、供氧、保持呼吸道通畅，必要时行气管切开、机械通气等。

（3）氢化可的松每日 200 ～ 300mg，持续静脉滴注，患者清醒后逐渐减量。

（4）根据需要补液，但是入水量不宜过多。

（5）控制感染，治疗原发疾病。

黏液水肿性昏迷是长期重度甲减的最终结局，常出现在老年患者中，易发生在冬季，致死率很高。发生黏液水肿性昏迷时，患者常伴有低体温，最低可至 23℃，还常会伴发心动过缓及血压过低。但此时如果患者存在反射亢进，那么典型临床表现，深腱反射的延迟在此时可能会消失。患者在昏迷期间，也可能会发作癫痫。目前，黏液水肿性昏迷的发病机制还不清楚，但是有一些因素能预示病情向黏液水肿性昏迷发展，比如，暴露在寒冷的环境中、创伤、使用中枢神经系统镇静药及麻醉药等。对于机制，可能是肺泡换气不足至 CO_2 潴留，最终导致昏迷，另外类似于血管升压素（AVP）分泌不当时出现的稀释性低钠血症，也可能是导致患者发生黏液水肿性昏迷的原因。

3. 亚临床甲减的处理　患病率随年龄增长而增高，女性多见。超过 60 岁的妇女中患病率可以达到 20% 左右。本病一般不具有特异的临床症状和体征。

因为本病主要依赖实验室诊断，所以首先要排除其他原因引起的血清 TSH 增高。① TSH 测定干扰。被检者存在抗 TSH 自身抗体可以引起血清 TSH 测定值假性增高；②低 T_3 综合征的恢复期，血清 TSH 可以增高至 5 ～ 20mU/L。机制可能是机体对应激的一种调整；③中枢性甲减的 25% 病例表现为轻度 TSH 增高 5 ～ 10mU/L；④肾功能不全，10.5% 的终末期肾病患者有 TSH 增高。可能与 TSH 清除减慢、过量碘摄入、结合于蛋白的甲状腺激素的丢失有关；⑤糖皮质激素缺乏可以导致轻度 TSH 增高；⑥生理适应，暴露于寒冷 9 个月，血清 TSH 升高 30% ～ 50%。

亚临床甲状腺功能减退定义为 T_3 和 T_4 正常，而 TSH 轻微高于正常值范围，通常介于 5 ～ 10mU/L。亚临床甲减是一种生化指标上的诊断，其特点是正常 FT_4 伴有升高的 TSH，患者可有（或无）甲减相关的临床症状。在一项包含 107 例患者（＞ 55 岁）的前瞻性研究中，初始 TSH 为 10 ～ 15mU/L 的患者与进展为显著性甲减有着强烈的相关性。甲状腺过氧化物酶抗体滴度升高时也可增加进展为甲状腺功能减退的危险度，即使是 TSH ＜ 10mU/L 也有相应的风险。因此，应该对以下人群考虑甲状腺素治疗：初始 TSH ＞ 10mU/L 甲状腺过氧化物酶抗体滴度升高有提示甲减的相应症状且 TSH 在 5 ～ 10mU/L 以及妊娠或计划妊娠的女性。

亚临床甲减引起的血脂异常可以促进动脉粥样硬化的发生、发展。部分亚临床甲减发展为临床甲减。亚甲低治疗指征：①甲状腺过氧化物酶抗体阳性（TPOAb）；② TPOAb 阴性，血清 TSH ＞ 10mU/L，需用左甲状腺素（L-T_4）治疗；③ TPOAb 阴性，血清 TSH ＜ 10mU/L，需根据其他体征，包括高胆固醇血症、甲状腺肿大、妊娠等，选择药物治疗；④医源性甲状腺功能减低症：包括放射碘治疗、甲状腺手术后发生甲减，需要用 L-T_4 治疗。治疗原则主要有：改善临床症状；控制血脂水平，避免血脂异常的继续进展导致心血管损害；预防亚临床甲

减向临床甲减进展；妊娠患者需要保护胎儿的神经发育。对于高胆固醇血症、血清 TSH >
10mU/L 的患者需用左甲状腺素（L-T$_4$）治疗。

4. 妊娠合并甲减的处理 临床甲减患者生育能力减低。妊娠期母体甲减与妊娠高血压、
胎盘剥离、自发性流产、胎儿窘迫、早产以及低出生体重儿的发生有关。亚临床甲减的妊娠
并发症尚无足够的临床资料。

近年来，妊娠早期母体亚临床甲减对胎儿脑发育第一阶段的影响备受关注。在胎儿甲
状腺功能完全建立之前（即妊娠 20 周以前），胎儿脑发育所需的甲状腺激素全部来源于母体，
母体的甲状腺激素缺乏可以导致后代的神经智力发育障碍。

【中医药治疗】

在中医学中"甲状腺功能减退症"无对应专属病名，由于甲减临床多表现为畏寒、乏力、
面色苍白、记忆力减退、思维迟钝、性欲减退，严重者甚至出现黏液水肿等，故多归属于中
医"虚劳""虚损""水肿""五迟"等范畴。《金匮要略·血痹虚劳病脉证并治》首先提出虚
劳病名。中医学认为虚损为五脏精气亏虚不足之病证。《素问·玉机真脏论》对心、肺、肝、
肾、脾五脏之虚证描述为："脉细、皮寒、气少、泄利前后，饮食不入，此谓五虚。"《素问·宣
明五气》曰"久视伤血，久卧伤气，久立伤骨，久行伤筋"，此五劳所伤亦对应心、肺、脾、
肾、肝五脏之虚损。《证治汇补·虚损》云"虚者，血气之空虚也；损者，脏腑之损坏也"，
亦论述了虚损的病机。

本病病位主要在脾肾二脏，病机关键在于气虚和阳虚。气是构成人体和维持人体生命
活动的最基本物质，具有活力很强且不断运动着的特性，对人体生命活动有推动、温煦、固摄、
气化等作用。人体的气包括先天之精气，后天水谷之精气及自然界的清气。在气的生成过程
中，脾胃的运化功能尤其重要，人体完全依赖脾胃的收纳和运化功能，才能对饮食物进行消
化、吸收，把其中的营养物质化为水谷精气以供养生命活动。而先天之精气，必须依赖于
水谷精气的充养，才能发挥其生理效应。故而脾病则气虚，人体生命活力减低而发为本病。
总结其病因大概可以归纳为禀赋不足、体质薄弱，或病久失养、积劳内伤，渐致阳气亏损，
脏腑气血生化不足所致。

1. 辨证论治 甲减临床表现多以虚为主，然根据患者病程的长短，体质的不同，又可
见虚中夹实，虚实夹杂。甲减早期多为肝郁及脾，治以疏肝解郁。中期表现为脾阳虚弱，气
血不足，治以补脾益气，升清举阳。晚期为肾阳虚衰，水湿内停，治以温肾助阳。

（1）脾气亏虚证

[治法] 健脾益气。

[方药] 四君子汤加减。人参 9g，白术 9g，茯苓 9g，炙甘草 6g。

[加减] 若乏力较重时，加仙鹤草、大枣以益气；若气虚下陷脱肛者，可合用补中益气
汤以补中益气升阳；若脘腹胀满，食少纳呆者，可加用炒麦芽、砂仁、鸡内金，健脾助运，

和胃消导；若气虚便秘，临厕努挣者，可合用黄芪汤加减以益气通便；若肢体肿胀者，可加用薏苡仁、泽泻，健脾渗湿，利水消肿。若气虚、气机不畅、气滞于胸、而见胸闷者，可加瓜蒌、薤白，宽胸理气；若脾气亏虚、运化失职、水湿内蕴、日久成痰、痰凝颈前而见颈前肿大者，可加浙贝母、夏枯草等，化痰散结。

（2）肾气不足证

[治法]　益气补肾。

[方药]　金匮肾气丸加减。干地黄 24g，山药 12g，山茱萸 12g，泽泻 9g，茯苓 9g，牡丹皮 9g，桂枝 3g，附子 3g。

[加减]　若畏寒肢冷者，加用肉桂以温补阳气；若夜尿多者，可加用金樱子以助固摄之功；若男子滑精、早泄者，可加莲须、龙骨、牡蛎，固肾涩精止遗；若女子月经淋漓不尽者，加用黄芪以补气摄血。

（3）脾肾阳虚证

[治法]　温补脾肾。

[方药]　甘草干姜汤合金匮肾气丸加减。炙甘草 12g，干姜 6g，干地黄 24g，山药 12g，山茱萸 12g，肉桂 9g，泽泻 9g，茯苓 9g，黄芪 9g。

[加减]　若便秘者，可合用济川煎加减以温阳通便，肉苁蓉甘咸多汁质润，加大肉苁蓉的用量，常可取得满意的疗效；若寒凝气滞、腹痛较甚者，可加肉桂、木香，温中行气止痛；若阳痿者，加用淫羊藿、巴戟天，增强温补肾阳之功。

（4）阳虚水泛证

[治法]　温阳利水。

[方药]　真武汤加减。茯苓 9g，芍药 9g，生姜（切）9g，白术 6g，附子 1 枚（炮，去皮，破八片）9g。

[加减]　若水气上犯心肺而咳者，可加五味子、细辛、干姜，温肺止咳；若下利甚者，去芍药，加煅牡蛎，涩肠止利。本证若出现昏迷，中医优势略显不足，多采用西医治之。

（5）痰瘀互结证

[治法]　温补阳气，化痰活血。

[方药]　二陈汤合桃红四物汤加减。半夏 15g，橘红 15g，白茯苓 9g，甘草（炙）6g，生姜 7 片，乌梅 1 个，当归 15g，川芎 8g，桃仁 9g，红花 6g，黄芪 12g，炙甘草 6g。

[加减]　若脾虚食少纳呆者，加砂仁以温中化湿行气；若胸闷不舒者加香附、郁金，理气化痰。

本病是以气虚、阳虚为主的慢性虚损性疾病，气虚而推运血行无力，致血脉瘀滞，形成瘀血；阳虚不能温煦血脉，致血脉凝滞，形成瘀血；久病入络，故临床多见伴有瘀血的病变，因此对于上述各证型伴见舌质紫暗，或见瘀点瘀斑，脉涩或结代，及兼见其他瘀血证候者，均酌情加入川芎、桃仁、红花、牛膝、当归、乳香、没药等活血化瘀药物。

【预后及转归】

新生儿或幼年甲减由于先天性甲状腺发育不全或甲状腺素合成障碍，影响患儿的脑、骨骼发育及机体的生长发育，预后不佳；成人甲减的预后取决于起病的缓急和病情轻重。病情轻者经中西药治疗，症状和体征可有不同程度的改善和缓解，但常需终身服药；病情重者可死于甲减危象。

【预防调护】

1. 预防

（1）在地方性甲状腺肿流行区应坚持食用碘化盐，对孕妇尤需供应足量的碘化物。

（2）开展新生儿甲减的筛选工作，并及时进行治疗。

（3）对成人甲亢患者治疗时，必须掌握抗甲状腺药物的剂量和疗程，以免药物过量。

（4）应用放射性 ^{131}I 治疗甲亢时，应恰当掌握剂量。

（5）施行甲状腺切除手术时，应慎重考虑适应证及其切除范围。

（6）及时诊治具有甲减倾向的慢性淋巴细胞性甲状腺炎。

（7）确诊本病后，除积极治疗外，并注意调整精神、饮食、起居。

2. 调护

（1）避风寒，适寒温。虚劳过程中，感受外邪，耗伤正气，通常是病情恶化的重要原因；而虚劳病人由于正气不足，卫外不固，又容易招致外邪入侵，故应注意冷暖，避风寒，适寒温，尽量减少伤风感冒。

（2）调饮食，戒烟酒。人体气血全赖水谷以资生，故调理饮食对虚劳至关重要。一般以富于营养，易于消化，不伤脾胃为原则。对辛辣厚味，过分滋腻、生冷之物，则应少食甚至禁食。吸烟嗜酒有损正气，应该戒除。

甲减忌食食物：忌食各种容易引起甲状腺肿大的食物，如木薯、卷心菜、白菜、油菜、核桃等，忌食富含胆固醇食物，如奶油、动物内脏等。

甲减宜选食物：因缺碘引起的甲减，可选紫菜、海带、碘盐等，炒菜时需要注意，碘盐不宜加入沸油中，以免碘挥发而降低碘浓度；蛋白质可选用蛋类、乳类、各种肉类、鱼肉等，植物蛋白可互补，如各种豆制品、黄豆等。

（3）慎起居，适劳逸。生活起居要有规律，做到动静结合，劳逸适度。根据自己体力的情况，可适当参加户外散步，气功锻炼，打太极拳等活动。病情轻者，可适当安排工作和学习。适当节制房事。

（4）舒情志，少烦忧。过分的情志刺激，易使气阴伤耗，是使病情加重的重要原因之一。而保持情绪稳定，舒畅乐观，则有利于虚劳的康复。

二十四、Graves 病

Graves 病（简称 GD）又称毒性弥漫性甲状腺肿或 Basedow 病，是一种伴甲状腺激素（TH）分泌增多的器官特异性自身免疫病，临床表现并不限于甲状腺，而是一种多系统的综合征，包括高代谢症候群、弥漫性甲状腺肿、眼征、皮损和甲状腺肢端病。由于多数患者同时有高代谢症和甲状腺肿大，故称为毒性弥漫性甲状腺肿，又称 Graves 病。

诊断标准：①甲亢诊断明确；②甲状腺弥漫性肿大（少数病例可无肿大）；③眼球突出和其他浸润性眼征；④胫前黏液性水肿；⑤ TRAb、TSAb、TP 结缔组织病阳性。

以上标准中①、②项为必备条件，③、④、⑤为诊断辅助条件。

二十五、慢性淋巴细胞性甲状腺炎

慢性淋巴细胞性甲状腺炎（CLT）又称桥本甲状腺炎（HT），或桥本病，是一类常见的自身免疫性甲状腺疾病（AITDs），是原发性甲状腺功能减退症的最主要原因。在 20 世纪 50 年代，Fromm（1953）发现患者血清中丙种球蛋白值增高，Roitt 等（1956）在患者血清中检出了甲状腺自身抗体，提出本病可能为一种自身免疫反应的结果，以后慢性淋巴细胞性甲状腺炎又称为自身免疫性甲状腺炎。

本病患者的甲状腺组织有淋巴细胞浸润、纤维化、间质萎缩及腺泡细胞的嗜酸性变，又称为慢性淋巴细胞性甲状腺炎。慢性淋巴细胞性甲状腺炎是一种器官特异性自身免疫病，发病机制尚未完全阐明，可能是在遗传易感性的基础上，出现先天性免疫监视缺陷，造成免疫功能紊乱，产生针对甲状腺的体液免疫和细胞免疫反应，致使甲状腺滤泡上皮破坏而致病，自身免疫反应的强度与病情密切相关。

慢性淋巴细胞性甲状腺炎为甲状腺炎中最常见的一种类型，占甲状腺疾病的 7.3% ～ 20.5%，其临床表现为甲状腺肿大，部分患者伴甲状腺功能异常，尤以原发性甲状腺功能减退症（简称甲减）多见。近年来本病的发病率有上升趋势。

【发病机制】

慢性淋巴细胞性甲状腺炎为一种典型的器官特异性自身免疫性疾病，发病机制尚未完全阐明。其发病机制可能是由于抑制性 T 淋巴细胞功能障碍所致 T 辅助细胞与 B 淋巴细胞相互作用，针对甲状腺成分产生抗体（TGAb、TMAb），继而通过抗体依赖细胞介导的细胞毒作用和 NK 细胞介导的细胞毒作用导致甲状腺细胞破坏。慢性淋巴细胞性甲状腺炎患者甲状腺组织受自身免疫反应破坏，腺泡萎缩，淋巴细胞浸润及部分结缔组织增生，甲状腺激素分泌不足，最终导致不同程度的甲减表现。

富碘地区慢性淋巴细胞性甲状腺炎的发病率明显高于缺碘地区，对缺碘地区补碘后慢性淋巴细胞性甲状腺炎的发病率也明显上升。我国自从 1996 年开始实行加碘盐后也有同样情况出现。实验研究结果显示，碘过量时可对遗传易感动物细胞株引起甲状腺炎；同样约 50%BB 鼠的甲状腺组织内出现淋巴细胞浸润、Tg 抗体升高。有研究认为过量碘可以增加甲状腺球蛋白的抗原性。核辐射可能也是慢性淋巴细胞性甲状腺炎的一个致病因素。乌克兰核电站核泄漏事故后，受到核辐射的儿童中慢性自免疫性甲状腺炎的发病率明显增加，但是具体发病机制尚未清楚。此外硒缺乏、感染也是其中的重要环境因素。

【病理】

甲状腺腺体表面苍白，切面均匀呈分叶状，无坏死。甲状腺整个或局部腺体内、间质内可出现弥漫性淋巴细胞、浆细胞等炎症细胞浸润，并形成生发中心淋巴滤泡；纤维增生；滤泡细胞萎缩或增生；细胞质呈嗜酸性变性。

【临床症状】

一般甲状腺呈对称性肿大、无疼痛、质地较坚韧，表面凹凸不平，肿大程度各种各样、从轻微到巨大至压迫气管等周围器官。也有少数患者由于病情发生急性变化，出现疼痛，有时伴有短暂的甲状腺毒症。约 10% 慢性淋巴细胞性甲状腺炎患者是萎缩性甲状腺炎，并一直被认为是甲状腺肿大型甲状腺炎的终末期，但是近年的研究结果则发现其可能与 TSH 受体非依赖性的甲状腺生长阻断抗体以及 TsBAb 的存在有关，个别患者由于血清中 TsBAb 与甲状腺刺激抗体（TsAb）交替出现，引起 Graves 病与萎缩性甲状腺炎在同一患者中交替变化。

本病多数患者的甲状腺功能正常，也有相当部分患者具有亚临床甲状腺功能减退，但是进展缓慢，每年以 5% 进展为显性甲状腺功能减退症，故也称为潜在性自身免疫甲状腺炎。

此外，一些患者可出现甲状腺相关性眼病，占到甲状腺功能正常甲状腺相关性眼病的大部分。但是本病患者则较少出现局部胫前黏液性水肿。

【诊断与鉴别诊断】

有甲状腺自身抗体（TPOAb、TgAb、TsBAb）阳性或甲状腺肿大（弥漫性、质地坚韧）的患者，无论其甲状腺功能如何，均可疑为本病，同时可进行超声波等进一步检查，必要时也可作细针细胞穿刺活检。

【治疗】

大多数慢性自身免疫性甲状腺炎患者甲状腺功能正常、甲状腺肿大也较轻微，所以无须治疗。对于明显甲状腺功能减退者，应该使用甲状腺素激素制剂替代治疗。年龄大的患者、特别是伴有心血管疾病的患者应从小剂量开始治疗。亚急性甲状腺功能减退症患者中 TSH > 10mU/ L 时，80% 另将发展成明显的甲状腺功能减退症，故也应予以替代治疗。

对于甲状腺肿大者，可以短期（6 个月）使用甲状腺素激素制剂予以抑制治疗，以抑制 TSH，缩小甲状腺肿。但由于甲状腺素激素制剂的种种不良反应，以及疗效的不确定性，一般不常规或长期使用。少数压迫气管以及周围器官的巨大甲状腺肿，以及个别患者出现甲状腺肿伴持续疼痛时，使用药物治疗后无效，可施以手术治疗。

【中医治疗】

正气不足是本病发生的内在因素，贯穿于本病发展的始终；正气不足贯穿于整个慢性淋巴细胞性甲状腺炎的始终，是本病发生的内在依据。中医普遍认为本病主要因正气不足，加之外邪入侵等因素有关。临床上早期除甲状腺肿大外，往往还见有身倦乏力、胸闷不舒、大便不调等肝郁脾虚的证候，而且脾气不足的表现尤为突出。除甲状腺肿大之临床病理表现外，全身乏力乃是其首要的主要症状。在本病的中期及后期，可出现甲状腺弥漫性、对称性肿大、气短乏力、面色少华、不耐疲劳、自汗出、纳差等症状，部分病人还可见肢体肿胀、面色萎黄、肢寒、水肿等。

情志内伤是本病发生的主要因素。本病乃因情志不畅致肝失条达，气机郁滞，气郁化火，甚至心火亦亢，表现为机体代谢功能亢进，肝郁乘脾，脾胃虚弱，甚则脾肾亏虚，出现机体代谢功能减低。病理机制乃因气滞、血瘀、痰浊交集于颈而成瘿肿。

本病的发病与痰及瘀血密切相关。根据慢性淋巴细胞性甲状腺炎的临床表现，结合中医文献描述，认为本病属"石瘿"范畴，其病机与气血凝滞有关，其发生是由于五脏瘀血、浊气和痰凝所致，并认为本病初起属实证，病久则表现为虚证。陈实功认为："瘿瘤之证，乃五脏瘀血、浊气、痰滞而成。"沈金鳌认为乃因"气血凝滞"，宗"结者散之"治则，以活血软坚之法治之。

1. 气郁痰阻证

[治法] 理气舒郁，化痰消瘿。

[方药] 四海舒郁丸加减。青木香 15g，陈皮、海蛤粉各 9g，海带、海藻、昆布、海螵蛸各 60g。

[加减] 胸闷、胁痛者，加柴胡、郁金、香附，理气解郁。咽颈不适加桔梗、牛蒡子、木蝴蝶、射干，利咽消肿。

2. 痰结血瘀证

[治法] 理气活血，化痰消瘿。

[方药] 海藻玉壶汤加减。海藻 30g，昆布 15g，贝母 15g，半夏 10g，青皮 6g，陈皮 10g，当归 15g，川芎 10g，连翘 10g，甘草 6g。

[加减] 结块较硬及有结节者，可酌加黄药子、三棱、莪术、露蜂房、穿山甲片、丹参等，

以增强活血软坚、消瘿散结的作用。胸闷不舒加郁金、香附，理气开郁。郁久化火而见烦热、舌红、苔黄、脉数者，加夏枯草、牡丹皮、玄参，清热泻火。纳差便溏者，加白术、茯苓、怀山药，健脾益气。

3.肝火炽盛证

[治法] 清肝泻火。

[方药] 栀子清肝汤合藻药散加减。

[加减] 肝火亢盛、烦躁易怒、脉弦数者，可加龙胆草、夏枯草，清肝泻火。风阳内盛，手指颤抖者，加石决明、钩藤、白蒺藜、牡蛎，平肝息风。兼见胃热内盛而见多食易饥者，加生石膏、知母，清泄胃热。

4.肝肾阴虚证

[治法] 滋养阴精，宁心柔肝。

[方药] 天王补心丹加减。

[加减] 肝阴亏虚、肝经不和而见胁痛隐隐者，可仿一贯煎加枸杞子、川楝子养肝疏肝。虚风内动，手指及舌体颤动者，加钩藤、白蒺藜、白芍药，平肝息风。脾胃运化失调致大便稀溏，便次增加者，加白术、薏苡仁、怀山药、麦芽，健运脾胃。肾阴亏虚而见耳鸣、腰酸膝软者，酌加龟甲、桑寄生、牛膝、菟丝子，滋补肾阴。病久正气伤耗、精血不足而见消瘦乏力，妇女月经少或经闭，男子阳痿者，可酌加黄芪、山茱萸、熟地黄、枸杞子、制首乌等，补益正气、滋养精血。

【预后及转归】

瘿病的各种证候之间有一定的关系。痰结血瘀常为气郁痰阻的进一步发展，肝火旺盛及心肝阴虚分别概括瘿病中火旺及阴虚的两种证候，但因火旺及阴虚二者在病理上常相互影响，临床症状上常相兼出现。

瘿病的预后大多较好。瘿肿小、质软、治疗及时者，多可治愈。但瘿肿较大者，不容易完全消散。若肿块坚硬、移动性差而增长又迅速者，则预后严重。肝火旺盛及心肝阴虚的轻、中症患者，疗效较好；重症患者则阴虚火旺的各种症状常随病程的延长而加重和增多，在出现烦躁不安、高热、脉疾等症状时，为病情危重的表现。

【预防调护】

保持精神愉快，防止情志内伤，以及针对水土因素，注意饮食调摄，是预防瘿病的两个重要方面。在容易发生瘿病的地区，可经常食用海带，以及采用碘化食盐（食盐中加入万分之一的碘化钠或碘化钾）预防。

二十六、甲状腺相关眼病

甲状腺相关眼病，又称内分泌突眼或 Graves 眼病，根据病情的轻重又分为非浸润性突眼和浸润性突眼。为弥漫性甲状腺肿伴甲状腺功能亢进症中的特殊表现之一。其发病机制尚未完全阐明，突眼的发病目前认为和自身免疫因素有关，是细胞免疫和体液免疫联合作用的结果。它为成年人发病较高的眼眶疾病之一，女性多于男性。患者通常伴有甲状腺功能亢进，但少数患者的甲状腺功能可以正常或减低。

临床表现：本病起病可急可缓，可为双侧，也可为单侧。起病时与甲状腺功能并无一定的相关关系，症状出现与高代谢症候群的先后也无相关性，还可出现在甲亢的治疗过程中。在甲亢的治疗过程中，抗甲状腺药物的用量过大，甲状腺激素水平下降过低，同时又未及时加用甲状腺激素制剂常是突眼加重的原因。部分患者在手术治疗或放射性碘治疗后也会出现突眼加重，可能与甲状腺抗原物质释放增多有关。美国甲状腺协会将 Graves 病眼部病变分类如表 2-15 所示。

表 2-15 美国甲状腺协会对 Graves 病眼部病变的简略分类

分类	症状和体征
0	无症状和体征
1	有眼征，限于上眼睑挛缩，凝视，眼睑滞后，突眼度可至 22mm，无症状
2	软组织受累，有症状和体征
3	突眼度 > 22mm
4	眼外肌受累
5	角膜受累
6	视力丧失

非浸润性突眼占本病的大多数，一般为双眼突出，有时为单侧突眼，患者无自觉症状。浸润性突眼相对少见，患者突眼度多在 19～20mm 以上，伴有眼球胀痛、畏光、流泪、视力减退、眼肌麻痹、眼球转动受限，出现斜视、复视。严重时球结膜膨出、红肿而易感染；由于眼睑收缩、眼球突出，眼裂不能关闭，角膜暴露，引起角膜干燥，发生炎症，继之溃疡，并可继发感染，甚至角膜穿孔而失明。少数患者由于眶内压力增高，影响了视神经的血流供应，而引起一侧或双侧视盘水肿、视神经炎或球后视神经炎，甚至视神经萎缩，视力丧失。单侧突眼，尤其无明显甲亢者诊断时应注意除外眶内或颅内肿瘤，以及某些局部病变引起之突眼，如球后出血、海绵窦或眼静脉血栓形成等。超声、CT、MRI 检查示眼外肌的肿胀、血清 TRAb 阳性以及抑制的 TSH 水平有助于内分泌突眼的诊断。

【西医治疗】

非浸润性突眼一般无须特殊处理，随着甲亢的控制突眼会有所缓解。对浸润性突眼的甲亢治疗的过程中采用小剂量抗甲状腺药物缓慢控制甲亢症状，同时及时适量地加用甲状腺制剂（每天干甲状腺片 20～40mg，或左旋甲状腺素片 25～50μg）有助于改善突眼的症状。突眼严重者不宜行甲状腺手术治疗，采用放射性^{131}I 治疗也须慎重。突眼者还应注意避免吸烟，吸烟可导致突眼加重。

对于浸润性突眼，治疗如下。

1. 注意眼睛休息，戴深色眼镜避免强光及各种外来刺激　复视者用单侧眼罩减轻复视。睑裂不能闭合者睡眠时用抗生素眼膏并戴眼罩，严重者行眼睑缝合术，以免角膜暴露部分受刺激而发生炎症。突眼严重及视力受到威胁经局部和全身治疗无效时可采用眶内减压手术。有学者主张间歇性眼球后或球结膜下局部注射糖皮质激素及免疫抑制药，对浸润性症状可能获得较好疗效。

2. 全身治疗。①甲状腺激素：用于甲亢治疗过程中及伴有明显突眼者，用量如前述，维持 1～3 年。②免疫抑制药：如糖皮质激素、环磷酰胺、环孢素、硫唑嘌呤、甲氨蝶呤等的应用。糖皮质激素治疗的主要不良反应有库欣综合征、骨质疏松、电解质紊乱、肾上腺皮质功能抑制以及上消化道出血、上腹不适、反酸等消化道反应；环磷酰胺若使用时间较长，用药期间应随访血象；有人认为环孢素与激素合并使用，疗效可得以提高，且又可减少激素用量，易被患者接受。但单用环孢素疗效不如糖皮质激素，与泼尼松联用疗效显著。环孢素对突眼、软组织炎症、眼肌病变、视力减退、复视、视神经损害疗效均可。

3. 生长抑素类似物　奥曲肽和兰瑞肽治疗可使部分浸润性突眼患者突眼程度减轻，其机制为此类制剂可抑制纤维细胞增生和糖胺聚糖的合成，连续治疗均可达 3 个月。

4. 球后放射治疗　应在大剂量糖皮质激素治疗无效或因有禁忌证不能用糖皮质激素时考虑应用。放射线对敏感的淋巴细胞起抑制作用，在上述疗法未能良好奏效时，辅以球后放射治疗对眼部浸润及充血症状可获得较好疗效，但对眼球突出疗效甚微。但也有球后放射治疗疗效不佳的报道。

5. 血浆置换法　可迅速去除血浆中自身抗体，特别对病程较短、眼球突出急剧、有软组织、角膜病变及视力障碍者尤为有效。但此法的疗效为一过性，一般应继以糖皮质激素治疗。血浆置换量每次 2L，计 3～4 次。

6. 外科手术　严重突眼且视力受明显威胁者，可行眼眶内减压手术治疗。在突眼的急性过程稳定以后，由于肌肉的纤维化或挛缩，常遗留复视或跟随的异常，可用手术进行矫正。

【中医治疗】

甲状腺相关眼病属于中医"瘿瘤"继发症的范畴，其主要症状之一是眼球突出，故中医称之为"目珠突出"。

甲状腺相关性眼病类属于中医"目珠突出"或"鹘眼凝睛"或"状如鱼泡证"或称"珠突出眶""肿胀如杯""神目自胀""鱼睛不夜"等。"目珠突出"与"珠突出眶""鹘眼凝睛"三者，均为乌珠突出眶也。表现为气轮怒胀，红赤凝定如鹘鸟之眼的眼病。其状目如赤，绽大胀于睑间不能旋运转动，若庙塑凶神之目；然而有所区别，前二者与鹘眼凝睛证因滞而慢慢胀出者不同。其故不一，有因真元将散，精华衰败，致络脉俱损，痒极揩擦而出者，其人不久必死。有酒醉怒甚及呕吐极而突出者，有因患火证热盛而关格亢极而胀出者，有因怒甚吼喊而突出者，此皆因水液衰少，精血耗损，故脉络涩脆，气盛极火无所从出，出而窍涩，泄之不及，故涌胀而出。亦有因打扑而出者。凡出虽离两睑而脉皮未断者，乘热捺入，虽入脉络损动，终是光损。若突出在睑中而含者，易入，光不损。若离睑脉络皮俱断而出者，虽华佗复生，不能救矣。神目自胀又称神珠自胀证，目珠胀也，有内外轻重不同。若轻则自觉目内胀急不爽，治亦易退。重则自觉胀痛甚，甚则人视其珠，亦觉渐渐胀起者，病亦发见于外已甚。大凡目珠觉胀急而不赤者，火尚微，在气分之间。痛者重，重则变赤，痛胀急重者，有瘀塞之患。瘀滞甚而胀急，珠觉起者，防鹘眼之祸。若目不赤，止觉目中或胀或不胀，时做有止不一者，为火无定位，游客无常之故。有风邪湿热气胜忿郁者，皆有自胀之患，但经血部至于痛者，皆重而有变矣。

1. 瘀血阻络证

[主症] 双目突出，红肿疼痛，畏光多泪，急躁易怒，畏热口苦，两手颤抖，多食易饥，小便短赤，舌质红，苔黄，脉弦数有力。

[治则] 清肝泻火，疏肝明目。

[方药] 龙胆泻肝汤或丹栀逍遥散加减。龙胆草、夏枯草、栀子、黄芩、黄连、赤白芍、生地黄、石决明（另包先煎）、牡丹皮、决明子等。

[加减] 突眼、目赤胀痛甚者，可加羚羊角末（冲服）或加生石膏、知母、黄连等，清泻心胃之火；精神紧张、急躁易怒者，可加牡丹皮、丹参、生龙牡，清心安神；两手颤抖者，可加钩藤、珍珠母，平肝息风。

2. 脾虚湿阻证

[主症] 目突或不突，眼睑水肿，畏光流泪，头晕多梦，乏力多汗，舌质淡胖有齿印，苔腻或浊，脉缓。

[治则] 补脾益气，化痰散结。

[方药] 四君子汤合二陈汤加减。黄芪、党参、白术、茯苓、薏苡仁、砂仁、陈皮、法半夏等。

[加减] 伴有眼肌无力、眼睑下垂者，则重用黄芪 50～100g，加升麻、桔梗；兼见腰膝酸软者，加杜仲、怀牛膝、续断等；胸胁痞闷者，可加郁金、香附、枳壳等理气开郁。

3. 肝肾阴虚证

[主症] 目突，眼易疲劳，目涩，视物不清，头晕目眩，虚烦不寐，腰酸耳鸣，女子月经量少，舌红少苔，脉弦细数。

[治则] 滋补肾阴，养肝明目。

[方药] 二至丸合杞菊地黄丸加减。熟地黄、山茱萸、牡丹皮、女贞子、墨旱莲、枸杞子、菊花、密蒙花、决明子。

[加减] 兼有潮热盗汗，五心烦热，口燥咽干等火旺者，加黄柏、知母等药物；神疲气短者，可加黄芪、党参、太子参、黄精以补气；腰酸膝软、形寒肢冷、脉沉细者，可加仙茅、淫羊藿或用右归丸以温补肾阳。

4. 兼夹证 包括瘀血阻络证和痰浊阻滞证。

（1）瘀血阻络证

[主症] 目珠突出或两眼不等大，视物重影，两黑睛不在平行线上，久久不愈，舌质暗或有瘀斑，脉滑或涩。

[治则] 活血化瘀，散结明目。

[方药] 桃仁红花煎加减。桃仁、赤芍、丹参、法半夏、浙贝母、泽泻、泽兰、益母草。

[加减] 胸胁痞闷者，可加郁金、香附，理气开郁；烦热、目赤、畏光流泪、舌红苔黄、脉弦数者，可加夏枯草、牡丹皮、车前子、川楝子，清热泻火，通络散结；瘀血甚者可加用蜈蚣、水蛭等虫类搜剔之品。

（2）痰浊阻滞证

[主症] 目突或不突，眼睑水肿，畏光流泪，或胫前水肿有积块，苔厚腻或浊，脉滑。

[治则] 化痰散结。

[方药] 二陈汤加减。陈皮、法半夏、白术、茯苓、薏苡仁、白芥子等。

[加减] 伴胸胁痞闷者，可加郁金、香附、枳壳等，理气开郁。胫前水肿有积块、色泽紫暗者，可加毛冬青、益母草等。

本病多因肝郁化火、肝火上逆、痰火结于目致目赤肿痛、目珠突出。病久则气虚无以推动血行，使血滞脉络成瘀，瘀血壅滞于肝窍而致目突难消。所以上述中医证型，不是相互孤立独立存在，它们常相互兼夹，随着变化可以主症次证兼夹移位，治法选方选药当灵活配伍为宜，且病程较长，治疗宜缓图守方。总之，本病标在目，本在肝，与肾、脾有关，病理产物为痰、瘀。早期宜清肝泻火，化痰祛瘀，散结明目；中期宜健脾利湿，活血明目；后期宜滋补肝肾，化痰散瘀。

【预防调护】

1. 预防 多吃一些蛋白质含量和维生素含量比较高的食物，尽量少吸烟、少喝酒，不要进行剧烈运动，多注意休息，做好身体的调养；另外，病患要积极配合医生治疗，坚持按时服药，学会控制情绪和自我调节，可以适当养花草进行修身养性，还必须坚持劳逸结合，多喝茶，做好治疗后的调养工作。

戒烟。吸烟与突眼的发生存在一定关系。甲亢患者中吸烟者较一般人群高 1.5 倍，而在甲状腺相关眼病患者中则高达 2 倍以上。因吸烟者的 IL-1 受体减少，故导致 IL-1 作用增强引起甲状腺相关眼病。

2. 调护　甲状腺相关眼病患者常会出现情绪低落、抑郁等表现。引起患者情绪低落，抑郁的原因很多，主要包括：眼周不适、视力下降、复视、外观改变和对未来的不确定等。甲状腺相关眼病治疗的根本目的是改善患者视功能及颜面部外观，尽可能地恢复患者视功能及外观，所以在记录与评价甲状腺相关眼病患者临床资料时对患者的视功能进行评价的同时还要评估患者的健康相关生活质量。

对于甲状腺相关眼病，长期以来大多数患者更关心疾病本身的严重程度，注重临床指标的检测，而对疾病治疗后患者生活质量的改善程度，却很少关心。对甲状腺相关眼病治疗前后生活质量的改善程度，国外已有相关报道，而国内尚属空白。

二十七、甲状腺结节

甲状腺结节是指甲状腺内可以触及的孤立病灶，或者在超声检查下发现的与周边甲状腺不同的组织。多种甲状腺疾病可表现为甲状腺结节，如自身免疫性甲状腺炎、囊肿、肿瘤、退行性变等。它可以是无功能性的冷结节，也可以是有功能性的自主结节，可以是不伴有甲状腺激素分泌增多的热结节，也可以是伴有甲状腺激素分泌增多的毒性结节。

流行病学研究显示，碘充足地区，有 5% 女性和 1% 男性存在可触及的甲状腺结节。研究表明，甲状腺结节的发病率与患者的年龄、性别、放射线接触史和家族史及其他相关因素有关，有研究表明甲状腺结节的发病率随碘摄入量的减少而增加。甲状腺结节在甲状腺疾病中最常见，良性肿瘤或结节样增生占大多数。对于绝大多数甲状腺良性结节，定期随访观察即可；而绝大部分甲状腺恶性结节需要手术治疗。

【临床表现】

绝大多数甲状腺结节患者没有临床症状，常常是通过体格检查或自身触摸或影像学检查发现。当结节压迫周围组织时，可出现相应的临床表现，如声音嘶哑、憋气、吞咽困难等。合并甲状腺功能亢进时，可出现甲亢相应的临床表现。详细的病史采集和全面的体格检查对于评估甲状腺结节性质很重要。

甲状腺腺体组织分界明显；而甲状腺结节性肿的结节常多发，其包膜较薄且不完整，或包膜厚薄不均，结节周围为弥漫性增生的腺体组织，分界不清。患者多在无意中发现颈部肿物。受累甲状腺叶呈不均匀性肿大，肿物边界清楚，表面光滑，质地柔软，中等硬度，随吞咽运动而上下移动。生长缓慢，有出血时可迅速长大。一般无特殊不适感觉，不痛，部分患者可有压迫症状和吞咽异常的感觉。甲状腺腺瘤和结节性甲状腺肿在临床上都表现为甲状腺结节，很难鉴别。腺瘤一般单发，而结节性甲状腺肿为多发，且多是在弥漫性肿大的甲状腺基础上，形成大小不等的结节。

【甲状腺结节的分类】

1. 结节性甲状腺肿　多种原因导致的甲状腺滤泡上皮细胞增生，如碘过高或过低，使用导致甲状腺肿的食物或药物，甲状腺素合成酶缺陷等。该病发病率高，占普通人群的5%左右，中年女性多见。病程一般较长，临床表现为不同程度的甲状腺肿大，伴有大小不等的结节，结节内可有出血和囊性变。甲状腺功能检查多正常。

2. 毒性结节性甲状腺肿　毒性结节可单发，亦可多发。常见于已有甲状腺肿大者，多年后出现甲亢症状，但甲亢的程度轻，症状不典型。血清甲状腺素水平增高，TSH降低。甲状腺扫描显示"热结节"，结节周围甲状腺组织的摄碘功能可被抑制。

3. 炎性结节　分感染性和非感染性两类。急性化脓性结节临床极为少见，多由于咽部和颈部感染播散所致。临床表现甲状腺局部红肿热痛，伴有发热等全身症状，需抗感染治疗。结核性感染更为罕见。病毒感染后引起的亚急性甲状腺炎属肉芽肿性炎症，甲状腺结节伴疼痛和压痛，质地硬；有发热及甲状腺毒性；红细胞沉降率（血沉）增快，甲状腺摄碘率低。非感染性炎症结节主要为慢性淋巴细胞甲状腺炎所致。临床多无症状，或有甲减症状，结节可单发或多发，质地韧。

4. 甲状腺囊肿　多为结节性甲状腺肿和腺瘤退行性变或陈旧性出血。可分为真性囊肿和假性囊肿。真性囊肿临床少见，占5%（甲状舌管囊肿），囊液清。假性囊肿占95%，囊液呈棕色，内含有血液或巨噬细胞。囊肿与周围边界清楚，核素扫描显示"冷结节"，B超检查可帮助诊断。

5. 甲状腺腺瘤　甲状腺良性肿瘤中以滤泡性腺瘤最多，多为单发,生长缓慢。一般呈圆形，直径在1～3cm，实性，有完整包膜，质地较周围甲状腺组织硬，甲状腺功能检查一般正常。高功能腺瘤（毒性腺瘤）临床少见，肿瘤自主分泌甲状腺激素，不受TSH调节。临床和生化检查符合甲亢的诊断。核素扫描为"热结节"，肿瘤周围组织的摄碘功能被明显抑制。高功能腺瘤极少恶变。

【甲状腺结节的良恶性评估】

1. 甲状腺癌的危险因素　甲状腺结节的检出并不难，重要的是鉴别结节的良恶性质。下述病史和体格检查结果是甲状腺癌的危险因素。①童年期头颈部放射线照射史或放射性尘埃接触史；②全身放射治疗史；③有分化型甲状腺癌（DTC）、甲状腺髓样癌（MTC）或多发性内分泌腺瘤病2型（MEN2型）、家族性多发性息肉病、某些甲状腺癌综合征的既往史或家族史；④男性；⑤结节生长迅速；⑥伴持续性声音嘶哑、发音困难，并可排除声带病变（炎症、息肉等），伴吞咽困难或呼吸困难；⑦颈部有异常淋巴结；⑧结节形状不规则、与周围组织粘连固定；⑨伴颈部淋巴结病理性肿大；⑩年龄＜20岁或＞70岁。

2. 实验室检查

（1）甲状腺功能测定：包括血清 T_3、T_4、FT_3、FT_4、TSH，明确患者有无甲状腺功能亢进或减退，协助明确甲状腺肿瘤性质。

（2）甲状腺球蛋白（Tg）测定：甲状腺球蛋白（Tg）是甲状腺产生的特异性蛋白，由甲状腺滤泡上皮细胞分泌，它不能鉴别甲状腺结节的良恶性，但可用于甲状腺癌术后是否复发或转移的监测。

（3）甲状腺抗体测定：有助于慢性淋巴细胞性甲状腺炎的诊断，部分慢性淋巴细胞性甲状腺炎合并存在乳头状癌或淋巴瘤。

（4）降钙素（CT）测定：降钙素（CT）由甲状腺滤泡旁细胞（C 细胞）分泌。血清 CT > 100pg/ml 提示甲状腺髓样癌（MTC）。血清 CT 升高但不足 100ng/ml 时，诊断 MTC 的特异性较低。

3. 辅助检查

（1）超声检查：高分辨率超声检查是评估甲状腺结节的首选方法，可证实"甲状腺结节"是否真正存在，确定甲状腺结节的大小、数量、位置、质地（实性或囊性）、形状、边界、包膜、钙化、血供和与周围组织的关系等情况，同时评估颈部区域有无淋巴结和淋巴结的大小、形态和结构特点。

（2）核素扫描：常用的核素检查有两类：甲状腺摄 ^{131}I 检查和甲状腺亲肿瘤的核素显像。将甲状腺结节摄取 ^{99m}Tc 高锝酸盐与周围正常组织比较，缺损为冷结节，低于正常组织为凉结节，与正常组织相等为温结节，高于正常组织为热结节。甲状腺炎以温结节为主，结节性甲状腺肿以热结节和温结节为主，甲状腺囊肿以凉结节为主，甲状腺腺癌以凉结节和冷结节为主，甲状腺癌以冷结节为主。

（3）CT 和 MRI 检查：发现边缘不清、微小钙化是甲状腺恶性结节的特点，完整包膜为良性结节的特点，而囊性不强化是结节性甲状腺肿的特征性表现。增强扫描时碘剂对其有一定影响，且对微小癌的诊断常受到窗宽、窗位的影响而容易出现误诊。

在评估甲状腺结节良恶性方面，CT 和 MRI 检查不优于超声。拟行手术治疗的甲状腺结节，术前可行颈部 CT 或 MRI 检查，显示结节与周围解剖结构的关系，寻找可疑淋巴结，协助制定手术方案。为了不影响术后可能进行的 ^{131}I 显像检查和 ^{131}I 治疗，CT 检查中应尽量避免使用含碘造影剂。

（4）细针穿刺抽吸活检（FNAB）：凡直径 > 1cm 的甲状腺结节，均可考虑 FNAB 检查。

【治疗】

在充分、正确地评估甲状腺结节良恶性的基础上，国内指南提出，对于良性的甲状腺结节，一般仅需定期随访，无须特殊治疗。而对于某些良性甲状腺结节，可予以手术治疗，包括：①出现与结节明显相关的局部压迫症状；②合并甲状腺功能亢进症，内科治疗无效者；

③肿物位于胸骨后或纵隔内；④结节进行性生长，临床考虑有恶变倾向或合并甲状腺癌高危因素。因外观或思想顾虑过重影响正常生活而强烈要求手术者，可作为手术的相对适应证。在良性甲状腺结节的手术治疗中，需注意在彻底切除病灶的前提下，尽量保留正常的甲状腺组织。因为正常甲状腺组织的切除过多可能增加术中喉返神经及甲状旁腺损伤的可能，而且加重术后甲状腺功能减退。对于良性甲状腺结节术后发生的不同程度的甲状腺功能减退，需给予左甲状腺素替代治疗，维持 TSH 水平在正常范围即可，不建议行 TSH 抑制来预防结节再发。良性甲状腺结节还有很多非手术治疗方法（TSH 抑制、^{131}I、PEI、PLA、RFA 等），指南中不建议常规应用。对于一些特殊的甲状腺结节，如有自主摄取功能并伴有甲亢的良性甲状腺结节（高功能性腺瘤）病人可考虑应用 ^{131}I 治疗，小结节甲状腺肿的年轻病人可考虑应用 TSH 部分抑制治疗，甲状腺良性囊肿和含有大量液体的甲状腺结节病人可考虑行 PEI。

【中医药治疗】

中医学并没有甲状腺结节的病名，结合其临床表现，如颈部肿块局限而柔软、咽喉有阻塞感等症状，可以归属于中医学"瘿病""瘿瘤"的范畴。早在战国时期已有关于瘿病的记述，如公元前三世纪的《庄子·德充符》中即有"瓮盎大瘿"的描述。《诸病源候论·瘿候》中记载："诸山水黑土中出泉流者，不可久居，常食令人作瘿病，动气增患"，可见瘿病的病因与周围环境及情志内伤密切相关。《外科正宗·瘿瘤论》云"夫人生瘿瘤之症，非阴阳正气结肿，乃五脏瘀血、浊气、痰滞而成"，说明瘿病形成与气滞、痰凝、血瘀关系密切。瘿病初期，多由于个人体质、情志内伤、饮食及水土失宜，使肝郁气机郁滞，肝气犯脾，脾虚生痰，同时脾伤气结，气结则津停，津液不得正常输出，聚而成痰；气郁化热化火，炼液成痰，亦可使津凝痰聚，痰气搏结颈前。痰凝气滞日久，血行不畅引起血脉瘀阻，气耗阴伤加重病情。瘿病初期实证较多，久病由实转虚，以致出现气虚、阴虚等虚实夹杂之证。高上林认为其发生主要与先天体质因素、饮食水土失宜以及气、火、痰、瘀关系密切。由于素体阴虚，饮食失宜，情志失调而致肝旺克脾，脾不运化，疏泄失常，气机郁滞，气郁化火，津烁痰结，痰气交阻，壅结于颈前而成瘿瘤；气凝日久，使血行受阻而产生血行瘀滞；病久则阴亏气耗，气阴两虚。其病位在颈前，与肝关系最为密切，与心、脾、肾三脏有关。陈如泉师法前贤而不泥于古，认为随着碘盐的普及，甲状腺结节多不属于缺碘所致。随着现代生活节奏的加快和精神压力的增大，长期情志不畅，忧思恼怒，以致肝失疏泄条达，肝气郁结，气血运行不畅，津液停聚成痰，痰浊、瘀血相互凝结，壅结颈前则形成瘿瘤。同时，陈师强调，正气亏虚为发病之本。若正气亏虚，气血乏源，使气机不畅；反之，病程日久，缠绵难愈亦可耗伤正气。总之，陈教授认为本病发病之本在于正气亏虚，发病之初以肝气郁滞表现为主，中后期以痰凝、血瘀表现为主，痰瘀互结贯穿在本病始终，故病程较长，缠绵难愈。

1. 气郁痰结证

[症状] 颈前肿胀，有憋胀感，可触到结节，咽中异物感，精神抑郁，纳呆，或胸胁胀痛，

或双乳胀痛，舌淡苔白或厚腻，脉弦滑。

[治则] 消积软坚、理气化痰。

[方药] 逍遥散加减：柴胡、姜半夏、厚朴、郁金、甘草各 10g，白术、当归、茯苓、陈皮各 15g，薄荷 3g。

[方解] 方中柴胡、郁金疏肝解郁，当归养血调肝，白术、茯苓、甘草理脾运湿，姜半夏、厚朴、陈皮宽胸理气、行气开郁、化痰散结。

[加减] 胸胁胀痛重者，加枳壳、川芎；口渴者去半夏加天花粉；若恶热汗出、心悸失眠，舌红苔黄，脉弦或弦数者为气郁痰结化热之征，治宜用丹栀逍遥散加玄参、生地黄等。

2. 痰瘀互结证

[症状] 颈前肿大，触之坚硬，咽中异物感，伴面色晦暗，或胸胁刺痛、心悸，水肿，舌质暗，有瘀斑，脉结代或涩。

[治则] 化痰散结，活血化瘀。

[方药] 二陈汤合血府逐瘀汤加减：红花 6g，姜半夏、桃仁、桔梗、浙贝母、川芎各 10g，枳壳 12g，生地黄、当归、陈皮、白芍、茯苓、川牛膝各 15g。

3. 肝火旺盛证

[症状] 颈前肿胀，烦躁易怒，恶热多汗，消谷善饥，手指振颤，伴口苦咽干、头晕目眩、心悸失眠、大便秘结，舌红苔黄，脉弦数。

[治则] 清肝泻火。

[方药] 龙胆泻肝汤加减：黄芩、栀子各 6g，柴胡、龙胆草、郁金、甘草各 10g，夏枯草、生地黄、当归、山药各 15g。

[加减] 胃热盛者，加石膏、知母以清胃热。心悸失眠者加柏子仁、酸枣仁养心安神。

4. 气阴两虚证

[症状] 颈前肿大不显，扪之可及，或仅彩色超声可见，伴乏力、失眠，虚烦潮热，或渴不欲饮，腹胀便溏；或手足心热，头晕耳鸣，舌红或舌淡，苔少，脉细而无力，或细数。

[治则] 益气养阴。

[方药] 生脉散加味：黄芩 6g，五味子、柴胡、姜半夏、甘草、厚朴各 10g，生地黄 12g，北沙参（或党参）、麦冬、郁金、炒白术各 12g，玄参 20g。

[加减] 若偏于脾气虚者用党参，加炒白术，偏于肾阴虚者用北沙参，加玄参、生地黄。

二十八、卵巢早衰

卵巢早衰（POI）是指 40 岁之前丧失卵巢活性，表现为月经紊乱（闭经或月经稀发）伴有促性腺素升高和雌激素降低。发病率约为 1%（表 2-16）。

表 2-16　卵巢早衰

相关病史		卵巢手术史、肿瘤放化疗史；病毒感染史特别是流行性腮腺炎和 AIDS 病史；Turner 综合征；自身免疫性疾病如 Addison 病、甲状腺疾病、糖尿病、红斑狼疮、类风湿关节炎、白癜风等病史及家族史
临床表现	闭经	分为原发和继发闭经，继发闭经发生在 40 岁之前。大样本调查发现闭经之前并无特征性月经异常的先兆，有的人是在规律的月经后突然闭经，有的是停避孕药或分娩以后闭经，有的在闭经之前表现为月经周期及经期的紊乱。在原发闭经者中查体多见第二性征发育不全
	不孕	部分患者因不孕就诊而发现卵巢早衰
	雌激素缺乏	潮热、性交困难、乳房萎缩下垂、皮肤松弛粗糙、子宫下垂、骨质疏松、萎缩性阴道炎和尿频、尿痛等萎缩性尿道炎表现。原发闭经者低雌激素症状少见（22.2%），如果有也大多与既往用过雌激素替代治疗有关，继发闭经者低雌激素症状常见（85.6%）。这与低雌激素症状是由雌激素撤退引起的理论相一致。查体可发现外阴萎缩、阴道萎缩、黏膜苍白、变薄、点状充血出血等萎缩性阴道炎表现和偏小的子宫
	其他	肾上腺功能不全的隐匿症状，如近期体重的减轻、食欲减退、不明确的腹部疼痛、衰弱、皮肤色素沉着加重和嗜盐
辅助检查		阴道 B 超检查可见偏小的子宫和双侧明显萎缩的卵巢。血 FSH 持续在 40U/L 以上，E_2 常低于 100pmol/L，P 低于 2nmol/L。若伴有甲状腺或肾上腺的自身免疫疾病并引起其功能低下，则皮质醇、T_3、FT_3、T_4、FT_4 水平低下，ACTH 及 TSH 水平升高。腹腔镜检查卵巢体积缩小，很难看见发育中卵泡和排卵孔，无黄体形成，子宫体积缩小

二十九、席汉综合征

席汉综合征，又称垂体前叶功能减退症。常见的是在产后大出血或产褥感染伴休克或昏厥，随之出现垂体功能减退闭经等一系列症候群。临床表现为极度体力衰竭、产后无乳、贫血、感染，渐进出现性征退化、闭经、毛发脱落、性器官和乳房萎缩等性功能减退等。严重者每有晕厥，甚至无明显诱因突然死亡。

【病因】

妊娠期垂体增生肥大，需氧量增多，因此对缺氧特别敏感。分娩后垂体迅速复旧，血流量减少，其相应分泌的各种激素亦迅速下降。如分娩时发生大出血，引起失血性休克，甚或发生 DIC 时，交感神经反射性兴奋引起动脉痉挛甚至闭塞，使垂体动脉血液供应减少或断绝，垂体前叶组织细胞变性坏死，使垂体前叶及其所支配的靶器官所分泌的各种激素剧烈减少，导致各类激素所作用靶器官的功能过早退化并引起一系列综合征。

【临床表现】

垂体前叶的代偿功能较强，大于 75% 时临床症状极轻微，只有当组织坏死超过 90% 以上时才有明显症状。

垂体前叶功能减退时，最敏感的是促性腺激素的分泌减少，其后影响促甲状腺激素和促肾上腺激素的分泌。发病年龄多在 20 — 40 岁（生育期），闭经可发生在产后 3 个月至 32 年，经产妇多于初产妇。因垂体前叶病变所造成的各种激素分泌减少，其程度各有不同，其相对应的靶器官功能低下的临床表现则不完全平行，发病早晚不一，症状轻重不同。

典型表现：在产后大出血休克后产褥期，长期衰弱乏力，最早为无乳汁分泌，然后继发闭经，即使月经恢复，也很稀少，继发不孕。性欲减退，阴道干燥，交媾困难。阴毛、腋毛脱落，头发、眉毛稀疏，乳房、生殖器萎缩，精神淡漠、嗜睡、不喜活动、反应迟钝，畏寒、无汗、皮肤干燥粗糙，纳差食少、便秘，体温偏低、脉搏缓慢、血压降低、面色苍白、贫血。多数有水肿、体重下降，少数有消瘦恶病质。

【鉴别诊断】

席汉综合征危象与性腺功能减退、甲状腺功能减退、肾上腺皮质功能减退的鉴别见表 2-17。

表 2-17　席汉综合征危象的鉴别诊断

影响腺体 （特殊情况）	临床表现	辅助检查
性腺功能减退	产后无乳汁分泌与闭经，继而性腺功能减退，阴毛、腋毛脱落、性欲减退至消失、不育、第二性征衰退、生殖器及乳房萎缩	FSH、LH、PRL、E_2、P、T 均降低。子宫萎缩，卵巢变小、无卵泡发育、亦无排卵
甲状腺功能减退	怕冷、少汗、记忆力减退、皮肤干燥且粗糙、甚至黏液性水肿、表情淡漠、面色苍白、眉毛脱落、心率较慢、基础代谢率降低等	TT_3、TT_4、T_3、T_4、TSH 减低
肾上腺皮质功能减退	虚弱、全身软弱无力、厌食、低血压、皮肤色素变淡等	ACTH、血、尿皮质醇下降，空腹血糖降低
席汉综合征危象	休克、高热昏迷，临床类型分为低血糖型、循环衰竭型、水中毒型等，其中以血糖过低为主要表现	

【治疗】

根据甲状腺、肾上腺皮质、性腺等功能低下的具体情况，分别予以长期的激素替代疗法。

同时也要加强营养，适当运动，补充维生素、钙剂，治疗贫血等对症治疗。

【中医药治疗】

中医古籍无此病名，属中医学"虚劳""血枯经闭""不孕症"等范畴。产后大出血，气随血脱，血少而不生精，精血亏损、冲任虚衰、血海不充、胞宫失养是其主要病因，气血亏损、脾肾阳虚、肝肾亏损是其主要病机，尤以肾虚为发病关键。或肝肾不足、脾肾亏虚、心脾两虚为病因病机。肝肾亏损、精血虚衰的病理相关，尤以肾虚为发病关键。气血虚极、肾气亏耗是其病理实质。

中医药治疗席汉综合征，至今多系个案报道，以临床分型系统的辨证论治较少，诊断、疗效判断标准不一，更缺乏系统的前瞻性研究、实验研究，缺乏标准的诊断、疗效评价标准。本征单一证型较少，且多虚实夹杂。研究席汉综合征，首先应确定标准的诊断、疗效判定标准，以利于深入研究与广泛交流；辨证分型应规范化；重视本征的早期诊断，避免误诊、漏诊。本征发现越早，疗效越好，由于本征早期症状不明显，且与产后某些生理现象难以区别，所以当分娩大出血后，出现少乳或者无乳可泌等，即应高度怀疑本病。

三十、骨质疏松

骨质疏松症（osteoporosis，OP）是一种以骨量低下、骨微结构损坏，导致骨脆性增加、易发生骨折为特征的全身性骨病（世界卫生组织，WHO，1994）。其主要特点为单位体积内骨组织量减少，骨皮质变薄，骨松质骨小梁数目及大小均减少，骨髓腔增宽，骨骼荷载能力减弱。骨质疏松症可发生于不同性别和年龄，但多见于绝经后女性和老年男性。临床上主要表现为腰背、四肢疼痛，脊柱畸形甚至骨折。

骨质疏松症分为原发性和继发性两大类。原发性骨质疏松症分为绝经后骨质疏松症（Ⅰ型）、老年性骨质疏松症（Ⅱ型）和特发性骨质疏松症3类。绝经后骨质疏松症一般发生在妇女绝经后5～10年；老年骨质疏松症一般指年龄70岁以后发生的骨质疏松症；特发性骨质疏松症主要发生在青少年，病因尚不明确；而继发性骨质疏松症指由任何影响骨代谢的疾病和（或）药物导致的骨质疏松。

骨质疏松症是一种退化性疾病，随着年龄的增长，患病风险增加。随着人类寿命延长和老龄化社会的到来，骨质疏松症已成为人类的重要健康问题。骨质疏松的严重后果是发生骨质疏松性骨折（脆性骨折），即在受到轻微创伤或日常活动中即可发生的骨折。骨质疏松性骨折的常见部位是脊椎、髋部和前臂远端。骨质疏松性骨折的危害很大，导致病残率和死亡率增加，如发生髋部骨折后1年内死于各种并发症者达20%，而存活者中约50%致残，生活不能自理，生命质量明显下降。而且，骨质疏松症及骨质疏松性骨折的治疗和护理需要投入巨大的人力和物力，费用高昂，造成沉重的家庭、社会和经济负担。

【病因与危险因素】

骨的形成和吸收是一个动态平衡的过程。在儿童及青少年期，骨骼从大小、强度和矿物质含量三方面增长，骨形成超过骨吸收；至 35 岁骨容量达到峰值。女性自 40 岁，男性自 50 岁起，成骨细胞功能逐渐下降，破骨细胞的骨吸收功能相对加强，使骨吸收大于骨形成，骨的矿物质和有机基质呈等比例减少，骨量趋于下降，使骨的机械强度降低，易于发生骨质疏松。原发性骨质疏松症的病因与发病机制未明，可能与以下因素有关。

1. 遗传因素　骨质疏松症的发生与遗传因素密切相关。家系调查尤其是单卵双生及双卵双生的研究显示，峰值骨量 50%～80% 由遗传因素决定。骨质疏松症可能是多基因性疾病，多种基因可能同时涉及骨量的获得和骨转换的调控。骨质疏松症以白种人最多，其次黄种人，黑种人较少；可有家族史，如母亲有髋部骨折史，其子女髋部骨折的危险性增加。

2. 内分泌因素

（1）性激素 - 雌激素：雌激素可提高钙在胃肠道的吸收，刺激成骨细胞，促使骨质合成。钙盐沉积，抑制骨吸收。雌激素水平的减少促进破骨细胞的形成，增加骨吸收，成骨细胞功能下降，且钙吸收和肾小管钙重吸收降低，引起骨质疏松。另外雌激素可以通过促进肠钙的吸收，减少尿钙排出，防止缺钙引起的继发性甲状旁腺功能亢进，甲状旁腺功能亢进就会导致甲状旁腺激素分泌增多，导致骨吸收增加，而甲状旁腺激素分泌增多又能促进降钙素的分泌。由此可见雌激素对骨质疏松的治疗具有多重作用。绝经期，老年性和卵巢早衰等引起的骨质疏松都可能与此有关，雌激素缺乏可能是绝经期骨质疏松的主要原因。

（2）降钙素：降钙素是由甲状腺 C 细胞分泌的激素，是机体内的钙调节激素，不仅可通过减少肾对钙、磷的重吸收来降低血钙，达到调节钙磷代谢的目的，也可通过直接作用于破骨细胞来（与破骨细胞膜上的降钙素受体相结合）发挥抑制骨吸收的作用。绝经期后降钙素水平降低，可能因抑制骨吸收因素减弱而促成骨质疏松的发生。

（3）甲状旁腺激素（PTH）：甲状旁腺激素对骨形成的影响，主要是通过作用于骨组织细胞和肾小管上皮细胞而产生的。对骨组织一方面是增加破骨细胞的数目及活力，促进骨吸收，释放 Ca^{2+}、P^{3+} 入血；另一方面是增加成骨细胞的数目，并促进成骨细胞释放骨生长因子，从而促进骨形成。对于肾小管上皮细胞，甲状旁腺激素主要增加远曲小管的钙的重吸收和通过增加肾产生有活性的维生素 D 间接促进肠道对钙的吸收，共同提高血钙浓度，有利于骨的形成。甲状旁腺激素通过刺激成骨细胞再生，可以有效地增加骨的密度，是目前唯一有效的骨同化效应药物。

3. 营养因素　钙是骨矿物质中最主要的矿物质，钙不足必然影响骨矿化。在骨的生长发育期和钙需要量增加时（妊娠、哺乳等），摄入不足或老年人肠钙吸收功能下降都可诱发骨质疏松。

4. 生活方式和生活环境　足够的体力活动有助于提高峰值骨量，减少骨丢失。成骨细胞和骨细胞是具有接受应力、负重等力学机械刺激的接受体，故成年后的体力活动是刺激骨形成的基本方式，而活动过少易于发生骨丢失。此外，吸烟、酗酒、高盐饮食、大量饮用咖啡、维生素D摄入不足和光照减少等均为骨质疏松的危险因素。长期卧床和失重（如太空宇航员）也常导致骨丢失。

【临床表现】

疼痛、脊柱变形和发生脆性骨折是骨质疏松症最典型的临床表现。但许多骨质疏松症患者早期常无明显症状，往往在骨折发生后经X线或骨密度检查时才发现已患有骨质疏松。

1. 疼痛　患者可有腰背疼痛或周身骨骼疼痛，负荷增加时疼痛加重或活动受限，严重时翻身、起坐及行走有困难。

2. 脊柱变形　骨质疏松严重者可有身高缩短、驼背、脊柱畸形和伸展受限。胸椎压缩性骨折会导致胸廓畸形，影响心肺功能；腰椎骨折可能会改变腹部解剖结构，导致便秘、腹痛、腹胀、食欲减低和过早饱胀感等。

3. 骨折　脆性骨折是指低能量或者非暴力骨折，如从站高或者小于站高跌倒或因其他日常活动而发生的骨折为脆性骨折。发生脆性骨折的常见部位为胸椎、腰椎、髋部，桡、尺骨远端和肱骨近端。其他部位亦可发生骨折。发生过一次脆性骨折后，再次发生骨折的风险明显增加。

【辅助检查】

1. X线检查　主要改变为骨皮质变薄，骨小梁减少、变细，以脊椎和骨盆较明显，特别是胸腰段负重节段。一般当X线呈现改变时，骨矿物质已减少达30%～50%。小梁骨较皮质骨更易脱钙，故椎体受椎间盘压迫可呈双凹变形，也可见脊椎压缩性骨折或其他部位的病理性骨折。

2. 定量超声测定　除能反映骨密度外，尚能对骨结构、骨质量进行分析，并可预测骨折危险性，具有经济、无辐射损伤等优点，但应用范围较窄，仅能测定跟骨、髌骨或胫骨。

3. 定量磁共振成像（QMR）测定　由于骨小梁和骨髓的磁化率不同，在骨小梁和骨髓交界面上产生场梯度，利用梯度回波MR提供的小梁信息可衡量骨强度和预测骨折危险性。

4. 骨密度测定　骨密度是指单位体积（体积密度）或者是单位面积（面积密度）的骨量，骨密度测量方法较多，临床应用的有双能X线吸收测定法（DXA）、外周双能X线吸收测定法（pDXA）以及定量计算机控制断层X线扫描法（QcT）等。其中，DXA测量值是目前国际学术界公认的骨质疏松症诊断的金标准。详见后述。

【诊断与鉴别诊断】

临床上用于诊断骨质疏松症的通用指标是：发生了脆性骨折和（或）骨密度低下。目前尚缺乏直接测定骨强度的临床手段，因此，骨密度或骨矿含量测定是骨质疏松症临床诊断以及评估疾病程度的客观的量化指标。

1.脆性骨折　指非外伤或轻微外伤发生的骨折，这是骨强度下降的明确体现，故也是骨质疏松症的最终结果及并发症。发生了脆性骨折临床上即可诊断骨质疏松症。

2.诊断标准（基于骨密度测定）　脆性骨折（即骨质疏松性骨折）的发生与骨强度下降有关，而骨强度是由骨密度和骨质量所决定。骨密度约反映骨强度的 70%，若骨密度低同时伴有其他危险因素会增加骨折的危险性。因目前尚缺乏较为理想的骨强度直接测量或评估方法，临床上采用骨密度（BMD）测量作为诊断骨质疏松、预测骨质疏松性骨折风险、监测自然病程以及评价药物干预疗效的最佳定量指标。

基于 DXA 骨密度测定的骨质疏松诊断标准，建议参照世界卫生组织 1994 年（WHO 1994）推荐的诊断标准：骨密度值低于同性别、同种族正常成人的骨峰值不足 1 个标准差属正常；降低 1 ～ 2.5 个标准差之间为骨量低下（骨量减少）；降低程度≥ 2.5 个标准差为骨质疏松；骨密度降低程度符合骨质疏松诊断标准同时伴有一处或多处骨折时为严重骨质疏松。骨密度通常用 T Score（T 值）表示，T 值＝（测定值－骨峰值）/ 正常成人骨密度标准差。T 值用于表示绝经后妇女和＞ 50 岁男性的骨密度水平。对于儿童、绝经前妇女以及＜ 50 岁的男性，其骨密度水平建议用 Z 值表示，而且骨质疏松的诊断不能仅根据骨密度值作出决定。Z 值＝（测定值－同龄人骨密度均值）/ 同龄人骨密度标准差（表 2-18）。

表 2-18　基于 DXA 骨密度测定的骨质疏松诊断标准

诊断	T 值
正常	≥ -1.0
骨量低下	-2.5 ＜ T 值＜ -1.0
骨质疏松	≤ -2.5

【治疗】

基础措施　主要包括调整生活方式与骨健康基本补充剂。

（1）调整生活方式：富含钙、低盐和适量蛋白质的均衡膳食；适当户外活动和日照，有助于骨健康的体育锻炼和康复治疗；避免嗜烟、酗酒，慎用影响骨代谢的药物；采取防止跌倒的各种措施，注意是否有增加跌倒危险的疾病和药物；加强自身和环境的保护措施（包括各种关节保护器）等。

（2）骨健康基本补充剂：钙剂可减缓骨丢失，改善骨矿化。我国营养学会制定成人每日钙摄入推荐量 800mg（元素钙）是获得理想骨峰值、维护骨骼健康的适宜剂量，如果饮食中钙供给不足可选用钙剂补充，绝经后妇女和老年人每日钙摄入推荐量为 1000mg。目前的膳食营养调查显示我国老年人平均每日从饮食中获取元素钙约 400mg，故平均每日应补充元素钙 500 ～ 600mg。

维生素 D 可以促进钙的吸收，对骨骼健康、保持肌力、改善身体稳定性、降低骨折风险有好处。维生素 D 的缺乏，可以导致继发性甲状旁腺功能亢进，增加骨吸收，从而引起或加重骨质疏松。我国成年人推荐剂量为 200U/d，老年人推荐剂量为 400 ～ 800U/d。临床应用维生素 D 制剂时应该注意个体的差异性和安全性，定期监测血钙和尿钙，酌情调整剂量。

（3）药物干预：抗骨质疏松的药物有多种，主要作用机制也不相同。或者以抑制骨吸收为主，或者是以促进骨形成为主，也有多重机制共同作用的药物。临床上抗骨质疏松药物的疗效判定是是否可以提高骨量和骨质量，最终降低骨折风险。

①骨吸收抑制药：双膦酸盐与骨骼羟基磷灰石有高度的亲和力，特异性结合到骨转换活跃的骨表面上，抑制破骨细胞的成熟与活动，从而抑制骨吸收。不仅可以防治骨丢失，还可以使骨量增加，降低发生骨折的风险，是治疗骨质疏松症的中药药物。丹参、双膦酸盐口服后可引起消化道反应，如恶心、呕吐、腹胀、反酸、食管糜烂、食管溃疡等，有消化道疾病的患者慎用。为便于将药物送到胃部，从而降低对食管的损伤，建议晨起空腹时用 200 ～ 300ml 水送服，并保持坐位或立位至少 30 分钟之后再进餐。

降钙素是一种钙调节激素，可以抑制破骨细胞活性，减少破骨细胞数量，从而抑制骨吸收，减慢骨量的流失速度。其突出特点是能明显缓解骨痛，对骨质疏松骨折或骨骼变形所导致的慢性疼痛以及骨肿瘤等疾病引起的骨痛均有效果。

雌激素类药物能抑制骨转换，阻止骨丢失。适用于 60 岁之前的围绝经期或绝经后妇女，尤其是有绝经期症状者。

②骨形成刺激药：甲状旁腺激素（PTH）是当前促进骨形成药物的代表性药物，小剂量 rhPTH 有促进骨形成的作用，有效治疗绝经后严重骨质疏松，提高骨密度、降低椎体和非椎体骨折风险。一定要在专业医师指导下应用，用药期间监测血钙水平，防治高钙血症的发生，治疗时间不得超过 2 年。

维生素 K_2 可以促进骨形成，并有一定抑制骨吸收的作用，饭后服用，禁用于服用华法林的患者。

③多重作用机制的药物：锶盐是人体必需的微量元素之一，可以促进成骨细胞介导的骨形成，也可以通过抑制破骨细胞的分化和降低骨吸收。适用于绝经后和老年性骨质疏松的患者治疗。不良反应主要为恶心、腹泻，一般较轻，重者需立即停药。

活性维生素 D 及其类似物，包括骨化三醇和阿法骨化醇。前者不需要经过肝和肾羟化酶羟化就有活性。主要作用是为了增加肠道对钙和磷的吸收，抑制甲状旁腺激素的分泌，促进骨细胞分化而增加骨量。该类药物更适用于老年人、肾功能不全及羟化酶缺乏的患者。

【中医药治疗】

骨质疏松症属于中医学骨痿范畴，以脾肾两虚、血瘀为主要病机。中医学认为，肾为先天之本，肾精赢弱与骨的生长发育强弱息息相关，《素问·四时刺逆从论》载"肾藏精，主骨生髓，其充在骨""肾主身之骨髓"，肾精亏虚是骨质疏松症的主要病因；另一方面，脾胃乃后天之本，生化之源，主百骸，化生气血精液以荣骨。陈士铎在《辨证录·痿证门》提出"胃气一生，而津液自润，自能灌注肾经，分养骨髓矣"，脾胃失养，则骨骼干涸；脾肾阳气虚，阳虚生寒，温煦及推动功能失司，血液运行不畅，使得血凝于脉管，瘀血阻络，关节及骨骼难以得到濡养，故见疼痛活动不利，此病乃本虚标实，应标本兼治，整体调护。王清任《医林改错》指出"元气既虚，必不能达于血管，血管无气，必停留而瘀"。说明血液的运行必赖元气的推动，元气为肾精所化，若肾精不足，则血运无力而渐成血行瘀滞，血瘀一旦形成，经脉不畅，不通则痛；水谷精微得不到布散，使骨骼失养，脆性增加，引发骨质疏松。

原发性骨质疏松症的基本病机是肾虚血瘀。临床上根据病机确定治则治法。治病必求其本，审因论治，是中医辨证论治的基本原则。补肾以治其本，原发性骨质疏松症以肾、脾虚为基本病机，其中以肾虚为本。本着"虚则补之""形不足者，温之以气；精不足者补之以味""损者益之"的原则，选取补肾药以治本，活血以治其标。腰为肾之府，中医学认为肾主骨。而脾阳根于肾阳，所谓先天后天互养，故而脾肾同补为上。《素问·阴阳应象大论》载"精不足者，补之以味"，因此确定"补肾为基本大法、补虚化瘀为治疗原则"。益肾健脾、活血通络，改善骨代谢，促进骨形成，合理有效地针对骨质疏松进行治疗。因此本病的核心病机是"肾虚血瘀"，治疗法则为：肾阳虚证宜温补肾阳；肝肾阴虚证宜滋补肝肾、壮骨强筋；脾肾阳虚证宜补肾健脾；血瘀气滞证宜理气活血。

2011年中华中医药学会制定的《原发性骨质疏松症中医临床实践指南》将本病分为以下证型。

1. 肾阳虚证

[治则] 补肾壮阳，强筋健骨。

[方药] 补肾壮骨冲剂和右归丸（《景岳全书》）加减。熟地黄、肉桂、鹿角胶、山药、山茱萸、枸杞子、当归、杜仲、菟丝子、巴戟天、骨碎补、三棱等。

[加减] 虚寒证候明显者，可加用仙茅、肉苁蓉、淫羊藿、干姜等，温阳散寒。

[用法] 水煎服，每日1剂，分2次服用。

2. 肝肾阴虚证

[治则] 滋补肝肾，填精壮骨。

[方药] 六味地黄汤（《小儿药证直诀》）加减。熟地黄、山药、山茱萸、茯苓、牡丹皮、泽泻、骨碎补、续断、淫羊藿等。

[加减] 阴虚火旺证明显者，可加知母、黄柏；疼痛明显者，可加桑寄生，补肾壮骨。

[用法] 水煎服，每日1剂，分2次服用。

3. 脾肾阳虚证

[治则] 补益脾肾，强筋壮骨。

[方药] 金匮肾气丸（《金匮要略》）加减。山药、茯苓、白术、附子、熟地黄、山茱萸、牛膝、淫羊藿、骨碎补、杜仲、菟丝子、甘草等。

[用法] 水煎服，每日 1 剂，分 2 次服用。

4.血瘀气滞证

[治则] 理气活血，化瘀止痛。

[方药] 身痛逐瘀汤（《医林改错》）加减。秦艽、羌活、香附、川芎、桃仁、红花、当归、没药、牛膝、地龙、甘草、五灵脂等。

[加减] 骨痛以上肢为主者，加桑枝、姜黄；下肢为甚者，加独活、防己，通络止痛；久病关节变形、痛剧者，加全蝎、蜈蚣，通络活血。

[用法] 水煎服，每日 1 剂，分 2 次服用。

【预防】

骨质疏松症患者一旦发生骨质疏松性骨折，生活质量下降，出现各种并发症，可致残甚至致死，因此骨质疏松症的预防比治疗更为现实和重要。骨质疏松症的预防应尽早开始，自幼即应注意摄入足够的钙质，注意营养，适当进食富含蛋白质的食物，多晒太阳，多运动，有助于建立和维持高水平的骨峰值。忌烟酒，忌饮过量咖啡及含咖啡因的饮料，避免使用糖皮质激素、苯巴比妥等影响骨代谢的药物，积极治疗某些慢性病（肾病、肝病、糖尿病等），定期监测骨密度，有利于预防本病。骨质疏松症的初级预防是指尚无骨质疏松但具有骨质疏松症危险因素者，应防止或延缓其发展为骨质疏松症并避免发生第一次骨折；骨质疏松症的二级预防是指已有骨质疏松症，T 值成 -2.5 或已发生过脆性骨折，其预防和治疗的最终目的是避免发生骨折或再次骨折。值得强调的是骨质疏松性骨折是可防、可治的。尽早预防可以避免骨质疏松及其骨折。即使发生过骨折，只要采取适当合理的治疗仍可有效降低再次骨折的风险。因此，普及骨质疏松知识，早期诊断、及时预测骨折风险并采取规范的防治措施是十分重要的。

三十一、类风湿关节炎

类风湿关节炎（rheumatoid arthritis，RA）是一种常见的以关节慢性炎性病变为主要表现的全身性自身免疫性疾病。它主要侵犯外周关节，但肺、心、神经系统、血液、眼等器官或组织亦可受累。主要病理变化为滑膜细胞增生，炎症细胞浸润，血管翳形成，侵入软骨及骨组织。滑膜持续炎症导致关节结构破坏、畸形和功能丧失。

类风湿关节炎可以发生于任何年龄，但多见于 30 岁以上，女性高发年龄为 45 — 54 岁，男性随年龄增加而上升。女性易患本病，女性与男性罹患本病的比例为 3 ：1。

【病因】

类风湿关节炎的病因尚未完全阐明。遗传、激素、环境因素等均参与类风湿关节炎发病。

1. 遗传因素　类风湿关节炎一级亲属家族年发病率为 10%，提示遗传因素在类风湿关节炎发病中的重要作用。

2. 感染因素　支原体、EB 病毒、细小病毒 B19、风疹病毒、结核杆菌、反转录病毒、肠病毒、细菌等都曾被认为可能是类风湿关节炎的病原体，但是迄今未能在滑膜组织或关节积液中获得某一确定的微生物。近年来研究认为某些微生物（如反转录病毒）或直接结合到细胞表面，或整合到细胞核酸中从而改变了细胞表面抗原成分；或微生物（如 EB 病毒）激活了 B 淋巴细胞；或某些微生物具有与机体相同的某些基因序列；或微生物作为超抗原或直接激活免疫淋巴细胞等方式参与了致病方式。

3. 性激素　类风湿关节炎患病率的性别差异，绝经期前妇女的发病率显著高于同龄期的男性；75% 患者妊娠期间病情缓解，尤其在妊娠最后 3 个月症状明显改善；90% 患者往往在分娩后数周或数月后可出现疾病复燃；口服避孕药可缓解病情，上述征象说明了性激素在类风湿关节炎发病中的协同作用。

【发病机制】

类风湿关节炎是在易感基因基础上，由环境致病因素（如感染等）启动了 T 细胞活化和自身免疫反应，导致炎性细胞因子、自身抗体、氧自由基大量增多；导致了关节组织的炎症损伤、滑膜增生、骨和软骨的结构破坏等。

【病理】

类风湿关节炎的基本病变有 3 种：①关节滑膜炎：弥漫性或灶性淋巴细胞和浆细胞浸润，并伴有淋巴滤泡形成；②类风湿血管炎：血管内皮细胞增生肿胀，管腔狭窄、阻塞，血管壁纤维素变性、坏死，血管周围淋巴细胞及浆细胞浸润；③类风湿结节：结节中央为大片纤维素样坏死灶，坏死灶周围呈栅栏状或放射状排列的纤维母细胞，最外层为增生的毛细血管和聚集的单核细胞、浆细胞及淋巴细胞，外周由纤维组织包绕。

1. 关节滑膜炎　疾病的早期滑膜充血、水肿、组织变得疏松。可见滑膜被覆细胞脱落，表面滑膜组织可见坏死及纤维素渗出。毛细血管增生、通透性增高，故有较多浆液渗入到关节腔内。急性期可见中性粒细胞、淋巴细胞和单核细胞浸润。反复发作者转为慢性滑膜炎，滑膜细胞增生活跃，以 A 型滑膜细胞（巨噬细胞样细胞）增生较 B 型成纤维样细胞明显，细胞层增厚可达 8～10 层。滑膜内小血管周围有大量淋巴细胞、浆细胞及单核细胞浸润，呈弥漫性或局灶性滤泡。新生血管和纤维组织增生和机化，致滑膜不规则增厚，表面形成许多小绒毛突入关节腔，尤以滑膜和软骨连接处为明显。大量增生的纤维组织、新生血管和炎性细胞形成血管网，侵蚀性长入软骨及骨表面，致软骨表面糜烂和溃疡。增生的滑膜细胞、巨噬细胞及中性粒细胞等炎性细胞释放的蛋白多糖酶和胶原酶进一步降解软骨基质中的蛋白多糖和胶原。软骨下骨板破坏及骨质疏松多在病变反复发作 1～2 年后明显可见，严重者可导致病理性骨折。滑膜炎性纤维素性渗出、吸收和机化，可造成关节面纤维素性强直、骨质增生和钙盐沉着，关节呈骨性强直。关节囊纤维化、韧带肌键松弛、肌肉萎缩挛缩、半脱位等关节畸形。

2. 关节外表现

（1）呼吸系统：常见类风湿结节、弥漫性间质性肺纤维、胸膜炎。

（2）心血管系统：心脏损害发生率为 35%，临床有明显症状的心包炎仅占 1%，心包液为渗出液，少数患者发生心脏压塞和心包缩窄；瓣膜病变表现为非特异心瓣膜炎，在瓣膜环和基底部可有细小的类风湿肉芽肿形成，一般不影响瓣膜的功能。其中最受影响的部位是主动脉瓣，其次是二尖瓣；心肌病变多为局灶性、结节性肉芽肿及血管炎性心肌损害。

（3）神经系统：类风湿血管炎、肉芽肿病变及滑膜肿胀增厚是引发脑、脊髓、周围神经、自主神经等损害的主要病理基础。其中以周围神经病变和颈椎半脱位引起的压迫性脊髓病多见。

【临床表现】

60%～70% 类风湿关节炎患者缓慢起病，在数周或数月内逐渐出现掌指关节、腕关节等四肢小关节肿痛、僵硬，8%～15% 的患者可在某些外界因素如感染、劳累过度、手术、分娩等刺激下，在几天内急性起病。发病时常伴乏力、食欲减退、体重减轻等全身不适，有些患者可有低热。除关节表现外，还可见肺、心、神经系统、血液、眼等系统受累表现。

1. 关节表现　典型患者表现为对称性、外周多关节炎症。大小关节均可侵犯，但以指间关节、掌指关节、腕关节及足跖关节最常见，其次为肘、肩、膝、颈、腰椎及髋关节。远端指间关节、脊柱关节极少受累。病初可以是单一关节，亦可呈游走性多关节肿痛。受累关节因炎症充血、水肿、渗液，呈梭形肿胀。

因水肿液蓄积在关节炎症部位，故晨起或关节活动起始时出现僵硬和疼痛更为明显，称此现象为晨僵（stiffness morning）。晨僵是类风湿关节炎突出的临床表现，往往持续时间较长，超过 1 小时以上。晨僵时间长短是反映关节滑膜炎症严重程度的一个指标。关节炎症反复发作或迁延不愈，表明炎症可能侵及关节软骨、软骨下骨及关节周围组织，最终可导致关节肌肉萎缩或关节畸形，严重影响关节功能。常见关节畸形有尺侧腕伸肌萎缩，致手腕向桡侧旋转、偏移，手指向尺侧代偿性移位，形成指掌尺侧偏移；近端指间关节严重屈曲，远端指间关节过伸呈"纽孔花"样畸形；近端指间关节过伸，远端指关节屈曲畸形，形成鹅颈样畸形；掌指关节脱位；肘、膝、踝关节强直畸形等。

2. 关节外表现　当病情严重或关节症状突出时易见关节外表现。受累的脏器可以是某一器官，也可同时伴有多个内脏受累，受累程度也不同，故其临床表现不甚一致。

（1）皮下结节：15% ～ 25% 的患者伴有皮下类风湿结节。可出现在类风湿关节炎的任何时期，大多见于病程晚期，类风湿因子持续阳性，有严重的全身症状者。结节易发生在关节隆突部以及经常受压的部位，如肘关节鹰嘴突附近、足跟腱鞘、手掌屈肌腱鞘、膝关节周围等。结节大小在 0.2 ～ 3cm，呈圆形或卵圆形，触之有坚韧感，无压痛。也可常见于心包、胸膜、心肺、脑等处，若结节影响脏器功能，可出现受损脏器的症状。一般来说，类风湿结节出现提示类风湿关节炎病情的活动，但有时结节也会出现在关节炎好转时，与病情发展和关节表现不一致。

（2）肺部表现：包括间质性肺炎、肺间质纤维化、胸膜炎和类风湿尘肺等。胸膜炎常见于疾病活动期，广泛的胸膜病变可引起少至中等量胸水，常为渗出液，RF 阳性，补体水平降低，渗液内白细胞、蛋白质、胆固醇和乳酸脱氢酶均可增高，但糖含量明显低下，应用激素治疗可使之好转。

（3）心脏表现：类风湿关节炎可伴心包炎、心肌炎、心内膜炎和心瓣膜炎。临床上有明显表现的心包炎很少，大多发生在类风湿关节炎病情活动时。心包积液量往往较少，渗出液特点与胸膜炎相同。极少数患者可发生心脏压塞；少数病程长和病情严重的患者可出现缩窄性心包炎；3% ～ 5% 患者的心瓣膜上可见类风湿结节，超声心动图可发现无临床症状和体征的患者，其中二尖瓣最常见，可造成瓣膜功能不全。冠状动脉病变是类风湿关节炎全身广泛血管炎的一部分，但冠状动脉炎并发心绞痛或急性心肌梗死者罕见。

（4）神经系统表现：类风湿关节炎的神经系统损害表现多样。周围神经纤维病变可致感觉异常或减退，肌肉无力和萎缩，腕管综合征，足下垂。脊髓病变主要是类风湿结节、血管炎等导致的脊髓和脊神经根受压表现。寰枢椎半脱位病变最常见，约占 36%，可见颈背部疼痛、四肢无力、瘫痪甚至突然死亡。椎 - 基底动脉受压可引起眩晕、一过性脑缺血、四肢无力等不适。类风湿关节炎脑病可表现为脑血管意外、脑梗死、蛛网膜下腔出血及痴呆等。

【诊断标准】

1987 年美国风湿病学院（ACR）提出类风湿关节炎的修订诊断标准，要求 7 项中符合 4 项可诊断为类风湿关节炎。

1. 美国风湿病学院修订的类风湿关节炎分类标准（1987 年）

（1）晨僵至少 1 小时（≥ 6 周）。

（2）3 个或 3 个以上关节肿（≥ 6 周）。

（3）腕、掌指关节或近端指间关节肿（≥ 6 周）。

（4）对称性关节肿（≥ 6 周）。

（5）皮下结节。

（6）手 X 线片改变（至少有骨质疏松和关节间隙狭窄）。

（7）类风湿因子阳性（滴度＞1∶32）。

符合以上4项者可诊断。

2009年美国风湿病学会（ACR）和欧洲抗风湿病联盟（EULAR）提出了新的RA分类标准，见表2-19。

表2-19 ACR/EULAR 2009年RA诊断标准

关节受累情况		得分
受累关节数	受累关节情况	
1	中、大关节	0
2～10	中、大关节	1
1～3	小关节	2
4～10	小关节	3
＞10	至少1个为小关节	5
血清学指标		
RF或抗CCP抗体均为阴性		0
RF或抗CCP抗体至少1项低滴度阳性		2
RF或抗CCP抗体至少1项高滴度（超过正常值3倍以上）阳性		3
滑膜炎持续时间		
＜6周		0
＞6周		1
急性时相反应物		
CRP或ESR均正常		0
CRP或ESR增高		1

该标准包括关节受累情况、血清学指标、滑膜炎持续时间及急性时相反应物4个部分，4个部分评分的总得分6分以上可确诊RA。提出该标准的目的是为了强调类风湿关节炎早期诊断的重要性。通过早期诊断、实现早期治疗，达标治疗，改善患者预后，提高患者生活质量。

2. 判断病期以X线分期为准 临床X线检查常规双手（包括手腕）或双手相加双足相检查。美国风湿病学院根据X线所见分为以下4期。

Ⅰ期：正常或关节端骨质疏松。

Ⅱ期：关节端骨质疏松，偶尔有关节软骨下囊样破坏或骨侵蚀改变。

Ⅲ期：明显的关节软骨下囊性破坏，关节间隙狭窄，关节半脱位等畸形。

Ⅳ期：除Ⅱ、Ⅲ期改变外，并有纤维性或骨性强直。

3. 类风湿关节炎功能分级标准

Ⅰ级：胜任日常生活中各项活动（包括生活自理、职业和非职业活动）。

Ⅱ级：生活自理和工作、非职业活动受限。Ⅰ级中生活自理和工作、职业和非职业活动受限。

Ⅲ级：生活不能自理，丧失工作能力。

Ⅳ级：生活自理包括穿衣、进食、沐浴、整理和上厕所。

非职业指娱乐和（或）休闲，职业指工作、上学、持家。

【治疗】

治疗目的是缓解关节症状，延缓病情进展，减少残疾发生，尽可能维护关节功能，以改善患者的生活质量。近几年来，随着对类风湿关节炎基础研究的深入，类风湿关节炎不再是一种"不死的癌症"，它将是一个可以治疗，可以控制病情，可以逆转病情，可以杜绝晚期病变，并且通过医患双方努力向着可以治愈目标努力的疾病。类风湿关节炎治疗强调早期诊断、早期治疗、达标治疗和严密监测，以此从根本上改善患者不良预后，提高患者生活质量。

1. **一般治疗**　急性期全身症状严重，关节肿痛明显，应以卧床休息为主，并保持关节于功能位置。缓解期应尽早开始关节功能锻炼，运动量应量力而行循序渐进，以避免长期卧床导致肌肉萎缩、关节强直。应适当补充营养，增加优质蛋白和高纤维素食物。

2. **药物治疗**

（1）非甾体抗炎药（NSAIDs）：通过抑制环氧化酶（COX）减少前列腺素合成而起到消炎止痛的作用。起效较快，能在较短的时间内缓解症状，是治疗类风湿关节炎的首选药物。包括：①水杨酸类：阿司匹林；②吲哚衍生物：吲哚美辛（消炎痛）、舒林酸；③丙酸衍生物：布洛芬、萘普生；④灭酸类：双氯芬酸、奥湿克；⑤吡唑酮类：安乃近、保泰松；⑥昔康类：吡罗昔康、美洛昔康；⑦昔布类：塞来昔布。此类药物可同时抑制生理性前列腺素的合成，削弱对胃肠黏膜的保护作用，减少肾内血流，对血小板功能也有影响，因此，常见的不良反应有恶心、呕吐、上腹疼痛、胃黏膜糜烂出血、消化性溃疡出血、穿孔、肾功能损害、血小板功能异常、血细胞减少、皮疹、转氨酶升高、哮喘、头晕、头痛等。对于肾功能减退、发生过心血管不良事件或高危人群，在选用 NSAID 时需谨慎，避免大剂量和长时间应用。

（2）糖皮质激素可以减轻临床症状，但是长时间使用可以引起水盐代谢和糖类、脂肪、蛋白质代谢紊乱、严重感染等不良反应。早期活动性类风湿关节炎短时间内口服小剂量的糖皮质激素能延缓关节侵蚀，尤其是早期发生关节侵袭的患者。全身用药者建议每天加服钙片、维生素 D 以预防骨质疏松。

（3）甲氨蝶呤（MTX）：二氢叶酸还原酶抑制药，可使细胞内叶酸缺乏，干扰核蛋白合成，从而抑制淋巴细胞增殖和炎症反应。MTX 治疗类风湿关节炎的疗效是肯定的，而且小剂量治疗不良反应较轻，因此，常作为治疗类风湿关节炎的首选。常见的不良反应包括恶心、食欲缺乏、口炎、脱发、骨髓抑制等，联合叶酸的补充疗法有助于减轻上述不良反应，降低MTX 的停药率。MTX 严重不良反应包括肝损害和肺部病变，因此有慢性活动性乙型肝炎、酒精性肝病等肝脏疾病者应慎用，并注意监测肝功能，必要时可行肝活检；肺部病变发生率较低，与使用剂量无关，一旦出现呼吸困难、低氧血症等应立即停药，对症处理和应用糖皮质激素治疗。

（4）来氟米特（Leflunomide）：新型免疫抑制药，经口服吸收后在肠壁和肝迅速转化为可以在体内发挥免疫调节作用的物质。作用机制包括以下几个方面：①通过竞争抑制二氢乳酸脱氢酶活性，从而抑制嘧啶的生物合成；②抑制酪氨酸激酶的活性，从而抑制致炎细胞的信息传导；③抑制 NK 的激活，阻止致炎因子如 TNF-α、IL-1 的表达；④抑制抗体的产生和分泌。该药用于治疗类风湿关节炎有良好疗效，疗效接近甲氨蝶呤。常见不良反应包括腹泻、皮疹、白细胞减少、肝功能异常、高血压等。

（5）环磷酰胺（CTX）：为一种周期非特异性烷化剂，能抑制 DNA 合成，抑制各种细胞增殖，特别是对 IL-2 依赖的某些免疫细胞。它的不良反应较大，是非类风湿关节炎治疗的首选和常用药物，当出现严重血管炎、间质性肺炎等严重情况时可选用。常见不良反应包括胃肠道症状、脱发、骨髓抑制、出血性膀胱炎、不育等。

（6）环孢素（CsA）：作用于 CD4$^+$早期活化过程，抑制 IL-2 和其他细胞因子的分泌，阻止细胞免疫在类风湿关节炎的致病作用；还可抑制细胞因子诱发的 B 细胞活化。CsA 的毒性较大，最突出的是肾毒性，常致血清肌酐升高和近端肾小管分泌功能障碍。其他还有肝损害、胃肠道不适、皮疹、高血压等。

（7）雷公藤（Tripterygium wilfordii）：为雷公藤属双子叶植物，具有消炎解毒、祛风湿功效。我国学者经多年的研究发现，雷公藤能减少外周血单个核细胞产生 IgM 和 IgM-RF。对病情轻、中度的患者治疗效果较好。雷公藤多苷片的主要不良反应包括皮疹、口炎、血细胞减低、腹泻、肝功能异常等，经减量或对症处理后可消失。雷公藤对男女生殖系统有影响，育龄妇女服药后出现月经紊乱、闭经和不孕；男性患者精子数目减少和活性降低，故对未婚和有生育需求的男女慎用本药。

（8）此外还有生物制剂，如肿瘤坏死因子抗体、白介素 -1 受体拮抗药、抗白介素 -6 抗体等。

3. **外科治疗**　根据不同的病期施行不同的手术。单关节炎、大关节炎为主时可行病变滑膜切除术。对中、晚期患者由于关节骨受到破坏，在切除滑膜后，还需行关节清理术、骨矫正术、关节成形术或人工关节置换术等。

4. **辅助治疗**　应用理疗（热浴、蒸汽浴、药浴等）、按摩、体疗、日常生活活动训练和职业技能培训等，以改善血液循环，使肌肉放松，消退肿、痛，促进关节肌肉功能恢复。

5. **联合用药**　根据患者病情采取不同治疗策略。常用的方案包括金字塔方案、下台阶方案、上台阶方案、锯齿形方案等。病理生理研究结果显示类风湿关节炎在病初 2 年内进展是最为明显的，特别是高滴度 RF 或抗 CCP 抗体、HLA-DR4 阳性、多关节受累者，建议对于这一类疾病活动度高、关节侵蚀高危患者应早期积极应用 DMARDs 治疗，采用两种或两种以上慢作用药物联合治疗已成为国内外学者的共识。常用的联合治疗方案包括甲氨蝶呤与羟氯喹、甲氨蝶呤与柳氮磺吡啶、甲氨蝶呤与青霉胺，甲氨蝶呤加 TNF 拮抗药等。临床上应全面评价和分析患者病情，制订个体化综合治疗方案。

【疗效评价和临床缓解标准】

疗效评价通常采纳美国风湿病协会制订的 ACR20、ACR50 和 ACR70，以 28 个关节计数法评价关节疾病活动性（DAS28 评分）。ACR20 定义为压痛及肿胀关节数有 20% 改善以及下列 5 项中至少 3 项有 20% 改善：疼痛 VAS 评分、疾病总体状况的医师评价 VAS 评分、疾病总体状况的患者评价 VAS 评分、HAQ 评分、CRP 或 ESR。ACR50 和 ACR70 采用相同的标准分别定义为 50% 及 70% 的改善。

1. DAS28 评分　DAS28 = [0.56×Sqrt（t28）+0.28×Sqrt（Sw28）+0.70×Ln（ESR）] × 1.08+0.16。得分 ≤ 2.6 定义为疾病缓解，2.6 ～ 3.2 为轻微活动，3.2 ～ 5.1 为中度活动，> 5.1 为疾病严重活动（注：t 为关节压痛数，Sw 为关节肿胀数）。

2. 1999 年 ACR 临床缓解标准

（1）晨僵时间小于 15 分钟。

（2）无乏力。

（3）无关节痛（通过问病史得知）。

（4）活动时无关节压痛或疼痛。

（5）软组织或腱鞘无肿胀。

（6）红细胞沉降率（魏氏法）：女性 < 30mm/h，男性 < 20mm/h。

至少达到以上 6 项中的 5 项，并持续至少 2 个月，且无血管炎、心包炎、胸膜炎、肌炎或无法解释的近期体重减轻或发热。

该缓解指标要求严格，尽管通过临床积极治疗也很少有患者实现此标准，且与影像学缓解、患者生活质量改善缺乏良好相关性。2011 年，ACR 和 EULAR 基于循证医学证据提出了新的缓解标准，该标准与 X 线进展、HAQ 有良好的相关性。2011 年 ACR/EULAR 类风湿关节炎缓解定义。

基于临床指标的定义如下：在任何时候，患者必须满足如下所有条例：压痛关节数 ≤ 1；肿胀关节数 ≤ 1；患者总体评分小于等于 1（0 ～ 10）。

基于指数的定义如下：在任何时候，患者的 SDAI 评分 ≤ 3.3[注：SDAI = SJC+TJC+PtGA+CRP（mg/dl），SJC 为肿胀关节数，TJC 为压痛关节数，PtGA 为患者对疾病总体评价]。

【预后】

10% 的类风湿关节炎患者疾病快速进展，在 1～2 年发展成严重残疾。还有 10% 患者病情较轻，能自行缓解。大部分患者表现为慢性反复发作。若早期积极的治疗，可使 80% 以上患者病情缓解。一般来说，类风湿因子阴性、起病时症状明显、HLA-DR4 阴性的患者预后较好。类风湿关节炎的主要结局是残疾，它严重影响患者生活质量，对家庭和社会造成严重的经济负担。在类风湿关节炎自然病程中，5～10 年致残率为 60%，病程 30 年的致残率为 90%。寿命缩短 10～15 年，而伴关节外表现者的 5 年生存率仅为 50%。因此，进展性类风湿关节炎被看做和Ⅳ期淋巴瘤、三支冠状动脉病变有相似严重预后的疾病。

三十二、高血压病

正常人的血液随着内外环境变化在一定的范围内波动。在整体人群中，血压水平随着年龄和体重逐渐升高，以收缩压更为明显，而舒张压在 50 岁之后呈现下降趋势，脉压也随之加大。晨峰高血压病，又称血压晨峰，血压在一天中是波动的，存在血压变异。正常人的收缩压及舒张压呈明显的昼夜节律。人体由睡眠状态转为清醒并开始活动，血压从相对较低水平迅速上升至较高水平，这种现象即为"血压晨峰"。

临床上就将高血压分为两类，第一类是原发性高血压，是一种以血压升高为主要临床表现，而病因尚未明确的独立疾病；第二类是继发性高血压，又称为症状性高血压，在这类疾病中病因明确，高血压仅仅是该种疾病的临床表现之一，血压可暂时性或持久性增高。继发性高血压较少见，如果能及时治疗原发病，血压可能恢复正常。

（一）原发性高血压

原发性高血压（primary hypertension）是以血压升高为主要临床表现伴或不伴有多种心血管危险因素的综合征，通常简称为高血压。高血压是多种心、脑血管疾病的重要病因和危险因素，影响心、脑、肾等重要脏器的结构与功能，最终导致这些器官的功能衰竭，迄今仍是心血管疾病死亡的主要原因之一。

收缩压≥ 140mmHg 和（或）舒张压≥ 90mmHg 被定义为高血压，根据血压升高水平，又进一步将高血压分为 1～3 级。当收缩压和舒张压分属于不同分级时，以较高的级别作为标准。以上标准适用于男、女性任何年龄的成人。高血压患病率、发病率及血压水平随年龄增加而升高。高血压在老年人较为常见，尤以单纯收缩期高血压为多。

【病因】

原发性高血压的病因为多因素，可分为遗传和环境因素两个方面。高血压是遗传易感性和环境因素相互作用的结果。

1. 遗传因素　高血压具有明显的家族聚集性,大部分高血压患者可询问到有高血压家族史。高血压的遗传可能存在主要基因显性遗传和多基因关联遗传两种方式。在遗传表型上,不仅血压升高发生率体现遗传性,而且在血压高度、并发症发生以及其他有关因素方面,如肥胖,也有遗传性。

2. 环境因素　不同地区人群血压水平和高血压患病率与钠盐平均摄入量显著有关,摄盐越多,血压水平和患病率越高,但是同一地区人群中个体间血压水平与摄盐量并不相关,摄盐过多导致血压升高主要见于对盐敏感的人群中。钾摄入量与血压呈负相关。饮食中钙摄入对血压的影响尚有争议,多数人认为饮食低钙与高血压发生有关。高蛋白质摄入属于升压因素,动物和植物蛋白质均能升压。饮食中饱和脂肪酸或饱和脂肪酸 / 不饱和脂肪酸比值较高也属于升压因素。饮酒量与血压水平线性相关,尤其与收缩压,每天饮酒量超过 50g 乙醇者高血压发病率明显增高。

城市脑力劳动者高血压患病率超过体力劳动者,从事精神紧张度高的职业者发生高血压的可能性较大,长期生活在噪声环境中听力敏感性减退者患高血压也较多。高血压患者经休息后往往症状和血压可获得一定改善。

超重或肥胖是血压升高的重要危险因素,血压与 BMI 呈显著正相关,肥胖的类型与高血压发生关系密切,腹型肥胖者容易发生高血压;服避孕药女性血压升高发生率及程度与服用时间长短有关;睡眠呼吸暂停低通气综合征(SAHS)患者可以引起或加重高血压。

【发病机制】

高血压的发病机制,即遗传与环境因素通过什么途径和环节升高血压,至今还没有一个完整统一的认识。高血压不是一种均匀同质性疾病,不同个体之间病因和发病机制不尽相同;高血压的病程较长,进展一般较缓慢,不同阶段有开始、维持和加速等不同机制参与;参与血压正常生理调节的机制不等于高血压发病机制,某一种机制的异常或缺陷常被其他各种机制代偿;高血压的发病机制与高血压引起的病理生理变化很难截然分开,血压的波动性和高血压定义的人为性以及发病时间的模糊性也使始动机制很难确定;高血压的血流动力学特征主要是总外周血管阻力相对或绝对增高。从总外周血管阻力增高出发,目前高血压的发病机制较集中在以下几个环节:交感神经系统活性亢进、肾性水钠潴留、肾素 - 血管紧张素 - 醛固酮系统(RAAS)激活、细胞膜离子转运异常、胰岛素抵抗等。

高血压早期无明显病理改变。心脏和血管是高血压病理生理作用的主要靶器官。长期高血压引起的心脏改变主要是左心室肥厚和扩大。长期高血压引起的全身小动脉病变,主要是壁腔比值增加和管腔内径缩小,导致重要靶器官如心、脑、肾组织缺血。长期高血压及伴随的危险因素可促进动脉粥样硬化的形成及发展,该病变主要累及体循环大、中动脉。高血压时还可出现微循环毛细血管稀疏、扭曲变形,静脉顺应性减退。现在认为血管内皮功能障碍是高血压最早期和最重要的血管损害。

【临床表现及并发症】

1.**症状** 大多数起病缓慢、渐进,一般缺乏特殊的临床表现仅在测量血压时或发生心、脑、肾等并发症时才被发现。一般常见症状有头晕、头痛、颈项板紧、疲劳、心悸等,呈轻度持续性,多数症状可自行缓解,在紧张或劳累后加重。也可出现视物模糊、鼻出血等较重症状。症状与血压水平有一定关联,因高血压性血管痉挛或扩张所致。典型的高血压头痛在血压下降后即可消失。高血压患者可以同时合并其他原因的头痛,例如精神焦虑性头痛、偏头痛、青光眼等,往往与血压高度无关。高血压患者还可以出现受累器官的症状,如胸闷、气短、心绞痛、多尿等。

2.**体征** 血压随季节、昼夜、情绪等因素有较大波动。冬季血压较高,夏季较低;血压有明显昼夜波动,一般夜间血压较低,清晨起床活动后血压迅速升高,形成清晨血压高峰。患者在家中的自测血压值往往低于诊所血压值。高血压时体征一般较少。周围血管搏动、血管杂音、心脏杂音等是重点检查的项目。常见的并应重视的部位是颈部、背部两侧肋脊角、上腹部脐两侧、腰部肋脊处的血管杂音。血管杂音往往表示管腔内血流紊乱,与管腔大小、血流速度、血液黏度等因素有关,提示存在血管狭窄、不完全性阻塞或者代偿性血流量增多、加快,例如肾血管性高血压、大动脉炎、主动脉狭窄、粥样斑块阻塞等。肾动脉狭窄的血管杂音,常向腹两侧传导,大多具有舒张期成分。心脏听诊可有主动脉瓣区第二心音亢进、收缩期杂音或收缩早期喀喇音。

3.**恶性或急进型高血压** 少数患者病情急骤发展,舒张压持续≥130mmHg,并有头痛、视物模糊、眼底出血、渗出和乳头水肿,肾脏损害突出,持续蛋白尿、血尿与管型尿。病情进展迅速,如不及时有效降压治疗,预后很差,常死于肾功能衰竭、脑卒中或心力衰竭。病理上以肾小动脉纤维样坏死为特征。发病机制尚不清楚,部分患者继发于严重肾动脉狭窄。

4.**并发症**

(1)高血压危象:因紧张、疲劳、寒冷、嗜铬细胞瘤发作、突然停服降压药等诱因,小动脉发生强烈痉挛,血压急剧上升,影响重要脏器血液供应而产生危急症状。在高血压早期与晚期均可发生。危象发生时,出现头痛、烦躁、眩晕、恶心、呕吐、心悸、气急及视物模糊等严重症状,以及伴有痉挛动脉(椎 - 基底动脉、颈内动脉、视网膜动脉、冠状动脉等)累及相应的靶器官缺血症状。

(2)高血压脑病:发生在重症高血压患者,由于过高的血压突破了脑血流自动调节范围,脑组织血流灌注过多引起脑水肿。临床表现以脑病的症状与体征为特点,表现为弥漫性严重头痛、呕吐、意识障碍、精神错乱,甚至昏迷、局灶性或全身抽搐。

(3)脑血管病:包括脑出血、脑血栓形成、腔隙性脑梗死、短暂性脑缺血发作。

(4)其他:其他还包括心力衰竭、慢性肾衰竭、主动脉夹层等。

【预后】

高血压的预后不仅与血压升高水平有关，而且与其他心血管危险因素存在以及靶器官损害程度有关。因此，从指导治疗和判断预后的角度，现在主张对高血压患者作心血管危险分层，将高血压患者分为低危、中危、高危和极高危。具体分层标准根据血压升高水平、其他心血管危险因素、糖尿病、靶器官损害以及并发症情况。

1. 用于分层的其他心血管危险因素　男性＞ 55 岁，女性＞ 65 岁；吸烟；血胆固醇（TC）＞ 5.72mmol/L，或低密度脂蛋白胆固醇（LDL-C）＞ 3.3mmol/L，或高密度脂蛋白胆固醇（HDL-C）＜ 1.0mmol/L；早发心血管疾病家族史（一级亲属发病年龄＜ 50 岁）；腹型肥胖（腹围：男性≥ 85cm，女性≥ 80cm），或体重指数（BMI ＞ 28kg/m²）；高敏 C 反应蛋白（hCRP）≥ 1mg/dl；缺乏体力活动。

2. 用于分层的靶器官损害　左心室肥厚（心电图或超声心动图）；颈动脉超声证实有动脉粥样斑块或内膜中层厚度≥ 0.9mm；血肌酐轻度升高；男性 115 ～ 133μmol/L，女性 107 ～ 124μmol/L；微量白蛋白尿 30 ～ 300mg/24h，或尿白蛋白 / 肌酐比值：男性≥ 22mg/g，女性≥ 31mg/g。

3. 用于分层的并发症　心脏疾病（心绞痛，心肌梗死，冠状动脉血供重建，心力衰竭）；脑血管疾病（脑出血，缺血性脑卒中，短暂性脑缺血发作）；肾病（糖尿病肾病，血肌酐升高男性超过 133μmol/L 或女性超过 124μmol/L，临床蛋白尿＞ 300mg/24h）；血管疾病（主动脉夹层，外周血管病）；高血压性视网膜病变（出血或渗出，视盘水肿）。

在影响预后的因素中，除危险因素外，是否存在靶器官损害至关重要。靶器官损害发生后不仅独立于始动的危险因素，加速心、脑血管病发生，而且成为预测心、脑血管病的危险标记。左心室肥厚、颈动脉内膜中层厚度增加或粥样斑块、动脉弹性功能减退和微量白蛋白尿等靶器官损害，目前被公认为是心血管危险的重要标记。

【治疗】

原发性高血压目前尚无根治方法，降压治疗在高危患者能获得更大益处，虽然降压治疗不是治本，但也不仅仅是对症的，降压治疗的最终目的是减少高血压患者心、脑血管病的发生率和死亡率。

1. 一般治疗　减轻体重，尽量将体重指数（BMI）控制在＜ 25kg/m²；减少钠盐摄入，每人每日食盐量以不超过 6g 为宜；补充钙和钾盐：每人每日吃新鲜蔬菜 400 ～ 500g，喝牛奶 500ml，可以补充钾 1000mg 和钙 400mg；减少脂肪摄入；戒烟、限制饮酒；增加运动，可根据年龄及身体状况选择慢跑或步行。

2. 降压药治疗对象　①高血压 2 级或以上患者（＞ 160/100mmHg）；②高血压合并糖尿病，或者已经有心、脑、肾靶器官损害和并发症患者；③凡血压持续升高，改善生活方式后血压仍未获得有效控制患者。从心血管危险分层的角度，高危和极高危患者必须使用降压药物强化治疗。

3.血压控制目标值　原则上应将血压降到患者能最大耐受的水平，目前一般主张血压控制目标值至少＜140/90mmHg。糖尿病或慢性肾病合并高血压患者，血压控制目标值＜130/80mmHg。

4.多重心血管危险因素协同控制　各种心血管危险因素相互之间有关联，在血压升高以外的诸多因素中，性别、年龄、吸烟、血胆固醇水平、血肌酐水平、糖尿病和冠心病对心血管危险的影响最明显。降压治疗方案除了必须有效控制血压和依从治疗外，还应顾及可能对糖代谢、脂代谢、尿酸代谢等的影响。

5.降压药物种类

（1）利尿药：有噻嗪类、襻利尿药和保钾利尿药三类。各种利尿药的降压疗效相仿，噻嗪类使用最多，常用的有氢氯噻嗪和氯噻酮。降压作用主要通过排钠，减少细胞外容量，降低外周血管阻力。降压起效较平稳、缓慢，持续时间相对较长，作用持久，适用于轻、中度高血压，在盐敏感性高血压、合并肥胖或糖尿病、更年期女性和老年人高血压有较强降压效应。利尿药能增强其他降压药的疗效。利尿药的主要不良反应是低血钾症和影响血脂、血糖、血尿酸代谢，往往发生在大剂量时，因此现在推荐使用小剂量。不良反应主要是乏力、尿量增多。痛风患者禁用。保钾利尿药可引起高血钾，不宜与ACEI、ARB合用，肾功能不全者禁用。襻利尿药主要用于肾功能不全时。

（2）β受体阻断药：有选择性（β₁）、非选择性（β₁与β₂）和兼有α受体阻断三类。常用的有美托洛尔、阿替洛尔、比索洛尔、卡维地洛、拉贝洛尔。降压作用可能通过抑制中枢和周围的RAAS系统，以及血流动力学自动调节机制。降压起效较迅速、强力，适用于各种不同严重程度高血压，尤其是心率较快的中、青年患者或合并心绞痛患者，对老年人高血压疗效相对较差。各种β受体阻断药的药理学和药代动力学情况相差较大，临床上治疗高血压宜使用选择性β₁受体阻断药或者兼有α受体阻滞作用的β受体阻断药，使用能有效减慢心率的相对较高剂量。β受体阻断药不仅降低静息血压，而且能抑制体力应激和运动状态下血压急剧升高。β受体阻断药治疗的主要障碍是心动过缓和一些影响生活质量的不良反应，较高剂量β受体阻断药治疗时突然停药可导致撤药综合征。虽然糖尿病不是使用β受体阻断药的禁忌证，但它增加胰岛素抵抗，还可能掩盖和延长降糖治疗过程中的低血糖症，使用时应加以注意，如果必须使用，应使用高度选择性β₁受体阻断药。不良反应主要有心动过缓、乏力、四肢发冷。β受体阻断药对心肌收缩力、房室传导及窦性心律均有抑制，并可增加气道阻力。急性心力衰竭、支气管哮喘、病态窦房结综合征、房室传导阻滞和外周血管病患者禁用。

（3）钙通道阻滞药：又称钙拮抗药，分为二氢吡啶类和非二氢吡啶类，前者以硝苯地平为代表，后者有维拉帕米和地尔硫䓬。根据药物作用持续时间，钙拮抗药又可分为短效和长效。长效钙拮抗药包括长半衰期药物（氨氯地平）；脂溶性膜控型药物（拉西地平和乐卡地平）；缓释或控释制剂（非洛地平缓释片、硝苯地平控释片）。剂量与疗效呈正相关关系，疗效的个体差异性较小，与其他类型降压药物联合治疗能明显增强降压作用。除心力衰竭外钙拮抗药较少有治疗禁忌证，对血脂、血糖等代谢无明显影响，长期控制血压的能力和服药依从性较好。相对于其他种类降压药物，钙拮抗药还具有以下优势：在老年患者有较好的降压疗效；高钠摄入不影响降压疗效；非甾体抗炎药物不干扰降压作用；对嗜酒的患者也有显著降压作用；可用于合并糖尿病、冠心病或外周血管病患者；长期治疗时还具有抗动脉粥样硬化作用。主要缺点是开始治疗阶段有反射性交感活性增强，引起心率增快、面部潮红、头痛、下肢水肿等，尤其使用短效制剂时。非二氢吡啶类抑制心肌收缩及自律性和传导性，不宜在心力衰竭、窦房结功能低下或心脏传导阻滞患者中应用。

（4）血管紧张素转换酶抑制药（ACEI）：常用的有卡托普利、依那普利、贝那普利、赖诺普利、西拉普利、培哚普利、雷米普利和福辛普利。降压起效缓慢，逐渐增强，限制钠盐摄入或联合使用利尿药可使起效迅速和作用增强。ACEI 具有改善胰岛素抵抗和减少尿蛋白作用，在肥胖、糖尿病和心、肾靶器官受损的高血压患者具有相对较好的疗效，特别适用于伴有心力衰竭、心肌梗死后、糖耐量减退或糖尿病肾病的高血压患者。不良反应主要是刺激性干咳和血管性水肿。高钾血症、妊娠妇女和双侧肾动脉狭窄患者禁用。血肌酐超过 3mg 患者使用时需谨慎。

（5）血管紧张素 II 受体拮抗药（ARB）：常用的有氯沙坦、缬沙坦、伊贝沙坦、替米沙坦、坎地沙坦和奥美沙坦。降压作用起效缓慢，但持久而平稳。各种不同血管紧张素 II 受体拮抗药之间在降压强度上存在差异。低盐饮食或与利尿药联合使用能明显增强疗效。多数 ARB 随剂量增大降压作用增强，治疗剂量窗较宽。最大的特点是直接与药物有关的不良反应很少，不引起刺激性干咳，持续治疗的依从性高。虽然在治疗对象和禁忌证方面与 ACEI 相同，但 ARB 具有自身疗效特点，在高血压治疗领域内，与 ACEI 并列作为目前推荐的常用的五大类降压药中的一类。

（二）继发性高血压

继发性高血压是指由某些确定的疾病或病因引起的血压升高，部分继发性高血压，如原发性醛固酮增多症、嗜铬细胞瘤、肾血管性高血压、肾素分泌瘤等，可通过手术得到根治或改善。因此，及早明确诊断能明显提高治愈率或阻止病情进展。

临床上凡遇到以下情况时，要进行全面详尽的筛选检查：①中、重度血压升高的年轻患者；②症状、体征或实验室检查有怀疑线索，例如肢体脉搏搏动不对称性减弱或缺失，腹部听到粗糙的血管杂音，近期有明显怕热、多汗、消瘦，血尿或明显蛋白尿等；③降压药联合治疗效果很差，或者治疗过程中血压曾经控制良好但近期内又明显升高；④急进性和恶性高血压患者。

1. **肾实质性高血压** 急、慢性肾小球肾炎、糖尿病性肾病、慢性肾盂肾炎、多囊肾和肾移植后等多种肾病引起的高血压，是最常见的继发性高血压。所有肾病在终末期肾病阶段大部分都有高血压。肾实质性高血压的发生主要是由于肾单位大量丢失，导致水钠潴留和细胞外容量增加，以及肾 RAAS 激活与排钠激素减少。高血压又进一步升高肾小球内囊压力，形成恶性循环，加重肾病。临床上有时难以将肾实质性高血压与原发性高血压伴肾损害区别开来。一般而言，除了恶性高血压，原发性高血压很少出现明显蛋白尿，血尿罕见，肾功能减退首先从肾小管浓缩功能开始，肾小球滤过功能仍可长期保持正常或增强，直到最后阶段才有肾小球滤过降低，血肌酐上升；肾实质性高血压往往在发现血压升高时已经有蛋白尿、血尿和贫血，肾小球滤过功能减退，肌酐清除率下降。如果条件允许，肾穿刺组织学检查有助于确立诊断。

肾实质性高血压必须严格限制钠盐摄入，每天 < 3g；使用多种降压药物联合治疗，将血压控制在 130/80mmHg 以下；联合治疗方案中应包括 ACEI 或 ARB，有利于减少尿蛋白，延缓肾功能恶化。

2. **肾血管性高血压** 肾血管性高血压是单侧或双侧肾动脉主干或分支狭窄引起的高血压。常见病因有多发性大动脉炎，肾动脉纤维肌性发育不良和动脉粥样硬化，前两者主要见于青少年，后者见于老年人。肾血管性高血压的发生是由于肾血管狭窄，导致肾缺血，激活 RAAS。早期解除狭窄，可使血压恢复正常；后期解除狭窄，因为已经有高血压维持机制参与或肾功能减退，血压也不能恢复正常。凡进展迅速或突然加重的高血压，均应怀疑本症。本症大多有舒张压中、重度升高，体检时在上腹部或背部肋脊角处可闻及血管杂音。肾动脉造影可明确诊断并提供具体狭窄部位。分侧肾静脉肾素活性测定可预测手术治疗效果。

治疗方法可根据病情和条件选择经皮肾动脉成形术，治疗的目的不仅为了降低血压，还在于保护肾功能。需要注意，双侧肾动脉狭窄、肾功能已受损或非狭窄侧肾功能较差患者禁忌使用 ACEI 或 ARB，因为这类药物解除了缺血肾出球小动脉的收缩作用，使肾小球内囊压力下降，肾功能恶化。

3. **皮质醇增多症** 皮质醇增多症又称 Cushing 综合征，主要是由于促肾上腺皮质激素（ACTH）分泌过多导致肾上腺皮质增生或者肾上腺皮质腺瘤，引起糖皮质激素过多所致。大部分患者有高血压，同时有向心性肥胖、满月脸、水牛背、皮肤紫纹、毛发增多、血糖增高等表现。24 小时尿中 17- 羟和 17- 酮类固醇增多，地塞米松抑制试验和肾上腺皮质激素兴奋试验有助于诊断。颅内蝶鞍 X 线检查、肾上腺 CT、放射性核素肾上腺扫描可确定病变部位。治疗主要采用手术、放射和药物方法根治病变本身，降压治疗可采用利尿药或与其他降压药物联合应用。

4. **主动脉缩窄** 主动脉缩窄多数为先天性，少数是多发性大动脉炎所致。临床表现为上臂血压增高，而下肢血压不高或降低。在肩脚间区、胸骨旁、腋部有侧支循环的动脉搏动和杂音，腹部听诊有血管杂音。胸部 X 线检查可见肋骨受侧支动脉侵蚀引起的切迹。主动脉造影可确定诊断。治疗主要采用介入扩张支架植入或血管手术方法。

5. 原发性醛固酮增多症　见第 2 章十五。

6. 嗜铬细胞瘤　见第 2 章十七。

三十三、睡眠呼吸暂停低通气综合征

睡眠呼吸暂停低通气综合征（sleep apnea hypopnea syndrome，SAHS）是一种常见的睡眠呼吸紊乱疾病，睡眠呼吸暂停指睡眠过程中口鼻呼吸气流消失或明显减弱。包括阻塞性睡眠呼吸暂停低通气综合征（OSAHS）、中枢性睡眠呼吸暂停综合征（CSAS）和混合性睡眠呼吸暂停综合征（MSAS）。阻塞性睡眠呼吸暂停低通气综合征最常见，肥胖者高达 50% 以上。中枢性睡眠呼吸暂停综合征一般不超过呼吸暂停的 10%，起病隐匿，可出现与阻塞性睡眠呼吸暂停低通气综合征相同的临床损害，危害较大。鉴于 SAHS 是多种全身性疾病独立危险因素，易发生夜间猝死，需高度重视和积极应对。

【发病危险因素】

1. 性别、年龄和肥胖　阻塞性睡眠呼吸暂停低通气综合征常见于男性及妇女绝经前。男性发病率显著高于女性，男女性发病比例为（2 ～ 3）∶ 1；女性绝经后发病率明显增加，与男性相近。阻塞性睡眠呼吸暂停低通气综合征好发于中老年人群，随年龄增加而加重。肥胖致口咽部黏膜下脂肪沉积，特别是在软腭水平，加剧上呼吸道阻塞。

2. 上呼吸道疾病　鼻息肉、鼻甲肥大及慢性鼻炎等致鼻腔阻塞、扁桃体肿大、慢性咽炎导致黏膜肿胀、增厚及舌肥大、舌根后坠等因素使咽腔狭窄，加重打鼾，并反复发生呼吸暂停。

3. 肌肉因素　任何因素致气道肌肉张力低下皆可致夜间发生上气道阻塞。

4. 神经、体液及内分泌因素　神经因素、绝经后妇女、肥胖、肢端肥大症及甲状腺功能减退患者等均易发生夜间呼吸暂停。

5. 先天性因素　颈短、颅面畸形、下颌畸形等均可使咽腔的正常解剖发生改变，出现上呼吸道狭窄。

6. 种族及遗传因素　年轻的非洲裔美国人与高加索人相比，发生阻塞性睡眠呼吸暂停低通气综合征的危险性明显增加，且这些种族的差异随着年龄增长而下降。非肥胖阻塞性睡眠呼吸暂停低通气综合征患者存在家庭聚集，有一定遗传特性。

7. 乙醇及药物　乙醇及安眠镇静药可降低上气道肌肉张力，抑制觉醒反应，抑制网状激动系统的效应，降低颏舌肌对低氧及高碳酸血症的反应，发生阻塞性睡眠呼吸暂停低通气综合征。

8. 神经系统的损害　中枢神经系统疾病如肿瘤、外伤、血管栓塞、颅内感染，运动系统、脊髓灰质炎、肌强直性营养不良等病变均可能发生中枢性睡眠呼吸暂停综合征。

9. 低氧血症及高碳酸血症　慢性阻塞性肺疾病患者存在低氧血症或高碳酸血症时，可损害呼吸中枢功能，易合并中枢性睡眠呼吸暂停综合征。

【发病机制】

根据脑电活动和睡眠深浅，整个失眠时相可分为非快速眼动睡眠（N-REM）及快速眼动睡眠（REM）两期，遵循"觉醒→ N-REM → REM → N-REM 或觉醒"的规律周而复始。在 N-REM 睡眠时相，上气道肌肉张力降低，上气道口径减少，气道阻力增加，但上气道肌肉的放电时相和肋间肌的节律性收缩保持完整。在 REM 睡眠时相，上气道肌肉、肋间肌和大部分骨骼肌张力进一步降低导致上气道吸气时陷闭。颏舌肌张力减退致舌根后移和气道狭窄，肋间肌张力减退致吸气时胸壁不稳定，出现胸腹矛盾运动；睡眠觉醒和对外界的刺激受抑制，易发生阻塞性呼吸暂停。在神经、体液等参与下，或危险因素作用下，睡眠时上气道阻塞加重。由于中枢疾病如脑炎、脊髓灰白质炎等抑制呼吸中枢，或血中 CO_2 水平的变化（心力衰竭）导致中枢通气功能的不稳定，易造成 CSAS。

【临床表现】

阻塞性睡眠呼吸暂停低通气综合征患者睡眠打鼾，打鼾与呼吸暂停间歇交替发作，严重者出现窒息后憋醒，心慌、胸闷或心前区不适，白天嗜睡和困倦。由于夜间出现反复的呼吸暂停及低氧血症，久之，可影响脏器功能，出现与全身各脏器功能损害有关的各种远期并发症，如肺动脉高压、肺心病、心律失常、高血压、心肌梗死、脑栓塞、红细胞增多症、肾功能损害、代谢紊乱和性欲减退。

中枢性睡眠呼吸暂停综合征主要为夜间无打鼾或不典型打鼾，起病隐匿，严重者夜间可出现全身发绀。夜间反复发生低氧血症、高碳酸血症、觉醒和微觉醒，出现失眠、睡眠不安和频繁觉醒，晨起头痛、困乏或白天嗜睡。长久如此，出现慢性疲劳、记忆下降以及认知功能下降，部分出现抑郁症。由于个体差异，中枢性睡眠呼吸暂停综合征的临床表现各不相同，高碳酸血症型和非高碳酸血症型也存在着一定的差异。由于中枢性睡眠呼吸暂停综合征好发于心力衰竭，在导致心力衰竭临床症状加剧的同时，还会引起各种严重的并发症，如脑血管意外（脑卒中）、肺动脉高压、呼吸衰竭、高血压和心律失常等。

【监护与相关检查】

1. 睡眠呼吸监护适应证

（1）夜间反复打鼾、睡眠不宁，清晨头痛，白天嗜睡，易疲劳者。

（2）肥胖，睡眠时伴有明显低氧血症和心律失常者。

（3）打鼾伴有药物难于控制的顽固性高血压或不明原因的胸闷者；打鼾伴有不明原因的蛋白尿和糖尿病者。

（4）与脊柱后侧凸、肌肉萎缩有关的膈肌或胸廓损害者。

（5）通气/血流比例和弥散严重受损的肺疾病，如患肺纤维化、囊性纤维化、纤维化性肺结核者。

（6）影响呼吸中枢的疾病患者。

（7）肥胖性低通气综合征者。

（8）慢性高山病、夜间低氧血症者。

（9）长期接受强效利尿药，出现代谢性碱中毒影响通气功能者。

2. 监护方法　标准多导睡眠图（PSG）可监测脑电图、肌电图、心电图、口鼻气流及胸腹部呼吸运动。直接监测通气用咬口或面罩收集呼出气，不易耐受，且影响自然睡眠状态。间接监测通气包括定性和半定量两种方法，监测的内容主要有直接或间接测定 PaO_2、$PaCO_2$ 和 SaO_2。

3. 相关检查

（1）测量身高、体重，计算体重指数 BMI= 体重（kg）/ 身高 ^{2}（m^2）。

（2）体格检查：颈围、血压（睡前和醒后血压），评定颌面形态，鼻腔、咽喉部的检查；心、肺、脑、神经系统检查等。

（3）血细胞计数，特别是红细胞计数、血细胞比容（HCT）、红细胞平均体积（MCV）、红细胞平均血红蛋白浓度（MCHC）、动脉血气分析。

（4）肺功能检查。

（5）影像学检查：头颈部 X 线、多层螺旋 CT 气道三维重建等，主要用于阻塞性睡眠呼吸暂停低通气综合征的辅助诊断，也可用于阻塞性睡眠呼吸暂停低通气综合征与中枢性睡眠呼吸暂停综合征的鉴别诊断。

（6）心电图。

（7）甲状腺功能。

【诊断】

阻塞性睡眠呼吸暂停低通气综合征与中枢性睡眠呼吸暂停综合征的主要区别在于是否存在夜间打鼾，阻塞性睡眠呼吸暂停低通气综合征有典型的夜间打鼾及呼吸不规则、白天过度嗜睡、经 PSG 监测显示夜间 7 小时睡眠中呼吸暂停及低通气反复发作＞ 30 次，或低通气指数（每小时呼吸暂停＋低通气次数）＞ 5 次 / 小时。判断呼吸暂停的依据是口鼻气流较基线幅度下降＞ 90%，持续时间＞ 10 秒。

【治疗】

加强体育运动、控制饮食、戒烟、戒酒是对患者有益的，且避免使用镇静药。单纯氧疗无明显效果，因氧疗使缺氧时外周化学感受器的刺激消失，患者觉醒减弱，所以睡眠时采用合适的体位，联合呼吸机治疗。

1. **呼吸机治疗**　经鼻持续气道正压呼吸（CPAP）保证上气道通畅，疗效达 90%～95%；自动调节 CPAP 呼吸机有利于提高依从性。对于重叠综合征、阻塞性睡眠呼吸暂停低通气综合征病情严重且 CPAP 压力较高及 CPAP 耐受性较差的患者可以选用双相气道正压通气（BiPAP）和伺服通气。BiPAP（S/T 模式）和自适应支持通气（ASV）是中枢性睡眠呼吸暂停综合征更好的治疗方案，伺服通气治疗复杂性中枢性睡眠呼吸暂停综合征效果较好。

2. **手术治疗**　鼻甲肥大、鼻息肉及扁桃体和增殖体肥大等可采用激光或手术治疗。病情严重且危及生命时如无法适应呼吸机治疗或不适宜 UPPP 时，可气管切开。

3. **其他**　口腔正畸及矫治器可减轻打鼾，但对 OSAHS 的效果尚难评价，耐受性差。对于中枢性睡眠呼吸暂停综合征可试用茶碱、乙酰唑胺、阿米三嗪和黄体酮等呼吸中枢兴奋药物治疗，必要时可使用无创 BiPAP 治疗中枢性睡眠呼吸暂停综合征。

总之，SAHS 病程长，全身各器官及组织受累的严重程度及病程差异较大，需要医务人员对病情及接受的治疗方法进行长程的、定期的监测和随访。

三十四、慢性阑尾炎

慢性阑尾炎一般是在阑尾急性炎症消退后遗留的阑尾慢性炎症病变，诸如管壁纤维结缔组织增生、管腔狭窄或闭塞、阑尾扭曲，与周围组织粘连等。慢性阑尾炎分为两种：一种是原发性慢性阑尾炎，起病隐匿，症状发展缓慢，病程持续较长，几个月甚至几年，病初可以没有急性发作病史，病程中也没有反复的急性发作的现象；第二种是继发性慢性阑尾炎，一般是在首次急性阑尾炎发病之后，未经手术治疗而获得缓解或痊愈，其后遗留有不同的临床症状，久治不愈，病程中可再次或多次急性发作。

【病因】

一般认为，阑尾是在盲肠末端的一个废用器官，一旦发生了感染，是十分容易发炎而导致疾病的发生的，其诱因可能来自粪石梗阻、淋巴增生、寄生虫侵入等。阑尾炎之所以发生，可以分为以下三方面原因：不良的饮食习惯、阑尾管腔梗阻、病菌的感染，究其根本即是细菌的感染。

1. **不良的饮食习惯**　常吃生冷和不洁的食物、便秘、急速快走、精神紧张等，会导致胃肠功能紊乱，尤其是肠的功能紊乱会妨碍阑尾的血液循环和排空，为细菌的感染创造条件。

2. **阑尾管腔梗阻**　阑尾排空欠佳是阑尾炎发生的主要原因之一，由于盲管弯曲、开口细小、管腔、狭窄，且蠕动缓慢，以致阑尾管腔极易堵塞，常因粪块（石）、食物碎块、蛔虫或其他异物而发生肿胀、扭曲、梗阻；当胃肠蠕动功能紊乱时，阑尾蠕动会反射性减弱、变慢，也会造成梗阻，此时细菌入侵管腔，则会引起炎症；另外，阑尾腔外的粘连、纤维条索、肿瘤压迫也会造成梗阻从而引起炎症。慢性阑尾炎多由急性阑尾炎转变而来，少数也可以开始即呈现慢性的过程。

3. **细菌感染**　也有无梗阻而发病的情况，其主要因素为阑尾腔内直接感染细菌所致。由于阑尾腔与盲肠是相通的，因此具有与盲肠腔内相同的以大肠埃希菌和厌氧菌为主的菌种和数量。如果出现阑尾黏膜稍有损伤，细菌则会侵入管壁，引起不同程度的感染。少数患者在发生上呼吸道感染之后，也被认为感染的细菌可由血液运转至阑尾处；还有一部分患者由于邻近器官的化脓性感染的病菌侵入阑尾而诱发阑尾炎。阑尾壁上有丰富的淋巴组织，病菌可经血循环进入阑尾引起急性炎症，发生红、肿、疼痛，易导致急性阑尾炎。

【临床表现】

有或没有典型的急性阑尾炎发作病史，但是会出现反复的右下腹隐痛或不适感，在运动后或饮食不节的情况下可以诱发；患者可能会伴有消化系统功能紊乱的症状，如腹胀痛、饱胀感、食欲不佳、消化不良、便秘或大便恶臭稀溏，或有类似消化性溃疡症状；一些患者可以反复出现阑尾炎急性发作，并容易出现坏疽、穿孔及明显粘连；阑尾部位局部压痛，且压痛经常存在，位置固定不移。

1. **腹部疼痛**　右下腹部疼痛，一般为间断性隐痛或胀痛，时重时轻，部位比较固定，多数患者在饱餐、运动、劳累、受凉或长期站立之后，会诱发腹痛。同时，病程中可能会有急性阑尾炎的发作。

2. **胃肠道反应**　患者常有不同程度的消化不良、食欲下降，病程较长的患者可能会出现消瘦、体重下降，但是一般均无恶心、呕吐、腹胀的发生，老年患者可伴有便秘。

3. **腹部压痛**　压痛可能是患者唯一的体征，主要位于右下腹部，一般范围较小且恒定，有时重压时才能出现，一般无肌紧张和反跳痛，也没有腹部包块，但有时可触到胀气的盲肠。

【辅助检查】

1. **X 线钡剂灌肠检查**　慢性阑尾炎 X 线钡剂灌肠检查的最典型表现是钡剂充盈阑尾，发现阑尾狭窄变细、不规则、间断充盈、扭曲、固定，并可打到显影的阑尾有明显压痛，但有时阑尾也可以表现为不充盈或仅部分充盈，局部有压痛，或者有些患者的阑尾充盈虽然正常，但排空延迟至 48 小时以上，也可作为诊断参考。钡剂灌肠检查不仅可明确压痛点是否位于阑尾处，同时它的重要性还在于可以排除与慢性阑尾炎相混淆的其他疾病，如溃疡病、慢性结肠炎、盲肠结核或肿瘤、内脏下垂等。该检查尤其对无典型发作史的患者有重要意义。

2.**超声检查** 用以排除最易与慢性阑尾炎相混淆的慢性胆囊炎、慢性肠系膜淋巴结炎、女性的慢性附件炎及慢性泌尿系感染、泌尿系结石等。

【诊断标准】

诊断慢性阑尾炎并不容易，其确诊必须建立在排除一切可以引起右下腹疼痛和压痛的疾病的基础值上，因此对慢性阑尾炎的诊断应持慎重态度。对于曾经患有急性阑尾炎的患者，之后症状、体征比较明显、反复性或间歇性发作的阑尾炎患者，诊断并不困难；而对于无急性阑尾炎发作史的慢性阑尾炎，钡灌肠检查帮助则较大。诊断标准如下。

1.有或无典型的急性阑尾炎发作病史。

2.反复右下腹疼痛，可为隐痛或不适。

3.消化系统功能紊乱、食欲不佳、消化不良、便秘或稀溏便交替。

4.右下腹（阑尾部位）经常性压痛，位置固定，是主要的体征。

5.钡剂造影阑尾不充盈或充盈不规则或排空延迟。

【并发症】

阑尾炎根据发病急缓和轻重可分为：急性、亚急性、慢性，可发生脓肿、坏疽和穿孔导致腹膜炎等并发症。一般情况下，阑尾炎的诊断与治疗并不困难，预后相对较良好，少数患者可能会因为治疗的不及时或机体自身的抵抗力低下而出现上述并发症。最常见的并发症为阑尾穿孔引起的腹膜炎和阑尾周围脓肿。如并发阑尾系膜静脉的血栓性静脉炎，细菌或含菌血栓可沿静脉回流入肝而形成肝脓肿。

1.**腹膜炎** 当阑尾炎炎症逐渐严重、加剧，阑尾管壁坏死或部分坏死，呈现紫色或者黑紫色，穿孔后脓液流入腹腔而形成弥漫性腹膜炎。

2.**阑尾周围脓肿** 慢性阑尾炎在诱因的作用下转化成化脓性阑尾炎或者坏疽性阑尾炎而穿孔之后，会被大网膜和周围肠管包裹粘连，形成阑尾周围脓肿。

3.**阑尾系膜静脉的血栓性静脉炎** 阑尾炎发生时，阑尾静脉中的感染性血栓会沿着系膜上静脉转移至门静脉，从而导致门静脉炎。

4.**细菌性肝脓肿** 当细菌或感染性血栓沿着静脉回流进入肝中，会引起细菌性肝脓肿，一般表现为高热、寒战、黄疸、肝区疼痛、肝功能下降甚至休克等。

5.**腹腔假黏液瘤** 如果阑尾根部发生阻塞，黏膜上皮分泌的黏液潴留会导致阑尾高度膨胀称为阑尾黏液囊肿或伴发化脓称为阑尾积脓，黏液囊肿穿透阑尾壁，黏膜上皮和黏液进入腹腔后种植在腹膜表面可以形成腹腔假黏液瘤。

【治疗】

1.慢性阑尾炎确诊后，原则上应手术治疗，切除病理性阑尾,特别是有急性发作史的病人，更应及时手术。对于诊断可疑的患者或者有严重并发症的高龄患者，应暂时以非手术治疗方式，并在门诊追踪观察。

2. 手术中如果发现阑尾外观基本正常，不能轻易只切除阑尾，而应该仔细检查阑尾附近的组织和器官如回盲部，回肠末段 1m，小肠系膜及其淋巴结。女性患者还应仔细探查盆腔及附件，以防误诊和漏诊。

3. 手术后应对每一个患者进行一段时间的随访，以了解切除阑尾后的实际效果。

【预防】

平时患者应该养成良好的卫生习惯，在饭后不要马上进行剧烈的运动；防止过度疲劳，保证充足的睡眠及舒畅的心情，同时也要保持大便的通畅，有便秘倾向的患者可以从饮食方面进行调理，或者进行自我的腹部按摩，重者可以试服通便药物。因为过劳会使人体抗病能力下降而导致病情突然加重；若腹痛发作，应及时到医院外科就诊。

患者应流质饮食，如牛奶、豆浆、米汤、肉汤等。或半流质饮食，如粥、稀软面条等。如果准备住院手术治疗则应禁食禁水。

平时患者应该注意饮食，少食多餐，切忌暴饮暴食，禁烟酒、生、冷、辛辣，对于温热性质的肉类如羊、牛、狗肉也应该相应有所节制；患者可多食碱性食物，并适量饮水，中和胃酸，同时减轻胃液对溃疡面的刺激，还可补充因腹泻造成的身体轻度脱水。多吃素、少吃荤；多吃软、少吃硬；少食辛辣油腻的，多食蔬菜水果，保持清淡的饮食，多吃富含纤维素的食物，适当补充营养，加强身体锻炼。对于一些具有清热解毒利湿的食物，如绿豆、豆芽、苦瓜可以选择性的吃一些。

一些解热镇痛药和消炎药，对胃肠刺激较大，严重时还会引起消化道出血甚至穿孔，最好不用或少用。

三十五、消化性溃疡

消化性溃疡（PU）是指胃肠道黏膜被胃酸和胃蛋白酶消化而发生的溃疡，好发于胃和十二指肠，是慢性组织缺损，胃溃疡和十二指肠溃疡是最常见的消化性溃疡。溃疡的黏膜缺损要超过黏膜肌层，不同于糜烂，是全球性的常见疾病，十二指肠溃疡比胃溃疡多见，比例约为 3：1。十二指肠溃疡好发于青壮年，胃溃疡一般比十二指肠溃疡晚发病 10 年，城市发病率要高于农村，男女比例为（1.4～8）：1，多发生在秋冬和冬春之交。

【发病原因】

消化性溃疡是多种因素引起的，如幽门螺杆菌、胃酸、胃蛋白酶、药物、精神因素、遗传因素等。

1. **幽门螺杆菌** 消化性溃疡的主要原因，它的感染不仅可以引起胃炎，同时也可以引起消化性溃疡。

2. **胃酸和胃蛋白酶** 这两者是胃液的主要成分，但是过多的胃酸对胃和十二指肠黏膜是有侵袭作用的，而胃酸又在其中起相对主要的作用。当胃酸 pH 达到 4 以上时，胃蛋白酶就会失去活性。因此胃酸的存在是溃疡发生的决定性因素。

3. **药物因素** 某些非甾体抗炎药（NSAID）、抗癌药等对胃十二指肠黏膜具有一定的损伤作用，以非甾体抗炎药为最明显。它不仅直接作用于胃十二指肠黏膜导致其损伤，而且可以通过抑制前列腺素合成，削弱前列腺素对胃十二指肠黏膜的保护作用。

4. **胃排空延缓和胆汁反流** 胃排空延缓使食物在胃中停留过久，刺激胃的壁细胞分泌胃酸，从而损伤胃黏膜；胆汁反流可直接对胃黏膜有损伤。

5. **精神、遗传因素** 长期精神紧张、焦虑或情绪波动的人更容易患消化性溃疡；遗传因素中，O 型血患十二指肠的概率要比其他血型高大约 1.4 倍。

6. **其他因素** 吸烟者发病率高，这可能与吸烟可以增加胃酸和胃蛋白酶的分泌，降低幽门括约肌张力有关；高浓度盐可以损伤胃黏膜从而增加胃溃疡发生的概率。

【疾病特点与症状】

消化性溃疡的临床表现不一，少数病人可无症状，或以出血、穿孔等并发症作为首发症状到医院就诊，但多数消化性溃疡患者都有一个慢性、周期性发作和节律性疼痛的特点，其发作一般常与不良的精神刺激、情绪波动或者饮食的失调等有密切关系（表 2-20）。

表 2-20　消化性溃疡的特点与症状

	胃溃疡	十二指肠溃疡
疼痛时间	餐后 1 小时后开始出现，至下次餐前自行消失，较常发生于夜晚	餐后 3 小时后出现，至下次进餐后缓解，常有夜间疼痛
疼痛部位	剑突下正中或偏左	上腹正中或稍偏右
疼痛性质	烧灼感、痉挛感	饥饿感、烧灼感
一般规律	进餐→疼痛→缓解	疼痛→进餐→缓解

1. **慢性病程** 虽然溃疡发生后有自行愈合的特点，但愈合后又容易复发，故常有长期、反复的上腹疼痛，整个病程平均 6～7 年，甚至更长。

2. **周期性发作** 上腹疼痛常呈反复性、周期性发作，十二指肠溃疡更为突出，全年都可发作，但以春、秋季节发作者多见。

3. **节律性疼痛** 疼痛与饮食之间具有明显的相关性和节律性。在一天中，凌晨 3 点至早餐的一段时间，胃酸分泌最低，故很少发生疼痛。十二指肠溃疡的疼痛一般在两餐之间发生，持续疼痛直至进食或在服用抑酸药后方可以缓解，部分十二指肠溃疡患者，由于夜间的胃酸较高，尤其对于在睡前曾进食的人来讲，半夜可发生疼痛；胃溃疡疼痛的发生则相对不规律，常在餐后 1 小时内发生，经 1～2 小时后逐渐缓解，直至下次吃饭之后再次出现。

4. **疼痛部位、范围**　十二指肠溃疡的疼痛多出现于中上腹部，就是在脐上方，或者说是在脐上方偏右的地方；而胃溃疡的疼痛的位置虽然也多在中上腹，但稍偏高，或在剑突下和剑突下偏左的地方。疼痛范围约数厘米直径大小。由于空腔内脏的疼痛在体表上的定位一般不十分确切，所以，疼痛的部位不一定能准确地反映出溃疡所在的解剖位置。溃疡活动期可有剑突下固定而局限的压痛点，自己按压这个位置会有疼痛感，缓解期则无明显体征。

5. **疼痛性质**　多呈钝痛、灼痛或饥饿样的疼痛，一般较轻可以耐受，如果出现持续性的剧痛常提示溃疡穿孔，需及时就医。

6. **影响因素**　精神刺激、过度疲劳、饮食不节、药物、气候变化等因素均可以诱发或加重疼痛；休息、进食、吃抑酸药、按压疼痛部位、呕吐等方法有时可以减轻或缓解疼痛。

【相关检查】

1. **胃液分析**　正常男性和女性的基础酸排出量平均分别为 2.5mmol/h 和 1.3mmol/h，胃溃疡患者胃酸分泌正常或稍低于正常；十二指肠溃疡患者常有胃酸分泌过高。男性和女性十二指肠溃疡患者的基础酸排出量平均分别为 5.0mmol/h 和 3.0mmol/h。当基础酸排出量＞10mmol/h，常提示胃泌素瘤的可能。当注射五肽胃泌素（6μg/kg）后，计算最大酸排出量，十二指肠溃疡的患者常常会超过 40mmol/h。如果最大排酸量证明胃酸的缺少，一般高度怀疑溃疡为癌性，故胃液分析在区别胃溃疡的良、恶性方面有重要的意义。由于各种胃病的胃液分析结果、胃酸幅度等与正常人会有重叠，故此检查对溃疡病的诊断仅作参考。

2. **幽门螺杆菌检测**　幽门螺杆菌感染的检测方法大致可以分为四种：①直接从胃黏膜组织中检查幽门螺杆菌，包括细菌培养、组织涂片或切片染色镜检细菌；②用尿素酶试验、呼吸试验、胃液尿素氮检测等方法测定胃内尿素酶的活性；③血清学检查抗幽门螺杆菌抗体；④应用多聚酶链反应（PCR）技术测定幽门螺杆菌 DNA。细菌培养是诊断 Hp 感染最可靠的方法。

3. **大便隐血试验**　活动性十二指肠溃疡或胃溃疡常有少量渗血，使粪便隐血试验阳性，但一般是短暂性的，经治疗 1～2 周可以转阴，如果胃溃疡患者的大便隐血持续阳性，应怀疑有癌肿可能。

4. **X 线钡餐检查**　消化性溃疡的主要 X 线下表现是壁龛或龛影，是由于钡悬液填充溃疡的凹陷部分所造成的，胃溃疡的龛影多见于胃小弯，十二指肠溃疡的龛影常见于球部。在正面观，龛影呈圆形或椭圆形，边缘整齐，由于溃疡周围的炎性水肿，龛影周围常常可形成环形透亮区。

5. **胃镜和黏膜活检**　不论选用纤维胃镜或电子胃镜，均作为确诊消化性溃疡的最主要的方法。在内镜的直视下，消化性溃疡通常呈圆形、椭圆形或线形，边缘锐利，基本光滑，为灰白色或灰黄色苔膜所覆盖，周围黏膜充血、水肿，略隆起。

【相关并发症】

消化性溃疡如果不及时治疗的话，可能会引起四大并发症：出血、穿孔、幽门梗阻、癌变，这四者都可能造成更严重的后果甚至死亡，对于消化性溃疡的患者应该注意并及时治疗。

1. 出血　对消化性溃疡患者来说，出血是最常见的并发症，包括呕血（鲜血或咖啡样物）、便血或黑粪，同时也可以出现虚弱、直立性低血压、晕厥、大汗出等症状。大量出血时应立即将患者取平卧位，并立刻通知医生，根据医嘱配合医生治疗，呕血患者应及时行口腔护理；小量出血可给温冷流质饮食。出血期间密切观察患者大便颜色、量、性状以及出血是否停止并及时告知医生。

2. 穿孔　穿透至腹膜腔的溃疡常常是位于十二指肠前壁，较少位于胃部，常表现为突然感到剧烈持久的上腹部疼痛，并迅速扩展至整个腹部，常逐渐以右下腹部最为显著，有时可放射到一侧的肩部或双侧肩，腹部剧痛、反跳痛明显，腹肌强直（木板样），肠鸣音减弱或消失。患者常静卧不动，因为即使深呼吸也会使疼痛加剧。出现此并发症的患者不仅应该禁食，同时需要置胃管行胃肠减压，建立静脉通路，输液，做好术前准备。

3. 幽门梗阻　可引起水电解质紊乱、代谢性碱中毒等，分为功能性幽门梗阻和器质性幽门梗阻，轻者可进流食，重者应禁食，置胃管行胃肠减压，准确记录出入液量，有必要者可能需要外科手术治疗。

4. 癌变　一般可以通过内镜病理活组织检查可以确诊，并限期手术，防止癌细胞的进一步扩散。

【治疗】

1. 一般治疗　避免过度紧张与劳累，溃疡活动期伴并发症时需要卧床休息。戒烟、戒酒，避免食用咖啡、浓茶、辛辣等刺激性食物。不要暴饮暴食，避免夜间吃零食或睡前进食，要注意细嚼慢咽，增加唾液分泌，减少胃的负担。应选择营养丰富、易于消化的食物。可以以面食为主，或者吃软米饭或米粥；蛋白质类食物具有中和胃酸的作用，可适当喝一些脱脂牛奶，一般建议在两餐之间饮用，但由于牛奶中的钙质反过来可以刺激胃酸的分泌，故不宜多喝；避免食用机械性刺激性强的食物，如生、冷、硬、粗纤维多的蔬菜、水果、蒜头、韭菜、芹菜等及化学性刺激强的食物，如浓肉汤、咖啡、浓茶和辣椒、酸醋等调味品。

2. 降低胃酸　降低胃酸的药物可以选择碱性制酸药中和胃酸、降低胃蛋白酶活性、缓解疼痛，促进溃疡愈合，如碳酸氢钠、氢氧化铝等；H_2 受体拮抗药（H_2RA）是胃、十二指肠溃疡的抑酸首选一线药物，可以选择性竞争结合 H_2，使胃酸分泌明显减少，促进溃疡愈合，如西咪替丁、雷尼替丁、法莫替丁等；质子泵抑制药（PPI）是胃、十二指肠溃疡的抑酸首选一线药物，可以明显减少任何通路引起的胃酸分泌，如奥美拉唑、兰索拉唑、泮托拉唑等。

3. 保护胃黏膜 铋剂在酸性环境下可以与溃疡面的黏蛋白形成螯合剂，覆盖于胃黏膜上起到治疗作用，促进胃上皮细胞分泌黏液，抑制胃蛋白酶活性，促进前列腺素的分泌，保护胃黏膜，同时可以干扰 Hp 的代谢，用于根除 Hp 的治疗；硫糖铝在酸性胃液中，凝聚成糊状黏稠物，附着在黏膜表面，阻止胃酸、胃蛋白酶侵袭溃疡面，有利于黏膜上皮细胞的再生；其他还包括铝碳酸镁等。

4. 促进胃肠动力 当部分患者出现恶心、呕吐、腹胀等症状时，提示有胃潴留、胃排空迟缓、胆汁反流或胃食管反流，可用促进胃肠动力的药物，如甲氧氯普胺、多潘立酮、莫沙必利等。

按医嘱正确服药，同时学会观察药效及不良反应，不随便停药，以减少复发；也不乱吃药，以免加重病情。抑酸药应该在饭后 1 小时和睡前服用，同时也应该避免与奶制品同时服用，因两者相互作用可形成络合物，减轻药物的作用；H_2 受体拮抗药应在餐中或餐后即刻服用，减少药物直接对胃黏膜的刺激作用，加重溃疡；奥美拉唑可引起头晕；硫糖铝片宜在进餐前 1 小时服用，可有便秘、口干、皮疹、眩晕、嗜睡等不良反应，其含糖量较高，糖尿病患者应慎用，不能与多酶片同服，以免降低两者的疗效；阿司匹林、咖啡因、泼尼松等可以加重溃疡，应该慎用或不用。

【中医药治疗】

消化性溃疡归属中医"胃脘痛""胃痛""心下痞""呕吐""心痛""吞酸""吐血""便血""胃痛"等范畴，以"胃脘痛"居多。外邪、饮食、情志等因素导致脾胃受损、运纳失常、肝失疏泄、气机不畅，进而产生痰湿瘀热等病理因素，最终胃肠功能紊乱、脉络受损、腐肌噬脏而形成溃疡。胃脘痛主要由肝、脾、胃三脏相互影响，使三者功能失常所致。中医学对溃疡病的认识，呈现出在脏腑定位上以脾、胃、肝为中心，病机病性多属虚证，久病体弱，痛喜温按，得食可缓，食少便溏，神疲乏力，面色无华，舌质淡，苔厚腻或滑白，脉弱。治则以疏肝健脾、理气活血、温中散寒、益气和胃、滋阴生津、升阳为主，分寒证、热证、气阴两虚、气陷等。

1. 阳虚证 先天禀赋不足，常食生冷，劳倦而伤阳，导致胃气不和出现胃脘部隐痛，喜温喜按，得食稍减，食少纳呆，大便溏涩，嗳腐吞酸，手足不温，舌体胖大，苔白脉沉弱；治宜温中散寒、甘温补虚。

2. 阴虚证 平素体弱，久病伤阴，或嗜食辛辣肥甘、饮酒成癖，耗伤胃阴，胃脘灼热胀痛，入暮尤甚，嘈杂脘闷，食少吞酸，若进辛辣，疼痛更重，灼热胀闷，手足心热，口干而不欲饮，大便燥或软，舌质四边鲜红，苔腻或滑，脉沉而关部弦，小数而无力；治宜益胃调中、滋阴生津，可以加葛根、陈皮，胃灼热者少佐芩连；脘胀者加枳壳、白蔻；入暮加剧者加丹参、当归。

3. 气阴两虚证 久病未愈，病情迁延日久，阳虚于前，阴失于后，症见外有形寒肢冷、手足不温，而胃脘热胀灼痛，虽喜温而恶寒，脘腹胀痛拒按，食少纳呆，神疲乏力，口渴咽干，目赤溲黄，舌体略胖，质红苔黄，脉沉左关虚弦；治宜益气养阴、调中和胃。

4. 气陷证 多因情志所伤，劳累过度，且忽视体力锻炼，思劳成疾。胃脘疼痛不剧，但有重坠木胀之感，饥则嘈杂不舒，食则痛满不安，形体瘦弱，气短气衰，少气懒言，疲倦喜卧，舌体偏瘦，质淡苔白，脉软无力；治宜增补元气、升阳益胃，可以加枳壳、诃子、木香以导气敛胃。

三十六、贫血

贫血（anemia）是指人体循环红细胞容量减少而言。临床上常以外周血单位容积内血红蛋白（Hb）量、红细胞（RBC）数及（或）血细胞比容（Hct）代替红细胞容量来反映贫血程度，一般都以 Hb 量低于正常参考值 95% 的下限作为贫血的诊断标准。血红蛋白浓度的降低一般都伴有相应红细胞数量或血细胞比容的减少。个别轻型缺铁性贫血或珠蛋白生成障碍性贫血可仅有血红蛋白减少，而红细胞数量和血细胞比容都在正常范围内。婴儿和儿童的血红蛋白量约比成人低 15%；男女之间的差异在青春期后才逐渐明显；妊娠时血容量增加，血红蛋白和红细胞数可因被稀释而相对减少。

【诊断】

在海平面地区，成人男性 Hb 低于 120g/L，成年女性低于 110g/L，孕妇低于 100g/L。事实上 Hb 正常值的个体差异较大，如某患者一周前 Hb 155g/L，现 Hb 降低为 140g/L，虽然在正常范围，但应认为是有意义的。决定患者是否有贫血时尚须注意 Hb 测定的标准化，以及采血的部位，指端血、耳垂血、静脉血其测定值可略有不同。此外，血浆容量的生理和病理变化，如妊娠后 3 个月、全身水肿、充血性心力衰竭、低蛋白血症以及某些细胞因子的作用，因血浆容量增加血液被稀释，Hb 量下降，可误认为贫血，也称为稀释性假性贫血；血浆容量的丢失如失水、腹泻、呕吐、重度烧伤或大量使用利尿药后血液浓缩，Hb 量可上升，即使有贫血检测值也可正常。急性大量失血，红细胞和血浆同时丢失，虽然红细胞丢失过多，但贫血可不明显。贫血按严重程度可分为：极重度贫血，Hb 量 < 30g/L；重度贫血，Hb 量在 31 ~ 60g/L；中度贫血，Hb 量在 61 ~ 90g/L；轻度贫血，Hb 量在 > 90g/L 与低于正常参考值的下限之间。

贫血是一种症状，而不是具体的疾病。各种疾病都可伴有贫血。如果许多原因不同的贫血具有类似的临床表现和血液学特征，则可归纳为一种综合征，如再生障碍性贫血、缺铁性贫血等。

【发病机制】

1. **红细胞生成减少**　骨髓造血活动与造血组织中造血干细胞的存在有密切的关系。造血干细胞在特定的微环境下分化成各系列祖细胞，经各系前体细胞发育成各系成熟细胞。当某些化学、物理、病毒感染和免疫因素损伤造血干细胞和（或）造血微环境，致使造血干细胞数量减少或质的异常致分化增殖发生障碍，导致骨髓造血衰竭、周围血液全血细胞减少，称为再生障碍性贫血（aplastic anemia）。贫血严重而白细胞和血小板大致正常，称为纯红细胞再生障碍性贫血（pure red cell aplasic anemia）。红细胞生成素产生不足和红系祖细胞对红细胞生成素反应迟钝是肾性贫血和慢性病贫血的主要发病机制之一。

骨髓发生纤维化或骨髓被异常细胞所侵犯，可导致骨髓结构和功能的破坏，同时伴有骨髓外（主要在脾或肝脏，也可在淋巴结等）造血灶的建立。临床上出现贫血，周围血液出现幼粒和幼红细胞，称为幼粒幼红细胞贫血或骨髓病性贫血（myelopathic anemia）。无效红细胞生成是指患者骨髓增生，幼红细胞增多，但由于幼红细胞本身有缺陷导致过早在骨髓凋亡，引起红细胞生成减少，网织红细胞减少，导致贫血。

2. **细胞破坏过多**　红细胞破坏过多引起的贫血，称溶血性贫血（hemolytic anemia），是由于红细胞破坏增加（寿命缩短），超过骨髓造血代偿能力时而发生的贫血。骨髓造血具有产生红细胞 6 ～ 8 倍的造血代偿潜力，如果红细胞破坏速率在骨髓造血的代偿范围内，则虽然有溶血，红细胞破坏，但不出现贫血，称为溶血性疾病。正常红细胞的寿命约 120 天，只有在红细胞的寿命缩短至低于 15 ～ 20 天，红细胞破坏速度超过骨髓造血的代偿潜力时才会发生贫血。溶血性疾病有黄疸表现者称溶血性黄疸，黄疸的有无取决于溶血程度和肝脏处理胆红素的能力，因此溶血性贫血不一定都有黄疸。溶血性贫血的根本原因是红细胞寿命缩短，易于破坏。

物理和创伤性因素包括人工心脏瓣膜可以引起红细胞的机械性破坏；微血管病性溶血性贫血是因为微血管内皮损伤或纤维蛋白网络形成，红细胞在通过狭窄的血管腔时，造成红细胞破坏，见于弥散性血管内凝血、溶血性尿毒症综合征和血栓性血小板减少性紫癜；行军性血红蛋白尿症是敏感个体因行军和赛跑而造成的红细胞机械性破坏；烧伤可直接破坏红细胞。生物毒素引起溶血，以蛇毒最常见。

3. **红细胞丢失过多**　不论急性或慢性失血都是临床上引起贫血最常见的原因。慢性失血性贫血实质上就是缺铁性贫血。贫血的发病机制往往是多因素的。例如恶性肿瘤所致贫血的发生机制有失血（失血性贫血）、骨髓浸润（骨髓病性贫血）肿瘤广泛转移在微血管形成瘤细胞栓（微血管病性溶血性贫血）等。营养障碍致造血物质缺乏（营养性贫血）、红细胞生成素减少（慢性病贫血）、化疗和放疗的应用。此外，某些肿瘤如胸腺瘤患者体内可产生抗幼红细胞或抗 EPO 抗体，致单纯红细胞再生障碍性贫血，淋巴瘤等可导致自身免疫性溶血性贫血，多发性骨髓瘤等因血浆球蛋白异常增多，大量细胞外液进入血管内可致稀释性贫血。多种药物可抑制骨髓造血引起再生障碍性贫血（如抗肿瘤药和氯霉素等），某些药物可影响红系细胞的 DNA 合成，引起巨幼细胞性贫血（如抗代谢药、抗癫痫药等），阿司匹林可引起胃肠道出血致缺铁性贫血，抗结核药可引起铁粒幼细胞性贫血。同一类型的贫血也可有多种发病机制并存。

【分类】

1. **贫血的形态学分类**　按发病机制可分为造血不良、红细胞过度破坏及急、慢性失血三类。按形态学分类，则可分为正常细胞型、大细胞型和小细胞低色素性三类。形态学分类不是固定不变的，例如再生障碍性贫血多数是正常细胞性贫血，但偶可呈大细胞性贫血；溶血性贫血和急性失血后贫血可呈正常细胞性贫血也可呈大细胞性贫血。贫血的形态学分类虽过于简单，但易于掌握，可提供诊断线索，如低色素性贫血多数是缺铁性贫血，大细胞性贫血很可能是由维生素 B_{12} 或叶酸缺乏所引起（表 2-21）。

表 2-21　贫血的形态学分类

类型	MCV（fl）	MCH（pg）	MCHC（g/L）	临床类型
大细胞性	＞100	＞34	320～360	巨幼细胞性贫血、正常幼红细胞性大红细胞性贫血
正常细胞性	80～100	27～34	320～360	急性失血性贫血、溶血性贫血、再生障碍性贫血
小细胞、低色素性	＜80	＜27	＜320	缺铁性贫血、铁粒幼细胞性贫血

2. **溶血性贫血的分类**　溶血性贫血有多种临床分类方法：按发病和病情可分为急性和慢性溶血性贫血；按溶血的场所可分为血管内溶血和血管外溶血；按病因可分为遗传性和获得性溶血性贫血；按发病机制可分为红细胞内异常和红细胞外异常引起的溶血性贫血。

（1）按临床表现分类：①急性溶血，急性溶血性贫血起病急骤，由于红细胞大量破坏，其分解的产物对机体产生毒性作用，严重者可发生周围循环衰竭。红细胞破坏的产物可引起肾小管破坏坏死和管腔阻塞，导致急性肾衰竭。②慢性溶血，慢性溶血性贫血多为血管外溶血，发病缓慢，表现为贫血、黄疸和脾大三大特征。因病程较长，长期的高胆红素血症，患者可并发胆石症和肝功能损害。

（2）按溶血场所分类：①血管内溶血，红细胞结构的完整性遭受破坏，在血液循环系统中就会被破坏，以急性溶血多见，多有腰背酸痛、高热并伴有血红蛋白血症、血红蛋白尿；也有慢性血管内溶血，见于阵发性睡眠性血红蛋白尿、红细胞破碎综合征、ABO 血型不合所致输血反应。②血管外溶血，血管外溶血主要发生于脾，红细胞破坏可发生于单核巨噬细胞系统，临床表现一般较轻，可有血清游离胆红素轻度升高，一般不出现血红蛋白尿，可有脾大。

【病理生理】

贫血的病理生理学基础是血红蛋白减少，血液携氧能力减低，全身组织和器官发生缺氧变化等。首先体内相应的代偿机制发挥作用，例如脉率变快、心搏出量增加、呼吸加速、红细胞生成素分泌增多，以及血红蛋白与氧的亲和力降低等。有些脏器（如肾等）则发生血管收缩，使更多的血液流向缺氧较为敏感的器官如脑、心脏等。这些代偿作用加上氧供不足，引起一系列临床表现。轻、中度贫血患者持续一定时期后，可由于这种代偿机制而不表现明显的缺氧症状。贫血症状的有无及轻重，除原发疾病的性质外，主要取决于贫血的程度及其发生的速度，同时也与患者年龄、有无其他心肺疾病以及心血管系统的代偿能力有关。贫血发生缓慢即慢性贫血，无心肺疾病基础，代偿机制可充分发挥，即使血红蛋白低达 80g/L 亦可无症状；有时低至 60g/L 以下才引起患者的注意。反之，如急性溶血和急性失血，虽然贫血不很严重，但由于发生较迅速来不及代偿，症状却很显著。

【临床表现】

1. **一般表现**　苍白，是贫血最常见的客观体征。一般以观察指甲、手掌皮肤皱纹处，以及口唇黏膜和睑结膜等较为可靠。可以出现疲倦、乏力、头晕、耳鸣、记忆力衰退、思想不集中等早期常见的症状，贫血严重时可有低热和基础代谢率增高等表现。

2. **呼吸系统**　稍事活动或情绪激动即有气急。

3. **循环系统**　轻度贫血时，循环系统变化不大。中度贫血患者常表现为窦性心动过速、心搏亢进、脉搏充实等。当血红蛋白量低于 60g/L 时，约 30% 的患者可有心电图改变，表现为低电压、ST 段压低、T 波平坦倒置，严重者甚至可有 Q-T 时间延长、心房颤动等。发生心律失常，要考虑是否合并有其他心脏疾病。严重贫血（血红蛋白低于 30g/L 以下）或贫血进展较速的病例，可有明显的全心扩大；以后由于心肌营养障碍，无法代偿日益增加的高输出量状态，最终导致充血性心力衰竭。当贫血被纠正后，上述心脏病变可获得一定程度的恢复。重度贫血患者即使无充血性心力衰竭，但由于血清白蛋白减少、毛细血管通透性增加以及肾血流量减少，引起水、钠潴留，可发生水肿。

4. **消化系统**　贫血影响消化系统的功能和消化酶的分泌，出现食欲缺乏、恶心、呕吐、腹胀甚至腹泻。部分患者有明显的舌炎。消化系统表现除因贫血缺氧外，还与原发疾病有关。

5. **泌尿生殖系统**　贫血时肾血管收缩和肾缺氧，可导致肾功能变化。早期有多尿、尿比重降低及血尿素氮增多，贫血严重时可出现蛋白尿。月经失调（闭经）和性欲减退也颇常见。除贫血的共同临床表现外，各种类型贫血的特殊表现分别在本节后各病中阐述。

【治疗】

1. **首先应强调病因治疗**　尽快纠正出血的原因，才能彻底治愈出血性贫血。药物性贫血，应立即停药并避免再次用药。感染引起的贫血应积极控制感染。

2. 缺乏造血原料的贫血　应积极补充造血原料，如铁剂、维生素 B_2 或叶酸等，可获得良好效果。

3. 刺激红细胞生成的药物　临床已肯定的有红细胞生成素（EPO）、司坦唑醇、十一酸睾酮、达那唑、丙酸睾酮等。重组人体红细胞生成素（rHuEPO）治疗慢性肾衰竭贫血有显著疗效，对慢性病贫血也有一定效果。

4. 免疫抑制药、肾上腺皮质激素或达那唑　可用于温抗体型自身免疫性溶血性贫血，近期疗效较好。重型再生障碍性贫血，近年应用抗胸腺（淋巴）细胞球蛋白和环孢素治疗，疗效可与骨髓移植相比。免疫抑制药亦可应用于其他免疫性贫血。

5. 脾切除　可减少红细胞的破坏场所，用以治疗脾功能亢进所致的贫血和遗传性球形红细胞增多症有显著疗效，常为首选的治疗措施。

6. 输血　急性大量失血引起的贫血必须输血，以补充血容量。输血也可适用于严重和难治的贫血，但仅能取得暂时疗效。输血可引起各种不良反应，所以输血治疗必须严格掌握适应证。

三十七、水肿

（一）中医水肿分类

1. 阳水　多因感受风邪、水湿、疮毒、湿热诸邪，导致肺失宣降通调，脾失健运而成。起病较急，病程较短，每成于数日之间。其肿多先起于头面，由上至下，延及全身，或上半身肿甚，肿处皮肤绷急光亮，按之凹陷即起，常兼见烦热口渴，小便赤涩，大便秘结等表、实、热证。

（1）风水泛滥证

[症状]　水肿起于眼睑，继则四肢及全身皆肿，甚者眼睑水肿，眼合不能开，来势迅速，多有恶寒发热、肢节酸痛、小便短少等症。偏于风热者，伴咽喉红肿疼痛，口渴，舌质红，脉浮滑数。偏于风寒者，兼恶寒无汗，头痛鼻塞，咳喘，舌苔薄白，脉浮滑或浮紧。如水肿较甚，此型亦可见沉脉。

[治法]　疏风清热，宣肺行水。

[方药]　越婢加术汤。

方中麻黄宣散肺气，发汗解表，以去其在表之水气；生石膏解肌清热；白术、甘草、生姜、大枣健脾化湿，有崇土制水之意。可酌加浮萍、茯苓、泽泻，以助宣肺利小便消肿之功。若属风热偏盛，可加连翘、桔梗、板蓝根、鲜白茅根，以清热利咽，解毒散结，凉血止血；若风寒偏盛，去石膏加紫苏叶、桂枝、防风，以助麻黄辛温解表之力；若咳喘较甚，可加杏仁、前胡，以降气定喘；若见汗出恶风，为卫气已虚，则用防己黄芪汤加减，以助卫解表；若表证渐解，身重而水肿不退者，可按水湿浸渍型论治。

（2）湿毒浸淫证

[症状] 身发疮痍，甚则溃烂，或咽喉红肿，或乳蛾肿大疼痛，眼睑水肿，延及全身，小便不利，恶风发热，舌质红，苔薄黄，脉浮数或滑数。

[治法] 宣肺解毒，利湿消肿。

[方药] 麻黄连翘赤小豆汤合五味消毒饮。

方中麻黄、杏仁、桑白皮等宣肺行水，连翘清热散结，赤小豆利水消肿；金银花、野菊花、蒲公英、紫花地丁、紫背天葵加强清解湿毒之力。若脓毒甚者，当重用蒲公英、紫花地丁；若湿盛糜烂而分泌物多者，加苦参、土茯苓、黄柏；若风盛而瘙痒者，加白鲜皮、地肤子；若血热而红肿，加牡丹皮、赤芍；若大便不通，加大黄、芒硝。

（3）水湿浸渍证

[症状] 全身水肿，按之没指，小便短少，身体困重，胸闷腹胀，纳呆，泛恶，苔白腻，脉沉缓，起病较缓，病程较长。

[治法] 健脾化湿，通阳利水。

[方药] 胃苓汤合五皮饮。

白术、茯苓健脾化湿；苍术、厚朴、陈皮健脾燥湿；猪苓、泽泻利尿消肿；肉桂温阳化气行水；桑白皮、陈皮、大腹皮、茯苓皮、生姜皮健脾化湿，行气利水。若上半身肿甚而喘，可加麻黄、杏仁、葶苈子，宣肺泻水而平喘。

（4）湿热壅盛证

[症状] 遍体水肿，皮肤绷急光亮，胸脘痞闷，烦热口渴，或口苦口黏，小便短赤，或大便干结，舌红，苔黄腻，脉滑数、沉数或濡数。

[治法] 分利湿热。

[方药] 疏凿饮子。

方中羌活、秦艽疏风解表，使在表之水从汗而疏解；大腹皮、茯苓皮、生姜协同羌活、秦艽以去肌肤之水；泽泻、木通、椒目、赤小豆，协同商陆、槟榔通利二便，使在里之水邪从下而夺。疏表有利于通里，通里有助于疏表，如此上下表里分消走泄，使湿热之邪得以清利，则肿热自消。若腹满不减，大便不通者，可合己椒苈黄丸，以助攻泻之力，使水从大便而泄；若症见尿痛、尿血，乃湿热之邪下注膀胱，伤及血络，可酌加凉血止血之品，如大小蓟、白茅根等；若肿势严重，兼见气粗喘满，倚息不得平卧，脉弦有力，系胸中有水，可用葶苈大枣泻肺汤合五苓散加杏仁、防己、木通，以泻肺行水，上下分消；若湿热久羁，化燥伤阴，症见口燥咽干、大便干结，可用猪苓汤以滋阴利水。

2. 阴水　多因饮食劳倦、久病体虚等引起脾肾亏虚、气化不利所致。起病缓慢，多逐渐发生，或由阳水转化而来，病程较长。其肿多先起于下肢，由下而上，渐及全身，或腰以下肿甚，肿处皮肤松弛，按之凹陷不易恢复，甚则按之如泥，不烦渴，常兼见小便少但不赤涩，大便溏薄，神疲气怯等里、虚、寒证。

（1）脾阳虚衰证

[症状] 身肿，腰以下为甚，按之凹陷不易恢复，脘腹胀闷，纳减便溏，食少，面色不华，神倦肢冷，小便短少，舌质淡，苔白腻或白滑，脉沉缓或沉弱。

[治法] 温运脾阳，以利水湿。

[方药] 实脾饮。

方中干姜、附子、草果仁温阳散寒化气；白术、茯苓、炙甘草、生姜、大枣健脾益气；大腹皮、茯苓、木瓜利水去湿；木香、厚朴、大腹皮理气行水。水湿过盛，腹胀大，小便短少，可加苍术、桂枝、猪苓、泽泻，以增强化气利水之力。若症见身倦气短、气虚甚者，可加生黄芪、人参，以健脾益气。

尚有一种水肿，由于长期饮食失调，摄入不足，或脾胃虚弱，失于健运，精微不化，而见面色萎黄，遍体轻度水肿，晨起头面肿甚，动久坐久下肢肿甚，能食而倦怠无力，大便或溏，身肿而小便正常或反多，脉软弱。此与上述脾阳虚衰有所不同，乃由脾气虚弱，清阳不升，转输无力所致，治宜益气升阳，健脾化湿，可用参苓白术散加减。加黄芪、桂枝，以助益气升阳化湿之力；阳虚者加附子、补骨脂，温肾助阳，以加强气化。并应适当注意营养，可用黄豆、花生佐餐，作为辅助治疗，多可调治而愈。

（2）肾阳衰微证

[症状] 面浮身肿，腰以下为甚，按之凹陷不起，心悸，气促，腰部冷痛酸重，尿量减少或增多，四肢厥冷，怯寒神疲，面色㿠白或灰滞，舌质淡胖，苔白，脉沉细或沉迟无力。

[治法] 温肾助阳，化气行水。

[方药] 济生肾气丸合真武汤。

六味地黄丸以滋补肾阴，附子、肉桂温补肾阳，两药配合，则补水中之火，温肾中之阳气；用白术、茯苓、泽泻、车前子通利小便；生姜温散水寒之气；白芍开阴结，利小便；牛膝引药下行，直趋下焦，强壮腰膝。若心悸，唇绀，脉虚或结或代，乃水邪上犯，心阳被遏，瘀血内阻，宜重用附子再加桂枝、炙甘草、丹参、泽兰，以温阳化瘀；若先见心悸、气短神疲、形寒肢冷、自汗、舌紫暗、脉虚数或结或代等心阳虚衰证候，后见水肿诸症，则应以真武汤为主，加人参、桂枝、丹参、泽兰等，以温补心肾之阳，化瘀利水。若见喘促，呼多吸少，汗出，脉虚浮而数，是水邪凌肺，肾不纳气，宜重用人参、蛤蚧、五味子、山茱萸、牡蛎、龙骨，以防喘脱之变。

本证缠绵不愈，正气日衰，复感外邪，症见恶寒发热，肿势增剧，小便短少，此时可按风水治疗，但应顾及正气虚衰的一面，不可过用表药，以越婢汤为主加减，酌加党参、黄芪、菟丝子等补气温肾之药，扶正与祛邪并用。

若病至后期，因肾阳久衰，阳损及阴，可导致肾阴亏虚，症见水肿反复发作，精神疲惫，腰酸遗精，口燥咽干，五心烦热，舌红少苔，脉细数，治宜滋补肾阴为主，兼利水湿，但滋阴不宜过于凉腻，以防匡助水邪，伤害阳气，可用左归丸加泽泻、茯苓等治疗。若肾阴久亏，水不涵木，肝肾阴虚，肝阳上亢，上盛下虚，症见面色潮红，头晕头痛，心悸失眠，腰酸遗精，步履飘浮无力，或肢体微颤等，治宜育阴潜阳，用左归丸加介类重镇潜阳之品珍珠母、牡蛎、龙骨、鳖甲等治疗。水肿日久，瘀血阻滞，其治疗常配合活血化瘀法，取血行水亦行之意，近代临床上常用益母草、泽兰、桃仁、红花等，实践证明其可加强利尿效果。

（二）西医水肿分类

　　1. 全身性水肿

　　（1）心脏疾病：风湿病、高血压病、梅毒等各种病因及瓣膜、心肌等各种病变引起的充血性心力衰竭、缩窄性心包炎等。

　　（2）肾脏疾病：急性肾小球肾炎、慢性肾小球肾炎、肾病综合征、肾盂肾炎肾衰竭期、肾动脉硬化症、肾小管病变等。

　　（3）肝脏疾病：肝硬化、肝坏死、肝癌、急性肝炎等。

　　（4）肺部疾病：慢阻肺引起的肺源性心脏病、肺栓塞等。

　　（5）营养性因素：①原发性食物摄入不足，见于战争或其他原因（如严重灾荒）所致的饥饿；②继发性营养不良性水肿见于多种病理情况，如继发性摄食不足（神经性厌食、严重疾病时的食欲缺乏、胃肠疾病、妊娠呕吐、口腔疾病等）；消化吸收障碍（消化液不足，肠道蠕动亢进等）；排泄或丢失过多（大面积烧伤和渗出、急性或慢性失血等）以及蛋白质合成功能受损、严重弥漫性肝疾病等。

　　（6）妊娠因素：妊娠后半期，妊娠期高血压病等。

　　（7）内分泌疾病：抗利尿激素分泌异常综合征，肾上腺皮质功能亢进（库欣综合征、醛固酮分泌增多症），甲状腺功能低下（垂体前叶功能减退症、下丘脑促甲状腺素释放激素分泌不足），甲状腺功能亢进等。

　　（8）结缔组织病所致水肿：常见于红斑狼疮、硬皮病及皮肌炎等。

　　（9）特发性因素：该型水肿为一种原因未明或原因尚未确定的（原因可能一种以上）综合征，多见于妇女，往往与月经的周期性有关。

　　2. 局部性水肿

　　（1）淋巴性：原发性淋巴性水肿，如先天性淋巴性水肿、早发性淋巴性水肿；继发性淋巴性水肿，如肿瘤、感染、外科手术、丝虫病的象皮腿、流行性腮腺炎所致胸前水肿等。

　　（2）静脉阻塞性：肿瘤压迫或肿瘤转移、局部炎症、静脉血栓形成、血栓性静脉炎、下肢静脉曲张等。可分为慢性静脉功能不全、上腔静脉阻塞综合征、下腔静脉阻塞综合征以及其他静脉阻塞。

（3）炎症性：为最常见的局部水肿。见于丹毒、疖肿、蜂窝织炎等所致的局部水肿等。

（4）变态反应性：荨麻疹、血清病以及食物、药物等的过敏反应等。

（5）血管神经性：属变态反应或神经源性，可因昆虫、机械刺激、温热环境或感情激动而诱发。部分病例与遗传有关。

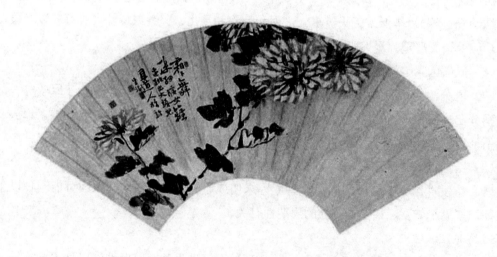

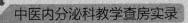

第3章　病历相关重点概念解读

一、糖尿病三级预防

鉴于糖尿病的危害日趋严重，世界卫生组织（WHO）已作出决议，要求各国政府和卫生部门将糖尿病的预防纳入规划。1994年第15届国际糖尿病大会提出"预防糖尿病——21世纪卫生保健的主题"的口号。糖尿病的综合防治包括一级、二级、三级防治及糖尿病防治网络的建立。一级预防也称初级预防，是对糖尿病易感人群和已有糖尿病潜在表现的人群，通过有针对性地改变和减少不利的环境和行为因素，采用非药物或药物干预措施，最大限度地减少糖尿病的发生。糖尿病的二级预防，即对已诊断的糖尿病患者预防糖尿病并发症，主要是慢性并发症。防治糖尿病并发症的关键是尽早和尽可能地控制好患者的血糖、血压、纠正血脂紊乱和肥胖，戒烟等导致并发症的危险因素。糖尿病的三级预防就是减少糖尿病的残废率和死亡率，改善糖尿病患者的生活质量。DCCT试验和UKPDS试验均已证实，严格地控制好血糖可以降低糖尿病患者的病死率和残废率。

（一）一级预防

针对整个人群、重点人群（有糖尿病家族史、肥胖、高血压、高脂血症、妊娠糖尿病妇女等）和糖尿病高危人群（糖调节紊乱人群：伴空腹血糖受损或糖耐量低减）进行的，其目的是预防糖尿病的发生，主要指通过改变环境因素和生活方式或药物等，防止或降低糖尿病发生的一切活动。如适当限制能量摄入，避免肥胖，促进体重正常和鼓励进行较多的体力活动等。该项预防措施的实施一般需要国家、政府及卫生部门的高度重视，将其作为一项国策，发动广大医务保健人员和利用大众媒介广泛进行社会宣传和教育，输送有关糖尿病的防治知识，了解糖尿病及其并发症的危害性和严重性，从而达到预期的效果。

1.一般人群　针对一般人群，长期有规律的运动可以使2型糖尿病发病的危害显著降低，且体力活动对2型糖尿病的保护作用不依赖其他危险因素的存在。另外，2型糖尿病是一种多基因遗传倾向性疾病，目前已发现20多个候选基因与2型糖尿病有关联，相信不久的将来为我们防治或延缓2型糖尿病的发生和发展创造更好的条件。

2.重点人群和高危人群 以糖尿病的重点人群（主要包括有糖尿病家族史、高血压、高脂血症、40岁以上肥胖或超重、妊娠糖尿病和冠心病患者等）为普查对象，对早期发现的隐型2型糖尿病和糖尿病高危人群及时进行早期干预治疗和管理，防止或减少糖尿病及其并发症的发生，尤其重点是预防或延迟糖尿病前期阶段的人群向2型糖尿病进展。国际糖尿病联盟的研究报告认为，几乎所有的2型糖尿病患者，在发病前都要经过糖尿病减低（IGT）阶段。2型糖尿病的阳性家族史是IGT的强危险因素，此外有人认为血三酰甘油增高与IGT有关，但两者的因果关系尚未确定。针对此类患者，首先要行为干预，包括限制总热量的摄入、降低饮食总脂肪（尤其是饱和脂肪酸）的含量，戒烟戒酒，加强有氧运动。

由于进行饮食和运动干预，实践中患者常常难以持之以恒，依从性欠佳，其长期干预的效果有限，故近年来药物干预IGT逐渐受到重视，包括双胍类、α-葡萄糖苷酶抑制药、噻唑烷二酮衍生物、胰岛素增敏药等。对于1型糖尿病的一级预防目前主要是尽早从非胰岛素依赖的糖尿病患者中鉴别出来临床发病初期酷似2型糖尿病的缓慢进展的1型糖尿病。需要早期使用胰岛素，避免使用磺脲类药物等。

（二）二级预防和三级预防

即对已确诊的糖尿病患者，通过多种手段综合治疗，全面控制糖尿病病情，以预防或延缓其并发症，主要是慢性并发症的发生发展（二级预防），对已出现慢性并发症的患者，应尽可能延缓其进展，降低其致残和致死（三级预防）。二级预防和三级预防所采取的措施相似，只是开始的阶段和预防的目的不同。

糖尿病慢性并发症的危害性：糖尿病慢性并发症涉及全身所有组织和器官，其中血管（包括大血管和微血管）病变和神经病变表现最明显和突出。糖尿病常导致白内障、皮肤病变、骨关节病变及感染机会显著增加等其他多种并发症。

糖尿病慢性并发症的发生受多种因素的影响，为尽可能减少或延缓糖尿病慢性并发症的发生和发展，需采取全面合理的综合措施。

1.积极控制或消除与并发症有关的危险因素 理想地控制高血糖，消除或减轻慢性高血糖的毒性作用可利用糖尿病教育、饮食疗法、运动疗法、药物治疗及血糖监测等多种手段尽可能使血糖控制接近正常。但对于反复严重低血糖、有限寿命（老年人或合并恶性肿瘤）、合并其他疾病（如心脑血管疾病）、儿童、病程很长但微血管并发症轻或者稳定血糖指标可适当放宽。

2.合理使用降压药物，理想控制血压 目前常用的六大类一线降压药物中，血管紧张素转化酶抑制药（ACEI）和血管紧张素受体拮抗药对糖脂代谢无不良影响，在无禁忌证的情况下可作为首选药物。争取将血压控制在130/80mmHg左右即可。

3.纠正脂代谢紊乱 糖尿病常合并脂质代谢异常（如高三酰甘油血症、高LDL-胆固醇血症及HDL-胆固醇降低、氧化-LDL及糖化LDL水平增高等），促进大、小血管并发症的发生。

4. 改善胰岛素抵抗、降低高胰岛素血症　糖尿病患者常因存在胰岛素抵抗（见第 2 章一、）及不适当的治疗而导致高胰岛素血症，持久的高胰岛素血症可刺激动脉壁平滑肌及内皮细胞增生，增加肝 VLDL 产生，促进动脉壁脂质沉着，损害机体内源性纤溶系统如刺激内皮细胞产生纤溶酶原激活物抑制物 -1（ PA-1），促进高胰岛素血症尚通过多种机制升高血压及导致体重增加等，上述作用均可加速糖尿病大、小血管硬化的发生和进程。因此，在治疗糖尿病的同时，采取适当措施改善胰岛素敏感性，降低或避免高胰岛素血症，有助于糖尿病血管并发症的防治。

5. 改善血液流变学　糖尿病患者常由于存在内皮细胞受损、血小板功能亢进、红细胞黏附性增强及变形能力降低、凝血功能增强及纤溶系统功能降低导致血液呈高黏、高聚、高凝状态，促进大、小血管并发症的发生，因此可适当应用西洛他唑、胰激肽释放酶、2，5-二羟基苯磺酸、小剂量阿司匹林、潘生丁及中药（如丹参和川芎）等。

6. 补充抗氧化剂　糖尿病患者一方面由于体内自由基产生增加，另一方面机体自由基清除系统功能减弱，致自由基在体内堆积，可以一定程度促进糖尿病慢性并发症的发生，因此，可适当补充抗氧化剂如维生素 C、维生素 E、β 胡萝卜素等，以减轻体内增加的自由基对组织的损伤。

7. 对糖尿病及其并发症的早期诊断、早期治疗　糖尿病并发症起病隐匿，进展缓慢，早期常缺乏明显的临床表现，不为患者所重视，然而当慢性并发症一旦进入到临床阶段，出现临床表现，其病变难以可逆，因此加强对糖尿病慢性并发症的监测、早期诊断十分重要。

8. 重视保护糖尿病慢性并发症易感的人群　糖尿病慢性并发症的发生和发展也存在遗传易感性，其发生、发展与糖尿病病情控制好坏缺乏完全的一致性，尤其在糖尿病肾病中表现得比较明显，且临床观察发现糖尿病肾病患者存在家族聚集性。

9. 对糖尿病患者及其家属加强糖尿病及其并发症防治知识的教育　使其了解控制糖尿病的重要性和并发症的危害性，以积极配合治疗和随访，对糖尿病的病情控制十分重要。

二、血糖控制目标

目前 2 型糖尿病血糖控制目标，多参考中华医学会内分泌学分会制定的《中国成人 2 型糖尿病 HbA1c 控制目标的专家共识 2011 版》，以及中华医学会糖尿病学分会制定的《中国 2 型糖尿病防治指南（2013 年版）》，现分别叙述如下。

（一）《中国成人 2 型糖尿病 HbA1c 控制目标的专家共识 2011 版》

《中国成人 2 型糖尿病 HbA1c 控制目标的专家共识 2011 版》是由中华医学会内分泌学分会制定。糖尿病患者血糖控制目标应该遵循个体化原则，即对血糖控制的风险（risk）与获益（benefit）、成本（cost）与效益（effectiveness）和可行性（feasibility）方面进行科学评估，寻找较为合理的平衡，这一点早已得到各国专家的共识。

1. 无糖尿病并发症和严重伴发疾病的非老年（＜65岁）患者

（1）一般将HbA1c控制于＜6.5%，若控制血糖治疗无低血糖或体重增加不良反应者可使HbA1c＜6%。

（2）口服控制血糖药物未达标加用或改用胰岛素的患者，其血糖控制目标值可适当放宽至HbA1c＜7%，以减少降低血糖、体重增加这两大不良反应。

（3）目前不必使用控制血糖药物的患者，即经过一定时间的控制血糖治疗后已经停用控制血糖药物，仅适用生活方式干预血糖控制很好，其目标值应该更严格（HbA1c＜6%）。

2. 已有脑血管疾病（CVD）或脑血管疾病极高危患者　糖尿病病史长，已患有脑血管疾病（CVD）或脑血管疾病极高危，我们推荐HbA1c≤7.5%，因为他们发生或再次发生脑血管疾病风险明显增加，低血糖风险较高，目前还没有足够的证据证明HbA1c控制在7%以下对大血管的益处。

3. 老年糖尿病患者　多数指南并未单独设定老年糖尿病患者（＞65岁）的血糖控制目标，这是因为老年患者的身体健康状况、脏器功能、认知功能以及预期寿命差异较大，不能一概而论：若患者脏器功能和认知能力良好、预期生存期大于15年，应严格控制HbA1c＜7%；若患者合并其他疾病、预期生存期5～15年，可适当放宽HbA1c＜8%；若患者既往有严重低血糖史、合并其他严重疾病、预计生存期小于5年，控制目标可放宽到HbA1c＜9%。

4. 低血糖高危人群　糖尿病病程大于15年、有无感知低血糖病史、有严重伴发病如肝肾功能不全或全天血糖波动较大并反复出现低血糖症状的患者，很难设定其HbA1c的靶目标，最重要的是避免低血糖的发生，也许HbA1c控制在7%～9%是可以接受的。

（二）《中国2型糖尿病防治指南（2013年版）》

《中国2型糖尿病防治指南（2013年版）》是由中华医学会糖尿病学分会制定。制定2型糖尿病患者综合调控目标的首要原则是个体化，应根据患者的年龄、病程、预期寿命、并发症或合并症病情严重程度等进行综合考虑。HbA1c是反映长期血糖控制水平的主要指标之一。

1. 对大多数非妊娠成年2型糖尿病患者而言，合理的HbA1c控制目标为小于7%。

2. 更严格的HbA1c控制目标（如＜6.5%，甚或尽可能接近正常）适合于病程较短、预期寿命较长、无并发症、未合并心血管疾病的2型糖尿病患者，其前提是无低血糖或其他不良反应。

3. 相对宽松的HbA1c目标（如＜8.0%）可能更适合于有严重低血糖史、预期寿命较短、有显著的微血管或大血管并发症，或有严重合并症、病程很长和尽管进行了糖尿病自我管理教育、适当的血糖监测、接受有效剂量的多种控制血糖药物包括胰岛素治疗仍很难达到常规治疗目标的患者。

需要注意的是：应该避免因过度放宽控制标准而出现急性高血糖症状或与其相关的并发症。

三、糖耐量试验

1. 口服葡萄糖耐量试验（OGTT）

[方法] 隔夜空腹 10 ～ 12 小时，抽取空腹静脉血，将 75g 无水葡萄糖或含 1 个分子水（H_2O）的葡萄糖 82.5g（儿童：1.75g 葡萄糖 /kg 理想体重，不超过 75g）溶于 250 ～ 300ml 水中，3 ～ 5 分钟饮用完毕，服糖水第一口开始计时，2 小时后再抽取静脉血。建议血糖测定标本应用静脉血浆或血清（若用血清，应采血后立即测定），血糖测定方法采用葡萄糖氧化酶法。

[注意事项] ①试验前 3 天，应摄入足量糖类，每日为 200 ～ 300g，对严重营养不良者应延长糖类的准备时间，为 1 ～ 2 周；②试验前 10 ～ 16 小时禁食，允许饮水；③试验前 1天及试验时应禁饮咖啡、饮酒和吸烟，避免精神刺激；④体力运动：长期卧床病人因不活动可使糖耐量受损，试验时剧烈运动可加重葡萄糖的利用，但由于交感神经兴奋，儿茶酚胺释放等，致血糖升高，故试验前应静坐休息至少 30 分钟，试验期间避免剧烈活动；⑤疾病和创伤：各种应激如心脑血管意外、创伤、烧伤及发热等可使血糖暂时升高，糖耐量减低，称应激性高血糖，故需待患者病愈恢复正常活动时再做此试验；⑥药物：许多药物可使糖耐量减退如糖皮质激素、烟酸、噻嗪类利尿药、水杨酸钠、口服避孕药及单胺氧化酶抑制药等，试验前应预先停药。

[适应证] ①糖尿病人群患病率和发病率的普查；②尿糖阳性和（或）空腹及随机血糖可疑升高者；③糖耐量受损者的随访；④对可疑有妊娠糖尿病的确诊；⑤尿糖阳性如肾糖阈降低或肾性糖尿的鉴别；⑥妊娠有自发性流产史、早产史和巨婴者，或非妊娠成人提示低血糖症状者；⑦与胰岛素释放试验联合用于评价胰岛 B 细胞功能。

2. 静脉葡萄糖耐量试验（VGTT） 该方法不常作为糖尿病的诊断试验，而是主要用于伴有胃肠道疾病者如胃切除术后、胃肠吻合术后及慢性腹泻等，此外，亦可重复用作评价葡萄糖的清除时间及反映胰岛 B 细胞的功能（与胰岛素联合测定）。

[方法] 25% 或 50% 的葡萄糖注射液，每千克体重 0.5g 或 $50g/1.73m^2$ 体表面积，在 2分钟内静脉注射完毕，在注射前 0 分钟、注射后 15 分钟、30 分钟、1 小时、2 小时及 3 小时分别测血糖，也有推荐每 30 分钟测血糖一次，共 2 ～ 3 小时。或分别于注射后 0 分钟、3 分钟、5 分钟、10 分钟、20 分钟、30 分钟、45 分钟、60 分钟和 90 分钟测血糖，后一种方法用 K 值代表每分钟血糖下降的百分数作为诊断标准，血糖值在半对数纸上绘图。K ＝ $69.9/t_{1/2}$（t 是血糖从最高峰下降到 50% 的时间），K ≥ 1.5 为正常，1.0 ～ 1.5 为可疑糖尿病，＜ 1.0 可诊断糖尿病。注意事项同 OGTT。

四、黎明现象、苏木杰现象

1. **黎明现象（DMDP）** 多发生在糖尿病患者中，亦可见于健康人群。应该注意黎明现象（DMDP）与其他原因的清晨高血糖相鉴别，如降糖药或夜间胰岛素不足所致夜间基础血糖升高延续至清晨的清晨高血糖、降糖药过量所致的夜间低血糖后反应性高血糖等。诊断除了解患者有无乏力、心悸、饥饿和出汗等低血糖症状、睡前尿糖及降糖药的使用方法外，夜间每1～2小时监测一次静脉或毛细血管血糖，或用持续血糖监测仪监测夜间血糖，根据夜间血糖绘制夜间血糖曲线而作出正确诊断。目前多采用微型试纸血糖仪监测夜间手指毛细血管血糖，比静脉血糖微高，相关性良好。

2. **苏木杰现象** 苏木杰于20世纪30年代发现胰岛素用量过大可导致糖尿病血糖不稳定，当减少胰岛素用量时，反使病人血糖下降，于是他提出"有低血糖就有高血糖"的格言。表现为夜间低血糖，早餐前高血糖，简单地说，也就是"低后高"现象。它主要是由于口服降糖药或胰岛素使用过量而导致夜间低血糖反应后，机体为了自身保护，通过负反馈调节机制，使具有升高血糖作用的激素（如胰高血糖素、生长激素、皮质醇等）分泌增加，血糖出现反跳性升高。

五、冠心病的二级预防

改善冠心病患者的长期预后，除了在急性期应积极治疗外，还应加强二级预防。冠状动脉粥样硬化性心脏病的二级预防可减少动脉粥样硬化的危险因素，延缓和逆转冠状动脉病变的进展，防止斑块不稳定等所致的急性冠脉事件，从而大大降低心血管疾病致残率和病死率。

（一）非药物干预

1. **戒烟** 吸烟包括被动吸烟可导致冠状动脉痉挛，降低β受体阻断药的抗缺血作用，成倍增加心肌梗死后的病死率，戒烟1年能降低再梗死率和病死率。

2. **运动和控制体重** 患者出院前应做运动耐量评估，并制定个体化体力运动方案。对于所有病情稳定的患者，建议每日进行30～60分钟中等强度的有氧运动（例如快步行走等），每周至少坚持5天。通过控制饮食与增加运动将体重指数控制于24kg/m^{2}以下。

（二）药物治疗

1. **抗血小板治疗** 所有冠心病患者除有禁忌证者外均应长期服用阿司匹林（每日75～150mg）治疗，因存在禁忌证而不能应用阿司匹林者，可用氯吡格雷（每日75mg）替代。

2. 肾素 - 血管紧张素 - 醛固酮系统抑制药　若无禁忌证，所有伴有左心室收缩功能不全（LVEF < 45%）、高血压、糖尿病或慢性肾病的患者均应长期服用 ACEI。低危患者（即 LVEF 正常、已成功实施血供重建且各种心血管危险因素已得到满意控制者）亦可考虑 ACEI 治疗。不能耐受 ACEI 治疗者，可应用 ARB 类药物。

3. β 受体阻断药　若无禁忌证，所有患者均应长期服用受体阻断药治疗，并根据患者耐受情况确定个体化的治疗剂量。

（三）控制心血管危险因素

1. 控制血压　对于一般患者，应将其血压控制于 < 140/90mmHg，合并慢性肾病者应将血压控制于 < 130/80mmHg。因血压水平过高或过低均可对冠心病预后产生不利影响，因此在保证血压（特别是收缩压）达标的前提下，需避免患者舒张压水平 < 60mmHg。改善生活方式被视为降压治疗的基石，经过有效改善生活方式后若血压仍未能达到目标值以下，则应及时启动降压药物治疗。首选 β 受体阻滞药和（或）ACEI 治疗，必要时可考虑应用小剂量噻嗪类利尿药。

2. 调脂治疗　所有患者无论血脂水平如何、有无禁忌证或不能耐受均应坚持使用他汀类药物，将低密度脂蛋白胆固醇控制在 < 2.60mmol/L，并可考虑达到更低的目标值（< 1.8mmol/L）。若应用较大剂量他汀类治疗后其 LDL-C 不能达标或胆固醇水平已达标，但三酰甘油增高，可考虑联合应用其他种类调脂药物。

3. 血糖管理　对所有患者均应常规检测空腹和餐后血糖。对于确诊糖尿病的患者，在积极控制饮食并改善生活方式的同时，可考虑应用降糖药物治疗，糖化血红蛋白控制在 7% 以下，但一般状况较差、糖尿病病史较长、年龄较大时，宜将糖化血红蛋白控制在较宽泛的水平。

六、肺癌、胃癌、肝癌早期诊断

1. 肺癌的早期诊断

（1）低剂量螺旋 CT 是早期肺癌筛查的重要手段，早期肺癌在影像学上主要表现为肺结节。高分辨率薄层扫描 CT 能更清晰显示磨玻璃结节（GGN）的影像特征。磨玻璃结节的恶性程度比纯实性结节更高，且恶性病变中病理类型以肺腺癌多见。混合性磨玻璃结节与单纯性磨玻璃结节相比，恶性程度更高，且实性成分的比例越高，肿瘤的恶性程度越高。而恶性磨玻璃结节常表现出特有的影像学征象，如空泡征、分叶征等。

（2）血清标志物用于肺癌筛查尚缺乏高级别的证据，主要包括癌胚抗原（CEA）、细胞角蛋白 19 片段（CYFRA21-1）、糖类抗原 CA-125、CA-242、神经元特异性烯醇化酶（NSE）等。

（3）液体活检技术，如循环肿瘤细胞（CTC）、循环肿瘤核酸、外泌体等进行检测。此检测方法简单快捷、创伤性小、可重复性好，是用于筛选和早期诊断肿瘤的首选方法。

（4）纤维支气管镜检查是肺癌确诊的最主要手段，近年来新型支气管镜技术的兴起，如荧光支气管镜、窄波光成像、电磁导航支气管镜等，扩大了诊断视野、提高了诊断率，尤其对早期肺癌的诊断发挥了重要作用。

（5）肺癌小样本取材：临床中最为常见的肺癌小样本取材方法有支气管肺泡灌洗术、经支气管针吸活检、经皮穿刺活检、支气管内超声引导针吸活检术等。

2. 胃癌的早期诊断

（1）酶类血清学指标，胃蛋白酶原是近年来研究较热的指标，诊断胃癌敏感度＞60%，特异性＞90%；脂肪酸合酶则是新近发现在胃癌患者血清中增高，诊断敏感度及特异性均＞90%。蛋白类指标中，CA-724仍是诊断特异性比较高的指标，其在诊断进展期胃癌中价值高，细胞角蛋白18片段诊断胃癌特异性＞90%。激素类及细胞因子类指标对胃癌诊断具有一定价值，尤以内皮细胞特异性分子-1诊断胃癌敏感度及特异性最高。

（2）循环microRNA检查：循环来源的miRNA在癌症的诊断、疗效判断、预后评估方面发挥重要作用，有望成为肿瘤发病、治疗和预后的重要候选标志物。miRNA几乎参与了胃癌发生、发展的全过程，循环miRNA作为一种新型肿瘤生物标志物具有创伤小、可重复和易获取的优点。技术尚不成熟。

（3）肿瘤自身抗体：在包括胃癌在内的肿瘤患者血清中可检测到多种针对自身抗原和肿瘤抗原的抗体，包括抗P53抗体、NY-ESO-1抗体、MUC1黏蛋白抗体。技术尚不成熟。

（4）上消化道造影：发现胃癌的阳性率较高，为常规检查方法。胃气钡双重对比造影是一种间接性检查，能显示胃小沟和胃小区早期病灶。CT可较好观察胃壁内外的情况及远隔器官有无转移，对于主要向壁外或壁间生长的胃癌具有独到的诊断效果，明显优于内镜和消化道造影检查。

（5）内镜检查：内镜检查是发现早期胃癌最有效的方法，为首选方法。若结合色素喷洒活检、细胞刷片、涂片，可明显提高检出率。

（6）病理组织学检查：病理组织学是胃癌诊断的金标准。

3. 肝癌早期诊断

（1）目前我国针对肝癌的常规监测筛查指标主要包括血清甲胎蛋白和肝超声检查（US），但在临床实际中一直存在血清AFP敏感度较低的问题。

（2）影像学技术：欧洲肝病学会等各大学会指南均把CT作为肝癌的常规检查之一，并将"快进快出"（动脉期肿瘤区明显强化，呈高密度；门静脉期和平衡期肿瘤部位强化减退，呈低密度）作为肝癌的典型表现。CT诊断肝癌的敏感度和特异度分别为71%、87%，并且肿瘤直径＞2cm组的诊断准确度高于直径1～2cm和直径＜1cm组。

磁共振成像（MRI）能够准确显示肝癌，可用于发现其他检查手段（例如CT等）无法显示的病变。但其不足之处在于，对＜1cm的肝癌病灶和肝硬化并发肝癌的显示效果不理想。

超声检查在肝癌诊断方面，超声检查的敏感度明显低于 MRI 和多排螺旋 CT。然而，超声检查的方便快捷、费用低等优势使其成为肝癌诊断中最常应用的检查手段。多项指南均建议，对直径＜ 1cm 的肝结节，应每 3 ～ 6 个月复查 1 次超声检查。

（3）蛋白免疫诊断：甲胎蛋白（AFP）是原发性肝癌的特异性肿瘤标志物。AFP、CA19-9、CEA 联合检测有助于提高敏感性。此外，还包括磷脂酰肌醇蛋白聚糖（glypican，GPC）3、骨桥蛋白（osteopontin，OPN）、Dickkopf1 蛋白（Dkk1）等。

（4）分子诊断：核酸类肝癌诊断标志物的报道逐渐增多，一类是传统肝癌标志物对应的 mRNA（如 AFPmRNA、GPCmRNA 等），另一类是潜在核酸类肝癌标志物，均处于实验室研究阶段。包括父系表达基因、肿瘤干细胞标志物、微小 RNA 等。

七、眩晕、头晕、头昏

1. 定义与机制

（1）眩晕：主要是以发作性的、客观上并不存在而主观上却又坚信自身或（和）外物按一定方向旋转、翻滚的一种感觉（运动性幻觉）。眩晕的发病主要是由半规管壶腹嵴至大脑皮质的神经系统不同部位，遭受人为（转体和半规管功能检查）或病变损伤所引起的一侧或双侧兴奋性增高（刺激病变）、降低（毁坏病变）和（或）双侧功能的严重对称失调，前庭系统向大脑皮质不断发出机体在转动或翻滚等的"虚假"信息，诱使大脑皮质做出错误的判断和调控失调所致。

（2）头晕：主要是以在行、立、起、坐、卧等运动或视物之中、间歇性地出现自身摇晃不稳的一种感觉。头晕的发病主要是由本体觉、视觉或耳石觉的单一或组合病变，导致外周感觉神经的单一或多系统的各自信息传入失真、且不能协调一致和大脑调节失控所引起的一种直线运动或视物中的摇晃不稳感。头晕仅在运动或视物之中出现或加剧，一旦活动或视物停止、静坐、静卧或闭眼后症状可自动减轻或消失。当本体觉和（或）耳石觉的功能发生障碍，只要视觉功能正常，睁眼时可不出现症状，但一旦闭眼或进入暗处即可出现头晕和平衡障碍，提示视觉代偿功能在机体活动中的重要作用。

（3）头昏：主要是以持续的头脑昏昏沉沉或迷迷糊糊不清晰的一种感觉。主要是由大脑皮质兴奋性、抑制性的强度、相互转换和相互诱导的灵活性和持续性，以及对内对外反应性和持续性的降低，导致整体大脑皮质功能普遍下降或弱化所致的一种临床症状。头昏呈持续性、时轻时重，在休息、压力减轻和心情舒畅时改善，反之可加重。

2. 检查与治疗

（1）眩晕：主要是分别通过前庭 - 眼球反射、半规管的温度和转体（含大型人体离心机）等多种临床和实验室检查方法进行的，并可协助病灶的定位、定侧诊断。治疗以镇眩晕和促进前庭代偿功能的早日康复（尽量不用或少用镇静药，以免影响前庭代偿功能的恢复）为主。

（2）头晕：主要是分别通过本体觉、视觉、耳石觉的临床检查，以及感觉神经传导速度、视觉生理仪、耳石平衡仪、四柱秋千仪和升降仪等多种实验室检查方法进行的，并可协助病灶的定位和定侧。治疗以加强致病病因的治疗和促进神经功能恢复的药物治疗为重点。

（3）头昏：主要是分别通过问诊、功能性脑电图、简易认知和言语功能量表、条件反射、脑力负荷试验等多种临床和实验室方法。治疗以正确的劳逸结合、生活规律、促进脑细胞功能的药物治疗、减轻脑力负荷和思想压力为核心。

3.常见疾病

（1）神经系统病变：脑缺血病变、小脑病变、脑部病变、脑外伤、某些类型的癫痫等。此外，植物神经功能失调以及某些神经症的患者也会常常感到头晕。

（2）耳部疾病：内耳疾病影响到平衡而引起头晕。

（3）颈椎骨退化：由于长期姿势或睡姿不良，造成颈椎增生、变形、退化，颈部肌肉发紧，动脉供血受阻使脑供血不足，是头晕的主要原因。常有颈部发紧、灵活度受限、偶有疼痛、头皮和手指发麻、发凉，肩痛，有沉重感，甚至伴有恶心、心慌等症状。

（4）内科疾病：高血压病、低血压病、各种心脑血管病、贫血、感染、中毒、低血糖、感冒、血黏度高等。

（5）脑动脉硬化：患者自觉头晕，且经常失眠、耳鸣、情绪不稳、健忘、四肢发麻。脑动脉硬化使脑血管内径变小，脑内血流下降，产生脑供血、供氧不足，引起头晕。临床特点是头晕、睡眠障碍、记忆力减退三大症状，还有顶枕部头痛、轻瘫、言语障碍情绪易激动等表现，一般病情缓慢发展，此类头晕的特点是在体位转变时容易出现或加重。

（6）心脏病、冠心病：疾病早期，症状尚轻，有人可能没有胸闷、心悸、气短等显著不适，只感觉头痛、头晕、四肢无力、精神不易集中、耳鸣或健忘等。心搏停止、阵发性心动过速、阵发性心房纤颤、心室纤颤等心脏病可导致急性脑缺血，表现头晕、眼花、胃部不适、晕厥等。

（7）药物中毒：以链霉素、新霉素、卡那霉素、庆大霉素等的中毒为多见。患者除头晕外还有眩晕和耳蜗神经损害所致的感音性聋。慢性铅中毒多表现为神经衰弱综合征，以头晕、头痛、失眠、健忘、乏力、多梦为主要症状，又有体温减低、食欲减退等。

八、神经系统查体

神经系统的检查包括脑神经、运动神经、感觉神经、神经反射以及自主神经检查。

1.脑神经

Ⅰ：嗅觉。

Ⅱ：视力、视野。

Ⅲ、Ⅳ、Ⅵ：睑下垂，复视，眼球（位置、运动、震颤），瞳孔（大小、形状、直接和间接对光反射、调节反射）。

Ⅴ：面部感觉，角膜反射，咀嚼肌。

Ⅶ：眼裂，鼻唇沟，口角，举额，蹙眉，闭目，鼓气，露齿，吹哨。

Ⅷ：听力 Rinne 试验、Weber 试验。

Ⅸ、Ⅹ：发音、吞咽、咽反射。

Ⅺ：胸锁乳突肌、斜方肌。

Ⅻ：伸舌偏向，舌肌纤动。

2. **运动神经**　分为随意运动和不随意运动，随意运动有锥体束管理，不随意运动有锥体外系和小脑管理。

（1）肌力：指肌肉做主动时的最大收缩力。检查时嘱病人用力做肢体的伸屈运动，我们可以分别从相反的方向测试病人对阻力的克服力量，注意两侧肢体的对比。

分为六级：0 级　肌力完全丧失

1 级　仅见肌肉轻微收缩

2 级　肢体可以水平运动，但不可抬离床面

3 级　肢体能抬离床面，但不能对抗阻力

4 级　能做拮抗阻力运动，但肌力有不同程度的减弱

5 级　正常肌力

异常的发现：瘫痪。自主运动时肌力减退称不完全瘫痪，肌力消失称完全瘫痪。不同部位或不同组合的瘫痪分别为单瘫、偏瘫、截瘫、交叉瘫。

（2）肌张力：指静息状态下的肌肉紧张度。在病人肌肉松弛时，医生双手握住病人肢体，用不同的速度和幅度，反复做被动的伸屈和旋转运动，感到的轻度阻力就是这一肢体的肌张力。以同样方法进行各个肢体及关节的被动运动，并做两侧比较。其次用手触摸肌肉，从其硬度中亦可测知其肌张力。

（3）去脑强直：表现为颈后伸，甚至角弓反张，四肢强直伸展、内收和内旋。去脑强直与病情好转的时候可以转化为去皮质强直，两侧肘关节在胸前屈曲。

（4）不随意运动：指在意识清楚的情况下，随意肌不自主收缩所产生的一些无目的的异常动作，多为锥体外系损害的表现。包括震颤、手足抽搐、舞蹈样动作。

（5）共济运动：当小脑前庭神经、深感觉及锥体外系发生病变的时候，动作协调发生障碍称共济失调。共济失调的临床评估方法有指指试验、指鼻试验、轮替动作、跟 - 肌 - 腱反应、闭目难立症。

3. **感觉神经**

（1）浅感觉

痛觉：嘱病人闭目用大头针的针尖轻刺病人皮肤，让患者陈述感受。

触觉：用棉签轻触病人躯干及四肢皮肤，让患者回答有无轻痒的感觉。

温度觉：用分别盛有热水 40 ～ 50℃及冷水 5 ～ 10℃的试管交替测试病人的皮肤让其

陈述自己的感受。

（2）深感觉

关节觉：包括关节对被动运动的感觉和位置觉。检查时让患者闭目，抬起病人两侧的手指和足趾做被动伸和屈的动作，让患者说出"向上"或"向下"然后将肢体放于某一位置，让病人回答肢体的位置。

震动觉：把震动的音叉放置在病人肢体的骨隆起处，正常人有共鸣性震动感。

（3）复合觉：包括皮肤定位觉、两点辨别觉、实物辨别觉和体表图形觉。

①皮肤定位觉：护士用手指或棉签轻触病人的体表的某处皮肤，让患者指出被触部位。

②两点辨别觉：指用分开的钝角规同时轻触皮肤的两点，患者能辨别两点就逐步缩小双脚间距，直到患者感觉为一点时，测其实际间距，身体两侧比较。

③实物辨别觉：指让患者触摸熟悉的物体，如铅笔、硬币等让患者说出物体的名称。

④体表图形觉：指患者闭目用钝物在其皮肤上画方形、三角形、圆形等让病人辨别。

4. 自主神经 包括立毛反射和皮肤划痕试验。

5. 神经反射

（1）浅反射：刺激皮肤或黏膜引起的反应，包括角膜反射、腹壁反射、提睾反射（后两者略）。

角膜反射：将一手示指置于病人前约30cm处，引导其向上方注视，另一手的细棉签纤维由病人眼外侧从视野外向内接近，并轻触病人的角膜，避免触及睫毛。正常时可见眼睑快速闭合，称为直接角膜反射，如刺激角膜另一侧也出现眼睑闭合反应，称为间接角膜反射。

（2）深反射：刺激骨膜肌腱引起的反应。

①肱二头肌反射：托起病人的肘部，并将拇指置于肱二头肌肌腱上然后用叩诊锤叩击拇指，正常反应为肱二头肌收缩，前臂快速屈曲。

②肱三头肌反射：托起病人的肘部，嘱病人肘部屈曲，然后以叩诊锤直接叩击尺骨鹰嘴上方的肱三头肌肌腱，正常反应为肱三头肌收缩，前臂稍微伸展。

③膝腱反射：坐位检查，小腿完全松弛，自然下垂。然后用右手持叩诊锤叩击髌骨下方的股四头肌肌腱。

（3）病理反射：巴宾斯基征；奥本海姆征。

（4）脑膜刺激征：颈强直；克氏征；普鲁辛基斯征。

九、《素问·痹论篇》

黄帝问曰：痹之安生？

岐伯对曰：风寒湿三气杂至，合而为痹也。其风气胜者为行痹；寒气胜者为痛痹；湿气胜者为着痹也。

帝曰：其有五者何也？

岐伯曰：以冬遇此者为骨痹；以春遇此者为筋痹；以夏遇此者为脉痹；以至阴遇此者为肌痹；以秋遇此者为皮痹。

帝曰：内舍五脏六腑，何气使然？

岐伯曰：五脏皆有合，病久而不去者，内舍于其合也。故骨痹不已，复感于邪，内舍肾；筋痹不已，复感于邪，内舍于肝；脉痹不已，复感于邪，内舍于心；肌痹不已，复感于邪，内舍于脾；皮痹不已，复感于邪，内舍于肺。所谓痹者，各以其时重感于风寒湿之气也。

凡痹之客五脏者：肺痹者，烦满喘而呕。心痹者，脉不通，烦则心下鼓，暴上气而喘。嗌干善噫，厥气上则恐。肝痹者，夜卧则惊，多饮数小便，上为引如怀。肾痹者，善胀，尻以代踵，脊以代头。脾痹者，四支解堕，发咳呕汁，上为大塞。肠痹者，数饮而出不得，中气喘争，时发飧泄。胞痹者，少腹膀胱按之内痛，若沃以汤，涩于小便，上为清涕。

阴气者，静则神藏，躁则消亡。饮食自倍，肠胃乃伤。淫气喘息，痹聚在肺；淫气忧思，痹聚在心；淫气遗溺，痹聚在肾；淫气乏竭，痹聚在肝；淫气肌绝，痹聚在脾。诸痹不已，亦益内也。其风气胜者，其人易已也。

帝曰：痹，其时有死者，或疼久者，或易已者，其故何也？

岐伯曰：其入脏者死，其留连筋骨间者疼久，其留皮肤间者易已。

帝曰：其客于六腑者，何也？

岐伯曰：此亦其食饮居处，为其病本也。六腑亦各有俞，风寒湿气中其俞，而食饮应之，循俞而入，各舍其腑也。

帝曰：以针治之奈何？

岐伯曰：五藏有俞，六腑有合，循脉之分，各有所发，各随其过，则病瘳也。

帝曰：荣卫之气。亦令人痹乎？

岐伯曰：荣者。水谷之精气也，和调于五藏，洒陈于六腑，乃能入于脉也，故循脉上下，贯五藏，络六腑也。卫者，水谷之悍气也，其气剽疾滑利，不能入于脉也，故循皮肤之中，分肉之间，熏于肓膜，散于胸腹。逆其气则病，从其气则愈。不与风寒湿气合，故不为痹。

帝曰：善！痹，或痛，或不痛，或不仁，或寒，或热，或燥，或湿，其故何也？

岐伯曰：痛者，寒气多也，有寒，故痛也。其不痛、不仁者，病久入深，荣卫之涩，经络时疏，故不通，皮肤不营，故为不仁。其寒者，阳气少，阴气多，与病相益，故寒也。其热者，阳气多，阴气少，病气胜，阳遭阴，故为痹热。其多汗而濡者，此其逢湿甚也，阳气少，阴气盛，两气相感，故汗出而濡也。

帝曰：夫痹之为病，不痛何也？

岐伯曰：痹在于骨则重；在于脉则凝而不流；在于筋则屈不伸；在于肉则不仁；在于皮则寒。故具此五者，则不痛也。凡痹之类，逢寒则虫，逢热则纵。帝曰：善。

十、《素问·至真要大论》病机十九条

【原文】

帝曰："愿闻病机何如？"

岐伯曰："诸风掉眩，皆属于肝；诸寒收引，皆属于肾；诸气膹郁，皆属于肺；诸湿肿满，皆属于脾；诸热瞀瘛，皆属于火（心）；诸痛痒疮，皆属于心（火）；诸厥固泄，皆属于下；诸痿喘呕，皆属于上；诸禁鼓栗，如丧神守，皆属于火；诸痉项强，皆属于湿；诸逆冲上，皆属于火；诸胀腹大，皆属于热；诸躁狂越，皆属于火；诸暴强直，皆属于风；诸病有声，鼓之如鼓，皆属于热；诸病胕肿，疼酸惊骇，皆属于火；诸转反戾，水液浑浊，皆属于热；诸病水液，澄彻清冷，皆属于寒；诸呕吐酸，暴注下迫，皆属于热。"

故《至真要大论》曰："谨守病机，各司其属，有者求之，无者求之，盛者责之，虚者责之，必先五胜，疏其血气，令其调达，而致和平，此之谓也。"病机十九条是中医诊断和治疗疾病的基本准则。

【意义】

其一，强调了分析病机在临床诊治上的重要作用，尤其在提高疗效上的关键作用。

其二，如何分析病机，提出一个十分重要的方法问题，先"定位"，亦即首先确定患者病变所在部位。

其三，强调了"定性"问题，亦即进一步确定其证候性质，强调定位与定性要密切结合起来。

其四，明确提出了相同的临床表现可以有不同的病机；反之，不同的临床表现可有相同的病机。

其五，强调了药物归经理论的作用，要按经络选药，泛泛用药不会有效。

其六，提出了治疗原则问题，强调了"治病求本"的原则，指出"必伏其所主，而先其所因""必先五胜"，要找出原发病继发病；处理好正邪关系，"微者调之""其次平之""甚者夺之"。总之，要"谨守病机"。

十一、卫气营血辨证

卫气营血代表温热邪气侵犯人体所引起的疾病浅深轻重不同的四个阶段，其相应临床表现可概括为卫分证、气分证、营分证、血分证四类证候。

1. 卫分证　常见于外感热病的初期，是温热病邪侵犯肺与皮毛所表现的证候。因肺能敷布卫气达于周身体表，外与皮毛相合，主一身之表，且肺位最高，与口鼻相通，因而卫分证候属表，病位浅。临床表现为发热、微恶风寒或伴有头痛、身痛、咽干、咳嗽、苔白、

脉浮等。

2. 气分证　是温热病邪由表入里、阳热亢盛的里热证候。多由卫分证转化而来,病位较深。其基本特征为身体壮热、不恶寒、反恶热、汗出而热不解、舌红、苔黄、脉数。气分病变涉及脏腑较多,证候类型亦较复杂,如邪热壅肺,多兼汗出口渴、咳喘、胸痛、咯吐黄稠痰;热扰胸膈,多兼心烦懊恼、坐卧不安;热在肺胃,多兼汗出、喘急、烦闷、渴甚、舌苔黄燥;若肠腑燥实,多兼高热、午后尤甚、腹满疼痛拒按、大便秘结,甚则烦躁神昏谵语、苔黄厚或焦燥起刺、脉沉实有力。

3. 营分证　为温热病邪内陷营阴的深重阶段,病位多在心与心包络。以营阴受损,心神被扰为特点。营热阴伤者,症见身热夜甚,口干而不甚渴饮,心烦不寐,甚则神昏谵语,或见斑疹隐隐,舌质红绛,脉象细数。热闭心包者,症见身热灼手,时时昏谵,或昏愦不语,舌謇肢厥,舌红绛,脉细数。营热阴伤多由气热伤津逐渐发展而成,热闭心包亦可由卫分直接传入而致。

4. 血分证　为邪热深入血分而引起耗血动血的证候,是卫气营血病变的最后阶段,也是温热病发展演变过程中最为深重的阶段。累及脏腑,以心、肝、肾为主。其临床特点为身热,躁扰不安,或神昏谵狂,吐血,衄血,便血,尿血,斑疹密布,舌质深绛,脉细数。若见高热神昏、四肢抽搐、颈项强直、甚则角弓反张、两目上视、牙关紧闭、舌红绛、脉弦数,为热盛引动肝风之象;若见持续低热、暮热早凉、盗汗、心烦失眠、口干咽燥而饮水不多、手足心热及颧红、舌红少津、脉细数,为邪热久留血分、灼伤肝肾之阴所致;若见手足蠕动或微有抽搐、时有惊跳,伴有低热、消瘦、面色浮红、精神委顿、舌干红少津、脉虚数,为虚风内动之象。

十二、糖尿病《金匮要略》治疗十法

1. 清热生津法　《金匮要略》载:"渴欲饮水,口干舌燥者,白虎加人参汤主之。"方用白虎加人参汤或消渴方、玉泉丸合二冬汤。

[适用证]　糖尿病肺胃热盛,气津两伤之上、中消证。

[主要表现]　口渴多饮,虽饮而渴不解,伴口干舌燥、脉大清实等症。实验室检查可见高血糖、高脂血症,甚至酮症或高渗。

[方药]　白虎加人参汤(石膏为君,知母为臣。白虎汤清肺胃之热,加人参益气健脾以生津)。可随症加入天花粉、葛根、麦冬等。也可予消渴方、玉泉丸或二冬汤。

2. 温阳化气法　《金匮要略》载:"男子消渴,小便反多,以饮一斗,小便一斗,肾气丸主之。"方用八味肾气丸。

[适用证]　肾阳虚弱,命门火衰,既不能蒸腾津液以上润,又不能化气助阳以摄水的下消证治。

[主要表现] 渴饮无度，尿频无制，小便多，入夜尤甚，腰痛酸软，肢冷，少腹拘急，阳痿早泄，舌淡而胖，脉细弱。

[方药] 肾气丸（补肾阳之虚，恢复其蒸津化气之功，则消渴自止）。

3. 通腑止渴法 《金匮要略》载："趺阳脉浮而数，浮即为气，数即消谷而大坚；气盛则溲数，溲数即坚，坚数相搏，即为消渴。"方用调味承气汤或增液承气汤。

[适用证] 胃热气盛，逼迫津液偏渗膀胱而形成的中消证。

[主要表现] 热在中焦消谷善饥，小便数，大便秘结。

[方药] 调胃承气汤（通腑泻热，生津润燥以止渴），玉女煎，增液承气汤。

4. 滋阴泄热法 《金匮要略》消渴病首条载："厥阴之为病，消渴，气上冲心，心中疼热，饥而不欲食，食则吐蛔，下之不肯止。"此条为《金匮要略》消渴篇之首，为消渴病之纲领。又见于《伤寒论·厥阴病篇》云此消渴乃厥阴病热盛之症，不可与消渴病混为一谈："厥阴乃风木之脏，内寄相火，若木郁生热，则风火相煽，燔灼津液则成消渴。"方用乌梅丸。

[适用证] 糖尿病见脘腹阵痛，烦闷呕吐，时发时止，得食则吐，手足厥冷，或久痢不止，反胃呕吐，脉沉细或弦紧，或糖尿病伴慢性腹泻者。

[主要表现] 脘腹阵痛，烦闷呕吐，时发时止，得食则吐，手足厥冷，或久痢不止，反胃呕吐，脉沉细或弦紧。

[方药] 乌梅丸（滋阴泄热，温阳通降以解木火内炽。方中乌梅、人参能生津以止渴。苦酸制甜）。

5. 活血化瘀法 《金匮要略》载："病者如热状，烦满，口干燥而渴，其脉反无热，此为阴伏，是瘀血也，当下之。"最早提出了瘀血致渴的证治：下瘀血汤、抵当汤、桃核承气汤、大黄䗪虫丸主之。清代唐容川《血证论》载："瘀血致渴乃从瘀治渴。"尤其是年老体虚者。方用桃核承气汤合增液汤、大黄䗪虫丸。

[适用证] 糖尿病年老体虚，久病入络。老年糖尿病肾虚血瘀证（糖尿病缠绵日久，病久多瘀，久病入络，加之本病以热淫津伤为总因，日久必致气虚不运，津亏而瘀，瘀热阻滞，脉络不通）。

[方药] 桃核承气汤合增液汤、大黄䗪虫丸。

6. 化气利水法 《金匮要略》载："脉浮，小便不利，微热消渴者，宜利小便发汗，五苓散主之。""渴欲饮水，水入则吐者，名曰水逆，五苓散主之。""脉浮发热，渴欲饮水，小便不利者，猪苓汤主之。"糖尿病感受外邪水热互结膀胱，气化不行而小便不利。方用五苓散或猪苓汤。

[适用证] 糖尿病见小便不利，头痛微热，烦渴欲饮，甚则水入则吐；或脐下动悸，吐涎沫而头目眩晕；或短气而咳；或水肿、泄泻。舌苔白，脉浮。

[方药] 五苓散或猪苓汤。

7. 温肾健脾法 《金匮要略》载："小便不利，有水气，其人若渴，栝蒌瞿麦丸主之。""若渴"校勘当为"苦渴",即苦于口渴不解。消渴阴虚为本,久必及肾,阴损及阳而致肾阳衰微,气化不行,则既不能化津上承以润燥,又不能助膀胱气化以行水,故成上燥下寒之候。方用栝蒌瞿麦丸加味。

[适用证] 糖尿病合并水肿患者(下寒上燥水停证)。糖尿病肾病基础方。慢性肾衰透析患者口干。

[主要表现] 烦热口渴多饮,小便少或不利,畏寒肢冷,下肢水肿,腰膝酸软,脉沉。

[方药] 栝蒌瞿麦丸(温阳化气,生津润燥,益脾利水。为肾气丸变方,方中附子、山药、茯苓为主药,温肾健脾;瓜蒌根生津润燥以治本,瞿麦利水以消肿。诸药合用共奏温肾健脾利水、润燥生津止渴之功)。

8. 化瘀通淋法　《金匮要略》载:"小便不利,蒲灰散主之,滑石白鱼散、茯苓戎盐汤亦主之。"用于消渴所并发之淋证,均为日久病及下焦,各由瘀热、湿邪阻络,气机不利所致。方用蒲灰散、滑石白鱼散、茯苓戎盐汤。

[适用证] 糖尿病合并尿路感染。

[方证] 湿热偏胜(热淋):小便不利,尿道涩痛,小腹急痛;蒲灰散化瘀利窍以泄热。热盛血瘀(血淋):血尿,小便淋涩不畅,尿道刺痛,少腹胀满;滑石白鱼散化瘀止血,凉血利尿。中焦脾虚,下焦湿蕴:小便滴沥不畅,尿后余沥不尽;茯苓戎盐汤健脾利湿益肾。三方均可酌加生津止渴之品以收标本同治之效。

9. 宣痹通络法　《金匮要略》载:"血痹阴阳俱微,寸口关上微,尺中小紧,外证身体不仁,如风痹状,黄芪桂枝五物汤主之。"此由全体风湿血相搏,痹其阳气,使之不仁。故以桂枝壮气行阳,芍药和阴,生姜、大枣以和上焦荣卫,协力祛风,则病原拔,而所入微邪亦为强弩之末矣。此即桂枝汤去草加芪也,立法之意,重在引阳,故嫌甘草之缓小,若黄芪之强有力耳。方用黄芪桂枝五物汤或当归四逆汤。

[适用证] 素体营卫气血不足,复因劳而汗出、外感风邪客于血脉所致的血痹证。糖尿病并发血痹。

[方药] 黄芪桂枝五物汤(活血通络,益气生津)。

10. 清热解毒法　尤在泾《金匮要略心典》载:"毒,邪气蕴结不解之谓。"痰、湿、热、瘀等病理产物均是毒邪在人体内部的一种表现形式。方用黄连解毒汤。

[应用] 清热解毒法是糖尿病从浊毒论治的常用治法。

[例方] 栝蒌薤白半夏汤、五苓散、真武汤、白虎加人参汤、桃核承气汤、下瘀血汤等。

十三、中成药在糖尿病肾病中的使用

1. 海昆肾喜胶囊

[功用] 化浊排毒。用于慢性肾衰竭(代偿期、失代偿期和尿毒症早期)湿浊证。

[症见] 恶心，呕吐，纳差，腹胀，身重困倦，尿少，水肿，苔厚腻。

[成分] 褐藻多糖硫酸酯。

[药理] 可抑制肾系膜细胞的增生和肾小球硬化，降低血肌酐、血尿素氮水平，提高血浆白蛋白水平，改善脂代谢紊乱，提高机体免疫功能。药理学试验表明，本品能降低肾衰大鼠血肌酐、血尿素氮水平，增加肾衰竭大鼠血清白蛋白含量，改善肾衰大鼠的肾组织形态的病理改变；对 2，4- 二硝基氯苯所致小鼠迟发性超敏反应有抑制作用，对正常和水负荷大鼠有利尿作用，对麻醉犬肾血流有增加作用。

2. 黄葵胶囊

[功用] 清利湿热，解毒消肿。用于慢性肾炎之湿热证。

[症见] 水肿，腰痛，蛋白尿，血尿，舌苔黄腻等。

[成分] 黄蜀葵花。

[药理] 家兔肾小球基膜肾炎模型试验结果显示本品有降低肾小球肾炎动物尿蛋白含量和血肌酐含量的作用。

3. 金水宝胶囊

[功用] 补益肺肾，秘精益气。用于肺肾两虚，精气不足者。

[症见] 久咳虚喘，神疲乏力，不寐健忘，腰膝酸软，月经不调，阳痿早泄；慢性支气管炎、慢性肾功能不全、高脂血症、肝硬化见上述症候者。

[成分] 虫草提取物（发酵虫草菌粉 Cs-4）。

[药理] 药理试验证实本品具有抗炎、止咳、祛痰、镇静作用；能降低血清胆固醇、三酰甘油和脂质过氧化物，增加心肌与脑的供血，具有轻度降血压、抑制血小板聚集、延长缺氧时动物生存时间等作用，对心脑组织有保护作用。

4. 百令胶囊

[功用] 补肺肾，益精气。用于肺肾两虚引起的咳嗽、气喘、咯血、腰酸背痛；慢性支气管炎、慢性肾功能不全的辅助治疗。

[成分] 虫草提取物（发酵冬虫夏草菌粉 Cs-C-Q80）。

[药理] 药理学试验表明本品可以降低肾切除及庆大霉素致肾损伤大鼠的血清肌酐、尿素氮及尿蛋白含量，减少组织病理学积分。

5. 雷公藤多苷片

[功用] 祛风解毒、除湿消肿、舒筋通络。有抗炎及抑制细胞免疫和体液免疫等作用。用于风湿热瘀、毒邪阻滞所致的肾病综合征、类风湿关节炎、白塞三联征、麻风反应、自身免疫性肝炎等。

[成分] 雷公藤多苷。

[药理] 有动物试验表明其免疫作用是多样的，且具有独特性，能诱导活化的淋巴细胞凋亡，抑制淋巴细胞的增殖，抑制白介素 -2 的产生和细胞核因子 RB 等，这些作用与激素

及其他免疫抑制药的免疫作用不尽相同，被认为是新型的免疫抑制药。

6. 灯盏花素片 / 注射液

[功用]　活血化瘀，通络止痛。用于治疗缺血性脑血管疾病，如脑梗死、脑出血后遗症所致偏瘫；冠心病、心绞痛、心肌梗死及高黏血症等和其他缺血性伴有微循环障碍性疾病。

[成分]　灯盏花素。

[药理]　对凝血的作用：能促进内皮细胞的纤溶活性，抑制内凝血系统；并能有效抑制缺血后血小板聚集，降低血液黏滞度，从而有效改善缺血区的血氧供应；能减轻血小板的破坏与 5- 羟色胺释放反应，对血栓形成有明显的抑制作用，这种作用与剂量成正相关性。另外，还具有清除自由基、超氧阴离子及过氧化氢的作用。由于肾病综合征患者血液常呈高凝状态，故也有文献记载使用灯盏花素辅助治疗肾病。

十四、竹叶石膏汤方证

[原文]　伤寒解后，虚羸少气，气逆欲吐，竹叶石膏汤主之。

[主治]　热病后期，余热未清、气津两伤、胃气不和所致。热病后期，高热虽除，但余热留恋气分，故见身热有汗不解、脉数；余热内扰，故心胸烦闷；口干、舌红少苔是阴伤之兆；气短神疲、脉虚是气虚之证；胃失和降，乃致气逆欲呕。气分余热宜清，气津两伤宜补。治当清热生津，益气和胃。

[方解]　方中竹叶配石膏清透气分余热，除烦止渴为君。人参配麦冬补气养阴生津为臣。半夏降逆和胃以止呕逆为佐。甘草、粳米和脾养胃以为使。全方清热与益气养阴并用，祛邪扶正兼顾，清而不寒，补而不滞，为本方的配伍特点。本方实为一首补两顾之剂，使热清烦除、气津得复，诸症自愈。正如《医宗金鉴》载："以大寒之剂，易为清补之方。"本方由白虎汤化裁而来。白虎汤证为热盛而正不虚，本证为热势已衰，余热未尽而气津两伤。热既衰且胃气不和，故去苦寒质润的知母，加人参、麦冬益气生津，竹叶除烦，半夏和胃。其中半夏虽温，但配入清热生津药中，则温燥之性去而降逆之用存，且有助于输转津液，使参、麦补而不滞，此善用半夏者也。

[运用]　凡热病过程中见气津已伤、身热有汗不退、胃失和降等均可使用。对于暑温病发热气津已伤者，尤为适合。

附录A　病历相关经典方剂索引

1. 四君子汤（《太平惠民和剂局方》）

[方歌]

> 四君子汤中和义，参术茯苓甘草比；
>
> 益以夏陈名六君，祛痰补益气虚饵；
>
> 除却半夏名异功，或加香砂气滞宜。

[功效] 补气，益气，健脾。

[主治] 脾胃气虚证，面色萎黄，语声低微，气短乏力，食少便溏，舌淡苔白，脉虚数。

[临床应用] 治疗慢性胃炎、消化性溃疡等属脾胃气虚者。

2. 逍遥散（《太平惠民和剂局方》）

[方歌]

> 逍遥散中当归芍，柴苓术草加姜薄；
>
> 疏肝养血又健脾，肝郁血虚脾气弱。

[功效] 和解剂。调和肝脾，疏肝解郁，养血健脾。

[主治] 肝郁血虚脾弱证。两胁作痛，头痛目眩，口燥咽干，神疲食少，或月经不调，乳房胀痛，脉弦而虚者。

[临床应用] 治疗慢性肝炎、肝硬化、胆石症、胃及十二指肠溃疡、慢性胃炎、胃肠神经官能症、经前期紧张症、精神分裂症、更年期综合征、乳腺小叶增生等属肝郁血虚脾弱者。

3. 玉液汤（《医学衷中参西录》）

[方歌]

> 玉液山药芪葛根，花粉知味鸡内金；
>
> 消渴口干溲多数，补脾固肾益气阴。

[功效] 益气滋阴，固肾止渴。

[主治] 消渴，口常干渴，饮水不解，小便数多，困倦气短，脉虚细无力。

[临床应用] 糖尿病、甲亢、小儿夏季热、尿崩症、癌症放疗后等见口渴尿多属脾肾两虚者。

附：消渴方

（消渴饮乃验方，版本冗多，常于此方化裁，此方为治消渴方）

[方歌]

> 消渴方中花粉连，藕汁（生）地汁牛乳研。
>
> 或加姜蜜为膏服，泻火生津益血痊。

4. 丹参饮（《时方歌括》）

[方歌]

> 丹参饮中用檀香，砂仁合用成妙方；
>
> 血瘀气滞两相结，心胃诸痛用之良。

[功效] 活血祛瘀，行气止痛。

[主治] 血瘀气滞，心胃诸痛。

[临床应用] 慢性胃炎、胃及十二指肠溃疡、胃神经官能症以及心绞痛等，由于气滞血瘀所致者。

5. 八珍汤（《正体类要》）

[方歌]

> 气血双补八珍汤，四君四物合成方；
>
> 煎加姜枣调营卫，气血亏虚服之康。

[功效] 补益剂，具有益气补血。

[主治] 气血两虚证。面色苍白或萎黄，头晕目眩，四肢倦怠，气短懒言，心悸怔忡，饮食减少，舌淡苔薄白，脉细弱或虚大无力。

[临床应用] 治疗病后虚弱、各种慢性病、妇女月经不调等属气血两虚者。

6. 小柴胡汤（《伤寒论》）

[方歌]

> 小柴胡汤和解功，半夏人参甘草从；
>
> 更加黄芩生姜枣，少阳百病此方宗。

[功效] 和解少阳，和胃降逆，扶正祛邪。

[主治] ①伤寒少阳证。往来寒热，胸胁苦满，默默不欲饮食，心烦喜呕，口苦，咽干，目眩，舌苔薄白，脉弦者；②妇人伤寒，热入血室，经水适断，寒热发作有时；③疟疾，黄疸以及内伤杂病而见少阳证者。

[临床应用] 治疗感冒、流行性感冒、疟疾、慢性肝炎、肝硬化、急慢性胆囊炎、胆结石、急性胰腺炎、胸膜炎、中耳炎等属胆胃不和者。

7. 温胆汤（《三因极一病证方论》）

[方歌]

> 温胆汤中苓夏草，枳竹陈皮加姜枣；
>
> 虚烦不眠舌苔腻，此系胆虚痰热扰。

[功效] 理气化痰，和胃利胆。

[主治] 胆郁痰扰证。胆怯易惊，头眩心悸，心烦不眠，夜多异梦；或呕恶呃逆，眩晕，癫痫。苔白腻，脉弦滑。

[临床应用] 治疗神经官能症、急慢性胃炎、消化性溃疡、慢性支气管炎、梅尼埃病、更年期综合征、癫痫等属胆郁痰扰者。

8. 四逆散（《伤寒论》）

[方歌]

> 阳郁厥逆四逆散，等份柴芍枳实甘；
> 透邪解郁理肝脾，肝郁脾滞力能勘。

[功效] 调和肝脾，透邪解郁，疏肝理脾。

[主治] ①阳郁厥逆证。手足不温，或腹痛，或泄利下重，脉弦。②肝脾气郁证。胁肋胀闷，脘腹疼痛，脉弦。

[临床应用] 本方常用于慢性肝炎、胆囊炎、胆石症、胆道蛔虫症、肋间神经痛、胃溃疡、胃炎、胃肠神经官能症、附件炎、输卵管阻塞、急性乳腺炎等属肝胆气郁、肝脾（或胆胃）不和者。

9. 小陷胸汤（《伤寒论》）

[方歌]

> 小陷胸汤连半蒌，宽胸散结涤痰优；
> 痰热内结痞满痛，苔黄脉滑此方求。

[功效] 祛痰剂，清热化痰，散结消痞。

[条文] 小结胸病，正在心下，按之则痛，脉浮滑者，小陷胸汤主之。

[主治] 痰热互结之结胸证。寒热往来，胸脘痞闷，按之则痛，或心胸闷痛，或咳痰黄稠，舌红苔黄腻，脉滑数。

[临床应用] 治疗急性胃炎、胆囊炎、肝炎、冠心病、肺心病、急性支气管炎、胸膜炎、胸膜粘连等属痰热互结心下或胸膈者。

10. 血府逐瘀汤（《医林改错》）

[方歌]

> 血府逐瘀生地桃，红花当归草赤芍；
> 桔梗枳壳柴芎膝，血化下行免作劳。
> 通窍全凭好麝香，桃花大枣老葱姜；
> 川芎黄酒赤芍药，表里通经第一方。
> 膈下逐瘀桃牡丹，赤芍乌药元户甘；
> 归芎灵脂红花壳，香附开郁血亦安。
> 少腹逐瘀小茴香，元胡没药芎归姜，
> 官桂赤芍蒲黄脂，经暗腹痛快煎尝。

身痛逐瘀膝地龙，香附羌秦草归芎，

黄芪苍柏量加减，要紧五灵没桃红。

[功效]　活血化瘀，行气止痛。

[主治]　胸中血瘀证。胸痛，头痛，日久不愈，痛如针刺而有定处，或呃逆日久不止，或饮水即呛，干呕，或内热瞀闷，或心悸怔忡，失眠多梦，急躁易怒，入暮潮热，唇暗或两目暗黑，舌质暗红，或舌有瘀斑、瘀点，脉涩或弦紧。

[临床应用]　治疗冠心病心绞痛、风湿性心脏病、胸部挫伤及肋软骨炎之胸痛，以及脑血栓形成、高血压病、高脂血症、血栓闭塞性脉管炎、神经官能症、脑震荡后遗症之头痛、头晕等属瘀阻气滞者。

11. 三仁汤（《温病条辨》）

[方歌]

三仁杏蔻薏苡仁，朴夏白通滑竹伦；

水用甘澜扬百遍，湿温初起法堪遵。

[功效]　祛湿剂。宣畅气机，清利湿热。

[主治]　湿温初起及暑温夹湿之湿重于热证。头痛恶寒，身重疼痛，肢体倦怠，面色淡黄，胸闷不饥，午后身热，苔白不渴，脉弦细而濡。

[临床应用]　治疗肠伤寒、胃肠炎、肾盂肾炎、布氏杆菌病、肾小球肾炎以及关节炎等属湿重于热者。

12. 藿朴夏苓汤（《医原》）

[方歌]

藿朴夏苓有三仁，泽猪豆鼓相与伦；

湿温身热肢体倦，胸闷舌腻宜煎烹。

[功效]　宣通气机，燥湿利水。

[主治]　湿热病邪在气分而湿偏重者。方中香豉、藿香芳化宣透以疏表湿，使阳不内郁；藿香、豆蔻、厚朴芳香化湿；厚朴、半夏燥湿运脾，使脾能运化水湿，不为湿邪所困。再用杏仁开泄肺气于上，使肺气宣降，则水道自调；茯苓、猪苓、泽泻、薏苡仁淡渗利湿于下，使水道畅通，则湿有去路。

[临床应用]　治疗慢性胃炎、胃痛、肥胖、腹泻、糖尿病肾病、感冒等湿邪内蕴或兼有表象之证。

13. 大柴胡汤（《金匮要略》）

[方歌]

大柴胡汤用大黄，枳实芩夏白芍将；

煎加姜枣表兼里，妙法内攻并外攘。

[功效]　和解少阳，内泻热结。

[主治] 少阳阳明合病。往来寒热，胸胁苦满，呕不止，郁郁微烦，心下痞硬，或心下满痛，大便不解或下利，舌苔黄，脉弦数有力。

[临床应用] 发热性疾病、急慢性胰腺炎、胆囊炎、胆绞痛、胆结石、反流性胃病、支气管哮喘、高血压病、高脂血症、乳腺疾病、代谢综合征等证属少阳阳明合病者。

14.丹栀逍遥散（《太平惠民和剂局方》）

[方歌]

逍遥散中当归芍，柴苓术草加姜薄；

疏肝养血又健脾，肝郁血虚脾气弱。

[功效] 具有调和肝脾，疏肝解郁，养血健脾。

[主治] 肝郁血虚脾弱证。两胁作痛，头痛目眩，口燥咽干，神疲食少，或月经不调，乳房胀痛，脉弦而虚者。临床应用：治疗慢性肝炎、肝硬化、胆石症、胃及十二指肠溃疡、慢性胃炎、胃肠神经官能症、经前期紧张症、精神分裂症，更年期综合征，乳腺小叶增生等属肝郁血虚脾弱者。

15.黄连温胆汤（《六因条辨》）

[方歌]

温胆陈半茯；枳实草竹茹。

[组成] 川黄连、竹茹、枳实、半夏、橘红、甘草、生姜及茯苓等。

[功效] 清热燥湿，理气化痰，和胃利胆。

[主治] 伤暑汗出，身不大热，烦闭欲呕，舌黄腻。

16.清震汤（刘河间《河间六书》）

[方歌]

清震汤治雷头风，升麻苍术两般充；

荷叶一枚升胃气，邪从上散不传中。

[组成] 苍术、升麻、荷叶。

[功效] 升清降浊，清化湿浊。

[主治] 雷头风，头面疙瘩肿痛，憎寒壮热，状如伤寒。

临床应用：偏头痛、头部疖肿、耳鸣、眩晕等上焦诸病。

17.七味白术散（《小儿药证直诀》）

[方歌]

七味白术参苓草，木香藿香葛根饶；

发热食少兼口渴，气滞脾弱此方疗。

[功效] 健脾生津，行气消胀。

[主治] 脾胃久虚，津液内耗，呕吐泄泻频作，烦渴多饮。

[临床应用] 本方常用于消化系统疾病如功能性腹泻、溃疡性结肠炎、消化不良、肠易

激综合征等，糖尿病、糖尿病肾病，肝硬化腹水等证属脾胃虚弱者。

18. 玉女煎（《景岳全书》）

[方歌]

> 玉女石膏熟地黄，知母麦冬牛膝襄；
>
> 肾虚胃火相位病，牙痛齿衄宜煎尝。

[功效] 清胃热，滋肾阴。

[主治] 胃热阴虚证。头痛，牙痛，齿松牙衄，烦热干渴，亦治消渴，消谷善饥等，舌红苔黄而干。

[临床应用] 牙龈炎、急性口腔炎、舌炎、上消化道出血、白塞综合征、糖尿病等属胃热阴虚者。

19. 清胃散（《脾胃论》）

[方歌]

> 清胃散用升麻连，当归生地牡丹全；
>
> 或加石膏清胃热，口疮吐衄与牙宣。

[功效] 清脏腑热，清胃凉血。

[主治] 胃火牙痛。牙痛牵引头痛，面颊发热，其齿喜冷恶热，或牙宣出血，或牙龈红肿溃烂，或唇舌腮颊肿痛，口气热臭，口干舌燥，舌红苔黄，脉滑数。

[临床应用] 治疗口腔炎、牙周炎、慢性胃炎、胃溃疡等属胃火上攻者。

20. 桂枝茯苓丸（《金匮要略》）

[方歌]

> 金匮桂枝茯苓丸，桃仁芍药和牡丹；
>
> 等份为末蜜丸服，缓消癥块胎动安。

[功效] 活血，化瘀，消癥。

[主治] 瘀血留阻胞宫证。

[条文]《金匮要略·妇女妊娠病》第 2 条：妇人宿有癥病，经断未及三月，而得漏下不止，胎动在脐上者，为癥痼害。妊娠六月动者，前三月经水利时，胎也。下血者，后断三月衃也。所以下血不止者，其癥不去故也，当下其癥，桂枝茯苓丸主之。

[临床应用] 妇科诸病，如子宫肌瘤、妊娠高血压病、月经不调，恶露不尽，痛经，行经腹痛或畏寒等。

21. 交泰丸（《韩氏医通》）

[方歌]

> 心肾不交交泰丸，一份桂心十份连；
>
> 怔忡不寐心阳亢，心肾交时自可安。

[功效] 交通心肾，清火安神。

[主治] 治心火偏亢，心肾不交，怔忡，失眠等症。

[临床应用] 慢性胃炎、偏头痛，神经官能症，失眠，更年期综合征等病。

22.知柏地黄汤（《医宗金鉴》）

[方歌]

> 六味地黄益肾肝，茱薯丹泽地苓专；
>
> 更加知柏成八味，阴虚火旺自可煎。
>
> 养阴明目加杞菊，滋阴都气五味先；
>
> 肺肾两调金水生，麦冬加入长寿丸。

[功效] 滋阴降火。

[主治] 阴虚火旺，潮热盗汗，口干咽痛，耳鸣遗精，小便短赤。舌红少津，脉细数。

[临床应用] 慢性肾炎、慢性肾功能不全、肾结核、甲亢、糖尿病等属阴虚火旺者。

23.半夏泻心汤（《伤寒论》）

[方歌]

> 半夏泻心黄连芩，干姜草枣人参行；
>
> 辛开苦降消痞满，治在调阳与和阴。

[功效] 调和肝脾，寒热平调，消痞散结。

[主治] 寒热错杂之痞证。心下痞，但满而不痛，或呕吐，肠鸣下利，舌苔腻而微黄。

[临床应用] 治疗急慢性胃肠炎，慢性结肠炎，慢性肝炎，早期肝硬化等属中气虚弱，寒热错杂者。

24.四妙丸《成方便读》）

[方歌]

> 二妙散中苍柏兼，若云三妙牛膝添；
>
> 四妙再加薏苡仁，湿热下注痿痹痊。

[功效] 清热利湿，通筋利痹，强筋壮骨。

[主治] 湿热下注，症见足膝红肿、两足麻木、筋骨酸痛、下肢痿弱，或湿热带下，或下部湿疮、小便短黄、舌苔黄腻、脉濡数或滑数等。

[临床应用] ①痿症：相当于急性感染性多发性神经炎有上述症状者。②热痹：相当于类风湿关节炎、风湿热等具有上述症状者。③带下：相当于女性生殖系统炎症有上述症状者。④其他如丹毒、急慢性肾炎、湿疹、骨髓炎、坐骨神经痛、小儿麻痹后遗症等。

25.二陈汤（《太平惠民和剂局方》）

[方歌]

> 二陈汤用半夏陈，益以茯苓甘草成；
>
> 理气和中兼燥湿，一切痰饮此方珍。

[功效] 燥湿化痰，理气和中。

[主治]　湿痰证。咳嗽痰多，色白易咯，恶心呕吐，胸膈痞闷，肢体困重，或头眩心悸，舌苔白滑或腻，脉滑。

[临床应用]　本方常用于慢性支气管炎、慢性胃炎、梅尼埃病、神经性呕吐等属湿痰者。

26. 痛泻要方（《丹溪心法》）

[方歌]

痛泻要方用陈皮，术芍防风共成剂；

肠鸣泄泻腹又痛，治在泻肝与实脾。

[功效]　和解剂。调和肝脾，补脾柔肝，祛湿止泻。

[主治]　主治脾虚肝旺之泄泻、肠鸣腹痛、大便泄泻、泻必腹痛、泻后痛缓、舌苔薄白、脉两关不调、左弦而右缓者。

[临床应用]　治疗急性肠炎、慢性结肠炎、肠易激综合征等属于肝旺脾虚者。

27. 黄芪桂枝五物汤（《金匮要略》）

[方歌]

黄芪桂枝五物汤，芍药大枣重生姜；

益气温经通血痹，肌肤麻木不仁康。

[功效]　益气温经，和血通痹。

[主治]　营卫虚弱之血痹。肌肤麻木不仁，或肢节疼痛，或汗出恶风，舌淡苔白，脉微涩而紧。以四肢麻木，或身体不仁，微恶风寒，舌淡，脉无力为证治要点。

[临床应用]　对于皮肤炎、末梢神经炎、中风后遗症等见有肢体麻木疼痛，属气虚血滞、微感风邪者，均可加味用之。不仅适用于血痹，亦可用于中风之后，半身不遂，或肢体不用，或半身汗出，肌肉消瘦，气短乏力，以及产后、经后身痛等。

28. 蒿芩清胆汤（《重订通俗伤寒论》）

[方歌]

蒿芩清胆夏竹茹，碧玉赤苓枳陈辅；

清胆利湿又和胃，少阳湿热痰浊阻。

[功效]　和解少阳，清胆利湿，和胃化痰。

[主治]　主治少阳湿热证。寒热如疟，寒轻热重，口苦膈闷，吐酸苦水，或呕黄涎而黏，甚则干呕呃逆，胸胁胀疼，小便黄少，舌红苔白腻，间见杂色，脉数而右滑左弦。

[临床应用]　现代常用于治疗肠伤寒、急性胆囊炎、急性黄疸型肝炎、急性胃炎、胆汁反流性胃炎、肾盂肾炎、盆腔炎、钩端螺旋体病等辨证属少阳湿热痰浊者。

29. 桃红四物汤（《玉机微义》）

[方歌]

四物地芍与归芎，血家百病此方宗；

妇女经病凭加减，临症之时可变通。

[功效] 桃红四物汤由四物汤加味桃仁、红花而成，功用养血活血。

[主治] 血虚血滞所致的月经不调、痛经，以及一切血虚证而见舌淡、脉细者。

[临床应用] 桃红四物汤具有扩张血管、抗炎、抗疲劳、抗休克、调节免疫功能，降脂，补充微量元素，抗过敏等作用。

30. 二仙汤（《妇产科学》）

[方歌]

二仙汤中巴戟天，知母黄柏当归添；

阴阳不足月经病，双补攻效两相兼。

[功效] 温肾阳，补肾精，泻肾火，调冲任。

[主治] 妇女月经将绝未绝。周期或前或后，经量或多或少，头眩耳鸣，腰酸乏力，两足欠温，时或怕冷，时或轰热，舌质淡，脉沉细者。

[临床应用] 能调节"下丘脑 - 垂体 - 性腺轴"，对抗衰老，调节免疫功能，可用于妇女更年期综合征、高血压病、闭经、骨关节疾病、不孕不育以及其他慢性疾病，见有肾阴、肾阳不足而虚火上炎者。

31. 金匮肾气丸（《金匮要略》）

[方歌]

金匮肾气治肾虚，熟地淮药及山萸；

牡丹皮苓泽加附桂，引火归原热下趋；

济生加入车牛膝，二便通调肿胀除；

钱氏六味去附桂，专治阴虚大有余；

六味再加五味麦，八仙都气治相殊；

更有知柏与杞菊，归芍参麦各分途。

[功效] 补肾助阳。

[主治] 肾阳虚损。症见腰痛脚软，身半以下常有冷感，少腹拘急，小便不利，或小便反多，入夜尤甚，阳痿早泄，舌淡胖，脉虚弱等。

[临床应用] 可提高超氧化物歧化酶，改善垂体 - 肾上腺皮质功能，通过抗自由基和细胞凋亡的作用延缓衰老；改善脂代谢，增强神经 - 体液调节，抗白内障；降低血糖，提高巨噬细胞吞噬功能，抗动脉粥样硬化；增加雄性激素，提高睾酮水平，增加睾丸间质细胞数目；增强免疫功能，纠正 T 淋巴细胞亚群紊乱，改善细胞免疫功能。因此可广泛用于过敏性疾病、免疫相关性疾病、心血管疾病、生殖系统疾病、内分泌代谢病的治疗。

32. 生脉散（《医学启源》）

[方歌]

生脉麦味与人参，益气养阴效力神；

气少汗多兼口渴，病危脉绝急煎斟。

[功效] 益气养阴，敛汗生脉。

[主治] 气阴两虚证。肢体倦怠，气短声低，汗多懒言，或干咳少痰，口干舌燥，舌干红少苔，脉微细弱或虚大而数。

[临床应用] 本方常用于肺结核、慢性支气管炎、神经衰弱所致咳嗽和心烦失眠，以及心脏病心律不齐属气阴两虚者。

33. 参苓白术散（《太平惠民和剂局方》）

[方歌]

> 参苓白术扁豆陈，山药甘莲砂薏仁；
>
> 桔梗上浮兼保肺，枣汤调服益脾神。

[功效] 补脾胃，益肺气。

[主治] 用于脾胃虚弱，食少便溏，气短咳嗽，肢倦乏力。

[临床应用] 主要有调节胃肠运动，改善代谢和提高免疫等作用。①调节胃肠运动：本方煎剂小剂量对肠管有兴奋作用。②改善代谢：该方治疗脾气虚之肠病（慢性胃炎、慢性结肠炎、胃或十二指肠溃疡），治疗前，患者尿中肌酐、尿酸、尿素氮均明显低于正常值，治疗后明显升高，并可提高患者的免疫功能和改善血流变学的指标。

34. 桂枝甘草龙骨牡蛎汤（《伤寒论》）

[方歌]

> 桂枝甘草龙牡汤，心阳不振补心方；
>
> 心悸不安动忧甚，形寒面白保安康。

[功效] 温补心阳，安神定悸。

[主治] 心阳不足证，烦躁不安，心悸，或失眠，心胸憋闷，畏寒肢冷，气短自汗，面色苍白。舌淡苔白，脉迟无力。

[临床应用] 各种原因引起的心律失常（心动过速、心动过缓、过早搏动、病态窦房结综合征等）以及心功能不全，神经官能症等证属心阳不足、心神浮越者。

35. 杞菊地黄丸（《麻疹全书》）

[方歌]

> 六味地黄益肾肝，萸薯丹泽地苓专；
>
> 更加知柏成八味，阴虚火旺自可煎；
>
> 养阴明目加杞菊，滋阴都气五味先；
>
> 肺肾两调金水生，麦冬加入长寿丸。

[功效] 滋肾养肝明目。

[主治] 肝肾阴虚证，两目昏花，视物模糊，或眼睛干涩，迎风流泪等。

[临床应用] 中心性浆液性脉络膜视网膜病变、慢性前葡萄膜炎黄斑水肿、早期老年黄斑变性、高血压病、慢性病毒性肝炎等疾病证属肝肾阴虚者。

36. 真武汤（《伤寒论》）

[方歌]

真武汤壮肾中阳，苓术附子芍生姜；

阳虚水饮停为患，悸眩眴惕保安康。

[组成] 茯苓、芍药、白术、生姜、附子。

[功效] 温阳利水。

[主治] 阳虚水泛证。畏寒肢厥，小便不利，心下悸动不宁，头目眩晕，身体筋肉眴动，站立不稳，四肢沉重疼痛，水肿，腰以下为甚；或腹痛，泄泻；或咳喘呕逆。舌质淡胖，边有齿痕，舌苔白滑，脉沉细。

[临床应用] 本方常用于慢性肾小球肾炎、心源性水肿、甲状腺功能低下、慢性支气管炎、慢性肠炎、肠结核等属脾肾阳虚、水湿内停者。

37. 苓桂术甘汤（《金匮要略》）

[方歌]

苓桂术甘化饮剂，温阳化饮又健脾；

饮邪上逆胸胁满，水饮下行悸眩去。

[组成] 茯苓、桂枝、白术、炙甘草。

[功效] 温阳化饮，健脾利湿。

[主治] 中阳不足之痰饮。胸胁支满，目眩心悸，短气而咳，舌苔白滑，脉弦滑或沉紧。

[临床应用] 本方适用于慢性支气管炎、支气管哮喘、心源性水肿、慢性肾小球肾炎水肿、梅尼埃病、神经官能症等属水饮停于中焦者。

38. 参芪地黄汤（《沈氏尊生书》）

[方歌]

六味地黄益肾肝，茱薯丹泽地苓专；

更加参芪玉米须，菟丝首乌丹参煎。

[功效] 益气养阴。

[主治] 气阴两虚证。口咽干燥、乏力、腰膝酸软、耳鸣盗汗、五心烦热、水肿等，舌红少苔，脉沉细数。

[临床应用] 糖尿病、糖尿病肾病、肾病综合征、慢性肾炎、慢性肾功能不全、慢性前列腺炎、更年期综合征等证属气阴两虚者。

39. 生化汤（《傅青主女科》）

[方歌]

生化汤是产后方，归芎桃草酒炮姜；

消瘀活血功偏擅，止痛温经效亦彰。

[功效] 养血祛瘀，温经止痛。

[主治] 血虚寒凝，瘀血阻滞证。产后恶露不行，小腹冷痛。

[临床应用] 本方常用于产后子宫复旧不良、产后宫缩疼痛、胎盘残留等属产后血虚寒凝、瘀血内阻者。

40.补中益气汤（《内外伤辨惑论》）

[方歌]

补中益气芪术陈，升柴参草当归身，

虚劳内伤功独擅，亦治阳虚外感因。

[功效] 补中益气，升阳举陷。

[主治] ①脾虚气陷证，症见饮食减少，体倦肢软，少气懒言，面色萎黄，大便稀溏，舌淡，脉虚；以及脱肛、子宫脱垂、久泻久痢，崩漏等。②气虚发热证，症见身热自汗，渴喜热饮，气短乏力，舌淡，脉虚大无力。

[临床应用] 本方常用于内脏下垂、慢性胃肠炎、慢性菌痢、脱肛、重症肌无力、乳糜尿、慢性肝炎等；妇科之子宫脱垂、妊娠及产后癃闭、胎动不安、月经过多；眼科之眼睑下垂、麻痹性斜视等脾胃气虚或中气下陷者。

41.归脾汤（《正体类要》）

[方歌]

归脾汤用术参芪，归草茯神远志齐；

酸枣木香龙眼肉，煎加姜枣益心脾。

[组成] 白术、当归、茯苓、黄芪、远志、龙眼肉、酸枣仁、人参、木香、炙甘草。

[功效] 益气补血，健脾养心。

[主治] ①心脾气血两虚证。心悸怔忡，健忘失眠，盗汗，体倦食少，面色萎黄，舌淡，苔薄白，脉细弱。②脾不统血证。便血，皮下紫癜，妇女崩漏，月经超前，量多色淡，或淋漓不止，舌淡，脉细弱。

[临床应用] 本方常用于胃及十二指肠溃疡出血、功能性子宫出血、再生障碍性贫血、血小板减少性紫癜、神经衰弱、心脏病等属心脾气血两虚及脾不统血者。

42.右归饮（《景岳全书》）

[方歌]

右归饮中用附桂，地杞萸药杜草配；

鹿菟当归易炙草，丸能温阳添精髓。

[功效] 温补肾阳，填精补血。

[主治] 肾阳不足证，气怯神疲，腹痛腰酸，肢冷脉细，舌淡苔白，或阴盛格阳，真寒假热之证。

[临床应用] 高血压病、免疫功能低下、造血功能障碍、功能性低热、系统性红斑狼疮、

硬皮病、精液异常等病证属肾阳虚者。

43. 菖蒲郁金汤（《温病全书》）

[方歌]

> 菖蒲郁金紫金片，栀翘通竹沥灯丹；
>
> 湿热酿痰心包蔽，送服苏合至宝丹。

[组成] 石菖蒲、炒栀子、鲜竹叶、牡丹皮、郁金、连翘、灯心、木通、淡竹沥、紫金片。

[功效] 清营透热。

[主治] 伏邪风温，辛凉发汗后，表邪虽解，暂时热退身凉，而胸腹之热不除，继则灼热自汗，烦躁不寐，神识时昏时清，夜多谵语，脉数舌绛，四肢厥而脉陷，症情较轻者。

44. 温经汤（《金匮要略》）

[方歌]

> 温经汤用萸桂芎，归芍丹皮姜夏冬；
>
> 参草益脾胶养血，调经重在暖胞宫。

[组成] 吴茱萸、当归、芍药、川芎、人参、桂枝、阿胶、牡丹皮、生姜、甘草、半夏、麦冬。

[功效] 温经散寒，养血祛瘀。

[主治] 冲任虚寒、瘀血阻滞证。漏下不止，血色暗而有块，淋漓不畅，或月经超前或延后，或逾期不止，或一月再行，或经停不至，而见少腹里急，腹满，傍晚发热，手心烦热，唇口干燥，舌质暗红，脉细而涩。亦治妇人宫冷，久不受孕。

[临床应用] 本方常用于功能性子宫出血、慢性盆腔炎、痛经、不孕症等属冲任虚寒、瘀血阻滞者。

45. 麻黄汤（《伤寒论》）

[方歌]

> 麻黄汤中用桂枝，杏仁甘草四般施；
>
> 发热恶寒头项痛，喘而无汗服之宜。

[组成] 麻黄、桂枝、杏仁、炙甘草。

[功效] 发汗解表，宣肺平喘。

[主治] 外感风寒表实证。恶寒发热，头身疼痛，无汗而喘，舌苔薄白，脉浮紧。

[临床应用] 本方常用于感冒、流行性感冒、急性支气管炎、支气管哮喘等属风寒表实证者。

46. 胶艾汤（《金匮要略》）

[方歌]

> 胶艾汤中四物先，更加炙草一同煎；
>
> 暖宫养血血行缓，胎漏崩中自可痊。

[组成] 川芎、阿胶、甘草、艾叶、当归、芍药、干地黄。

[功效] 养血止血，调经安胎。

[主治] 妇人冲任虚损，血虚有寒证。崩漏下血，月经过多，淋漓不止，产后或流产损伤冲任，下血不绝；或妊娠胞阻，胎漏下血，腹中疼痛。

47. 越鞠保和丸（《古今医鉴》卷四）

[方歌]

保和山楂莱菔曲，夏陈茯苓连翘取；

炊饼为丸白汤下，消食和胃食积去。

[组成] 苍术、川芎、神曲、香附、栀子、陈皮、半夏、白茯苓、连翘、莱菔子、枳实、白术、黄连、山楂、木香、当归。

[功效] 舒肝解郁，开胃消食。

[主治] 用于气郁停滞，倒饱嘈杂，胸腹胀痛，消化不良。

48. 大黄䗪虫丸（《金匮要略》）

[方歌]

大黄䗪虫芩芍桃，地黄杏草漆蛴螬；

水蛭虻虫和丸服，去瘀生新干血疗。

[组成] 大黄、黄芩、甘草、桃仁、杏仁、芍药、干地黄、干漆、虻虫、水蛭、蛴螬、䗪虫。

[功效] 祛瘀生新。

[主治] 五劳虚极，干血内停证。形体羸瘦，少腹挛急，腹痛拒按，或按之不减，腹满食少，肌肤甲错，两目无神，目眶暗黑，舌有瘀斑，脉沉涩或弦。

[临床应用] 临床应用于肝硬化、慢性活动性肝炎、乳腺增生症、脑梗死、鹤膝风等。

49. 六味地黄汤（《小儿药证直诀》）

[方歌]

六味地黄益肾肝，山药丹泽萸苓掺；

更加知柏成八味，阴虚火旺可煎餐；

养阴明目加杞菊，滋阴都气五味研；

肺肾两调金水生，麦冬加入长寿丸；

再入磁柴可潜阳，耳鸣耳聋俱可安。

50. 大补阴丸（《丹溪心法》）

[方歌]

大补阴丸知柏黄，龟板脊髓蜜成方；

咳嗽咯血骨蒸热，阴虚火旺制亢阳。

[功效] 滋阴降火。

[主治] 阴虚火旺证。骨蒸潮热，盗汗遗精，咳嗽咯血，心烦易怒，足膝疼热，舌红少苔，

尺脉数而有力。

[临床应用] 糖尿病、甲状腺功能亢进、肾炎、肾结核、骨结核、附睾炎、再生障碍性贫血等属阴虚火旺者。

51. 独活寄生汤（《备急千金要方》）

[方歌]

> 独活寄生艽防辛，芎归地芍桂苓均；
> 杜仲牛膝人参草，冷风顽痹屈能伸。

[功效] 祛风湿，止痹痛，益肝肾，补气血。

[主治] 痹证日久，肝肾两虚，气血不足证。腰膝疼痛、痿软，肢节屈伸不利，或麻木不仁，畏寒喜温，心悸气短，舌淡苔白，脉细弱。

[临床应用] 慢性关节炎、类风湿关节炎、腰肌劳损、骨质增生症、小儿麻痹等属风寒湿痹日久，正气不足者。

52. 补血荣筋丸（《杏苑生春》）

[方歌]

> 菟鹿苁蓉牛膝地，天麻木瓜五味比；
> 痹病肝肾亏虚证，血肾双补筋自荣。

[功效] 培补肝肾，舒筋止痛。

[主治] 痹症日久不愈，关节屈伸不利，肌肉瘦削，腰膝酸软，或畏寒肢冷，阳痿，遗精，或骨蒸劳热，心烦口干。舌质淡红，舌苔薄白或少津，脉沉细弱或细数。

[临床应用] 慢性关节炎、类风湿关节炎、腰肌劳损、骨质增生症、小儿麻痹等属肝肾阴虚者。

53. 双合汤（《回春》）

[方歌]

> 桃红四物用生地，二陈汤加白芥齐；
> 痰瘀痹阻筋络痛，活血化痰回春宜。

[功效] 化痰行瘀，蠲痹通络。

[主治] 用于痹证关节疼痛、肿胀，甚至强直畸形，屈伸不利，面黯，倦怠神疲。苔腻舌有瘀斑，脉弦滑。

[临床应用] 慢性关节炎、类风湿关节炎、腰肌劳损、骨质增生症、小儿麻痹等属痰瘀互阻者。

54. 四物汤（《太平惠民和剂局方》）

[方歌]

> 四物熟地归芍芎，补血调血此方宗；
> 营血虚滞诸多证，加减运用贵变通。

[功效] 补血活血。

[主治] 营血虚滞证。心悸失眠，头晕目眩，面色无华，妇人月经不调，经量少或闭经。舌淡，脉细弦或细涩。

[临床应用] 治疗月经不调、胎产疾病、荨麻疹、骨伤科疾病、过敏性紫癜、神经性头痛等属营血虚滞者。

55. 当归四逆汤（《伤寒论》）

[方歌]

当归四逆芍桂枝，细辛甘草木通施；

血虚寒厥四末冷，温经通脉最相宜。

[功效] 温经散寒，养血通脉。

[条文] 手足厥寒，脉细欲绝者，当归四逆汤主之。

[主治] 血虚寒厥证，手足厥寒，或腰、股、腿、足、肩臂疼痛，口不渴，舌淡苔白，脉沉细或细而欲绝。

[临床应用] 治疗血栓闭塞性脉管炎、小儿睾丸鞘膜积液、偏头痛、新生儿硬肿症等属于血虚，阳气不足，寒侵经脉所致者。

56. 平胃散（《简要济众方》）

[方歌]

平胃散内君苍术，厚朴陈草姜枣煮；

燥湿运脾又和胃，湿滞脾胃胀满除。

[组成] 苍术、厚朴、陈皮、炙甘草。

[功效] 燥湿运脾，行气和胃。

[主治] 湿滞脾胃证。脘腹胀满，不思饮食，口淡无味，恶心呕吐，嗳气吞酸，肢体沉重，怠惰嗜卧，常多自利，舌苔白腻而厚，脉缓。

[临床应用] 本方常用于慢性胃炎、消化道功能紊乱、胃及十二指肠溃疡等属湿滞脾胃者。

57. 乌梅丸（《伤寒论》）

[方歌]

乌梅丸用细辛桂，黄连黄柏及当归；

人参椒姜及附子，重在温脏与安蛔。

[功效] 缓肝调中，清上温下，温脏驱蛔。

[主治] 蛔厥，久痢，厥阴头痛，症见腹痛下痢、巅顶头痛、时发时止、躁烦呕吐、手足厥冷。

[临床应用] 胆道疾病、结肠炎、痢疾等。

58. 参附汤（《重订严氏济生方》）

[方歌]

参附汤疗汗自流，肾阳脱汗此方求；

卫阳不固须芪附，郁遏脾阳术附投。

[功效] 回阳救逆，益气固脱。

[主治] 元气大亏，阳气暴脱，汗出黏冷，四肢不温，呼吸微弱，或上气喘急，或大便自利，或脐腹疼痛，面色苍白，脉微欲绝。

[临床应用] 心律失常、心力衰竭、肾绞痛等见有上述症状者。

59. 枳实薤白桂枝汤（《金匮要略》）

[方歌]

枳实薤白桂枝汤，厚朴瓜蒌组良方；

胸痹寒凝心脉证，通阳散结痰气挡。

[功效] 通阳散结，祛痰下气。

[主治] 胸阳不振、痰气互结之胸痹，胸满而痛，甚或胸痛彻背，喘息咳唾，短气，气从胁下冲逆，上攻心胸，或者寒伤阳明、太阴证。舌苔白腻，脉沉弦或紧。

[临床应用] 冠心病心绞痛、肋间神经痛、非化脓性肋软骨炎等属胸阳不振，痰气互结者。

60. 桂枝甘草汤（《伤寒论》）

[方歌]

桂枝炙草取甘温，四桂二甘药不烦；

叉手冒心虚已极，汗多亡液究根源。

[功效] 补助心阳，生阳化气。

[主治] 发汗过多，其人叉手自冒心，心下悸，欲得按者。

[临床应用] 主要用于心律失常、心肌缺血、风湿性心脏病、肺源性心脏病、冠心病心阳不足者；亦可用于慢性胃炎、结肠炎、胃及十二指肠溃疡等符合辨证者。

61. 瓜蒌薤白半夏汤（《金匮要略》）

[方歌]

栝蒌薤白半夏汤，祛痰宽胸效显彰；

三味再加酒同煎，宽胸散结又通阳。

[功效] 行气解郁，通阳散结，祛痰宽胸。

[主治] 痰盛瘀阻胸痹证。症见胸中满痛彻背，背痛彻胸，不能安卧者，短气，或痰多黏而白。舌质紫暗或有暗点，苔白或腻，脉迟。

[临床应用] 冠心病心绞痛、风湿性心脏病、室性心动过速、肋间神经痛、乳腺增生、慢性阻塞性肺病、创伤性气胸、老年咳喘、慢性支气管肺炎、慢性胆囊炎等属上述辨证者。

62. 通窍活血汤（《医林改错》）

[方歌]

通窍全凭好麝香，桃红大枣老葱姜；

川芎黄酒赤芍药，表里通经第一方。

[组成] 赤芍，川芎，桃仁，红花，葱，鲜姜，红枣，麝香，黄酒。

[功效] 活血通窍。

[主治] 瘀阻头面证。头痛昏晕，或耳聋，脱发，面色青紫，或酒渣鼻，或白癜风，以及妇女干血痨，小儿疳积见肌肉消瘦、腹大青筋、潮热等。

[临床应用] 本方常用于中风及白癜风治疗。

63. 济生肾气丸（《严氏济生方》）

[方歌]

> 金匮肾气治肾虚，熟地淮药及山茱；
>
> 丹皮苓泽加附桂，引火归元热下趋；
>
> 济生加入车牛膝，二便通调肿胀除；
>
> 钱氏六味去附桂，专治阴虚大有余；
>
> 六味再加五味麦，八仙都气治相殊；
>
> 更有知柏与杞菊，归芍参麦各分途。

[功效] 温补肾阳，利水消肿。

[主治] 肾阳不足，水湿内停证，见水肿，腰膝酸重，小便不利，痰饮咳喘。

[临床应用] 慢性肾炎、肾功能不全、心源性水肿、内分泌失调、糖尿病、前列腺增生等病属肾阳不足、水湿内停者。

64. 荆防败毒散（《摄生众妙方》）

[方歌]

> 败毒散用草参苓，枳桔柴前羌独芎；
>
> 荆防败毒参需去，仓廪陈米仓廪散。

[组成] 羌活、柴胡、前胡、独活、枳壳、茯苓、荆芥、防风、桔梗、川芎、甘草。

[功效] 发汗解表，消疮止痛。

[主治] 疮肿初起。红肿疼痛，恶寒发热，无汗不渴，舌苔薄白，脉浮数。

[临床应用] 本方常用于感冒、流行性感冒、支气管炎、风湿性关节炎、痢疾，过敏性皮炎、湿疹等属外感风寒湿者。

65. 百合固金汤（《慎斋遗书》）

[方歌]

> 百合固金二地黄，玄参贝母桔草藏；
>
> 麦冬芍药当归配，喘咳痰血肺家伤。

[组成] 熟地黄、生地黄、当归、白芍、甘草、桔梗、玄参、贝母、麦冬、百合。

[功效] 滋养肺肾，止咳化痰。

[主治] 肺肾阴亏，虚火上炎证。咳嗽气喘，痰中带血，咽喉燥痛，头晕目眩，午后潮热，舌红少苔，脉细数。

[临床应用] 常用于肺结核、慢性支气管炎、支气管扩张咯血、慢性咽喉炎、自发性气胸等属肺肾阴虚、虚火上炎者。

66. 参苏饮（《太平惠民和剂局方》）

[方歌]

参苏饮内用陈皮，枳壳前胡半夏卉；

干葛术香甘枯茯，气虚外感最相宜。

[组成] 人参、紫苏叶、干葛、半夏、前胡、茯苓、枳壳、桔梗、木香、陈皮、炙甘草。

[功效] 益气解表，理气化痰。

[主治] 气虚外感风寒，内有痰湿证。恶寒发热，无汗，头痛，鼻塞，咳嗽痰白，胸脘满闷，倦怠无力，气短懒言，苔白脉弱。

[临床应用] 常用于感冒、上呼吸道感染等属气虚外感风寒兼有痰湿者。

67. 加减葳蕤汤（《重订通俗伤寒论》）

[方歌]

加减葳蕤用白薇，豆豉生姜桔梗随；

草枣薄荷共八味，滋阴发汗功可慰。

[组成] 生葳蕤、生葱白、桔梗、白薇、淡豆豉、薄荷、炙甘草、大枣。

[功效] 滋阴解表。

[主治] 素体阴虚，外感风热证。头痛身热，微恶风寒，无汗或有汗不多，咳嗽，心烦，口渴，咽干，舌红，脉数。

[临床应用] 本方常用于老年人及产后感冒、急性扁桃体炎、咽炎等属阴虚外感者。

68. 左归丸（《景岳全书》）

[方歌]

左归丸内山药地，萸肉枸杞与牛膝；

菟丝龟鹿二胶合，壮水之主方第一。

[组成] 熟地黄、山药、枸杞、山茱萸、川牛膝、鹿角胶、龟甲胶、菟丝子。

[功效] 滋阴补肾，填精益髓。

[主治] 真阴不足证。头晕目眩，腰酸腿软，遗精滑泄，自汗盗汗，口燥舌干，舌红少苔，脉细。

[临床应用] 本方常用于阿尔茨海默病、更年期综合征、老年骨质疏松症、闭经、月经量少等属于肾阴不足、精髓亏虚者。

69. 炙甘草汤（《伤寒论》）

[方歌]

炙甘草汤草为君，通阳桂枝真人参；

阿胶生地齐养血，麦冬麻仁更滋阴。

[组成] 炙甘草、生姜、桂枝、人参、生地黄、阿胶、麦冬、麻仁、大枣。

[功效] 益气滋阴，通阳复脉。

70. 地黄饮子（《圣济总录》）

[方歌]

地黄饮子山茱斛，麦味菖蒲远志茯；

苁蓉桂附巴戟天，少入薄荷姜枣服。

[组成] 熟干地黄、巴戟天、山茱萸、石斛、肉苁蓉、附子、五味子、肉桂、茯苓、麦冬、石菖蒲、远志。

[功效] 滋肾阴，补肾阳，开窍化痰。

[主治] 下元虚衰，痰浊上泛之喑痱证。舌謇不能言，足废不能用，口干不欲饮，足冷面赤，脉沉细弱。

[临床应用] 本方常用于晚期高血压病、脑动脉硬化、中风后遗症、脊髓炎等慢性疾病过程中出现的阴阳两虚者。

71. 麦门冬汤（《金匮要略》）

[方歌]

麦门冬汤用人参，枣草粳米半更存；

肺痿咳逆因虚火，清养肺痿此方珍。

[组成] 麦冬、半夏、人参、甘草、粳米、大枣。

[功效] 清养肺胃，降逆下气。

[主治] 虚热肺痿，咳嗽气喘，咽喉不利，咯痰不爽，或咳唾涎沫，口干咽燥，手足心热，舌红少苔，脉虚数；胃阴不足证，呕吐，纳少，呃逆，口渴咽干，舌红少苔，脉虚数。

[临床应用] 常用于慢性支气管炎、支气管扩张、慢性咽喉炎、矽肺、肺结核等属肺胃阴虚，气火上逆者。亦治胃及十二指肠溃疡、慢性萎缩性胃炎、妊娠呕吐等属胃阴不足，气逆呕吐者。

72. 二至丸（《扶寿精方》）

[方歌]

二至女贞与旱莲，桑椹熬膏和成丸；

肝肾阴虚得培补，消除眩晕与失眠。

[功效] 滋补肝肾。

[主治] 肝肾阴虚证。眩晕耳鸣，失眠多梦，口苦咽干，腰膝酸痛，下肢痿软，须发早白，月经量多，舌红苔少，脉细或细数。

[临床应用] 糖尿病、高血压病、失眠、更年期综合征、黄斑病变、白癜风等各科疾病证属肝肾阴虚者。

73. 水陆二仙丹（《洪氏集验方》）

[方歌]

水陆二仙金樱芡，盐汤送服入肾经；

经遗带下都能祛，补肾涩精此方行。

[功效] 补肾涩精。

[主治] 男子遗精白浊，小便频数，女子带下，纯属肾虚不摄者。

[临床应用] 肾虚引起的男子遗精白浊、妇女白带、小儿遗尿、尿频、糖尿病肾病、紫癜肾、慢性肾功能不全等肾病的治疗。

74. 黄土汤（《金匮要略》）

[方歌]

黄土汤用芩地黄，术附阿胶甘草尝；

温阳补气能摄血，吐衄便崩服之康。

[功效] 温阳健脾，养血止血。

[主治] 脾阳不足，脾不统血证。大便下血，或吐血，衄血，妇人崩漏，血色暗淡，四肢不温，面色萎黄，舌淡苔白，脉沉细无力。

[临床应用] 慢性胃肠道出血，功能性子宫出血，先兆流产，血小板减少性紫癜，痔疮出血等证属脾阳不足，脾不统血者。

75. 实脾饮（《济生方》）

[方歌]

实脾苓术与木瓜，甘草木香大腹加；

草果附姜兼厚朴，虚寒阴水效堪夸。

[组成] 白术、厚朴、木瓜、木香、草果、大腹子、茯苓、干姜、制附子、炙甘草、生姜、大枣。

[功效] 温阳健脾，行气利水。

[主治] 脾肾阳虚，水气内停之阴水。身半以下肿甚，手足不温，口中不渴，胸腹胀满，大便溏薄，舌苔白腻，脉沉弦而迟者。

[临床应用] 本方常用于慢性肾小球肾炎、心源性水肿、肝硬化腹水等属于脾肾阳虚气滞者。

76. 四妙勇安汤（《重订通俗伤寒论》）

[方歌]

四妙勇安用当归，玄参银花甘草随；

清热解毒兼活血，热毒脱疽此方魁。

[组成] 金银花、玄参、当归、甘草。

[功效] 清热解毒，活血止痛。

[主治] 热毒炽盛之脱疽。患肢暗红微肿灼热，溃烂腐臭，疼痛剧烈，或见发热口渴，舌红脉数。

[临床应用] 本方常用于血栓闭塞性脉管炎、静脉炎、下肢溃疡、坐骨神经痛、红斑性肢痛症、下肢深静脉栓塞、急性乳腺炎、带状疱疹等。

77. 阳和汤（《外科证治全生集》）

[方歌]

阳和熟地鹿角胶，姜炭肉桂麻甘草；

温阳补血散寒滞，阳虚寒凝阴疽疗。

[组成] 熟地黄、麻黄、鹿角胶、白芥子、肉桂、生甘草、炮姜炭。

[功效] 温阳补血，散寒通滞。

[主治] 阴疽。如贴骨疽、脱疽、流注、痰核、鹤膝风等，患处漫肿无头，皮色不变，酸痛无热，口中不渴，舌淡苔白，脉沉细或迟细。

[临床应用] 本方常用于治疗骨结核、腹膜结核、慢性骨髓炎、骨膜炎、慢性淋巴结炎、类风湿关节炎、血栓闭塞性脉管炎、肌肉深部脓疡等属阴寒凝滞者。

78. 萆薢分清饮（《杨氏家藏方》）

[方歌]

萆薢分清石菖蒲，萆薢乌药益智俱；

或益茯苓盐煎服，通心固肾浊精驱。

[组成] 益智仁、川萆薢、石菖蒲、乌药。

[功效] 温肾利湿，分清化浊。

[主治] 下焦虚寒之膏淋、白浊。小便频数，浑浊不清，白如米泔，凝如膏糊，舌淡苔白，脉沉。

[临床应用] 本方适用于乳糜尿、慢性前列腺炎、慢性肾盂肾炎、慢性肾炎、慢性盆腔炎等下焦虚寒，湿浊不化者。

附：萆薢分清饮（《医学心悟》）

[组成] 川萆薢、黄柏、石菖蒲、茯苓、白术、莲子心、丹参、车前子。

[功效] 清热利湿，分清化浊。

[主治] 湿热白浊，小便浑浊，尿有余沥，舌苔黄腻等。

79. 半夏白术天麻汤（《医学心悟》）

[方歌]

半夏白术天麻汤，苓草橘红枣生姜；

眩晕头痛风痰盛，痰化风息复正常。

[组成] 半夏、天麻、茯苓、橘红、白术、甘草、生姜、大枣。

[功效] 化痰息风，健脾祛湿。

[主治] 风痰上扰证。眩晕，头痛，胸膈痞闷，恶心呕吐，舌苔白腻，脉弦滑。

[临床应用] 本方常用于耳源性眩晕、高血压病、神经性眩晕、癫痫、面神经瘫痪等属风痰上扰者。

80. 柴胡桂枝龙骨牡蛎汤（《伤寒论》）

[方歌]

> 参苓龙牡桂丹铅，芩夏柴黄姜枣全；
> 枣六余皆一两半，大黄二两后同煎。

[组成] 柴胡、黄芩、人参、半夏、生姜、大枣、桂枝、茯苓、大黄、龙骨、牡蛎、铅丹。

[功效] 和解少阳，重镇安神。

[主治] 胸胁苦满，失眠，嗜睡；焦虑抑郁，脐腹动悸；易惊，梦魇，多梦，舌质红，舌苔厚黄腻，脉弦硬或弦滑饱满有力或弦长而滞。

[临床应用] 癫痫、精神分裂症、神经官能症、癔病、抑郁症、焦虑症、躁狂症、高血压病、动脉硬化症、冠心病、脑震荡后遗症、脑出血后遗症、血管神经性头痛、失眠、膈肌痉挛、慢性疲劳综合征、更年期综合征等。

81. 茵陈五苓散（《金匮要略》）

[方歌]

> 五苓散治太阳府，泽泻白术与二苓；
> 温阳化气添桂枝，利便解表治水停。

[功效] 清热祛湿。

[主治] 湿热黄疸，湿重于热，小便不利，烦渴。黄疸病。伤寒或伏暑发黄，小便不利，烦渴。

[临床应用] 黄疸、肝炎。

82. 一贯煎（《续名医类案》）

[方歌]

> 一贯煎中用地黄，沙参杞子麦冬襄；
> 当归川楝水煎服，阴虚肝郁是妙方。

[功效] 滋阴疏肝。

[主治] 肝肾阴虚，肝气不舒证。胸脘胁痛，吞酸吐苦，咽干口燥，舌红少津，脉细弱或虚弦。亦治疝气瘕聚。

[临床应用] 治疗慢性肝炎、慢性胃炎、胃及十二指肠溃疡、肋间神经痛、神经官能症等属阴虚肝郁者。

83. 附子理中丸（《太平惠民和剂局方》）

[方歌]

> 理中丸主理中乡，甘草人参术干姜；

呕利腹痛阴寒盛，或加附子总扶阳。

[功效] 温中健脾。

[主治] 脾胃虚寒，阳气不足引起的脘腹冷痛、呕吐腹泻、腹胀肠鸣、不欲饮食、手足发凉等症及脾肾两虚、寒凝不化所致之精神倦怠、形寒肢冷、不思饮食、脘腹冷痛、大便溏泄、带下清稀等症。

[临床应用] 胃及十二指肠溃疡、腹泻、低血压、窦性心动过缓、过敏性紫癜、复发性口腔溃疡等。

84. 抵当丸（《伤寒论》）

[方歌]

抵当丸用桃仁黄，水蛭虻虫共合方；

蓄血胞宫少腹痛，破坚非此莫相当。

[功效] 泄热活血。

[主治] 太阳蓄血证。

[临床应用] 肝硬化、肝脏瘀血、闭经、虚劳、神志疾病等。

85. 茵陈蒿汤（《伤寒论》）

[方歌]

茵陈蒿汤治阳黄，栀子大黄组成方；

栀子柏皮加甘草，茵陈四逆治阴黄。

[功效] 清热利湿退黄。

[主治] 湿热黄疸。一身面目俱黄，黄色鲜明，腹微满，口中渴，小便短赤，舌苔黄腻，脉沉数等。

[临床应用] 治疗急性黄疸型传染性肝炎、胆囊炎、胆石症、钩端螺旋体病等所引起的黄疸、证属湿热内蕴者。

86. 柴胡疏肝散（《医学统旨》）

[方歌]

柴胡疏肝芍川芎，枳壳陈皮草香附；

疏肝行气兼活血，胁肋疼痛皆能除。

[组成] 柴胡、陈皮、川芎、香附、枳壳、芍药、炙甘草。

[功效] 疏肝行气，活血止痛。

[主治] 肝气郁滞证。胁肋疼痛，胸闷喜太息，情志抑郁易怒，或嗳气，脘腹胀满，脉弦。

[临床应用] 本方常用于乙型肝炎、胸胁内伤、手术后肠粘连、经前期综合征等。

87. 当归六黄汤（《兰室秘藏》）

[方歌]

火炎汗出六黄汤，归柏芩连二地黄；

倍用黄芪为固表，滋阴清热敛汗强。

[组成] 当归、生地黄、黄芩、黄柏、黄连、熟地黄、黄芪。

[功效] 滋阴泻火，固表止汗。

[主治] 阴虚火旺盗汗。发热盗汗，面赤心烦，口干唇燥，大便干结，小便黄赤，舌红苔黄，脉数。

[临床应用] 本方可用于甲状腺功能亢进、结核病、糖尿病、更年期综合征等属阴虚火旺者。

88. 滋水清肝饮（《医宗己任编》）

[方歌]

滋水清肝六味增，柴胡山栀归芍撑；

滋阴降火清肝热，阴虚齿䘌此方珍。

[组成] 熟地黄、当归身、白芍、枣仁、山茱萸、茯苓、山药、柴胡、山栀、牡丹皮、泽泻。

[功效] 滋阴养血，清热疏肝。

[主治] 阴虚肝郁，胁肋胀痛，胃脘疼痛，咽干口燥，舌红少苔，脉虚弦或细软。

[临床应用] 本方常用于治疗更年期综合征、系统性红斑狼疮、肝硬化腹水、高血压病、口唇糜烂、扁平苔藓等。

89. 天王补心丹（《校注妇人良方》）

[方歌]

补心地归二冬仁，远茯味砂桔三参；

阴亏血少生内热，滋阴养血安心神。

[组成] 人参、茯苓、玄参、丹参、桔梗、远志、当归、五味子、麦冬、天冬、柏子仁、酸枣仁、生地黄。

[功效] 滋阴清热，养血安神。

[主治] 阴虚血少，神志不安证。心悸怔忡，虚烦失眠，神疲健忘，或梦遗，手足心热，口舌生疮，大便干结，舌红少苔，脉细数。

[临床应用] 本方常用于神经衰弱、冠心病、精神分裂症、甲状腺功能亢进症等所致的失眠、心悸，以及复发性口疮等属于心肾阴虚血少者。

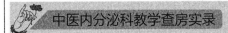

参考文献

［1］叶山东.临床糖尿病学［M］.合肥：安徽科学技术出版社，2009.

［2］陈家伦.临床内分泌学［M］.上海：上海科学技术出版社，2011.

［3］陈灏珠，林果为，王吉耀.实用内科学：全2册.14版［M］.北京：人民卫生出版社，2013.

［4］葛均波，徐永健.内科学.8版［M］.北京：人民卫生出版社，2013.

［5］陈宝荣.内分泌及代谢性疾病［M］.北京：北京科学技术出版社，2014：173-175.

［6］中华医学会糖尿病学分会.中国2型糖尿病防治指南（2013年版）［J］.中华糖尿病杂志，2014，6（7）：447-498.

［7］倪青.糖尿病中医循证治疗学［M］.北京：科学技术文献出版社，2015.

［8］国家中医药管理局.中华人民共和国中医药行业标准（中医内科）病证诊断疗效标准（ZY/T001.1-94）［S］.南京：南京大学出版社，1994.

［9］林兰.糖尿病中西医结合诊疗规范2010［M］.北京：军事医学科学出版社，2010.

［10］中华中医药学会，糖尿病中医防治指南［J］.中国中医药现代远程教育，2011，9（4）：148-151.

［11］国家中医药管理局.中医病证诊断疗效标准［M］.南京：南京大学出版社，1995：46.

［12］周仲瑛.中医内科学［M］.北京：中国中医药出版社，2017.

［13］刘欢.糖尿病患者心血管疾病发病机制的研究进展［J］.心血管病防治知识（学术版），2017（6）：139-140.

［14］倪青.糖尿病中医诊疗手册［M］.北京：科学技术文献出版社，2017.

［15］倪青.内分泌代谢病中医诊疗手册［M］.北京：科学技术文献出版社，2017.

［16］史平平，傅松波，韦性丽，等.糖尿病神经病变的诊断方法［J］.中国老年学杂志，2014，34（18）：5327-5329.

［17］杨小飞.中老年糖尿病脑血管疾病的临床分析［J］.中国现代医学杂志，2003（10）：137.

［18］姜威，李向新，赵德明.糖尿病肾病的中医药研究进展［J］.吉林中医药，2017，37（12）：1303-1306.

［19］王彩虹.糖尿病昏迷的种类病因诊断和治疗［J］.糖尿病新世界，2017，20（14）：53-54.

［20］郝淑娜.初始乳酸在感染性休克和糖尿病乳酸酸中毒中的预后价值研究［D］.河北医科大学，2017.

［21］王丽君，宋迎香，叶潇，等.2型糖尿病酮症诱因研究［J］.预防医学，2017，29（1）：20-22，27.

［22］曾庆明，刘春招.中西医诊疗糖尿病足概况［J］.中医学报，2015，5：652-654.

[23] 杜萌萌，李静静，马立人．糖尿病足发病高危因素的中医临床研究 [J]．光明中医，2016，12：1719-1720.

[24] 杨琳，周智广，黄干，等．成人隐匿性自身免疫糖尿病患者胰岛 B 细胞功能的 6 年前瞻性研究 [J]．中华糖尿病杂志，2004，12（5）：335-339.

[25] 刘丽军，徐吉祥．徐吉祥教授治疗成人隐匿性自身免疫性糖尿病经验探讨 [J]．云南中医学院学报，2012（35）：37-39.

[26] 李俊，于世家．于世家教授治疗成人隐匿性自身免疫性糖尿病之经验总结 [J]．医学综述，2007（13）：2064-2065.

[27] 袁申元，杨光燃．低血糖症 [J]．国外医学．内分泌学分册，2005（1）：70-72.

[28] 鞠海兵．胰升糖素瘤综合征诊治进展 [J]．国外医学．内分泌学分册，2002（5）：292-294.

[29] 何青．高尿酸血症 [M]．北京：人民卫生出版社，2013.

[30] 刘苇苇，倪青．倪青主任治疗高尿酸血症与痛风 [J]．吉林中医药，2014，34（4）：352-354.

[31] 梁霞．原发性醛固酮增多症诊断切点的探讨及临床特征 [D]．第三军医大学，2015.

[32] 陆召麟，郭爱丽．肾上腺皮质功能减退症的诊断和鉴别诊断 [J]．中国实验诊断学，1998（5）：239-241.

[33] 曾正陪．嗜铬细胞瘤的诊断及其发病机制研究 [J]．中华内分泌代谢杂志，2005（5）：395-397.

[34] 焦琳．电针治疗单纯性肥胖病并发脂肪肝 [J]．中国针灸，2008，82（3）：183-184.

[35] 张楠，李士其．库欣综合征的诊断研究进展 [J]．中国临床神经科学，2012，20（1）：99-103.

[36] 刘坤杰，刘敏，母义明，等．Klinefelter 综合征 24 例临床特点 [J]．河北医药，2009，31（1）：41-42.

[37] 中华医学会内分泌学分会．成人甲状腺功能减退症指南 [J]．中华内分泌代谢杂志，2017，33（2）：167-180.

[38] 罗清礼．甲状腺相关眼病 [M]．北京：人民卫生出版社，2005：312.

[39] 中华医学会内分泌学分会，中华医学会外科学分会，中国抗癌协会头颈肿瘤专业委员会，等．甲状腺结节和分化型甲状腺癌诊治指南 [J]．中国肿瘤临床，2012，39（17）：1249-1272.

[40] Garbrecht N，Anlauf M，Schmitt A，et al. Somatostatin-pro-ducing neuroendocrine tumors of the duodenum and pancreas：incidence，types，biological behavior，association wilth inherited syndromes，and functional activity. Endocr Relat Cancer，2008，15（1）：229-241.

[41] Nesi G，Marcucci T，Rubio CA，et al. Somatostatinoma：clinic-pathalogical features of three cases and liretature reviewed.J Gastroenterol Hepatol，2008，23（4）：521-526.

[42] 世界中医药学会联合会妇科专业委员会．国际中医妇科诊断标准与疗效评价标准（讨论稿）[S]．天津中医药，2007，24（增刊）：30，49-53.

[43] 李广权，黄华兰，李贵星．席汉综合征患者甲状腺激素水平研究 [J]．国际检验医学杂志，2015，36（14）：2019-2020，2022.

[44] 张楠，李士其．库欣综合征的诊断研究进展 [J]．中国临床神经科学，2012，20（1）：99-103.

[45] 中华医学会骨质疏松和骨矿盐疾病分会．原发性骨质疏松症诊治指南（2011 年）[J]．中华骨质疏松和骨矿盐疾病杂志，2011，4（1）：2-17.

［46］胡晓敏,宗英,余珊珊,等.类风湿关节炎治疗药物的研发进展及趋势［J］.中国新药杂志,2017,26（1）：36-43.

［47］温博,曾升平.类风湿关节炎的研究进展［J］.世界中西医结合杂志,2014,9（9）：1014-1016+1019.

［48］陈灏珠,张代富,吴立群.心血管内科手册［M］.2版.北京：人民卫生出版社,2008.

［49］中华医学会心血管病分会,中华心血管病杂志编辑委员会,中国循环杂志编辑委员会.2010年急性ST段抬高型心肌梗死诊断和治疗指南［J］.中华心血管病杂志,2010,38：675.

［50］国家卫生计生委合理用药专家委员会,中国医师协会高血压专业委员会.高血压合理用药指南［J］.中国医学前言杂志（电子版）,2015,7（6）：22-64.

［51］梁峰,胡大一,沈珠军,等.2014年美国成人高血压治疗指南［J］.中华临床医师杂志（电子版）,2014,8（2）：252-260.

［52］《中国高血压防治指南》修订委员会.中国高血压防治指南—2010年修订版［M］.北京：人民卫生出版社,2012.

［53］中华医学会呼吸病学会分会睡眠呼吸疾病学组.阻塞性睡眠呼吸暂停低通气综合征诊治指南（2011年修订版）［J］.中华结核和呼吸杂志,2012,35（1）：9-12.

［54］夏吉续.中西医结合治疗慢性阑尾炎的疗效分析［J］.中医中药,2011,9（32）：164-165.

［55］蒋军,裘华森.消化性溃疡中医病机及治法浅析［J］.现代中西医结合杂志,2010,19（22）：2845.

［56］王占云.活血解毒汤治疗消化性溃疡120例［J］.当代医学,2010,16（13）：158.

［57］杨晓碧.四君子汤加味治疗胃溃疡38例［J］.中国民族民间医药,2009（7）：97.

［58］李川,龚德华.慢性肾脏病患者贫血治疗中铁剂的应用［J］.肾脏病与透析肾移植杂志,2016,25（3）：279-285.

［59］付蓉,江汇涓.常见贫血临床诊断流程［J］.中国实用内科杂志,2015,35（8）：691-695.

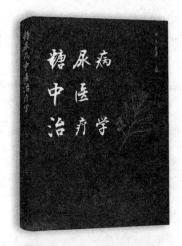

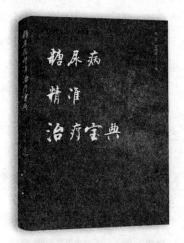

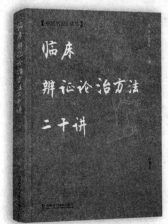

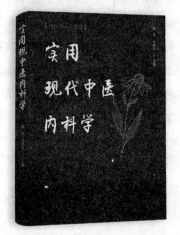

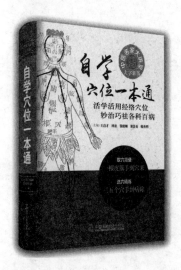

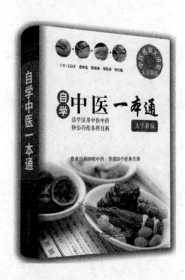